临床医师处方手册丛书　　　　　总主编　陈长青

神经内科医师处方手册

SHENJING NEIKE YISHI CHUFANG SHOUCE

主　编　王文浩　赵红英　张惠芳　赵元平

副主编　彭　雪　王海滨　牛洁婷　谷倩倩
　　　　李少情　王文娟

编　者　（以姓氏笔画为序）
　　　　马育霞　王　艺　王鹏升　支　莹
　　　　田　雪　吕振华　刘云峰　祁景蕊
　　　　李　英　杨　梅　杨海玺　闫景漠
　　　　张冬雪　张建设　陈广栋　金　霖
　　　　赵　莉　缠双銮

河南科学技术出版社

· 郑州 ·

内容提要

《临床医师处方手册丛书》是解放军总医院协作医院——沧州市中心医院的临床专家、教授及科室主任为提高基层医师、住院医师、医学院校实习生处方治疗效果及书写质量而编写的。本册内容分为22章，根据指南及临床工作经验汇编总结了神经内科常见疾病的诊断要点、治疗要点、药物处方及注意事项等，可方便神经内科医师迅速抓住用药重点，制订最佳治疗方案。

图书在版编目（CIP）数据

神经内科医师处方手册/王文浩等主编．—郑州：河南科学技术出版社，2020.3（2021.6 重印）

ISBN 978-7-5349-9799-0

Ⅰ.①神… Ⅱ.①王… Ⅲ.①神经系统疾病－处方－手册 Ⅳ.①R741-62

中国版本图书馆 CIP 数据核字（2019）第 299440 号

出版发行：河南科学技术出版社
北京名医世纪文化传媒有限公司
地址：北京市丰台区万丰路 316 号万开基地 B 座 1-114 邮编：100161
电话：010-63863186 010-63863168
策划编辑：欣 逸
文字编辑：魏 新
责任审读：周晓洲
责任校对：龚利霞
封面设计：中通世奥
版式设计：崔刚工作室
责任印制：苟小红
印 刷：河南省环发印务有限公司
经 销：全国新华书店、医学书店、网店
开 本：850 mm×1168 mm 1/32 **印张**：15.5 **字数**：398 千字
版 次：2020 年 3 月第 1 版 2021 年 6 月第 2 次印刷
定 价：63.00 元

如发现印、装质量问题，影响阅读，请与出版社联系并调换

前　言

　　开处方是临床医师应具备的能力，正确选择与合理用药，方能使药物发挥最大治疗作用，且不产生或少产生不良反应。但对部分住院医师、医学院校实习生而言，他们虽然掌握了临床疾病的治疗原则，却由于临床经验不足，还不能熟练掌握药物的选择及用药剂量的精确，因此我们组织了解放军总医院协作医院——沧州市中心医院的临床专家、教授及科室主任编写了这套《临床医师处方手册丛书》。本丛书包括大内科、外科、呼吸科、消化科、神经内科、内分泌科、肾病科、泌尿科、妇产科、五官科共 10 个分册，内容涉及各科常见疾病的诊断要点、治疗要点、处方及注意事项等，结合目前国内外的新理论和新技术，力求做到立足于临床、服务于临床，能指导临床医师开出合理有效的处方。

　　这套丛书有以下几个鲜明的特点。

　　1. 实用性强　每种疾病在明确诊断要点后，以临床处方为中心，不但介绍治疗原则及治疗要点，列出具体的治疗方案（处方），而且对每种疾病诊断及治疗过程中的特殊问题提出注意事项，有利于读者参考应用。

　　2. 针对性强　在编写过程中关注疾病的分型及分期，有利于读者根据临床具体情况选择合理的治疗方法。

　　3. 重点明确　主要介绍以药物治疗为主的常见疾病，基本解决了门急诊和一般住院患者的治疗问题。

4. 编排新颖　编写过程中力求文字精练、编排合理,临床实践占主要部分,基础理论内容较少,使读者一目了然,适合住院医师、医学院校实习生阅读。

本分册为《神经内科医师处方手册》,内容分为 22 章,根据指南及临床工作经验汇编总结了神经内科常见疾病的诊断要点、治疗要点、药物处方及注意事项等,可方便神经内科医师迅速抓住用药重点,制订最佳治疗方案。

在临床实际工作中,患者的具体情况及病情千变万化,且个体差异性很大,因此临床治疗及处方的选择既要有原则性,也要有灵活性,个体化治疗是重要原则之一,读者对本套丛书的参考和使用要依据病情而定,切勿生搬硬套。

医学知识是在不断发展中逐步完善提高的,由于编者学识水平所限,书中可能有不成熟的见解、遗漏和不当之处,恳请同行及专家批评指正。

编　者

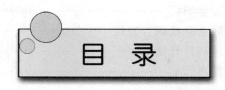

目 录

第1章

脑血管疾病

第一节 短暂性脑缺血发作

短暂性脑缺血发作(transient ischemic attack,TIA)为源于脑血管的可逆性神经功能缺损,为局部性缺血造成的短暂性脑或视网膜神经功能缺损,临床表现为缺血部位的相应症状和体征,每次发作持续时间为数分钟至1h,可反复发作,无任何急性梗死的证据发现。随着神经影像学的进展及临床实践经验的积累,人们对TIA的认识已由关注其临床症状持续时间转变到关注其引起组织学损害的过程,提出组织学损害证据是诊断TIA的唯一依据。美国心脏/卒中协会(AHA/ASA 2009)提出的新定义中,把脊髓短暂性缺血发作也列进TIA的范畴。TIA不是良性疾病,它预示患者处于发生脑梗死、心肌梗死及其他血管意外的高度危险中,应给予积极处理,以降低发生脑梗死及其他血管事件的概率。

【诊断要点】

TIA的发病具有突发性、反复发作性、局灶性、完全缓解性、无时间限定性、无梗死性等特点,其具体临床表现随受累的血管不同而不同。

1. 颈内动脉系统TIA 一般持续时间较短,多为2~15min,发作频率数日1次至每日数次。主要表现为视觉或半球症状,视觉障碍为同侧性,感觉运动障碍为对侧性。以偏侧肢体或单肢的发作性轻瘫最常见,通常以上肢和面部较重;主侧半球的颈内动脉系统缺血可表现为失语、偏瘫、偏身感觉障碍和偏盲。

短暂性单眼盲(transient monocular blindness)又称发作性黑矇(amaurosis fugax),短暂的单眼失明是颈内动脉分支眼动脉缺血的特征性症状。特征性表现:①眼动脉交叉瘫,较常见,表现为病变侧发作性黑矇,视野内明暗度逐渐下降,演变为单眼完全性无痛性失明,患者常描述"一个黑影迅速覆盖患眼视野,直至完全黑暗",少数患者仅表现为视物模糊或自发性闪光;同时伴有对侧偏瘫和(或)偏身感觉障碍,倾向于重复刻板性发作。②Horner征交叉瘫,表现为病变侧Horner征及对侧偏瘫。③外侧裂周围失语综合征,表现为Broca失语、Wernicke失语或传导性失语。④分水岭区失语综合征,表现为经皮质运动性、经皮质感觉性或经皮质混合性失语。

2. 椎-基底动脉系统TIA 症状复杂多变,多为非刻板发作,一般持续时间较长,发作频率较多。常见症状有眩晕和共济失调、复视、构音障碍、吞咽困难、交叉性或双侧肢体瘫痪,或感觉障碍、皮质性盲和视野缺损。特征性表现:①跌倒发作(drop attack),为脑干网状结构缺血所致,表现为突然出现双下肢无力而倒地,但可随即自行站起,整个过程意识清楚,多在患者转头或仰头时出现。②短暂性全面遗忘症(transient global amnesia,TGA),是一种突然起病的一过性记忆丧失,伴时间、空间定向力障碍,无意识障碍,患者的自知力存在,较复杂的皮质高级活动如书写、计算力和对话等保留完整,无神经系统其他的异常表现,症状持续数分钟或数小时缓解,大多数不超过24h,遗留有完全的或部分的对发作期事件的遗忘,紧张的体力活动可诱发,为大脑后动脉颞支缺血累及边缘系统颞叶内侧、海马、海马旁回和穹隆所致。③视力障碍,大脑后动脉缺血致枕叶视皮质受累可出现一侧或两侧视力障碍或视野缺损。除上述常见的症状外,颈内动脉系统及椎-基底动脉系统 TIA 还可表现有精神症状、意识障碍、偏身舞蹈样发作或偏身投掷等,优势半球受累可出现失计算,非优势半球受累可出现失用症及视觉失认或颜面失认等。

3. 脊髓短暂性缺血发作 美国心脏/卒中协会定义中把脊髓短暂性缺血发作也列为了 TIA 的范畴,间歇性跛行和下肢远端发作性无力是本病典型的临床表现,少数也可表现为发作性截瘫。

临床诊断:TIA 患者就医时多发作已过,因此,诊断只能依靠病史。在对 TIA 患者做出临床诊断之后,应尽早对患者进行神经影像学检查,以区分脑梗死及除外可导致短暂性神经功能缺损的非血液循环障碍性疾病。发病 24h 内须进行 MRI 包括 DWI 检查,如无条件时应做 CT 检查。传统及新定义 TIA 均未规定症状持续的最短时间,临床上持续 1~2s 的短暂发作不考虑为 TIA,TIA 的最短持续时间应为 15s(发作性黑矇最短持续 15s,肢体功能障碍最短持续时间应为 30s)。

病因诊断:①血液成分,包括血常规、血沉、凝血常规、血生化等。有条件时可做抗磷脂抗体及凝血前状态(prethrombotic state)检查,如蛋白 C、蛋白 S、抗凝血酶Ⅲ、凝血酶时间、血红蛋白电泳、血清电泳和同型半胱氨酸的测定。②心电图、超声心动图检查,有必要时可做 24h 心电监测,以了解心脏节律的变化,有条件时也可考虑做经食管超声心动图检查。③供应脑的大动脉和脑动脉检查 颈部多普勒超声、经颅多普勒超声(TCD)。有条件和必要时可做磁共振血管造影(MRA)等及数字减影动脉血管造影(DSA)检查。④血流动力学变化,主要是寻找可以导致脑血流量下降的因素,如低血压、脱水、心功能差、大动脉狭窄或阻塞导致其供血区的血流量下降等。

【治疗要点】

1. TIA 评估 TIA 应作为紧急缺血性事件进行评估和及时处理,ABCD2 预测 90d 内再发卒中风险的效能最好,该评分有助于 TIA 患者的卒中风险分层。ABCD2 评分最高 7 分,评分≥4

提示中至高度卒中风险。

2. 治疗目的及原则　传统观点认为 TIA 由于可以自发缓解并且不留有后遗症，因此是良性的临床经过。然而越来越多的研究表明，TIA 会增加近期内发生脑梗死的风险，此外，TIA 后心脏事件的发生率也显著提高。TIA 患者处于发生脑梗死、心肌梗死和其他血管意外的高度危险中，是神经内科的急症，临床医师必须高度重视，应予积极处理，以减少发生脑梗死的概率。

【处方】

1. 抗血小板聚集药物　抗血小板聚集药物能阻止血小板活化、黏附和聚集，防止血栓形成，减少 TIA 复发。以下药物方案可任选其一。

（1）阿司匹林：50～150mg，口服，每日 1 次，为首选药物。

（2）氯吡格雷：75mg，口服，每日 1 次。

（3）噻氯匹定：125～250mg，口服，每日 1～2 次。

（4）双嘧达莫：25～50mg，口服，每日 3 次。

（5）双嘧达莫缓释片 200mg 可与阿司匹林 25mg 合用，每日 2 次。

2. 抗凝治疗　对频发性 TIA 和正处于发作状态的 TIA 可考虑抗凝治疗。在排除禁忌证之后（如消化性溃疡病史、出血倾向、血压＞180/100mmHg、严重糖尿病和其他严重的系统疾病、临床不能除外脑出血者），按具体情况可选用以下几种方法。

（1）肝素加华法林：肝素 12 500U 加入 5％葡萄糖生理盐水或10％葡萄糖注射液 1000ml 中，缓慢静脉滴注，维持 24～48h，同时检查静脉凝血时间，根据静脉凝血时间调整滴速，使静脉凝血时间维持在 20～30min，或检测部分凝血活酶时间（APTT），维持在1.5 倍之内，在应用肝素的第 1 天加用华法林 4～6mg，同时检查凝血酶原时间及活动度，凝血酶原活动度控制为 20％～30％，国际标准化比值（INR）控制在 2.0～3.0，达到以上情况后，即停用肝素。

（2）单独口服华法林：6～12mg，口服，每日 1 次，3～5d 后改为 2～6mg 维持，监测凝血酶原时间（PT）为正常值的 1.5 倍或国际标准化比值（INR）2.0～3.0。

（3）单独用低分子肝素：低分子肝素 4000～5000U，腹壁皮下注射，每日 2 次，连用 7～10d。与普通肝素相比，低分子肝素生物利用度较好，使用安全。

3. 他汀类药物　有动脉粥样硬化斑块的 TIA 患者，即使无脂代谢紊乱或高脂血症也可应用他汀类；由颅内大动脉粥样硬化性狭窄导致的 TIA，推荐高强度他汀类药物长期治疗以减少脑卒中及心血管事件风险，推荐目标值为 LDL-C≤1.8mmol/L（70mg/dl）（肝酶超过 3 倍正常值上限，肌酶超过 5 倍正常值上限，应停药观察）。以下药物方案可任选其一。

（1）辛伐他汀：10～40mg，口服，每晚 1 次。

（2）阿托伐他汀：10～80mg，口服，每晚 1 次。

（3）瑞舒伐他汀：10～40mg，口服，每晚 1 次。

（4）匹伐他汀：1～4mg，口服，每晚 1 次。

4. 钙拮抗药　能阻止细胞内钙超载，防止血管痉挛，增加血流量，改善微循环。

（1）尼莫地平：20～40mg，口服，每日 3 次；

（2）盐酸氟桂利嗪：5mg，口服，每日睡前 1 次。

5. 其他　可应用中医中药，也可应用血管扩张药，如患者血液纤维蛋白原含量明显增高，可以考虑应用降纤酶。

【注意事项】

TIA 患者处于发生脑梗死、心肌梗死和其他血管意外的高度危险中。针对可能存在的脑血管病的危险因素，如高血压、糖尿病、血脂异常、心脏疾病等要进行积极有效的治疗；同时应建立健康的生活方式，合理运动、避免酗酒、适度降低体重等。单次或多次发生 TIA 的患者，如抗血小板药物治疗效果欠佳，且颈动脉狭窄程度超过 70%，可进行颈动脉内膜剥脱术。近年来，血管内介

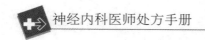

入治疗已应用于 TIA,但其治疗作用尚处于临床研究阶段。

第二节 脑 梗 死

　　脑梗死又称缺血性脑卒中,是指各种原因引起的脑部血液供应障碍,使局部脑组织发生不可逆性损害,导致脑组织缺血、缺氧性坏死。缺血性脑卒中分型方法很多,目前临床常用的分型方法为 TOAST 分型:①大动脉粥样硬化性卒中;②心源性脑栓塞;③小动脉闭塞性卒中;④其他原因引发的缺血性卒中;⑤原因不明的缺血性卒中。动脉粥样硬化性血栓性脑梗死是脑梗死中最为常见的类型。在脑动脉粥样硬化等原因引起的血管壁病变的基础上,管腔狭窄、闭塞或血栓形成,造成局部脑组织因血液供应中断而发生缺血、缺氧性坏死,引起相应的神经系统症状和体征。神经细胞在完全缺血、缺氧后十几秒钟即出现电位变化,20～30s后大脑皮质生物电活动消失,30～90s后小脑及延髓生物电活动消失。脑动脉血流中断持续 5min,神经细胞就会发生不可逆性损害,出现脑梗死。脑细胞损伤的重要因素为自由基和钙超载。急性脑梗死病灶是由缺血中心区及周围的缺血半暗带组成。缺血半暗带脑组织存在大动脉残留及侧支循环,缺血程度较轻,仅功能缺损,具有可逆性,故在治疗和恢复神经系统功能上半暗带具有重要意义。脑梗死发病后 4～5d 脑水肿达高峰,大面积脑梗死水肿严重者可形成脑疝。

【诊断要点】

　　本病中老年患者多见,病前有脑梗死危险因素,如高血压、糖尿病、冠心病、血脂异常、高同型半胱氨酸血症、吸烟等。常在安静状态下或睡眠中起病,约 1/3 患者前驱症状表现为反复发作的TIA。根据脑梗死部位不同,临床表现各不相同。

　　1. 颈内动脉血栓形成　临床表现可有同侧 Horner 征,对侧偏瘫、偏身感觉障碍、双眼对侧同向性偏盲,优势半球受累可出现失语,眼动脉受累可有单眼一过性失明甚至永久性视力丧失。

2. 大脑前动脉血栓形成　可出现对侧偏瘫,轻度感觉障碍,优势半球病变可有 Broca 失语,可伴有尿失禁及对侧强握反射等,双侧闭塞时可出现淡漠、欣快等精神症状,双下肢瘫痪,尿失禁或尿潴留及强握等原始反射出现。

3. 大脑中动脉血栓形成　可出现对侧偏瘫、偏身感觉障碍和同向性偏盲,可有双眼向病灶侧凝视,优势半球受累可出现失语,非优势半球受累可有体像障碍,主干闭塞引起大面积脑梗死多有不同程度意识障碍,脑水肿严重时可导致脑疝形成。

4. 大脑后动脉血栓形成　临床症状变异很大,主干闭塞表现为对侧偏盲、偏瘫及偏身感觉障碍,丘脑综合征,优势半球受累伴有失读。皮质支闭塞出现双眼对侧视野同向性偏盲(黄斑回避),偶为象限盲,可伴有视幻觉、视物变形和视觉失认等,优势半球受累可出现失读或命名性失语,非优势半球受累可有体像障碍,累及颞叶会出现记忆力损害。深穿支闭塞可出现丘脑综合征,表现为对侧偏身感觉障碍,以深感觉为主,自发性疼痛,感觉过敏轻偏瘫,共济失调,舞蹈-手足徐动。还可出现红核丘脑综合征、Weber综合征、Benedikt 综合征。

5. 椎-基底动脉血栓形成　可表现为眩晕、恶心、呕吐及眼球震颤,复视,构音障碍,吞咽障碍及共济失调等,严重者病情进展迅速而出现球麻痹、四肢瘫、昏迷,并导致死亡,可表现为各种临床综合征,如延髓背外侧综合征、脑桥腹外侧综合征、闭锁综合征、基底动脉尖综合征。

脑 CT 检查在脑梗死发病后 24h 内一般无改变,在 24h 后梗死区出现低密度病灶。同 CT 相比,MRI 可以发现脑干、小脑梗死及病灶较小的梗死。血管造影技术可显示脑部血管的狭窄、闭塞及其他血管病变。

【治疗要点】
要重视超早期(<6h)和急性期的处理,注意对患者进行整体

化综合治疗和个体化治疗相结合。针对不同病情、不同发病时间及不同病因,采取有针对性措施。总体来说,急性期治疗主要包括溶解血栓和脑保护治疗。溶栓治疗为急性脑梗死超早期治疗的首选方法,其目的是挽救缺血半暗带,常用药物为组织型纤溶酶原激活药(rt-PA)和尿激酶(UK),目前对其适应证及禁忌证尚无统一意见,以下供参考。

适应证:①年龄<75 岁;②发病 6h 之内;③血压低于 180/110mmHg;④无意识障碍,因椎-基底动脉系统血栓预后较差,故出现意识障碍亦可考虑;⑤肢体肌力Ⅲ级以下,持续时间超过 1h;⑥脑 CT 排除出血,且未出现与本次症状相关的低密度梗死灶;⑦患者或家属同意。

禁忌证:①有出血倾向或活动性出血;②近 3 个月内有脑卒中、脑外伤或心肌梗死病史,3 周内有消化道或泌尿道出血病史,2 周内有接受较大外科手术史,1 周内有在无法压迫部位动脉穿刺史;③血压>180/110mmHg;④脑 CT 有大片低密度病灶;⑤体温 39℃以上伴有意识障碍者;⑥有严重心、肝、肾功能障碍。

此外应视情况对症给予抗血小板聚集、抗凝、降纤、脑保护、降颅压等治疗,一般治疗包括卧床休息、调控血压、控制血糖、维持内环境稳定、防止并发症发生等。患者意识清楚,生命体征平稳,病情不再进展时,应尽早进行康复治疗。

【处方】

1. **溶栓治疗**　组织型纤溶酶原激活药(rt-PA):0.9mg/kg(最大剂量为 90mg),其中总量的 10% 在最初 1min 内静脉推注,剩余 90% 以输液泵持续静脉滴注 1h(发病 4.5h 内)。

尿激酶(UK):100 万～150 万 U,溶于生理盐水 100～200ml,持续静脉滴注 30min(发病 6h 内)。

2. **抗血小板聚集药物**

(1)阿司匹林:50～150mg,口服,每日 1 次,为首选药物。

(2)氯吡格雷:75mg,口服,每日 1 次。

（3）噻氯匹定：125～250mg，口服，每日1～2次。

（4）双嘧达莫：25～50mg，口服，每日3次。

（5）双嘧达莫缓释片200mg可与阿司匹林25mg合用，每日2次。

3. 抗凝治疗 低分子肝素：4000～5000U，腹壁皮下注射，每日2次，连用7～10d。

4. 他汀类药物

（1）辛伐他汀：10～40mg，口服，每晚1次。

（2）阿托伐他汀：10～80mg，口服，每晚1次。

（3）瑞舒伐他汀：10～40mg，口服，每晚1次。

（4）匹伐他汀：1～4mg，口服，每晚1次。

5. 降纤治疗 用药前须进行纤维蛋白原检测。

（1）巴曲酶：首次剂量10BU，之后隔日5BU，溶于100ml以上生理盐水静脉滴注1h以上，共用3次。

（2）降纤酶：每次10U，每日1次，溶于100～250ml生理盐水静脉滴注1h以上，连用3～4d。

6. 脱水降颅压 注意水电解质平衡。

（1）20%甘露醇：125ml，快速静脉滴注，每6～8小时1次。

（2）甘油果糖：250ml，静脉滴注，每12～24小时1次。

（3）呋塞米：10～20mg，静脉注射，每2～8小时1次。

7. 其他

（1）疏血通：6ml，溶于250ml生理盐水静脉滴注，每日1次。

（2）胞磷胆碱注射液：0.2～1.0g，溶于5%葡萄糖注射液静脉滴注，每日1次。

（3）尼莫地平片：10～40mg，口服，每日3次。

（4）胞磷胆碱钠片：0.2g，口服，每日3次。

【注意事项】

脑栓塞因出血风险较高，较少选择溶栓治疗。

卒中单元是被循证医学证明有效的脑卒中的处理措施。我国规范化的卒中单元尚未普及,其建设和推广尚缺乏统一的模式及标准,如何建立具有我国特色的卒中单元,仍值得进一步研究。

第三节　颅内静脉系统血栓形成

颅内静脉血栓形成是脑血管病中的一种特殊临床类型,包含静脉窦血栓和脑静脉血栓形成两种。其是由多种病因所致的以脑静脉回流受阻、脑脊液吸收障碍为特征的一种特殊类型的脑血管病,按病因可分为特发性和继发性两种,继发性常继发于感染、围生期、口服避孕药、脱水、血液病和肿瘤压迫等。按病变性质又可分为炎性和非炎性两种。炎性颅内静脉血栓形成,又称为化脓性静脉血栓形成或血栓性静脉窦炎和静脉炎。

颅内静脉系统包括静脉窦和脑静脉。颅内大静脉窦主要有5个:上矢状窦、下矢状窦及直窦、侧窦、海绵窦。脑部的主要静脉可分深、浅两组。脑部的浅静脉有大脑上静脉、中静脉及下静脉,主要是收集大脑半球的静脉血液。大脑上静脉收集半球皮质大部分的血液流入上矢状窦。最大的浅静脉为大脑中静脉,它不仅流入上矢状窦,且流入海绵窦,故有沟通以上两窦的功能。大脑下静脉在半球的腹侧面形成,进入侧窦或海绵窦。脑部深静脉主要为大脑大静脉。该静脉位于胼胝体压部之下,引流血液进入直窦。大脑大静脉接受左、右大脑内静脉的血液。大脑内静脉又接受透明隔静脉,前、后终静脉和脉络膜静脉。透明隔静脉主要接受尾状核头部和胼胝体前部的血液。脉络膜静脉为脉络丛的一部分,收集侧脑室和第三脑室的静脉血流。深、浅静脉之间是相互沟通的。

【诊断要点】

1. 侧窦血栓形成　典型的起病症状为发热、寒战、头痛、呕吐。多数患者缺乏局灶性损害体征,偶可见患侧乳突区肿胀、浅表静脉怒张及同侧颈部静脉压痛。约50%患者有视盘水肿,常为双侧性,偶尔仅见于一侧。嗜睡和昏迷并不少见,抽搐也偶有发生。出现 Jacksonian 抽搐伴抽搐后偏瘫,提示感染已经扩散到引流大脑半球血液的皮质静脉,出现这些体征很可能提示已有脑脓肿形成。部分患者出现复视,偶尔出现第Ⅸ、Ⅹ、Ⅺ对脑神经受损症状。

侧窦血栓形成常见于婴儿及儿童。主要是中耳炎和乳突炎的并发症,多见于中耳炎或乳突炎的急性期,但也可并发于慢性期。化脓性中耳炎发生败血症,就应考虑到侧窦血栓形成。在患有急、慢性中耳炎或乳突炎的患者,或因中耳、乳突手术后发生败血症的患者中,出现颅内压增高征象即应考虑本病诊断。若出现偏瘫、失语、偏盲,提示存在脑脓肿可能,应立即做脑部影像学检查,明确诊断。

2. 海绵窦血栓形成　海绵窦血栓形成通常起源于鼻窦、眼眶或上面部皮肤的化脓性感染。感染常先涉及一侧海绵窦,随后很快通过环窦扩展到对侧。其他静脉窦的感染也可扩散到海绵窦。非化脓性海绵窦血栓形成较少见。通常突然发病,患者呈急性病容,败血症样发热,眼疼痛、眼眶压痛,眼睑、眼结膜、额部头皮肿胀。眼眶肿胀造成眼球突出,球结膜水肿及眼睑下垂。由于海绵窦内的动眼神经、滑车神经、展神经及三叉神经眼支受到不同程度的影响,可出现复视、眼球活动受限,甚至眼球固定,瞳孔可大、可小,对光反射可消失。少数患者有视盘水肿,视盘周围可见大小不等的出血灶。视力可正常,部分患者视力减退、角膜混浊及角膜溃疡。通常先出现一侧海绵窦症状,在数日内很快扩展到对侧,呈现双侧眼球突出、充血及固定,这具有很高的诊断价值。

3. 上矢状窦血栓形成　上矢状窦血栓形成,是最常见的非化脓性静脉窦血栓形成的部位,多见于严重营养不良、慢性消耗性疾病后期、恶病质、年老体衰等患者。有严重营养不良状态和恶病质的婴儿出现颅内压增高,应考虑非化脓性上矢状窦血栓形成可能。患者一般状态差,全身衰竭、虚脱、发热、头痛和视盘水肿。

局灶体征有前额及前部头皮水肿,在婴幼儿表现为前、后囟静脉怒张,伴水母头形成。患者可仅有颅内压增高表现,无局灶性神经系统症状及体征。当合并有脑静脉血栓形成,因大脑半球白质和灰质内出血,造成明显的局灶体征,如偏瘫、失语、偏盲及抽搐发作。化脓性上矢状窦血栓形成较少见,感染可来自于侧窦、海绵窦,或因骨髓炎、硬膜下感染扩散所致。

4. 其他 下矢状窦、直窦、岩窦或大脑大静脉很少单独发生血栓形成。通常是由于侧窦、上矢状窦或海绵窦血栓形成扩展累及这些部位。直窦血栓形成可使大脑大静脉阻塞,造成大脑半球中央白质、基底节和侧脑室出血。患者颅内压增高,神志不清,肢体强直、抽搐,有时呈去大脑强直。

【治疗要点】

1. 侧窦血栓的治疗 积极治疗中耳炎可预防侧窦血栓形成。本病的治疗主要是抗感染治疗,如应用大剂量青霉素治疗及外科手术引流。感染的颅骨应被剔除,引流病变的静脉窦,必要时做颈静脉结扎。非化脓性静脉窦血栓形成可做溶血栓治疗。

2. 海绵窦血栓的治疗 海绵窦血栓形成易发展成急性化脓性脑膜炎,病死率很高。治疗主要是应用抗生素。

3. 上矢状窦血栓的治疗 化脓性上矢状窦血栓形成,应用抗生素治疗。若有硬膜下或硬膜外积脓者,应开颅清除。在某些非化脓性血栓形成病例,可用肝素静脉滴注,并随肝素化程度进行抗凝治疗或溶栓治疗,但有引起脑出血性脑梗死的危险,需慎重。用乙酰唑胺或甘露醇可降低颅内压,严重者可做手术减压治疗。皮质激素的治疗作用不确定。

【处方】

1. 青霉素(应皮试) 每日 1000 万～2000 万 U,分 2～4 次静脉滴注。

2. 普通肝素 100mg 加入 5‰ 葡萄糖注射液或生理盐水500ml 中,每分钟 10～20 滴静脉滴注,监测 APTT 在正常范围

1.5 倍之内。

3. 低分子肝素　4000～5000U,腹壁皮下注射,每日 2 次。

4. 20％甘露醇　125ml,快速静脉滴注,每 12 小时 1 次至每 8 小时 1 次。

5. 甘油果糖　250ml,静脉滴注,每 12 小时 1 次。

6. 呋塞米　20mg,静脉注射,2h 后可重复给药,注意内环境稳定。

7. 乙酰唑胺　250mg,口服,每日 2～3 次。

【注意事项】

对颅内静脉系统血栓形成,进行全身静脉给药的溶栓方法,由于局部药物浓度低,并易导致颅内出血,现已极少应用。对于病情严重者,有条件可考虑血管内介入局部给药溶栓或清除血栓。

第四节　自发性脑出血

自发性脑出血(spontaneous cerebral hemorrhage)是高病死率和致残率的疾病,是指非外伤性颅内或全身疾病引起脑实质内出血,占全部脑卒中的 20％ ～30％,急性期病死率为 30％ ～40％。以高血压性脑出血最常见,占总数的 40％～50％。其次为血管淀粉样变、血管瘤破裂、血管畸形、创伤、肿瘤、出血性梗死及继发于全身性疾病,如血小板减少性紫癜、凝血功能障碍、血管炎等。高血压脑出血多发生在脑内大动脉直接分出来的穿通小动脉(直径 100～200μm),如大脑中动脉的豆纹动脉、丘脑穿通动脉、基底动脉的脑桥穿通支、小脑上动脉和小脑前下动脉等。这些小动脉不像皮质动脉有分支或侧支通路,可分流血液和分散承受压力,相反,它们是管壁薄弱的终末支,以 90°角从粗大的脑动脉分出和进入脑实质内。因此,它们承受较多的血流和较大的压力。在高血压长期影响下,这些小穿通动脉管壁的结缔组织发生透明变性,管壁内弹性纤维断裂,同时因伴有动脉粥样硬化使管腔狭窄、扭曲,血管阻力增加,血管舒缩功能减退,甚至局部产生粟粒状微型动脉瘤。此外,慢性高血压患者的脑血流自动调节代偿功能常丧失,当患者情绪波动剧烈或从事体力活动时,血压突然升高,引起血管壁破裂而导致出血。此外,脑出血和脑梗死可互为因果,在脑出血区域可有血管阻塞产生脑梗死,而脑梗死区周围可有血液外渗现象。一些高血压脑出血中,可能先有血管狭窄或阻塞形成脑的小梗死,在此基础上发生出血。脑出血的患者往往由于情绪激动、费劲用力时突然发病,早期病死率很高,幸存者中多数留有不同程度的运动障碍、认知障碍、言语吞咽障碍等后遗症。

【诊断要点】

脑出血的部位、速度与量影响患者的临床表现。高血压性脑出血好发于大脑半球深部的基底节,约占脑出血的2/3,其中最多见为壳核(占总数的44%),其次依次为大脑皮质下或脑叶(15%)、丘脑(13%)、脑桥(9%)、小脑(9%)等。脑实质内出血量大时,可沿神经纤维向四周扩散,侵入内囊、丘脑、脑干,可破入脑室或蛛网膜下隙。血肿可引起脑室受压或移位,发生脑疝。脑出血起病突然,常无先兆。常见诱发因素有情绪激动、体力劳动、饭后酒后、性生活、用力排便和气候剧烈变化等。也可无诱因。患者常突感头痛、头胀,随之呕吐,可很快出现意识障碍和神经功能缺损,并呈进行性加重。脑叶出血者常发作癫痫,可在发病时或病程中发生。不同出血部位临床表现不同。有高血压病史的中老年人,突然发生剧烈头痛、呕吐、偏瘫,均应高度怀疑本病。CT是本病的主要诊断方法,它能迅速、准确和安全地诊断本病,能准确显示血肿的部位、大小、形态、发展方向、合并脑积水和脑水肿的程度,特别有助于脑室内、脑干和小脑出血的诊断。它能区分脑出血和脑梗死,有助于脑出血病因的鉴别诊断,有利于治疗方案的制订、预后判断和病情发展的随访。由于MR发现新鲜出血的敏感性低,检查费时,故其对急性脑出血的诊断作用不如 CT。但是,对亚急性和慢性期脑出血、脑干和颅后窝血肿的诊断,MR优于 CT。

中老年患者在活动中或情绪激动时突然发病,迅速出现局灶性神经功能缺损症状及头痛、呕吐等颅高压症状应考虑脑出血的可能,结合头颅 CT 检查,可以迅速明确诊断。

脑出血诊断主要依据:①大多数为 50 岁以上,较长期的高血压动脉硬化病史。②体力活动或情绪激动时突然发病,有头痛、呕吐、意识障碍等症状。③发病快,在几分钟或几小时内出现肢体功能障碍及颅内压增高的症状。④查体有神经系统定位体征。⑤脑 CT 扫描检查可见脑内血肿呈高密度区域,对直径＞1.5cm的血肿均可精确显示,可确定出血的部位、血肿大小、是否破入脑室、有无脑水肿和脑疝形成,确诊以脑 CT 扫描见到出血病灶为准,CT 对脑出血几乎 100% 诊断。⑥腰椎穿刺可见血性脑脊液,目前已很少根据脑脊液诊断脑出血。

【治疗要点】

脑出血缺乏有效的治疗手段,治疗原则为安静卧床,加强护理,维持生命功能,脱水降颅压,调整血压,防止继续出血,防治并发症,减少复发。一般应卧床休息 2~4 周,保持安静,避免情绪激动。严密观察体温、脉搏、呼吸和血压等生命体征,注意瞳孔变化和意识改变。保持呼吸道通畅,清理呼吸道分泌物或吸入物,必要时及时行人工气道。有意识障碍、消化道出血者给予禁食水,必要时行胃肠减压。注意防止水、电解质紊乱,以免加重脑水肿,维持内环境稳定,保证每日热量及电解质摄入。头痛、烦躁不安者,可酌情适当镇静、镇痛。抽搐者对症止抽。保持排便通畅。患者生命体征平稳、病情不再进展后应尽早行康复治疗。脑出血后因脑组织血肿产生的占位压迫效应,直接破坏了周围组织结构,导致神经元细胞和胶质细胞坏死,随后凝血系统激活、血凝块收缩、血浆成分外渗和血红蛋白降解产物促发级联式炎症反应和血肿周围组织水肿形成,并在 5d 左右达到高峰,可持续 2～3 周或更长。脑水肿可使颅内压增高,并致脑疝形成,是影响脑出血病死率及功能恢复的主要因素。积极控制脑水肿、降低颅内压是脑出血急性期治疗的重要环节。病情危重致颅内压过高出现脑疝,内科治疗效果不佳时应及时进行外科手术治疗。脑出血患者的预后,除与出血部位、患者基础状态等因素相关外,血肿的大小,即出血量是一个独立危险因素。而决定出血量的关键因素除血管损伤情况、凝血功能外,血压至关重要。因此,理论上在脑出血活动期,迅速降低血压可减少血肿体积,防止再出血。然而到目前为止,大多数指南都未做出此类推荐。中国脑血管病防治指南推荐血压≥200/110mmHg 时,可慎重平稳降压,将血压维持于略高于发病前的水平或 180/105mmHg,收缩压在 170～200mmHg 或舒张压在 100～110mmHg,观察后必要时使用降压药,收缩压<165mmHg 或舒张压<95 mmHg,不需降压。

【处方】

1. 脱水降颅压

(1)20％甘露醇:125ml,快速静脉滴注,每 8 小时 1 次至每 6 小时 1 次。

(2)甘油果糖:250～500ml,静脉滴注,每 12 小时 1 次。

(3)呋塞米:20～40mg,静脉注射,2 小时后可重复给药,注意内环境稳定。

(4)20％人血白蛋白:50～100ml,静脉滴注,每日 1 次。

2. 控制高血压

(1)氨氯地平:5～10mg,口服,每日 1 次。

(2)硝苯地平缓释片:10～20mg,口服,每日 2 次。

(3)硝苯地平控释片:30mg,口服,每日 1 次。

(4)贝那普利:10～20mg,口服,每日 1 次。

【注意事项】

脑出血处理的关键在"防患于未然",其中控制高血压病是预防的核心。

第五节　蛛网膜下腔出血

蛛网膜下腔出血(subarachnoid hemorrhage,SAH)指脑底部或脑表面的病变血管破裂,血液直接流入蛛网膜下腔引起的一种临床综合征,又称为原发性蛛网膜下腔出血,约占急性脑卒中的10%,是一种非常严重的常见疾病。还可见因脑实质内,脑室出血,硬膜外或硬膜下血管破裂,血液穿破脑组织流入蛛网膜下隙,称为继发性蛛网膜下腔出血。SAH 最常见病因为颅内动脉瘤和动静脉畸形（AVM）破裂,约占 57%;其次是高血压脑出血(15%)。动脉瘤破裂引起的 SAH 在出血时颅内压会急骤升高。SAH 后颅内压升高的确切机制不明,可能与脑脊液循环通路阻塞、弥散性血管痉挛和脑内小血管扩张有关。出血量多时,可达到舒张压水平,引起颅内血液循环短暂中断,此时临床上出现意识障碍。一方面高颅压可阻止进一步出血,有利于止血和防止再出血。另一方面又可引起严重全脑暂时性缺血和脑代谢障碍。由于脑血管痉挛、颅内压和脑水肿等因素的影响,SAH 后脑血流供应减少,脑氧代谢率降低,而局部脑血容量因脑血管特别是小血管扩张而增加。SAH 后脑自动调节功能受损,脑血流随系统血压而波动,可引起脑水肿、出血或脑缺血。

【诊断要点】

SAH 是卒中引起猝死的最常见原因,许多患者死于就医途中,即使送至医院,部分患者在明确诊断并得到专科治疗前死亡。约有 1/3 的动脉瘤破裂发生于剧烈运动中,吸烟、饮酒是 SAH 的危险因素。单侧眼眶或球后痛伴动眼神经麻痹是常见的先兆,头痛频率、持续时间或强度改变往往也是动脉瘤破裂先兆,有时伴恶心呕吐和头晕症状,但脑膜刺激征和畏光少见。典型表现多骤发或急起,主要有下列症状和体征。

1. 症状

(1)头痛:见于 80%～95%患者,突发,呈炸裂样剧痛,患者多形容为一生中从来没有经历过的疼痛,遍及全脑或前额、枕部,再延及颈、肩、腰背和下肢等。Willis 环前部动脉瘤破裂引起的头痛可局限在同侧额部和眶部。屈颈、活动头部、Valsalva 试验及声光等刺激可加重疼痛,安静卧床可减轻疼痛。头痛发作前常有诱因:剧烈运动、屏气动作或性生活,约占发病数的 20%。

(2)恶心呕吐、面色苍白、冷汗:约 3/4 的患者在发病后出现恶心呕吐。

(3)意识障碍:见于 50%以上患者,可有短暂意识模糊至昏迷。17%的患者以昏迷就诊。少数患者可无意识改变。

(4)精神症状:表现为谵妄、木僵、定向障碍、虚构和痴呆等。

(5)癫痫:20%的患者可表现为癫痫。

2. 体征　①脑膜刺激征:约 1/4 的患者可有颈项强直。在发病数小时至 6d 出现,但以 1～2d 最多见。Kernig 征较颈项强直多见。②单侧或双侧锥体束征。③眼底出血(Terson 征):表现为玻璃体膜下片状出血,多见于前交通动脉瘤破裂,因颅内压增高和血块压迫视神经鞘,引起视网膜中央静脉出血。此征有特殊意义,因为在脑脊液恢复正常后它仍然存在,是诊断 SAH 的重要依据之一。视盘水肿少见,一旦出现则提示颅内占位病变。由于眼内出血,患者视力常下降。④局灶体征:通常缺少。可有一侧动眼神经麻痹,单瘫或偏瘫、失语、感觉障碍、视野缺损等。它们或提示原发病的部位或由于血肿、脑血管痉挛所致。

非典型表现:①少数患者起病时无头痛,表现为恶心呕吐、发热和全身不适或疼痛,另一些患者表现为胸背痛、腿痛、视力和听力突然丧失等。②老年人 SAH 特点:a. 头痛少且不显著;b. 意识障碍多且严重;c. 颈项强直较 Kernig 征多见。③儿童 SAH 特点:a. 头痛少,但一旦出现应引起重视。b. 常伴系统性病变,如主动脉弓狭窄、多囊肾等。

脑 CT 平扫是目前诊断 SAH 的首选检查。腰椎穿刺脑脊液检查也是诊断 SAH 的常用方法,特别是脑 CT 检查阴性者,但应掌握腰椎穿刺时机。SAH 后数小时腰椎穿刺所得脑脊液仍可能清亮。应在 SAH 后 2h 行腰椎穿刺检查。突然发生的剧烈头痛、恶心、呕吐和脑膜刺激征阳性的患者,无局灶性神经缺损体征,伴或不伴意识障碍,应高度怀疑本病,结合 CT 证实脑池与蛛网膜下腔内有高密度征象可诊断为蛛网膜下腔出血。如果 CT 检查未发现异常或没有条件进行 CT 检查时,可根据临床表现结合腰椎穿刺 CSF 呈均匀一致血性、压力增高等特点做出蛛网膜下腔出血的诊断。

　　【治疗要点】

　　病因治疗为 SAH 的根本治疗。动脉瘤的直接夹闭不仅能防止再出血,也为以后的血管痉挛治疗创造条件。治疗的关键在于动脉瘤破裂再出血、脑血管痉挛及脑积水等并发症的处理。SAH 治疗期间再出血临床上非常常见,且再出血治疗颇为棘手,病死率高,因此,防止再出血在 SAH 治疗中极为重要。脑血管痉挛是 SAH 之后最常见并发症,且增加 SAH 患者致残率和病死率,如何预防脑血管痉挛对患者预后有重要意义。SAH 后约 20％患者发生脑积水,由于脑积水易产生神经系统损害,严重影响患者的生存质量,因此脑积水的治疗意义重大。

　　【处方】

　　1. 脱水降颅压

　　(1)20％甘露醇:125ml,快速静脉滴注,每 8 小时至每 6 小时 1 次。

　　(2)甘油果糖:250～500ml,静脉滴注,每 12 小时 1 次。

　　(3)呋塞米:20～40mg,静脉注射,2h 后可重复给药,注意内环境稳定。

　　(4)20％人血白蛋白:50～100ml,静脉滴注,每日 1 次。

2.控制高血压

(1)氨氯地平:5～10mg,口服,每日1次。

(2)硝苯地平缓释片:10～20mg,口服,每日2次。

(3)硝苯地平控释片:30mg,口服,每日1次。

(4)贝那普利:10～20mg,口服,每日1次。

3.抗纤溶药物

(1)6-氨基己酸:初始剂量为4～6g,溶于100ml生理盐水或5％葡萄糖注射液中,15～30min静脉滴注;以后静脉滴注1g/h,维持12～24h;以后12～24g/d,持续7～10d;逐渐减量至8g/d,共用2～3周。

(2)氨甲苯酸:0.1～0.2g,加入100ml生理盐水或5％葡萄糖注射液中,静脉滴注,每日2～3次,共用2～3周。

4.防治脑动脉痉挛 尼莫地平:40～60mg,口服,每日4～6次,共服21d。

5.防治脑积水 乙酰唑胺:0.25g,口服,每日3次。

【注意事项】

SAH病情凶险,约10％患者在接受治疗前死亡,30d内病死率约为25％或更高。2周内再出血发生率为20％～25％,再出血的病死率约为50％。影响预后最重要的因素是发病后的时间间隔及意识水平,6个月时的病死率在昏迷患者是71％,在清醒患者是11％。

第六节 脑动脉硬化症

脑动脉硬化症是全身动脉硬化的一部分,是指由脑动脉粥样硬化、脑小动脉硬化、玻璃样变等动脉管壁变性所引起的非急性、弥散性脑组织改变和神经功能障碍症候群。脑动脉硬化症指脑动脉硬化后,因脑部多发性梗死、软化、坏死和萎缩引起神经衰弱综合征、动脉硬化性痴呆、假性延髓麻痹等慢性脑病。脑动脉硬化症可引起短暂性脑缺血发作(TIA)、脑卒中等急性脑循环障碍及慢性脑缺血症状。动脉硬化一词,含义比较笼统,临床应用中认识很不一致。有学者将其视为动脉粥样硬化的同义词。但多数认为动脉硬化是包括各种病理类型的动脉管壁变性和硬化的总称。其病理改变与动脉管径大小密切相关。动脉粥样硬化大多发生于管径 500μm 以上的大动脉和中动脉,而从不发生于管径 200μm 以下的小动脉;弥散性小动脉硬化见于管径为 150～500μm 的小动脉;微动脉玻璃样变则主要发生于管径 150μm 以下的微动脉。这三种不同类型的脑动脉管壁变性,概括称为脑动脉硬化,在同一患者中,常可合并存在。高血压和糖尿病可加速、加重脑动脉粥样硬化的发展。高血压病可能是脑小动脉和微动脉玻璃样变的主要病因。

【诊断要点】

脑动脉硬化症常在 50 岁以后缓慢起病,病程较长。男性较女性为多。常有高血压及周围动脉、冠状动脉、肾动脉的粥样硬化并存。经常饮酒、糖尿病等可促使起病年龄提前。精神紧张、过度疲劳、女性患者的绝经期均可促进本病的发展。脑动脉硬化症的主要临床表现:①脑动脉硬化性神经衰弱综合征;②脑动脉硬化性痴呆;③假性延髓麻痹。因眼底动脉来自颈内动脉,视网膜动脉的硬化改变在一定程度上可以反映颅内脑动脉硬化的情况。眼底检查常可见动脉变细,反光增强,重者可呈银丝状。有时可见淡黄色的胆固醇斑点,静动脉比例增大,动静脉可有明显的交叉压迫现象。体格检查常可发现其他器官及周围动脉硬化。常伴有高血压。患者隐袭起病,表现慢性脑功能不全综合征,无局灶性脑功能损害体征,眼底及全身动脉硬化表现明显,常伴高血压、高血脂和糖尿病,彩超检出颈内动脉颅外段粥样硬化斑块,CT 和 MRI 显示多发性腔隙灶、皮质下动脉硬化性脑病等;如有过 TIA 或脑卒中的患者可确诊为脑动脉硬化症。由于对本病的认识和诊断标准不一致,以临床特点作为诊断依据颇为困难。一般认为在 50 岁左右及以上的患者,如发生脑功能衰退、神经衰弱症候群或精神症状直至痴呆,体检时可有局灶性神经系统体征,伴有其他器官动脉粥样硬化如眼底动脉、冠状动脉及肾动脉硬化,实验室检查发现血胆固醇、三酰甘油、脂蛋白等含量增加者,不论有无高血压病,需考虑脑动脉硬化症的可能。但在老年患者中,动脉硬化和高血压病颇为多见,因此不宜对具有动脉硬化体征和神经精神症状的患者轻易做出脑动脉硬化症的诊断,而应进行全面的检查。

【治疗要点】

主要措施为加强心血管功能、改善脑血管循环、坚持保健体育锻炼和适当应用精神药物等。对精神恍惚、躁动不安的患者,不宜应用巴比妥类药物及吗啡等麻醉药。血管扩张药、B 族维生素及降血脂药物均可应用。与此同时,要注意生活规律化,低脂饮食,避免情绪激动、防止过度劳累。若有痴呆或伴有延髓麻痹的患者,需细心护理,防止肺炎和泌尿系感染的发生。患者有头痛、头晕、记忆力减退、注意力不集中等症状,可选用脑活化药吡拉西坦、尼麦角林、钙通道拮抗药、血管扩张药及银杏制剂等对症治疗,患者有焦虑、抑郁症状可对症治疗,睡眠障碍可短期应用小剂量苯二氮草类药,改善脑功能。颈动脉粥样硬化病变患者可选用抗血小板药物,预防脑血栓形成。

【处方】

1. 改善脑功能

(1)尼麦角林　10mg,口服,每日 3 次。

(2)吡拉西坦　0.8～1.6g,口服,每日 3 次,4～8 周为 1 个疗程。

(3)奥拉西坦　0.8g,口服,每日 3 次。

(4)尼莫地平　10～40mg,口服,每日 3 次,1 个月为 1 个疗程。

(5)胞磷胆碱　0.2g,口服,每日 3 次。

（6）银杏叶片 2 片，口服，每日 3 次。

2. 镇静

（1）地西泮 5～10 mg，口服，每日 3 次。

（2）奥沙西泮 15～30mg，口服，每日 3 次。

（3）奋乃静 2～4 mg，口服，每日 3 次。

（4）氟奋乃静 20～40 mg，分 3 次口服。

（5）氯普噻吨 25mg，口服，每日 3 次。

（6）丙米嗪 25mg，口服，每日 3 次。

（7）硫利达嗪缓释片 30～60mg，口服，每日 1 次。

3. 抗血小板聚集

（1）阿司匹林 50～100mg，口服，每日 1 次。

（2）氯吡格雷 75mg，口服，每日 1 次。

【注意事项】

脑动脉硬化病程较长，病情进展最终表现为痴呆、假性延髓麻痹等，严重影响患者生活质量，加重家庭及社会负担，早期诊断、治疗意义重大。

第七节 血管性认知障碍

血管性认知功能障碍（Vascular cognitive impairment，VCI）是指由脑血管病及血管性危险因素引起的以不同程度认知功能受损为特点的临床综合征，为最常见的认知功能障碍类型之一。其在疾病发展至血管性痴呆（vascular dementia，VaD）之前，早期诊断、早期干预可以预防、延缓疾病的发生、发展，甚至逆转认知功能损害。血管性痴呆（VaD）是一大类由于缺血性、出血性及急慢性缺氧缺血性脑血管病引起的以高级认知功能受损为主的临床综合征。但血管性痴呆的概念在临床应用中有一定局限性，一些尚未达到痴呆程度而已有认知功能损害的患者往往容易漏诊并延误治疗时机。血管性认知功能障碍是由脑血管病危险因素

（如高血压、糖尿病等）、明显（如脑梗死或脑出血等）或不明显的脑血管病（如脑白质疏松、慢性脑缺血等）引起的涵盖了各种认知损害水平的一大类综合征，其中既包括达到痴呆程度的血管性痴呆、混合性痴呆、合并血管因素的阿尔茨海默病，也包括未达到痴呆标准的非痴呆性轻度认知功能障碍。理清血管性认知功能障碍与血管性痴呆的关系对疾病发生过程的理解及诊治有重要意义。

【诊断要点】

与卒中相关的血管性危险因素也是血管性认知功能障碍发生的危险因素，出血性及缺血性脑血管病均可引起血管性认知功能障碍，近年来小血管病变受到越来越多重视，主要分为腔隙性脑梗死、脑白质疏松、微出血、扩大的血管周围间隙 4 种病理类型。多不饱和脂肪酸摄入过量及维生素摄入不足也都是血管性认知功能障碍发生的危险因素。卒中的部位、体积及白质病变与血管性认知功能障碍密切相关。目前对血管性认知功能障碍的诊断标准尚未定型，有血管性痴呆的诊断标准，或借用轻度认知功能障碍（MCI）的诊断标准，应当说还没有一致公认的诊断标准。

【治疗要点】

据统计，近 50％卒中患者在卒中发病后会出现不同程度的认知功能损害，其中约 1/3 患者最终发展为血管性痴呆。而血管性认知功能障碍是一类可预防、延缓、甚至逆转认知损害的综合征，因此在疾病早期发展到血管性痴呆前，做到早诊断、早预防、早治疗，阻止或延缓病情进展，对血管性痴呆的防治有重要临床意义。由于小血管病本身与血管危险因素是血管性认知功能障碍发生的主要因素，因此包括抗血小板聚集、控制血压、调脂、改善生活方式在内的综合管理和干预是减少脑血管损伤、预防血管性认知功能障碍发生或延缓血管性认知功能障碍病程的重要途径。抑郁是血管性认知功能障碍患者的最常见症状之一，抗抑郁药物的应用在治疗中占重要地位。胆碱酯酶抑制药、NMDA 受体拮抗药能够改善患者认知功能。

【处方】

1. 抗血小板聚集

（1）阿司匹林　100mg,口服,每日 1 次。

（2）氯吡格雷　75mg,口服,每日 1 次。

2. 调脂稳定斑块

阿托伐他汀钙片　20mg,口服,每日 1 次。

3. 抗精神类

（1）西酞普兰　起始剂量为 20mg,口服,每日 1 次,最大可增至 60mg,每日 1 次。

（2）舍曲林　起始剂量为 50mg,口服,每日 1 次,最大可增至 200mg,每日 1 次。

（3）氟西汀　起始剂量为 20mg,口服,每日 1 次,最大可增至 40mg,每日 1 次。

4. 改善脑功能

（1）加兰他敏　10mg,口服,每日 3 次。

（2）多奈哌齐　2.5～5mg,口服,每日 1 次,最大剂量为每日 10mg。

（3）卡巴拉汀　起始剂量为 1.5mg,口服,每日 2 次,最大可增至 6mg,每日 2 次。

（4）美金刚　起始剂量为 5mg,口服,每日 1 次,其后每周增加每日剂量 5mg,直至维持剂量 10mg,口服,每日 2 次。

（5）石杉碱甲　0.1～0.2mg,口服,每日 2 次。

（6）叶酸片　0.8mg,口服,每日 1 次。

（7）尼莫地平　10～40mg,口服,每日 3 次。

（8）胞磷胆碱　0.2g,口服,每日 3 次。

（9）吡拉西坦　0.8～1.6g,口服,每日 3 次。

【注意事项】

近年来,对血管性认知功能障碍的认识及治疗已经取得了较大进步,但仍有一定不足,由于病情进展缓慢,早期诊断较为困难,患者出现症状得到临床明确诊断时,常已错过重要的早期干预治疗阶段。因此,在血管性认知功能障碍发展为血管性痴呆之前,做到早期预防、早期诊断、早期治疗,阻止或延缓病情发展,无疑对血管性痴呆的防治有重要的临床及社会意义。

第八节　高血压脑病

高血压脑病(hypertensive encephalopathy),是指当血压突然升高超过脑血流自动调节的极限时,脑血流出现高灌注,毛细血管压力过高,渗透性增加,导致脑水肿和颅内压增高,甚至脑疝形成,引起一系列暂时性脑循环功能障碍的一组急性神经系统综合征。其临床表现为血压急剧升高伴中枢神经系统症状,如头痛、抽搐、视物障碍、精神症状及意识障碍等。高血压脑病为高血压病程中一种危及患者生命的严重情况,属神经科及内科急症,起病急、进展快,若能及时有效控制血压,本病预后一般良好,若治疗不及时或治疗不当,脑水肿和颅内压增高将持续加重,导致脑的不可逆性损害,出现持久性神经功能缺损及其他严重并发症,甚至危及生命。高血压脑病的确切机制尚不明确,目前获得较多认同的是脑血管自动调节崩溃学说,认为严重的高血压突破了脑血管自动调节极限,导致过灌流和脑水肿。

【诊断要点】

高血压脑病可视为发生于脑部的高血压危象,其临床表现主要与脑水肿、颅内压增高和局灶性脑实质损害相关。其病例特点为:中老年发病为主,急性起病,迅速进展,起病前患者突然出现血压迅速升高,其中以舒张压>120mmHg 为其重要的特征。临床表现为出现以颅内压增高和局限性脑组织损害为主的神经精神系统异常,突然剧烈的头痛、恶心、喷射性呕吐、烦躁不安、视物模糊、黑矇、抽搐和意识障碍,部分患者可出现颈项强直,一般在血压显著升高后 12～48h 发生。眼底检查对明确诊断最有价值,几乎所有患者都会出现视网膜小动脉痉挛,视盘水肿、眼底火焰状出血和渗出也较常见。高血压脑病典型的颅脑 CT 表现为以累及双侧大脑半球后部白质为主的基本对称的低密度影,可能伴有脑组织肿胀表现。磁共振扫描可见相应的以大脑后部白质为主分布的 T_1 序列低信号、T_2 序列高信号的改变,有时可见点状出血。患者经紧急降压治疗后,症状和体征随血压下降,在数小时内明显减轻或消失不遗留任何脑实质损害的后遗症。

【治疗要点】

高血压脑病病情凶险,以脑部损害最为突出,必须及时抢救治疗。凡高血压者有血压急剧升高伴剧烈头痛,甚至有意识和神志改变者,均应立即到医院急救治疗。迅速将血压控制在安全范围,防止或减轻脑组织水肿与损伤是治疗的关键。此外,在治疗过程中应避免血压下降过度,而使脑、心、肾的血液灌注发生障碍,导致器官功能损害。高血压脑病属神经科及内科急症,如不及时治疗,患者往往迅速进展为昏迷,并可能在数小时内死亡。必须对患者进行快速降压处置。迅速使血压下降 30%～40% 即可逆转血管痉挛,将血压降至正常水平并不适合作为近期目标。血压降低应保证平均动脉压不低于 100mmHg,一般以舒张压降至 110～120mmHg 为宜。因为对于一个血压控制不良的患者,其自动调节水平也相应升高,所以在仍然较高的平均动脉压水平上即可发生因低灌注所致的脑缺血、脑梗死、心肌梗死、急性肾衰竭等,甚至可能死亡。危险解除后,方可在数天内将血压降至正常水平。急性期治疗以静脉给药为主,既能使血压迅速下降至安全水平,又能不过度或过快降压,以避免出现局部或全身灌注不足,使用口服或非静脉给药因不易控制药物吸收率及起效时间,有可能导致血压过度下降从而引起不可逆性的分水岭区脑缺血,使用中必须密切观察。急性期治疗后应给予长效的降压药物,如ACEI类药物及缓释或控释的钙离子拮抗药,以防血压反弹。除降压治疗外,视病情给予降低颅内压、消除脑水肿、控制癫痫等治疗及病因治疗,有肾衰竭者可行透析治疗,妊娠毒血症者应引产等。注意对患者筛查继发性高血压。

【处方】

1. 降压治疗

(1)硝普钠 目前推荐首选,初始剂量为 $0.25 \sim 1.0 \mu g/(kg \cdot min)$,平均有效剂量为 $3.0 \mu g/(kg \cdot min)$,视血压调节速度,最大剂量不超过 $10.0 \mu g/(kg \cdot min)$。

(2)肼屈嗪 初始剂量为 5mg 静脉注射,随后可采用 5mg 或 10mg,每 20 分钟可重复给药 1 次。

(3)硝酸甘油 初始剂量为 $5\mu g/min$,视血压调节速度,可每 $3 \sim 5$ 分钟增加 $5\mu g/min$;如增至 $20\mu g/min$ 时效果不理想可以 $10\mu g/min$ 递增。

(4)拉贝洛尔 初始剂量为 20mg,2min 以上缓慢静脉注射,可每 10 分钟给药 1 次,剂量为 20mg、40mg 或 80mg,总量不超过 300mg,负荷剂量后应以 $1 \sim 2mg/min$ 的速度静脉滴注。

(5)艾司洛尔 初始剂量为 1mg/kg 静脉注射,继予 $0.15 mg/(kg \cdot min)$ 静脉滴注,最大维持剂量 $0.3mg/(kg \cdot min)$,应尽量经大静脉给药。

(6)酚妥拉明 $5 \sim 10\mu g/(kg \cdot min)$,静脉滴注。

(7)乌拉地尔 $10 \sim 50mg$ 缓慢静注,$10 \sim 15min$ 可重复给药。

(8)尼卡地平 初始剂量为 5mg/h,每 15 分钟上调滴速,直至达到目标血压稳定,最大剂量不超过 15mg/h。

(9)25%硫酸镁注射液 10ml,深部肌内注射;或 5%葡萄糖注射液 20ml 稀释后缓慢静脉注射。

2. 脱水降颅压

(1)20％甘露醇　125ml,快速静脉滴注,每 12 小时至每 8 小时 1 次。

(2)甘油果糖　250ml,静脉滴注,12 小时 1 次。

(3)呋塞米　20mg,静脉注射,2h 后可重复给药,注意内环境稳定。

(4)地塞米松　5mg,静脉注射,每 8 小时 1 次至每 6 小时 1 次。

【注意事项】

高血压脑病,是一种非常危险的疾病,以脑部损害最为突出,必须及时抢救治疗。凡高血压者有血压急剧升高伴剧烈头痛,甚至有意识和神志改变者,均应立即到医院急救治疗。迅速将血压控制在安全范围、防止或减轻脑组织水肿与损伤是治疗的关键。此外在治疗过程中,应避免血压下降过度,而使脑、心、肾的血液灌注发生障碍。系统治疗高血压和原发病、避免过度劳累和精神刺激将有助于降低高血压脑病的发生。病情稳定后应逐步向常规抗高血压治疗过渡并坚持长期、正规治疗。

另外,在高血压尤其是顽固性高血压患者中,注重继发性高血压的筛查,尽早诊断及治疗;同时对于高血压患者加强宣教、完善血压的管理模式,提高高血压的治疗率、控制率,亦是高血压脑病防治的关键。

(王文浩)

第2章

脊髓及椎体病变

第一节　急性非特异性脊髓炎

急性非特异性脊髓炎或称为急性脊髓炎或急性横贯性脊髓炎,是一组病因未明的脊髓白质脱髓鞘或坏死性病变,导致急性脊髓横贯性损害,病变一般局限于数个脊髓节段。本病包括多种不同的临床综合征,如感染后脊髓炎、疫苗接种后脊髓炎、脱髓鞘性播散性脊髓炎(急性多发性硬化)、急性坏死性脊髓炎和副肿瘤性脊髓炎等。

本病病因复杂,病变及临床过程各异,临床分型目前尚无定论,下面根据病因学不同分别叙述。

一、急性非特异性横贯性脊髓炎

本病病因及发病机制尚未完全阐明,目前倾向于病毒感染及其介导的自身免疫反应或为原因未明的自身免疫反应所致。

【诊断要点】

1. 临床特点　主要依据急性起病,病前 1～4 周常有呼吸道或胃肠道感染的前驱症状,有或无胸背部根痛,感觉过敏或束带样感觉异常,多于发病后 1～3d 由双下肢远端麻木无力迅速发展为双下肢(少数为四肢)截瘫、传导束型感觉障碍及括约肌障碍等脊髓横贯性损害的症状,结合脑脊液及 MRI 检查,排除其他疾病。

2. 辅助检查

(1)脑脊液检查:脑脊液压力正常,外观无色透明,压颈试验通畅,少数病例急性期局部脊髓肿胀可不完全梗阻,2～3 周出现梗阻可能为脊髓蛛网膜粘连。CSF 单个核细胞增多,通常(10～100)×10⁶/L;少数病例蛋白轻度增高,0.5～1.2g/L,椎管梗阻可达 2g/L,糖及氯化物正常。

(2)电生理检查:视觉诱发电位正常;刺激下肢体感诱发电位波幅明显降低,潜伏期延长;运动诱发电位、中枢运动传导时间及中枢感觉传导时间均异常。

(3)MRI 检查:急性期 MRI 可见受累脊髓节段肿胀增粗,但增粗程度常较轻,且弧度较为平缓、均匀、外缘光正,有别于髓内占位病变。病变多以 T_3～T_4 为中心,病变髓内斑点状或片状 T_1WI 低信号及 T_2WI 高信号,常多发,大小不一,形态不规则,可散在、融合或弥漫分布。急性期 DWI 呈高信号,ADC 为低信号。进入慢性期则 DWI 信号转低,ADC 信号转高。

【治疗要点】

1. 一般治疗原则　精心护理,防治并发症,早期康复训练。其中,防止并发症主要包括以下措施。

(1)预防肺炎:每 2～3 小时定时翻身、勤拍背,鼓励患者咳嗽、排痰及变换体位,防止痰液长期存留加重感染及损害换气功能。注意保暖,预防肺炎及坠积性肺炎的发生。保持病房通风。

(2)防治压疮:关键是周到细致的护理,定时翻身、按摩、保持床垫平整、干燥、柔软、清洁。及时进行尿便管理。保持皮肤干燥清洁,避免身体低垂部位受压。如已发生压疮应积极治疗,按时换药,防止扩大。如有脓液和坏死组织应手术清创。

(3)尿便护理:脊髓休克期发生尿潴留要及早留置导尿管,按时更换尿管尿袋,预防尿路感染。发生尿路感染后应及时检菌,根据病原菌种类选用足量敏感抗生素静脉滴注。

（4）呼吸道管理：急性期重症患者或上升性脊髓炎患者，特别是病变损害节段达到上胸段或颈段时出现呼吸肌麻痹，呼吸肌麻痹是本病重症患者死亡的重要原因，可危及生命。应密切监护呼吸状况，保持气道通畅，及时吸痰、输氧、必要时气管切开和辅助呼吸。

（5）保障营养：注意调理饮食、加强营养。应给予易消化食物、蔬菜、水果和富含维生素食物，补充多种维生素和复合维生素，适当补钙，以防长骨脱钙。高位脊髓炎有吞咽困难者可放置胃管鼻饲。

2. 药物治疗目的与原则

（1）针对非特异性炎症的治疗。

（2）免疫抑制治疗。

（3）抗病毒治疗。

（4）神经修复治疗。

（5）中药治疗以清热解毒、活血通络为主。

（6）疾病恢复期可配合康复治疗。瘫痪肢体和足保持功能位，防止足下垂。可酌情使用足托或鞋套。早期开始对肢体的按摩、被动或主动运动，尤其当肢体功能开始恢复时鼓励患者主动活动，不断变化体位，防止肢体和肌肉挛缩。

【处方】

1. 皮质类固醇　急性期大剂量甲泼尼龙冲击疗法，500～1000mg 静脉滴注，每天 1 次，连用 3～5d；或地塞米松 10～20mg，静脉滴注，每天 1 次，2 周为 1 个疗程。上述用药后可改用泼尼松口服，40～60mg/d，1～2 个月随病情好转逐步减量停药。

2. 大剂量免疫球蛋白静脉滴注　成人剂量 20g/d，儿童 200～400mg/(kg·d)，静脉滴注，每天 1 次，连用 3～5d。

3. 阿昔洛韦　10mg/kg，每日 3 次，隔 8 小时静脉滴注 1 次，共 10d。

4. 胞磷胆碱、ATP、B 族维生素及血管扩张药　对促进恢复可能有益。

5. 中药　可用板蓝根、大青叶、金银花、连翘、丹参、赤芍、当归、牛膝、杜仲、独活、桑寄生和地龙等。

【注意事项】

本病病情不同,预后差异较大。病变类型、严重程度及并发症等与预后显著相关。无并发症通常 3～6 个月恢复生活自理;合并压疮、肺感染或泌尿系感染影响恢复,可遗留后遗症,甚至死亡。

二、感染后与疫苗接种后脊髓炎

本病主要临床特征:发病与感染或疫苗接种有关;一般历时数日达高峰;单向病程,一般历时数周而有不同程度恢复,无复发。同时累及脑与脊髓者称为急性播散性脑脊髓炎;其他的脊髓损害为主或单纯损害脊髓者称为急性脊髓炎或急性脊髓病。

【诊断要点】

1. 临床表现　早期表现为急性双下肢麻木、无力,并进行性上升至躯干甚至累及双上肢,可类似于多发性周围神经病。有背痛、括约肌障碍及传导束型感觉障碍并有锥体束征,提示脊髓病变。约 50% 的患者有近期感染史,但神经症状出现时大多发热已消退。病理上,真正完全"横贯性"脊髓损伤者少,常见的不完全性皮质脊髓束和脊髓丘脑束损害,以一侧为重,两侧不对称。

2. 辅助检查　CSF 检查可见 WBC 轻度升高,也可正常。通常无寡克隆带。MRI 显示病变常累及 2～3 个节段,该区脊髓肿胀,T_2WI 可见髓内稍高信号灶,钆强化可见轻度增强,某些轻型者 MRI 可正常。

【治疗要点】

本病尚无确切的特殊治疗,以支持对症治疗为主。鉴于其自身免疫的发病机制,一般多采用大剂量类固醇皮质激素冲击治疗,重症病例也可采用免疫球蛋白静脉用药或血浆置换治疗。总体预后较好,但不同病例间差异较大。

【处方】

1. 大剂量甲泼尼龙冲击疗法 500～1000mg 或地塞米松 100～200mg 静脉滴注,每天 1 次,连用 3～5d。对于是否继续使用激素或者加入新的治疗,取决于激素使用 5d 后临床病程特点和 MRI 表现。

2. 大剂量免疫球蛋白静脉滴注 成人剂量 20g/d,儿童 200～400mg/(kg·d),静脉滴注,每天 1 次,连用 3～5d。

三、急性和亚急性坏死性脊髓炎及 Devic 病

急性和亚急性坏死性脊髓炎多见于 50 岁以上,以男性居多,尤其伴有慢性肺源性心脏病患者。以急性或亚急性起病,少数也有病情进展较缓慢或呈阶段性进展,可超过数月或数年。双下肢疼痛、麻木、感觉异常,进行性无力至双下肢瘫痪甚至四肢瘫,括约肌功能障碍及振动觉消失。病变多损害脊髓下端近圆锥处,表现上、下运动神经元均受损,故下肢常呈弛缓性软瘫。

脊髓被纤曲旋绕的血管覆盖,多见于背侧,脊髓静脉广泛扩张有血栓形成和坏死,故有人认为系"脊髓血栓性静脉炎"所致之脊髓缺血性梗死。较多学者认为是脊髓动静脉畸形(AVM)继发脊髓静脉血栓或脊髓静脉高压导致脊髓缺血。脊髓炎合并神经炎者即构成 Devic 病。

【治疗要点】

本病的治疗目前主要采用介入疗法,如供血动脉的栓塞术,以降低局部血供从而减少静脉淤血,减轻对脊髓的压迫。此外,椎板切除减压术、齿状韧带切断术等外科治疗有望改善症状。

四、结缔组织病伴发的脊髓炎(脊髓病)

临床上较为常见的有红斑狼疮性脊髓病、干燥综合征脊髓病、风湿病性脊髓病、白塞病性脊髓病、结节病性脊髓病、结节性多动脉炎性脊髓病及混合性结缔组织病性脊髓病。

主要病理改变是由于广泛的血管炎、微血管闭塞,导致缺血性脊髓软化、坏死和退行性变。

治疗主要针对原发病,一般多主张皮质类固醇大剂量冲击疗法,重者可联合免疫抑制药应用,辅以改善循环和对症支持治疗。

五、副肿瘤性脊髓病

本病也称癌性非转移性脊髓病或癌性亚急性脊髓病。本病可由多种不同癌瘤诱发,以肺癌、胃癌、淋巴癌等多见。主要临床征象为迅速进展的无痛性双下肢截瘫或四肢瘫,以及其后出现的脊髓传导束型感觉障碍、括约肌障碍。病变可累及脊髓任何节段,以胸段多见。

脊髓 MRI 可示髓内 T_2WI 信号增高,也可正常。CSF 可含少量单核细胞和轻度蛋白增高,也可正常。不同于其他大多数副肿瘤性神经系统损害的是,很难找到作为诊断性标志的特异性抗神经抗体;同时,也似乎不存在抗 Hu 相关性脑炎-神经病相关性抗体。PET 有助于发现原发性癌瘤病灶。

糖皮质激素和血浆置换疗法无确切治疗价值。原发癌瘤的有效治疗可使症状得到不同程度的缓解。

第二节 感染性及其他原因的急性脊髓炎

临床上除常见的急性非特异性脊髓炎,可见一组由病毒、细菌、螺旋体、立克次体和寄生虫等感染引起脊髓灰质或白质炎症性病变,病理均表现为神经元变性、坏死及白质脱髓鞘、胶质细胞增生和血管周围炎性细胞浸润等,因病因各异,治疗方法各不相同。

一、急性病毒性脊髓炎

(一)急性脊髓前角灰质炎综合征

急性脊髓前角灰质炎综合征是脊髓灰质炎病毒感染引起的

脊髓前角灰质受损的急性传染病,俗称小儿麻痹症。临床特点是受损脊髓节段不规则不对称性弛缓性肢体瘫,无感觉障碍,少数病例累及脑干运动神经核,可出现脑神经麻痹症状。

病变分布广泛,主要累及脊髓腰膨大和颈膨大前角细胞,下骶段较少受累,后角及中间柱亦可受累,但较轻微,也可累及大脑、脑干、下丘脑、小脑等,累及延髓及脑桥神经核及呼吸中枢、血管运动中枢可产生相应症状,脑皮质病变局限于中央前回,较轻微常不出现症状。周围神经节及交感神经节也可受累,常累及软脑膜,脑脊液呈炎性改变。

镜下病理可见典型的炎性改变,脊髓前角及后角基底部淋巴细胞浸润,急性死亡患者可见以大量中性粒细胞浸润为主的噬神经细胞现象,疾病后期神经元出现中央染色体溶解,尼氏小体消失及细胞核变性等。晚期前角神经元完全消失,前角内小囊腔形成,受累脊髓节段萎缩。

【诊断要点】

1. 临床表现 本病 2—4 岁儿童多见,5 岁后发病显著减少。本病临床表现多样,可为轻微非特异症状、无菌性脑膜炎或某些肌群不对称性弛缓性瘫,严重者发生呼吸肌和延髓麻痹,是本病主要死因,无感觉障碍,少数病例累及脑干运动神经核出现脑神经症状。根据病程,可分为以下各期。

(1)潜伏期:自病毒感染到出现临床症状通常 5~14d,如机体免疫力强,此期停止不再发展为隐性感染。

(2)前驱期:通常以呼吸道和胃肠症状起病,持续 3~4d,多数患者体温迅速下降,24~72h 恢复,为顿挫型,占感染病例的 80%~90%。从此期患者咽分泌物、血液或粪可分离出病毒,CSF 检查正常。

(3)瘫痪前期:10%~20%患者在前驱期后或前驱期症状消失后一至数日体温再次上升,形成双峰热型,出现易激惹、焦虑不安、嗜睡、头痛、呕吐、全身肌痛、感觉过敏和多汗等,婴儿拒抱,动之即哭。检查可有颈强直、Kernig 征及 Brudzinski 征,早期腱反射正常或活跃,后期减弱,腹壁反射通常减弱或消失。肌肉有压痛,无瘫痪。脑脊液细胞数$(25\sim500)\times10^6/L$,第 1 周中性粒细胞为主,以后淋巴细胞为主,蛋白含量轻度增高,糖正常,提示无菌性脑膜炎,如 $3\sim5d$ 热退康复为无瘫痪型。

(4)瘫痪期:少数患者在瘫痪前期第 $3\sim4$ 天"极热"阶段进入瘫痪期,体温开始或尚未下降时出现瘫痪。无前驱期患者可于起病 $2\sim4d$ 发生,偶见 1 周后出现。常先出现腱反射减弱或消失,弛缓性瘫逐渐加重,热退后一般不再进展。

(5)恢复期:当瘫痪期高热降至正常时瘫痪就不再进展,$1\sim2$ 周后瘫痪肢体肌力逐渐恢复,$4\sim6$ 周后可不同程度恢复,病残率很高。

(6)后遗症期:患者经过 $18\sim24$ 个月进入后遗症期,受累脊髓节段发生肌萎缩,可导致各肌群肌力不平衡,引起肢体和骨骼畸变,影响患者正常活动,严重者不能站立。

2. **辅助检查**

(1)外周血白细胞数及分类正常,部分患者血沉增快。病毒感染后 1 周血清学检查可检出特异性抗体,抗体滴度一般在瘫痪前期达到高峰,感染早期与 $3\sim4$ 周后双份血清特异性抗体效价比较,后者增高 4 倍以上有意义。

(2)脑脊液检查前驱期和瘫痪前期 95% 病例 CSF 细胞数增加,可达$(25\sim500)\times10^6/L$,早期中性粒细胞为主,以后淋巴细胞为主。早期蛋白含量正常或轻度增加,瘫痪第 2 周 CSF 细胞数开始减少,蛋白含量持续增加,可见蛋白-细胞分离,氯化物和糖含量正常。

(3)患儿瘫痪后 2 周内粪病毒分离,常可证实有脊髓灰质炎病毒野生毒株,粪便中病毒自潜伏期至瘫痪前期可存在 $2\sim6$ 周或更久。

【治疗要点】
尚无针对脊髓灰质炎病毒特效药物,抗生素及患者恢复期血清均不能缩短病程。

1. 前驱期及瘫痪前期治疗 ①安静卧床休息、避免活动和劳累可能是最有效的治疗方法,补充营养和水分,尽量不肌内注射,通过细心护理使患者保持乐观情绪,可显著减少瘫痪发病率和减轻瘫痪程度;顿挫型及轻型无菌性脑膜炎患者仅需卧床休息数日,给予充足营养,用解热镇痛药对症处理。②早期有发热或瘫痪进展较广泛患者可使用免疫球蛋白。③肌痛和肌肉痉挛患者可给予湿热敷和按摩,每日数次,每次 20 分钟。

2. 瘫痪期治疗 ①最重要的是精心护理,防治并发症,瘫痪肢体保持功能位,预防足下垂和足外翻,延髓麻痹患者给予鼻饲饮食,防止食物反流和吸入性肺炎;②尿潴留通常较轻,持续时间较短,需无菌导尿和给予适当抗生素控制感染,大量饮水防止泌尿道形成磷酸钙结石;③呼吸肌麻痹患者应紧急处理,气管切开和人工辅助呼吸,加强气道管理,保持呼吸道通畅等;④超短波治疗和紫外线照射可以镇痛,使患病肌肉松弛,在康复医师指导下进行早期功能康复训练,可先行按摩和被动运动,待功能恢复再主动运动;⑤瘫痪之初可短期应用糖皮质激素,如甲泼尼龙,减轻脊髓炎症水肿和渗出;继发感染者,可加用抗生素。

3. 恢复期治疗 患者 6 个月内仍有自然恢复趋势,可进行肢体康复训练,辅以针灸和理疗等,促进病变肢体功能恢复;给予患者精心照护,保证充足营养,补充 B 族维生素和神经营养药;后遗症患儿严重畸形可手术矫正。

【处方】

1. 免疫球蛋白:成人剂量 20g/d,儿童 200～400mg/(kg·d),静脉滴注,每天 1 次,连用 3～5d。

2. 甲泼尼龙,30mg/(kg·d),连用 3d。

【注意事项】

1. 口服脊髓灰质炎减毒活疫苗可有效预防本病,流行期间有脊髓灰质炎密切接触史的 5 岁以下幼儿,可用免疫球蛋白被动免疫,剂量 0.3～0.5mg/kg。

2. 确诊的脊髓灰质炎患儿自发病之日起至少隔离 40d,患者鼻腔分泌物、尿液及粪便等均含病毒,发病 3 周后约 50% 的患儿粪含病毒。患者排泄物应严格消毒和处理,以防扩散。

3. 为最大限度发现和控制脊髓灰质炎野生病毒,实现彻底消灭脊髓灰质炎的目标,我国对急性软瘫综合征(AFP)患者作为脊髓灰质炎疑似病例进行报告和监测,检测目标和质控指标:①各地区每年 15 岁以下小儿非脊髓灰质炎 AFP 报告率不低于 1/10 万;②80% 病例在接到报告后 48h 内进行病例调查;③80% 的 AFP 病例在发生瘫痪后 14d 内间隔 24h 采集双份粪标本;④粪便标本在 7d 内送省级脊髓灰质炎实验室;⑤病例随访表在 75d 内送达省疾病控制中心。

(二)急性脊髓灰质炎综合征

急性脊髓灰质炎综合征,是由脊髓灰质炎病毒以外的肠道病毒所致临床表现和发病机制类似于脊髓灰质炎的一种临床综合征。肠道病毒对脊髓前角运动细胞具有亲和力,主要侵犯脊髓前角运动细胞。所以,其临床特征为脊髓灰质前角受累,导致对称或不对称性的急性肢体弛缓性瘫痪,以单肢瘫痪为多见;病前多有发热、腹泻、肌痛等肠道或呼吸道感染症状,数天后迅速发生肢体瘫痪,不伴感觉障碍。

【诊断要点】

1. 急性脊髓灰质炎诊断标准　①大多数患儿有消化道或呼吸道前驱感染病史;②急性弛缓性瘫痪,以单肢为多见;③无感觉受累,通常无括约肌功能障碍;④病原学检查多有肠道病毒等病原学感染的依据;⑤肌电图通常呈神经源性损害;⑥排除脊髓灰质炎;⑦病程较短,预后良好。

2. 本病确诊　有赖于患者鼻咽腔分泌物、粪或脑脊液病毒培养和分离,以及患者早期与 3～4 周后双份血清、脑脊液特异性病毒中和抗体效价增高 4 倍以上,或聚合酶链反应(PCR)检出病毒核酸。

【治疗要点】

本病治疗原则与急性脊髓灰质炎相同。

1. 前驱期及瘫痪前期治疗　①安静卧床休息、避免活动和劳累，可能是最有效的治疗方法，补充营养和水分，尽量不肌内注射，通过细心护理患者保持乐观情绪，可显著减少瘫痪发病率和减轻瘫痪程度；顿挫型及轻型无菌性脑膜炎患者仅需卧床休息数日，给予充足营养，用解热镇痛药对症处理。②早期有发热或瘫痪进展较广泛患者可使用免疫球蛋白。③肌痛和肌肉痉挛患者可给予湿热敷和按摩，每日数次，每次 20min。

2. 瘫痪期治疗　①最重要的是精心护理，防治并发症，瘫痪肢体保持功能位，预防足下垂和足外翻，延髓麻痹患者给予鼻饲饮食，防止食物反流和吸入性肺炎；②尿潴留通常较轻，持续时间较短，需无菌导尿和给予适当抗生素控制感染，大量饮水防止泌尿道形成磷酸钙结石；③呼吸肌麻痹患者应紧急处理，气管切开和人工辅助呼吸，加强气道管理，保持呼吸道通畅等；④超短波治疗和紫外线照射可以止痛，使患病肌肉松弛，在康复医师指导下进行早期功能康复训练，可先行按摩和被动运动，待功能恢复再主动运动；⑤瘫痪之初可短期应用糖皮质激素，如甲泼尼龙，减轻脊髓炎症水肿和渗出，继发感染者可加用抗生素。

3. 恢复期治疗　患者半年内仍有自然恢复趋势，可进行肢体康复训练，辅以针灸和理疗等，促进病变肢体功能恢复；给予患者精心照护，保证充足营养，补充 B 族维生素和神经营养药；后遗症患儿严重畸形可手术矫正。

【处方】

同脊髓灰质炎。

(三)带状疱疹病毒性脊髓炎

带状疱疹和水痘均属水痘-带状疱疹病毒（VZV）感染。人类第 1 次感染 VZV 表现水痘，感染后部分病毒潜伏于脊髓后神经节内,当机体免疫功能,尤其是细胞免疫功能低下时再度活化,出现带状疱疹。约10%带状疱疹患者可出现神经系统并发症,包括疱疹后神经痛、运动麻痹、脊髓炎、脑炎及血管炎等,神经痛最常见,引起脊髓炎不足1%。

【诊断要点】

带状疱疹的病理改变较为特殊,主要有:①单侧脊神经或脑神经相邻感觉神经节的炎性反应,伴部分或全部神经节的坏死;②相应神经根和周围神经的炎性反应;③类似急性脊髓前角灰质炎的脊髓灰质炎性变,但多为单侧,节段性,主要累及脊髓的后部灰质、后根和后根节;④脊髓相应节段的轻度的软脊膜炎。

根据脊髓运动、感觉及自主神经功能障碍表现,皮肤疱疹MRI显示一个或多个脊髓节段增粗,其内不规则 T_1WI 低信号及 T_2WI 高信号,CSF-MNC 增多,抗疱疹病毒药物治疗病情好转,若用 PCR 法检出血液或 CSF 中 VZV,或分离出 VZV 即可确诊。

【治疗要点】

1. 抗疱疹病毒药。①阿昔洛韦:抑制疱疹病毒 DNA 合成,阻断 VZV 扩散,应尽早使用,50%可透过血-脑屏障,对正在细胞内复制的病毒有抑制其 DNA 合成的作用,使其 DNA 终止,但对非感染细胞无影响。不良反应如谵妄、震颤、皮疹、血尿及血清转氨酶暂时升高等。②更昔洛韦:抗疱疹病毒疗效好,毒性低,主要不良反应为肾功能损害及骨髓抑制。

2. 抗病毒药基础上短期用皮质类固醇减轻脊髓水肿,促进脊髓神经功能恢复,但激素应用目前尚存在争议。

3. 加强护理,注意营养,预防呼吸道感染等并发症,早期及恢复期功能训练。

【处方】

1. 阿昔洛韦 常用 $15\sim30mg/(kg\cdot d)$,分3次静脉滴注;或每次 500mg,静脉滴注,8 小时 1 次,连用 $14\sim21d$。若病情较重可适当延长治疗时间或再治疗 1 个疗程。

2. 更昔洛韦　常用 5～10mg/(kg·d)，静脉滴注，疗程 10～14d。

3. 地塞米松　10～15mg 加入盐水 500ml，静脉滴注，每天 1 次，连用 3～5d。

(四)狂犬病毒性脊髓炎

狂犬病(rabies)是狂犬病毒感染所致的传染病。一旦出现典型的临床表现，很少有生还希望。狂犬病的神经系统表现主要为狂犬病毒脑炎，但仍有一小部分为狂犬病毒脊髓炎。

【诊断要点】

狂犬病毒感染的动物咬人后，病毒由伤口进入体内，沿周围神经进入中枢神经系统。

本病潜伏期通常在 20～60d，最初表现为严重的焦虑及言语、动作的增多，继之出现吞咽困难，饮水时诱发喉痉挛（恐水症）。最后出现惊厥、谵妄、昏迷、死亡。部分患者可仅出现脊髓炎症状或在脑炎出现的同时伴脊髓炎（麻痹型），表现为截瘫、大小便障碍，严重的可上升至延髓，导致呼吸困难而死亡。

【治疗要点】

被狂犬咬伤后，须彻底清创，使用人狂犬病免疫球蛋白（HRIG）以获被动免疫，同时使用人二倍体细胞疫苗以获得主动免疫。另外，很重要的是支持和对症治疗，保持呼吸道通畅，保持水、电解质平衡，脱水、解痉等。

【处方】

1. 伤口处理　一切可能为狂犬病毒污染的伤口应立即用 20％肥皂水彻底冲洗，洗去皂沫后，用可使狂犬病毒失活的苯扎氯铵清洗，伤口局部及伤口四周注射破伤风抗毒血清，伤口不应缝合。

2. 狂犬病疫苗预防注射，进行自动免疫

(1)适应证：①被狼、狐或未能捕获的其他野兽咬伤；②确知犬或其他家畜在咬人后不久发病死亡，或捕获观察证明为狂犬；

③被来历不明或下落不明的犬或动物所咬；④动物已被处死，不能继续观察，或病犬解剖材料不能用于组织或病毒检测；⑤皮肤伤口为狂犬唾液沾染；⑥被咬部位在头面颈部或伤口深大、受污染严重；⑦有被狂犬病病毒污染的医务人员。

（2）注射方法：伤前预防性注射采用3次法，在疫苗首次注射后第7日、21日或28日分别注射1次。伤后预防性注射采用5次法，注射时间分别为受伤当日及伤后第3日、7日、14日和28日。

3. 抗狂犬病血清注射　是被动免疫法，能阻止狂犬病毒扩散及转移，抑制狂犬病毒繁殖。所以，咬伤后立即给患者注射抗狂犬病免疫血清可相应降低狂犬病发病率，注射最佳时间是伤后24h内，但1周内仍有效。抗狂犬病毒血清为异种蛋白，使用前应做过敏试验，阴性者可直接使用，阳性者需先行脱敏疗法。动物源性血清用量约为40U/kg，人源性血清20U/kg，必要时可用半量浸润注射于伤口周围，全部用量24h内用完。

4. 隔离　狂犬病患者应予以隔离，安置于安静的单人病房，避免各种外界刺激。烦躁不安时给予足量镇静药，早期可行气管切开，保持呼吸道通畅，补充必要的液体和热量，纠正失水引起的酸碱平衡失调及电解质紊乱。

【注意事项】

狂犬病预后较差，预防尤为重要。捕杀病犬，消灭传染源，及时有效应用狂犬病疫苗是预防狂犬病最重要手段。

一旦出现典型狂犬病表现，患者几乎注定要死亡。临床救治关键是在出现中枢神经系统症状之前实施有效治疗，幸存者常需要进行长期机械通气治疗。狂犬病后遗症包括颅内压增高、抗利尿激素性多尿、高血压或低血压等。

（五）艾滋病空泡性脊髓病

AIDS的脊髓损害主要为空泡性脊髓病、脊髓性肌阵挛和单疱或带状疱疹脊髓炎。

【诊断要点】

空泡性脊髓病主要累及胸段的后索和侧索,病理改变以白质内空洞为特点。临床表现类似亚急性联合变性,主要为下肢无力和深感觉障碍。体格检查可见双下肢腱反射亢进,肌张力增高,病理征阳性及感觉性共济失调。

脊髓性肌阵挛较为罕见,可出现在腹部和其他肌肉,为突发、节律性、较低频率的阵挛,情绪紧张时加重,睡眠时可减轻,地西泮治疗有效。

血和脑脊液的 HIV 抗体阳性有诊断意义。

【治疗要点】

目前尚无特效治疗,主要应增强免疫功能和抗 HIV 治疗。

【处方】

1. 可用 HIV 反转录酶抑制药叠氮脱氧胸苷(AZT)100～150mg,静脉注射,每 4 小时 1 次,2 周后改为 200～300mg 口服,每 4 小时 1 次,持续 4 周。

2. 也可用 3 种反转录酶抑制药 AZT、3TC 和 Lamivudine 组合的鸡尾酒疗法,AZT 和 3TC 可通过血-脑屏障,有协同增效作用。或联合新的蛋白酶抑制药吲哚那韦。该疗法使约 90% AIDS 患者在 1 年后 HIV 检测转阴,延长存活时间,但可能增加神经系统合并症发生率。

(六)热带痉挛性截瘫

热带痉挛性截瘫(TSP),是流行于很多热带和亚热带国家的神经系统地方病,为人类 T 淋巴细胞病毒 1 型(HTLV-1)慢性感染所造成的脊髓炎。

【诊断要点】

本病主要通过输注血制品、性接触、使用污染的注射器及哺乳等途径传播。病变主要累及脊髓的皮质脊髓束和后索,为对称性、较严重的变性。部分病例尚可累及皮质小脑束和皮质丘脑束。Clarke 柱和前角有神经元缺失。脊髓后根、视神经、听神经有脱髓鞘改变。在较为急性的病例中尚有炎细胞浸润。

好发于成年人,高峰发病年龄在 40 岁左右。女性多见,男女之比为 1∶2.5～1∶3。起病隐匿,主要表现为双下肢无力、僵直,并逐渐加重,神经系统检查发现双下肢腱反射亢进,Babinski 征阳性。部分患者早期出现括约肌功能障碍。可有不同程度感觉障碍,但通常仅累及双下肢,表现为感觉异常,位置觉、振动觉减退。少部分患者尚可伴发多发性周围神经病、小脑性共济失调、视神经损害、双下肢下运动神经元损害及多肌炎。上肢(除腱反射活跃外)、大脑和脑干一般不受累。

脑脊液细胞数轻度增高,为 $(10～50)×10^6/L$,主要为淋巴细胞。蛋白质可正常,亦可轻度升高。80% 以上患者抗 HTLV-1 抗体阳性,脑脊液 IgG 指数升高,出现针对 HTLV-1 的寡克隆带。周围血可检出 T 淋巴细胞白血病样细胞。血清抗 HTLV-1 抗体阳性。部分患者血清梅毒试验阳性。MRI 检查示,颅脑正常,脊髓可有萎缩。

【治疗要点】

该病病程平均 8 年,无特效治疗,主要为对症治疗。

【处方】

1. 抗痉挛药可用盐酸乙哌立松　口服,成人每次 50mg,每日 1 次,餐后服用。剂量可视年龄、症状酌情增减。

2. 排尿困难可用盐酸哌唑嗪　成人首剂 0.5mg,睡前顿服,此后每次 0.5～1mg,每日 2～3 次,逐渐按疗效调整为每日 6～15mg,分 2～3 次服。

3. 免疫抑制疗法　如应用泼尼松。

二、细菌性脊髓炎

(一)急性化脓性脊髓炎

急性化脓性脊髓炎系脊髓的化脓性感染,为脊髓及脊膜的细菌感染。常为身体其他部位感染通过不同途径侵入脊髓所致,感染途径有血行和局部浸润。病原菌以金黄色葡萄球菌多见,其次为链球菌。临床特征为全身中毒症状及脊髓部分或完全性横贯性损害。大部分发生在40岁前。病变最常累及胸段。局部浸润者,脊髓损害多局限于数个节段。血行播散者,可见多发性或弥散性病灶。

【诊断要点】

1. 各年龄均可患病,但67%在40岁前,以胸段受累最多见。临床上分为急性化脓性脊髓炎(1周内症状达高峰)、亚急性化脓性脊髓炎(疾病进展时间短于6周)、慢性化脓性脊髓炎(疾病进展时间>6周)。急性化脓性脊髓炎常有较明显的全身中毒症状,脊髓症状出现前先有高热、寒战等,之后出现部分性或完全性脊髓横贯性损害,但经系统检查尚可有脊神经根刺激症状〔克尼格(Kernig)征阳性等〕。慢性化脓性脊髓炎一般无明显全身中毒症状,脊髓受损的临床表现类似脊髓髓内肿瘤。

2. 周围血白细胞增多,以中性粒细胞为主,血沉增快,血培养常呈阳性结果。脑脊液检查可见:外观透明或黄变,细胞数增多,以中性粒细胞为主,蛋白质增高,糖和氯化物降低。脊柱X线片常无异常发现,脊髓碘水造影加延迟CT扫描可发现髓内病灶,脊髓MRI对明确诊断最有帮助,使用造影剂增强后,T_1加权图像中脓肿壁可见清楚界线。

【治疗要点】

1. **药物治疗** 最重要的是选择合适的、足量的抗生素进行对因治疗。可根据血培养和药敏试验的结果来选择抗生素,但往往所需时间较长,因而可依据常见病原菌,先予以经验治疗。必要时可联合用药或鞘内注射。

2. **护理** 发热和全身中毒症状明显者,应给予物理降温,头、枕或大动脉区可放冰袋。谵妄者应注意安全。脊髓病变的护理参见急性非特异性脊髓炎。

3. **康复治疗** 尽早开始被动运动瘫痪肢体,以防肌肉萎缩和关节痉挛。另外,针灸、理疗等均有助于肌力的恢复。

【处方】

1. 静脉用药　青霉素钠盐 400 万～1000 万 U/d;头孢菌素 4g/d;庆大霉素 12 万～24 万 U/d,7～14d 为 1 个疗程。

2. 鞘内注射用药　庆大霉素 0.5 万～1.0 万 U;青霉素 2 万 U;头孢菌素 0.5g 鞘内注射,隔日或每周注射 2 次。可同时注入地塞米松 5mg,以防蛛网膜粘连。青霉素鞘内注射后应取头高足低位,以免诱发癫痫。如已有脓肿形成,应尽早行脊髓背侧切开术,引流脓液。

(二)结核性脊髓脊膜炎

结核性脊髓脊膜炎是由身体其他部位(如肺、肾、骨等)的结核杆菌通过血行或直接侵入而累及脊髓、脊膜和脊髓血管,形成结核性肉芽肿或结核瘤,致脊膜炎、脊蛛网膜炎及脊髓缺血。

【诊断要点】

1. 临床表现　多见于青壮年。病前可有结核接触史或结核史。通常缓慢起病,在出现脊髓症状的同时有低热、食欲缺乏、消瘦、盗汗等。脊髓损害常为不完全性,出现病变水平以下的肢体瘫痪、感觉障碍和大小便功能障碍。当病变以脊膜、脊蛛网膜损害为主时,则以根痛为主要表现,并出现分散性、不对称性、节段性感觉障碍,临床表现颇似脊髓蛛网膜炎。

2. 辅助检查　①血常规检查一般正常。血沉增高。脑脊液细胞数轻度增高,以单核细胞为主,蛋白质增高,糖和氯化物降低。②脑脊液动力学检查可发现椎管通畅或部分阻塞。③胸片检查可见活动性或陈旧性结核病灶。部分患者合并脊柱结核或结核性椎旁脓肿,这些患者的脊柱 X 线,较典型的脊柱结核改变:椎体破坏、脊柱后突和成角畸形、椎旁冷脓肿形成。④脊髓内结核的 MRI 表现为:受累脊髓肿胀,结核瘤在 T_1 为等信号或低信号病灶,在 T_2 为低、等、高信号病灶,注射造影剂后有病灶边缘或病灶内结节状增强。脊膜、脊蛛网膜受累时,MRI 表现为腰段神经根增厚,蛛网膜下隙消失,注射 Gd-DTPA 后神经根及脊髓表面呈线条状信号增强;硬膜、蛛网膜斑块状信号增强。

【治疗要点】

本病应进行规范的抗结核治疗,坚持尽早、联合用药、系统治疗及长疗程的原则。根据 WHO 的建议,至少应选择 3 种药联合治疗。不论采取哪种联合治疗方案,都不能缺少异烟肼。在强化阶段至少有两种杀菌药,巩固阶段至少有一种杀菌药,再配以乙胺丁醇或对氨基水杨酸。

【处方】

1. 异烟肼(INH)、链霉素(SM)、利福平(RFP)三联用药。剂量:异烟肼 600～1200mg/d,加于葡萄糖盐水 500ml 静脉滴注,每日 1 次;利福平 450～600mg/d,清晨空腹顿服;链霉素 0.7～1.0g/d,肌内注射,4～8 周为 1 个疗程。强化治疗后可改为链霉素(0.75g,肌内注射,每周 2 次)、乙胺丁醇(EMB,750mg,口服,每日 1 次)及异烟肼(300mg,口服,每日 1 次)治疗,先用 4 个月,再用乙胺丁醇(750mg,口服,每日 1 次)及异烟肼(300mg,口服,每日 1 次),连续治疗 6 个月。

2. 异烟肼、利福平、链霉素及吡嗪酰胺(PZA)联合方案:可先用此方案 2 个月,然后用乙胺丁醇及异烟肼治疗 10 个月。

3. 预防异烟肼不良反应可用维生素 B_6 100～200mg/d,静脉滴注;预防蛛网膜粘连可用地塞米松静脉滴注,蛛网膜粘连较重可用异烟肼 50mg、地塞米松 5mg 鞘内注射,隔日 1 次或每周 2 次,10～15 次为 1 个疗程。

4. 主要抗结核药不良反应:①异烟肼,肝损害、周围神经炎、精神异常和痫性发作。单项血清转氨酶升高,无肝损害症状时可继续用药,出现黄疸等肝损害表现时应减量或停药。②利福平,肝损害、白细胞和血小板减少、牙龈出血或感染,服药后便尿、唾液、汗液、痰液、泪液等排泄物均可呈橘红色。③乙胺丁醇,视神经炎,用药期间应定期检查视敏度和红绿色辨别力,一旦发生视神经炎应停药,并给予维生素 B_6、烟酰胺和血管扩张药等,肾功能不全时易蓄积中毒,应适当减量。④吡嗪酰胺,药疹、胃肠功能紊乱、肝损害和高尿酸关节炎。⑤链霉素,肾小管和位听神经损害。

(三)脊髓硬膜外脓肿

脊髓硬膜外脓肿(spinal epidural abscess,SEA)是发生于脊髓内硬膜外间隙的化脓性感染。感染来源于椎管内硬脊膜外腔静脉丛及直接蔓延,身体其他部位的感染造成的血源传播,医源性(如脊髓手术、腰椎穿刺等)。慢性消耗性疾病患者、糖尿病患者及接受免疫抑制药治疗的患者更易发生硬膜外感染。

【诊断要点】

1. 脊髓硬膜外脓肿可发生于任何年龄,20－50 岁占 60％。急性脊髓硬膜外脓肿的症状常在皮肤或身体其他部位感染后数天或数周突然发生,出现颈项强直,克尼格(Kernig)征阳性,局部脊柱有叩击痛、腱反射增高或降低等。脊髓血管受累后,则很快出现弛缓性截瘫伴平面下所有感觉的缺失及膀胱、直肠功能障碍,瘫痪肢体腱反射消失,尚可见背部疼痛部位局部皮肤红肿。慢性病例常无发热,无力可在数周至数月内进展,类似硬膜外肿瘤的临床表现。

2. 急性期,周围血白细胞增多,血沉增快。脑脊液动力学测定椎管阻塞。脊柱 X 线片通常正常,但也可显示脊柱骨髓炎或椎旁的脓肿。脊髓 CT 检查(使用或不用静脉造影剂)可显示硬膜外脓肿,MRI 增强扫描则更敏感。必要时可行脊髓造影。

【治疗要点】

1. 脊髓硬膜外脓肿一经确诊,应急诊手术处理,切除椎板,排出脓液,不可打开硬脊膜,以免脓液流入硬脊膜腔内。伤口要用抗生素处理,留置橡皮管或硅胶管引流条,术后每日用抗生素冲洗。还应将脓液做细菌培养,根据药物敏感试验选择抗生素治疗。抗生素使用时间不少于 8 周,否则很易复发。亚急性及慢性硬膜外脓肿亦需手术清除脓液及肉芽肿。各型病例术后都应康复治疗,促进脊髓功能恢复。

2. 非手术治疗适用于未出现神经功能障碍的患者;患其他疾病不能耐受手术的患者,尽早确定病原菌及应用有效的抗生素十分重要。选用抗生素的标准是对金黄色葡萄球菌有效,毒性低和能够长期应用,能透过骨组织。

3. 马尾硬膜外脓肿通常应用抗生素治疗即可,引流术由于纤维化及肉芽肿形成,之后可产生不完全性脊髓压迫症,如患者仍持续发热、白细胞升高提示外科引流不充分。

(四)脊髓脓肿

脊髓脓肿是少见的腔隙性化脓性中枢神经系统感染,以儿童及青少年多见。按病因可分为原发性和继发性,继发性脓肿占大部分,常继发于血源感染、皮肤及邻近组织感染、外伤等。

【诊断要点】

1. 脊髓脓肿的临床症状可因脓肿所在的部位、大小和病程而不同。根据病程分为急性(少于 1 周)、亚急性(1~6 周)及慢性(6 周以上)。由于本病缺少特征性临床表现,患者有运动、感觉及括约肌功能障碍,以及部分或完全性横贯性脊髓炎表现,伴背痛,特别是发病急、病程短、进展快及出现肢体软瘫者,不论病前有无原发性感染病史,均应考虑到脊髓脓肿之可能。

2. 脑脊液蛋白定量增高或可正常,细胞数增高或正常,脑脊液培养多为阴性。周围血象多有白细胞增多及核左移。脊柱 X 线片多为正常。MRI 检查可见病变类似脑脓肿,T_1WI 显示低信号、T_2WI 多为高信号,钆造影可见脓肿壁环状强化。

【治疗要点】

治疗主要为抗生素加手术。手术方法一般为先抽吸脓液,充分引流脓腔,用含抗生素的生理盐水反复冲洗脓腔,强调显微外科技术在手术中的重要性。手术前后应用有效足量的抗生素,包括术后广谱抗生素静脉滴注 2~8 周,对慢性脓肿可摘除脓肿壁。

【处方】

常用抗生素的应用如下。

1. 青霉素钠　成人:肌内注射,每日 80 万～200 万 U,分 3～4 次给药;静脉滴注,每日 200 万～2000 万 U,分 2～4 次给药。儿童:肌内注射,按体重 2.5 万 U/kg,每 12 小时给药 1 次;静脉滴注,每日按体重 5 万～20 万 U/kg,分 2～4 次给药。

2. 苯唑西林钠　成人:肌内注射每日 4～6g,分 4 次给药;静脉滴注,成人每日 4～8g,分 2～4 次给药,严重感染每日剂量可增加至 12g。儿童体重 40kg 以下者,每 6 小时按体重给予 12.5～25mg/kg,体重超过 40kg 者予以成人剂量。

3. 氨苄西林　成人:肌内注射,每日 2～4g,分 4 次给药;静脉滴注或注射剂量为每日 4～8g,分 2～4 次给药。重症感染患者每日剂量可以增加至 12g,每日最高剂量为 14g。儿童:肌内注射,每日按体重 50～100mg/kg,分 4 次给药;静脉滴注或注射,每日按体重 100～200mg/kg,分 2～4 次给药。每日最高剂量为按体重 300mg/kg。

4. 美洛西林钠　肌内注射、静脉注射或静脉滴注。成人:每日 2～6g,严重感染者可增至 8～12g,最大可增至 15g。儿童:按体重每日 0.1～0.2g/kg,严重感染者可增至 0.3g/kg;肌内注射每日 2～4 次,静脉滴注按需要每 6～8 小时 1 次,其剂量根据病情而定,严重者可每 4～6 小时静脉注射 1 次。

5. 哌拉西林钠　本品可供静脉滴注和静脉注射。成人中度感染每日 8g,分 2 次静脉滴注;严重感染每次 3～4g,每 4～6 小时静脉滴注或注射。每日总剂量不超过 24g。婴幼儿和 12 岁以下儿童的剂量为每日按体重 100～200mg/kg。严重感染可用 10～24g/d。

第三节　脊髓梅毒

脊髓梅毒是中枢神经梅毒的重要类型,包括脊髓痨、梅毒性脊膜脊髓炎和脊髓膜血管性梅毒。梅毒的中枢感染均开始于梅毒性脑膜炎,其中很大一部分是无症状的脑膜炎,仅可通过腰椎穿刺发现,很少一部分表现为脑神经麻痹、癫痫、颅内压升高等为主的较为严重的脑膜炎。梅毒性脑膜炎可经过数年的无症状期而最终进入脑或脊髓实质受累期。

【诊断要点】

1. 脊髓痨 通常在梅毒感染后 15～20 年发病,男性多见,主要症状为闪电样痛、感觉性共济失调和尿失禁,主要体征为膝反射和踝反射消失、下肢振动觉和位置觉受损、闭目难立征阳性。90％以上患者有瞳孔异常,通常表现为阿-罗瞳孔。内脏危象:胃危象最为常见,表现为突发的上腹痛,并可延及胸部,胸部有收缩感,可伴恶心、呕吐,呕吐常反复至吐出胆汁,发作后,患者常精疲力竭并感上腹部皮肤酸痛。小肠危象时出现绞痛及腹泻;咽部和喉部危象时出现吞咽动作及呼吸困难发作;直肠危象时出现里急后重;生殖泌尿道危象时出现排尿疼痛和困难。除胃危象外,其他危象均少见。脊髓痨关节病(Charcot 关节炎):主要累及髋、膝和踝关节,亦可影响腰椎和上肢,初为骨关节炎,以后关节不断受到损伤,关节面破坏,骨结构完整性丧失,并伴骨折和脱位等。大部分患者肌力保持完好。

2. 梅毒性脊髓炎 包括脑脊髓膜血管型梅毒脊髓损害、硬脊髓膜炎、脊膜脊髓炎、脊髓动脉内膜炎及神经根炎等,表现根痛、截瘫和尿便功能障碍等。

脑脊液是神经梅毒活动的一个敏感指标,神经梅毒患者常显示异常,细胞数增多,在(200～300)×10^6/L,多为淋巴细胞及少量浆细胞和单核细胞,脑脊液蛋白质升高,0.4～2g/L,脑脊液 IgG 升高,糖一般正常。血清和脑脊液中 VDRL(非特异性的性病调查实验)和 FTA-ABS 阳性(特异性的密螺旋体免疫荧光吸附试验)。

【治疗要点】

梅毒的中枢感染均开始于梅毒性脑膜炎,其中很大一部分是无症状的脑膜炎,如果通过腰椎穿刺发现这种早期的无症状梅毒感染,并予以适当的治疗,则各种中枢梅毒将得以防治。相反,若不进行治疗或治疗不当,则无症状的梅毒脑膜炎将发展为脑膜血管性梅毒、麻痹性痴呆、脊髓痨等。

青霉素是各种中枢梅毒(包括症状性和无症状性)的首选治疗药。梅毒螺旋体不产生青霉素酶,青霉素可有效杀灭密螺旋体,但需用大剂量。WHO 提出青霉素杀灭苍白螺旋体最低浓度为 0.03U/ml 血清,由于血-脑屏障存在,必须高于此血药浓度方可达治疗目的。

用青霉素治疗可能会出现首剂反应,表现为轻度的体温升高和白细胞增多,一般无碍。神经梅毒的某些症状可能对青霉素治疗无反应,特别是脊髓痨,因而需加用其他药物。对闪电样疼痛可用苯妥英钠或卡马西平,镇痛药亦可选用,但必须避免使用阿片类药。阿托品和吩噻嗪的衍生物对内脏危象有效。

【处方】

1. 青霉素钠盐:480 万 U/d,静脉滴注,10d 为 1 个疗程,间隔 2 周,重复上述剂量,总量 9600 万 U。

2. 普鲁卡因青霉素:240 万 U/d,肌内注射,同时口服丙磺舒 0.5g,每天 4 次,连续 10d;再继续用苄星青霉素 240 万 U,肌内注射,每周 1 次,共 3 周。普鲁卡因青霉素与丙磺舒合用可提高青霉素血药浓度及脑脊液药物浓度。

3. 为预防治疗中大量螺旋体死亡出现过敏反应,可在青霉素治疗前一天口服泼尼松 5mg,每天 4 次,连续 3d;青霉素过量可用多西环素 100mg 口服,每天 3 次,连续 30d;或红霉素(或四环素) 0.5g 口服,每天 4 次,连用 30d。

4. 瘫痪及尿潴留处理:同急性脊髓炎。

5. 闪电样剧烈疼痛:可用卡马西平 0.1～0.2g/d,每日 3 次,口服;或氯硝西泮,每次 1～2mg,每日 3 次,口服。

6. 内脏危象:可用甲氧氯普胺 10mg,肌内注射,或用哌替啶镇痛。

7. Charcot 关节：应注意预防骨折。

第四节　脊髓蛛网膜炎

脊髓蛛网膜炎又称粘连性脊髓蛛网膜炎，是指蛛网膜增厚与脊髓、脊神经根粘连或形成囊肿，阻塞椎管，并能导致脊髓功能障碍的一组疾病，以蛛网膜增厚、粘连和囊肿形成为主要特征。本病多缓慢发展，急性发病者极少见，多见于成年男性。

该病病因仍有争论，概括为原发性和继发性两大类，多数认为是继发于某些致病因素的反应性非化脓性炎症。主要包括：①感染；②损伤出血粘连；③化学性，如脊髓造影、麻醉药物；④脊髓和脊髓本身的疾病，如脊髓肿瘤、脊髓空洞症。

【诊断要点】

脊髓蛛网膜炎多见于男性，任何年龄均可发病，以 35－54 岁多见，病程半个月至 17 年不等，多慢性起病，但少数病例急性起病或亚急性起病。

根据病变情况分为局限型及弥漫型两类。

1. 分型

(1)局限型脊髓蛛网膜炎：可发生在腰段、颈段及胸段，往往在急性感染、高热后出现各种各样的神经根刺激症状，有时伴运动障碍。按病变情况分为囊肿型及单纯局部粘连型两类，以后者多见。囊肿型脊髓蛛网膜炎的临床表现与脊髓肿瘤很相似。但前者病程中常有缓解，有时症状可明显好转。囊肿逐渐增大时，可出现脊髓受压表现。单纯局部粘连型的炎症仅侵及几个节段的脊蛛网膜，临床上呈节段性的感觉障碍，括约肌功能障碍不明显，如炎症仅侵及几个脊神经根，则出现与神经根病变区域相符的根痛或相应节段的肌肉萎缩及无力。

(2)弥散性脊髓蛛网膜炎：常为粘连性蛛网膜炎引起，病程缓慢,逐渐出现感觉异常。病变往往于胸段开始,病变范围较广者同时侵及颈段、胸段及腰段,分布弥散,可侵犯多个神经根,水平不固定,可出现多发节段性感觉障碍,亦可为逐渐进行性感觉水平上升或下降,有束带感,运动障碍亦为逐渐进行性无力或瘫痪,常伴有肌肉萎缩。病情有波动性,可时好时坏,括约肌障碍出现较晚。部分病例发展快,一次急性感染后很快出现根痛及弥散的感觉障碍,很快出现肢体活动障碍,排尿、排便障碍。蛛网膜炎如起始于马尾部,则马尾神经广泛粘连,临床表现为进行性坐骨神经痛,病变位于单侧或双侧,有较明显的下肢肌无力,肌肉萎缩,腱反射减弱或消失,括约肌功能障碍。

2. 诊断　一般来说,除典型病例外,脊髓蛛网膜炎的诊断有一定困难。其临床特征:①亚急性或慢性起病,有时急性起病,病程长;②发病前有感染(尤其是结核感染)、外伤、椎管造影、穿刺麻醉等病史,而出现肢体或躯干顽固性疼痛,且症状逐渐加重;③体征分散,以多灶性和不对称性(地图样改变)为其特征;④病程中有缓解和复发,多在上感、劳累、着凉时加重;⑤抗炎及激素治疗有一定效果。

3. 辅助检查

(1)脑脊液检查:腰穿多呈不完全或完全性梗阻。脑脊液无色透明或黄色,蛋白含量正常或增高,以淋巴细胞为主。

(2)MRI 检查:可明确囊肿的部位、性质、大小,还可了解病灶对周围重要组织的损害情况。病程早期可无阳性表现,囊肿形成时,T_1 加权像呈低信号,T_2 加权像呈高信号,与脑脊液信号完全一致。

(3)肌电图检查:显示多数神经根受损,多处肌肉出现神经源性损害。

【治疗要点】

1. 药物治疗:①急性期用皮质类固醇治疗可控制炎症反应,预防进展,疗效有待证实;②根据不同病情可选用抗生素、抗结核药及抗病毒药物等治疗;③营养神经药物如维生素 B_1 和维生素 B_{12} 等;④透明质酸酶 500U,肌内注射,每周 1 次。

2. **手术治疗**:适用于囊肿型及局部粘连型蛛网膜炎,可有效缓解脊髓压迫,囊肿型可行囊肿摘除术,在不引起脊髓损伤原则下尽量多地切除囊肿壁,同时探查有无原发肿瘤病灶。局部粘连型可行蛛网膜下腔注气,每次注入过滤空气 10~20ml,每周 1~2 次;疗效不显著病例可行粘连分离及条索切除术,术后辅以药物治疗。

3. 脊神经后根切除术可解除剧烈疼痛,但经数月或 1~2 年可再次出现剧痛。外科及内科治疗对慢性粘连性腰椎蛛网膜炎均无明显疗效,有报道显微外科手术剥离神经根可能有效,全身及硬膜外应用皮质类固醇无效,也可试用经皮刺激疗法,以及抗癫痫药物加巴喷丁。

4. **并发症防治**:截瘫及尿潴留患者应注意皮肤护理,防治压疮,留置导尿,定时冲洗膀胱,积极进行康复训练。

【处方】

激素治疗:地塞米松 10~20mg/d,静脉滴注;慢性期可用泼尼松 10~20mg,口服,每天 3 次,疗程 2~4 周。

第五节　脊柱结核

脊柱结核为结核杆菌所引起的椎骨损害,约占全身骨关节结核的 1/3。由于骨质塌陷,结核性脓液积聚于椎管,肉芽肿形成等原因,可以累及脊髓,约有 10% 的病例因并发脊髓压迫症,导致截瘫。

结核杆菌侵及脊髓、脊神经根结核病变包括脊柱结核、椎管内结核及结核性脊髓脊膜炎等,多继发于远隔脏器结核菌感染,特别是肺结核或淋巴结核经血行或淋巴系统入侵。

【诊断要点】

1. **病理**　根据其传入途径可分为中央型及边缘型两类。结核杆菌由椎体的中央动脉进入椎体,椎间盘不受影响,为中央型。结核病变由椎体的上缘或下缘开始,侵入椎间盘后,而使其消蚀变为狭窄,病变由此可再扩展侵及邻近的椎体,称为边缘型。成人的脊柱结核以边缘型为多。此外,结核性脓肿常可沿着前纵韧带上、下蔓延,侵及附近椎体的前缘,使之破坏。严重的破坏可使一个椎体嵌入另一个椎体,造成脊柱的后凸畸形。

2. 临床表现　脊髓结核好发于儿童及青少年,往往有结核病接触史或肺结核病史。发病初期出现低热、盗汗、食欲缺乏、精神萎靡、乏力等全身症状。神经系统的表现取决于病理变化不同而有所不同。①急性脊髓受压症状常由于急性椎体塌陷引起,突然有背部剧烈疼痛,往往为根性。当病变广泛,使几个破坏的椎体融合在一起时,可出现截瘫和尿潴留。病变以下的深、浅感觉都减退或消失;肌力减退或截瘫,肌张力减低,深反射消失,并出现病理反射。病变脊柱棘突常明显突起或向后成角畸形,压痛明显。②慢性脊髓受压症状常由于硬脊膜外结核性肉芽组织压迫引起。首先出现疼痛,以后出现病变以下深、浅感觉丧失,肌力减退或截瘫,肌张力增高,腱反射亢进伴有肌阵挛,出现病理反射。如病变位于一侧时出现脊髓半切综合征。常有低热、血沉增快。

3. 辅助检查　①血沉增快,结核菌素试验阳性。②脑脊液检查:腰穿完全或不完全椎管梗阻,CSF蛋白明显增高。③X线检查:在早期只有疼痛时,可以没有X线改变。稍后可在X线片上表现为一个椎体的上缘或下缘产生密度减低,两个相邻椎体的关节面显示有轻度破坏现象。典型的脊柱结核X线片可见椎体破坏,椎间隙狭窄,侧位片见椎体呈楔状塌陷并有脊柱后凸。脊柱旁冷脓肿以胸椎旁最明显,可呈三角形或梭形;在腰椎则显示为腰大肌阴影的凸出;颈椎结核所引起的脓肿使咽喉及气管后软组织影增厚凸出。④CT检查:可更清楚显示脊椎结核病变和寒性脓肿。⑤MRI检查:可见椎体、椎体上下缘及间盘等 T_1WI 低信号、T_2WI 高信号骨质破坏现象,椎间盘狭窄,寒性脓肿 T_1WI 信号与肌肉相似，T_2WI 为高信号。结核病灶多累及两个以上椎体。

【治疗要点】

1. 药物治疗可联合应用抗结核药，如异烟肼、对氨基水杨酸、利福平、链霉素、乙胺丁醇等。

2. 某些病例除长时间抗结核治疗，尚需及时手术，清除突起的椎体后缘、椎间盘及死骨、结核性肉芽肿、脓肿及干酪样物质等，并行相应椎板切除减压。手术可采取切开排脓、病灶清除术及矫形手术等 3 种方法，手术适应证是有明确的脊髓压迫症，伴寒性脓肿、有明确的死骨存在、有感染性窦道等。

3. 支持对症治疗，如截瘫患者，须注意预防压疮、尿路感染等并发症。

第六节　压迫性脊髓病

脊髓压迫症是神经系统常见疾病。它是一组具有占位性特征的椎骨内病变。有明显的进展性的脊髓受压临床表现，随着病因的发展和扩大，脊髓、脊神经根，及其供应血管遭受压迫并日趋严重，造成脊髓水肿、变性、坏死等病理变化，最终将导致脊髓功能的丧失，出现受压面以下的肢体运动、反射、感觉、括约肌功能及皮肤营养障碍。

【诊断要点】

1. 临床表现

(1)急性脊髓压迫症病情进展迅速，数小时至数日出现脊髓横贯性损害，表现病变平面以下运动、感觉、自主神经功能缺失症状和体征，可出现脊髓休克。

(2)慢性脊髓压迫症呈缓慢进展，髓外与髓内病变的临床表现不同。髓外压迫症通常表现三期：①根痛期，神经根痛及脊膜刺激症状；②脊髓部分受压期，表现脊髓半切综合征；③脊髓完全受压期，出现脊髓完全横贯性损害及椎管完全梗阻。

2. 辅助检查

(1)脑脊液检查。脑脊液动力改变:压颈实验可证明椎管梗阻,但正常不能排除梗阻。椎管部分梗阻:脑脊液初压正常或略增高,压腹试验颅内压迅速上升,解除腹压颅内压缓慢下降。压颈实验上升快,解除压力后下降缓慢,以及上升慢而下降更慢均提示不完全梗阻;椎管完全梗阻:当压迫性病变造成椎管完全阻塞时,在阻塞水平以下测压力很低,甚至测不出,压腹脑脊液压力可迅速上升,去除腹压后下降,颈静脉加压对脑脊液压力无影响,放出脑脊液后压力明显下降。

(2)脑脊液常规及生化检查:椎管完全梗阻时 CSF 蛋白明显增高,细胞数正常,显示蛋白细胞分离现象。梗阻越完全、时间越长、平面越低,蛋白增高越明显。蛋白含量超过 10g/L 时 CSF 呈黄色,流出后自动凝结,称 Froin 征。

(3)MRI 是脊髓压迫症最具有诊断价值的首选检查。矢状面扫描可清晰显示脊髓受压部位和范围,病变大小、形状及椎管内结构关系,并可推测病变性质,可清晰显示解剖层次,椎管内软组织病变轮廓等,必要时可做造影剂对比增强检查。

(4)脊柱 X 线摄片:正位、侧位,必要时加摄斜位。脊柱损伤重点观察有无骨折、错位、脱位和椎间隙狭窄等。良性肿瘤约有50% 可有阳性出现,如椎弓根间距增宽、椎弓根变形或模糊、椎间孔扩大、椎体后缘凹陷或骨质疏松和破坏。转移性肿瘤常见骨质破坏。病程早期可无任何变化,病程越长骨质改变出现率越高、程度亦重。

(5)脊髓造影:可显示脊髓梗阻界面,碘化油在正常椎管内呈柱状,硬膜外病变可见油柱变形,被推移至一侧,油柱尖端呈尖角形,造影剂外缘与椎弓根内缘间距增宽,髓外硬膜下病变可见碘化油柱呈杯口状,脊髓受压向一侧推移;椎管完全梗阻时,上行造影只显示压迫病变下界,下行造影显示病变上界;髓内病变脊髓呈梭形膨大,椎管阻塞不完全。碘水造影所见与碘化油相似,可清楚显示病变,不良反应少。

(6)核素扫描:应用锝-99m(^{99m}Tc),或碘-131(^{131}I)10mCi,经腰池穿刺注入,0.5h后做脊髓全长扫描,能较准确判断阻塞部位。

【治疗要点】

治疗原则是去除压迫病因。手术则是唯一有效的治疗方法。手术病死率极低,而效果大多良好,因此,应早期诊断,及时手术。良性肿瘤如神经鞘膜瘤、脊膜瘤、皮样及上皮样囊肿、脂肪瘤和椎间盘突出等,一般均能彻底切除。应用显微手术对髓内肿瘤如室管膜癌、囊性变胶质瘤等,亦能全切除或大部切除。对晚期患者或肿瘤难以全切除者,做椎板减压术常可获得短期疗效。凡存在两个以上压迫病变不能行次手术切除者,原则上应先解除高位压迫,术前对高位压迫定位不够明确或低位压迫比高位压迫严重者例外。

手术后应积极辅以药物治疗,物理疗法,加强护理,以加快脊髓功能的恢复。对年迈及瘫痪患者应注意防治肺炎、压疮和尿路感染等并发症,晚期患者多因此类并发症致死,必须有足够的重视。

【注意事项】

脊髓压迫症预后取决于下列因素:①病变性质,良性髓外肿瘤早期手术摘除预后好,恶性肿瘤或手术不能完全切除预后不良;②治疗时机,早期诊断和治疗消除病因后预后较好,急性压迫病变需在发病6h内手术减压,超过此时限预后差;③脊髓受损程度,脊髓保留部分功能,去除病因有望不同程度恢复,脊髓完全受压,发生坏死和萎缩,即使去除病因亦难于恢复;④患者出现屈曲性截瘫预后差;⑤病变快速进展预后差,缓慢进展预后较好;⑥脊髓休克持续时间越长预后越差;⑦病变部位越高预后越差,髓内肿瘤不能切除预后差;⑧病灶切除后如较早出现部分运动或感觉功能恢复,预后较好;⑨合并尿路感染和压疮等并发症预后差。

在梗阻平面以下做腰椎穿刺放脑脊液或压颈实验可使占位

病变移位,导致根痛、肢体力弱及尿潴留等症状加重,宜慎重。

第七节 脊髓空洞症

脊髓空洞症是脊髓中央部形成的空洞性病变,是脊髓先天发育异常性疾病和慢性进行性脊髓病变。脊髓空洞常位于脊髓中央,以颈髓多见,也可扩展上至延髓或单独发生于延髓,称为延髓空洞症。较长的空洞可延伸至胸髓,腰髓较少受累。

【分型】

脊髓空洞症的 Barnett 分型,见表 2-1。

表 2-1 Barnett 分型

分型	病理改变
Ⅰ型	脊髓空洞症伴枕骨大孔梗阻和中央管扩张
Ⅰ-A 型	伴 Arnold-Chiari 畸形
Ⅰ-B 型	伴其他类型的枕骨大孔梗阻性病变
Ⅱ型	脊髓空洞症不伴枕骨大孔梗阻(自发型)
Ⅲ型	脊髓空洞症伴脊髓其他疾病
Ⅲ-A 型	伴脊髓肿瘤(通常是髓内的)
Ⅲ-B 型	伴外伤性脊髓病
Ⅲ-C 型	伴脊髓蛛网膜炎和硬脊膜炎
Ⅲ-D 型	由于(肿瘤、椎关节强直)压迫继发脊髓软化
Ⅳ型	单纯的脊髓积水,通常伴脑积水

【诊断要点】

1. 脊髓空洞症多为散发,通常在 20 岁以后发病,无性别差异,临床表现多种多样,起病隐袭,进展缓慢。本病经典的临床特征:颈肩及上肢节段性及分离性感觉缺失,即痛温觉减退或缺失,触觉保存;手及上肢节段性无痛性肌无力和肌萎缩;上肢腱反射减弱或消失,以及皮肤和关节营养障碍等。

2.脑脊液检查多无异常，蛋白正常或轻度增高，如空洞较大引起椎管不全梗阻时蛋白含量可明显增高；X线检查可发现颈枕区畸形、脊柱畸形和 Charcot 关节等；MRI 检查是首选的诊断方法，在脊髓和脑矢状位可清楚显示空洞位置及大小，发现 Arnold-Chiari 畸形及枕骨大孔区其他畸形。

【治疗要点】

1.**对症处理** 本病进展缓慢，可迁延数十年，无特效疗法，以支持和对症治疗为主，如给予 B 族维生素、ATP、辅酶 A、肌苷及镇痛药等。感觉缺失者应防治外伤、烫伤或冻伤，防止关节挛缩，进行辅助被动运动、按摩及针刺治疗等。

2.**放射治疗** 可试用放射性核素碘-131 疗法，口服或椎管注射，疗效不肯定。

3.**手术治疗** 部分脊髓空洞症患者可能有效。

(1) I 型脊髓空洞症合并颈枕区畸形及小脑扁桃体下疝可行枕骨下减压术及手术矫治颅骨及神经组织畸形，对空洞较大、伴椎管梗阻行上颈段椎板切除减压术是唯一有效的疗法，可缓解头痛和颈部疼痛，共济失调和眼震可持续存在。张力性空洞，可行脊髓切开及空洞-蛛网膜下隙分流术。手术目的是解除枕骨大孔和上颈椎对小脑、延髓、第四脑室及其他神经组织压迫，但手术疗效有待评价。

(2) 手术填塞第四脑室与颈髓中央管连接处，但效果不比单纯减压术好，并发症较多。

(3) I 型及某些 II 型病例可行瘘管切除及空洞分流术，但预后不确定。

(4) 外伤后脊髓空洞症手术效果良好。脊髓空洞症伴肿瘤的病例，囊液蛋白很高且黏度很大，应切除肿瘤；索成血管细胞瘤及偶见的室管膜细胞瘤施行此种手术可获良好疗效。

(5) 有报道少见的脊髓积水病例，可行脑室腹腔分流术，减轻脑积水。

第八节　脊髓亚急性联合变性

脊髓亚急性联合变性是由于胃黏膜内在因子的缺乏,胃肠道内维生素 B_{12} 吸收不足所造成,通常与恶性贫血伴发。维生素 B_{12} 是核蛋白合成所必需的一种辅酶,也可能是维持髓鞘所必需的一种辅酶。叶酸的代谢作用与维生素 B_{12} 代谢之间有密切关系,叶酸缺乏也能产生神经症状。在少见情况下,本病也见于糖尿病、低色素性贫血的老年患者、脂肪性腹泻、素食者、胃大部或全胃切除术后,以及肠吻合术后保留盲段或有肠狭窄而在近端有肠段扩大的病例中。其病理变化的主要特征是周围神经及脊髓后索与侧索的变性。

【诊断要点】

1. **临床表现**　①发病为渐进性,发病症状最早为足趾、足及手指末端感觉异常,异常逐渐明显,不久患者开始注意到两下肢软弱无力,行动不稳。手的动作变得笨拙,扣纽扣感到困难。也有患者主诉足与腿部有抽痛,或在胸部和(或)腹部有束带感,患者在屈曲颈部时可能感到有一阵阵针刺感觉沿背脊向肢体放射(Lhermitte 征);但此症状也见于其他脊髓疾病中。神经症状通常伴有恶性贫血的苍白、倦怠、消化不良及舌炎征象。②临床体征的性质根据病变对周围神经、后索及锥体束影响的程度而定。如果周围神经变性占主要地位,则出现肢体无力、肌张力减退、轻度肌肉萎缩及腱反射障碍。震动觉丧失的范围及其广泛程度难以单独用周围神经病变来解释。腿部有轻度的触觉及痛、温觉的减退,稍后扩展至手部。腿部肌肉的压痛是一个重要体征,提示有周围神经病变存在。当后索与侧索变性在临床上占主要地位时,两下肢出现强直、无力及共济失调。腱反射表现亢进,腹壁反射消失,Babinski 征阳性。共济失调主要是由于后索变性深感觉消失所致。括约肌症状出现得比较晚。脑神经除了视神经以外,都不受影响。精神症状较常见。

2. **辅助检查** ①脑脊液检查正常。②注射组胺做胃液分析检查,通常可以发现有抗组胺性胃酸缺乏现象。③周围血象及骨髓涂片检查最后可提供巨细胞性高色素性贫血的证据,虽然早期可能不发现这种证据。④黄疸指数可能增高。⑤Schilling 试验可以证明维生素 B_{12} 吸收有缺陷。血浆维生素 B_{12} 水平正常低于74pmol/L。在注射一次维生素 B_{12} 或肝浸膏 10d 后,如看到有显著的网织红细胞增多现象,也支持临床诊断。⑥MRI 检查:脊髓中央区或侧索可显示长条状 T_2WI 高信号,可见强化效应,脊髓萎缩少见;如主要为后索受累,在 T_2WI 轴位像可见高信号"倒 V字"征(兔耳征)。⑦电生理检查:体感诱发电位可发现 L3～P27潜伏期延长;视觉诱发电位可见 P100 延长。65％的未经过治疗的 SCD 患者存在周围神经病病,80％以上的患者表现轴索性感觉运动神经病,典型电生理改变为传导速度减慢,肌肉复合动作电位及感觉神经动作电位波幅降低,肌电图可见失神经电位。

【治疗要点】

1. 确诊或拟诊本病后应及时应用大剂量维生素 B_{12} 治疗,否则可引起不可逆神经损害。合用维生素 B_1 和维生素 B_6 等效果更佳。此外,应给予富含 B 族维生素食物。配合应用叶酸,但不宜单独应用叶酸,可导致症状加重。

2. 应积极治疗原发病,贫血患者可用铁剂。

3. 胃液缺乏游离胃酸可服用胃蛋白酶合剂或饭前服用稀盐酸合剂,减少因胃液缺乏引起消化道症状,控制腹泻可适当应用抗生素及蒙脱石散等。

4. 加强瘫痪患者护理,瘫痪肢体可行功能锻炼,加强营养,并辅以针刺、理疗及康复疗法,促进肢体功能康复。

【处方】

1. 维生素 B_{12}　500～1000mg/d,肌内注射,连续 4 周,然后每周用药 2～3 次,2～3 个月后可口服 100μg 维持,某些患者可能需终身用药。

2. 叶酸片 5～10mg，每日 3 次，口服。

3. 硫酸亚铁 0.3～0.6g，每日 3 次，口服；或 10％枸橼酸铁铵溶液 10ml，每日 3 次，口服；或右旋糖酐铁注射剂 50mg（2ml），50～100mg，肌内注射，每隔 1～3 日 1 次。

【注意事项】

早期确诊、及时治疗是改善本病预后的关键。本病不经治疗，神经症状可持续进展，病后 2～3 年可致死亡。如在发病 3 个月内积极治疗常可获完全恢复，患者经充分治疗 6 个月至 1 年后仍有神经功能障碍者进一步的改善可能性较小。

第九节 糖尿病性脊髓病

糖尿病性脊髓病是糖尿病性神经病变的少见类型。4％～5％的糖尿病患者合并神经系统损伤，可发生于周围神经包括脑神经，以及脑、脊髓、自主神经系统和肌肉等，临床以周围神经病变及脑部病变为主，脊髓病变较少见。本病主要病理改变是脊髓营养血管和脊髓病变。脊髓后索损害为主。

【诊断要点】

1. 临床表现 糖尿病性脊髓病多见于中年以上病程较长和血糖未控制的糖尿病患者，临床症状与血糖水平不一定平行，脊髓损害部位主要是中、下胸髓，脊髓后索及侧索病变症状体征为主，可表现脊髓横贯性或不完全横贯性损害。根据病变部位及临床表现可分为 4 种类型：①糖尿病性假性脊髓痨，又称糖尿病性脊髓性共济失调，主要为脊髓后索、后根变性；②糖尿病性后侧索联合变性，主要为后索、侧索病变，临床上颇似亚急性联合变性；③糖尿病性横贯性脊髓病；④糖尿病性肌萎缩。

2. 辅助检查 ①符合糖尿病诊断标准；②CSF 糖含量增高，蛋白轻度增高，细胞数正常；③EMG 检查出现失神经改变，如肌束颤动、正相电位和巨大电位等,感觉神经传导速度减慢、动作电位波幅减低及体感诱发电位潜伏期延长等。

【治疗要点】

积极治疗糖尿病,控制血糖和纠正酮症酸中毒是治疗糖尿病并发症的主要措施,可注射胰岛素或口服降糖药,采用饮食、运动等综合治疗。可长期大量应用营养神经药、B族维生素及血管活性药等,如三磷腺苷(ATP)、三磷酸胞苷(CTP)和肌苷等,促进神经功能恢复,以及肌醇、醛糖还原酶抑制药、神经节苷脂等,疗效尚待确定。可用活血化瘀药如复方丹参,血管扩张药如前列腺素扩张小血管,改善微循环,以及抗血小板聚集药阿司匹林等改善脊髓供血。

第十节　脊髓血管病

脊髓血管疾病可分为缺血性、出血性及血管畸形三大类。脊髓血管病发病率远低于脑血管病。

一、脊髓缺血和梗死

动脉硬化是脊髓缺血的主要原因。由于血供不足可以造成短暂的脊髓缺血的症状,严重者可发展成为永久性脊髓损害。因其他病因产生的短暂性血压过低,可以使上述病理过程加重或加速发展。由于脊髓血供大多数来自肋间动脉和腰动脉,主动脉的血流障碍可直接减少脊髓供血,主动脉病变如夹层动脉瘤、损伤和主动脉手术时临时阻断,均可使脊髓缺血加重,甚至产生脊髓软化,造成永久性截瘫。

【诊断要点】

1. 临床表现　①脊髓短暂性缺血发作:与短暂性脑缺血发作颇类似,典型临床表现是脊髓间歇性跛行或下肢远端发作性无力,部分病例伴轻度锥体束征和括约肌功能障碍,间歇期症状消失。持续时间不超过 24h。②脊髓前动脉综合征：本综合征系供应脊髓前 2/3 区域的脊髓前动脉闭塞，导致脊髓腹侧 2/3 区域梗死，出现病灶水平以下的上运动神经元瘫、分离性感觉障碍及括约肌功能障碍等。③脊髓后动脉综合征：系供应脊髓后 1/3 区域的脊髓后动脉闭塞，引起病变水平以下的深感觉障碍、不同程度上运动神经元性瘫、轻度尿便障碍等。脊髓后动脉侧支丰富，极少发生闭塞，较脊髓前动脉综合征少见，即使出现症状因侧支循环良好表现较轻，恢复较快，通常不出现固定形式症状。本病可继发于脊髓手术或外伤，罕见于椎动脉夹层。④脊髓中央动脉综合征：通常出现病变水平相应节段的下运动神经元瘫、肌张力减低和肌萎缩等，一般无感觉障碍及锥体束损害。⑤脊髓血管栓塞：常与脑血管栓塞同时发生，临床症状常被脑症状掩盖。栓子的性质多种多样，来自细菌性心内膜炎或盆腔静脉炎的炎性栓子、潜水减压病和高空飞行可造成脊髓血管气栓、转移性肿瘤的瘤性栓子、外伤后纤维软骨栓子。

2. 辅助检查　多数脊髓梗死起病后数日，MRI 检查 T_2 序列可发现明显病灶，轴位可见"H"征或"猫头鹰眼"征。注射钆造影剂可见病灶轻度强化。值得注意的是发病后数小时或 1d 内 MRI 检查往往正常，数周后脊髓软化，逐渐出现病灶处塌陷，MRI 显示脊髓变细。

【治疗要点】

脊髓缺血性血管病的治疗原则与缺血性脑血管病相同，可应用静脉扩张药及促神经功能恢复药。大剂量皮质类固醇激素或抗凝治疗是否可改善症状还不确定。对不同原因引起的脊髓梗死可对症治疗，如低血压应适当提高血压，疼痛明显可给予镇静、镇痛药，急性期注意尿便和皮肤护理，截瘫患者应注意防止发生压疮和尿路感染。病情一旦稳定，尽早开始康复训练。大部分患者在发病 1 个月后运动功能可能有明显的恢复。

二、椎管内出血

椎管内出血不常见,可伴发于外伤,特别是脊椎骨折时,或伴发于脊髓血管畸形或椎管内肿瘤等,亦可因腰椎穿刺或硬脊膜外麻醉而起病。医源性因素(如使用抗凝药)或与凝血相关的疾病可使椎管内出血的概率明显增加。患者可因日常活动,如排便、翻身、咳嗽,甚至握手等轻微动作而诱发椎管内出血。

【诊断要点】

临床表现如下。

1. 脊髓出血 起病突然,以剧烈的背痛为首发症状,持续数分钟到数小时后疼痛停止,代之以截瘫、感觉丧失、大小便失控和体温升高。上颈段受累时可发生呼吸停止,重症者可于数小时之内死亡。度过脊髓休克期后出现痉挛性截瘫。轻者可于发病后数日或数周后恢复。但多半会遗留下或轻或重的神经损害,且存在复发的可能性。

2. 脊髓硬膜外及硬膜下出血 椎管内血肿大部分为硬脊膜外血肿,血肿几乎全部位于背侧。早期症状为突然发生的背痛,数分钟到数小时之内出现神经根刺激症状,并迅速出现神经损害症状,继而逐步发生脊髓圆锥受累的表现。

3. 脊髓蛛网膜下腔出血 突然起病的背痛并迅速出现截瘫,当血液进入颅内时可产生与颅内蛛网膜下腔出血相似的表现。

【治疗要点】

1. 脊髓出血治疗主要取决于病因及出血部位,包括两个方面。①促进急性期功能恢复:首先判定是否存在脊髓血肿引起椎管梗阻,如椎管梗阻可行椎管减压术或行血肿抽吸,解除脊髓受压;②原发病处理:自发型脊髓出血可手术切除动静脉畸形(AVM)或选择介入栓塞等两种疗法。

2. 脊髓硬膜外或硬膜下出血如同硬膜外占位可导致脊髓压迫,应紧急手术清除血肿,解除脊髓受压。如患者已出现截瘫或外科治疗时间较迟,预后不良。抗凝治疗引起脊髓出血需输新鲜全血,输注维生素 K。其他类型椎管内出血针对病因治疗和使用脱水药、止血药等。

3. 脊髓 SAH 常采取内科非手术治疗,治疗原则与脑 SAH 相同,控制继续出血,防止迟发性血管痉挛、除去诱发出血的病因及预防再出血等。经 MRI 及脊髓血管造影确诊的脊髓血管畸形应尽快手术切除,症状进行性加重、蛛网膜下腔明显梗阻、顽固性根痛或脊髓血肿是手术适应证。

三、脊髓血管畸形及血管瘤

脊髓血管畸形及血管瘤是先天性脊髓血管发育异常性疾病,血管畸形及血管瘤压迫、血栓形成、盗血和出血等均可导致脊髓功能受损。此病临床较少见,病变多发于脊髓胸段和腰段背面。

【诊断要点】

1. 临床表现

(1)髓内动静脉畸形:多在 45 岁前发病,突然起病,症状可在数天或数周内反复发作。急性发病者系畸形血管破裂所致,出现蛛网膜下腔出血或脊髓内血肿;缓慢起病多见,逐渐加重,亦可呈间歇性病程,盗血是其主要病因。

(2)髓周硬膜下动静脉瘘:多发于 14—42 岁,无性别差异,起始症状为脊髓间歇性跛行,主要表现不对称性根-脊髓综合征,临床进展缓慢,发病 7～9 年可能导致截瘫。有时病程中突然加重或卒中样起病,系某个血管血栓形成或引流静脉出血所致。

(3)硬脊膜动静脉瘘:多见于男性,平均发病年龄晚于髓周硬膜下动静脉瘘。病灶几乎均位于胸腰髓,常见双下肢无力,感觉异常和括约肌功能障碍,一般无疼痛。症状常在活动或改变姿势后加重。

(4)海绵状血管瘤:多见于中青年女性,好发于胸段脊髓,临床表现为进行性脊髓功能障碍,常引起进行性或节段性感觉运动障碍。主要由于脊髓受压或畸形血管反复少量出血所致。

（5）Cobb综合征：以累及脊髓胸段多见，多慢性起病，临床表现多样，主要为双下肢麻木无力、颈背部疼痛、尿便障碍等，相应体节的皮肤血管痣作为诊断此病特征性标志之一。

2. 辅助检查

（1）脑脊液检查：如椎管梗阻可见 CSF 蛋白增高，压力低。血管畸形破裂发生脊髓蛛网膜下腔出血可见血性脑脊液。

（2）脊柱 X 线片：可显示 Cobb 综合征患者椎体、椎板及附件破坏。脊髓碘水造影可确定血肿部位，显示脊髓表面血管畸形位置和范围，不能区别病变类型。脊髓造影可显示髓周硬膜下动静脉瘘异常血管影，病变水平血管出现梗阻或充盈缺损，脊髓直径正常，也可显示 Cobb 综合征脊髓膨大、髓周血管影及硬膜外占位征象。

（3）CT 及 MRI 检查：对脊髓血管畸形有重要诊断价值，可显示脊髓局部增粗、出血或梗死等，增强后可发现血管畸形。CT 或 MRI 可显示椎体呈多囊性或蜂窝状结构改变。MRI 可见髓内动静脉畸形，硬脊膜动静脉瘘血管呈蜿蜒线状或脊髓背侧环绕圆形低信号血管影，海绵状血管瘤表现局部脊髓膨大，内有高低混杂信号。

（4）选择性脊髓血管造影（DSA）：是目前确诊和分类脊髓血管病的唯一方法，也为治疗提供决定性的指导作用。

【治疗要点】

脊髓血管畸形的治疗根据患者情况可采取选择性介入栓塞治疗，血管显微神经外科畸形血管结扎术或切除术，这些技术应用极大地提高了本病的临床疗效。

除针对病因治疗，还需使用脱水药、止血药及其他对症治疗。截瘫患者应加强护理，防止并发症如压疮和尿路感染。急性期过后或病情稳定后应尽早开始肢体功能训练及康复治疗。

第十一节 颈 椎 病

颈椎病是中年以后的颈椎退行性变综合征,是颈椎骨关节改变与继发椎间关节退行性变导致脊髓、神经和血管损害。随年龄增长可发生椎间盘变性及椎间关节反应性骨质增生,神经根受压引起神经根病,脊髓受压引起脊髓病,两者并存导致脊髓神经根病变。

【诊断要点】

1. 临床表现 本病发病多较缓慢,但偶有于损伤后急骤发病者。开始时只有头、颈、肩、上臂等部位的疼痛或感觉障碍,以后逐步出现神经系统的症状。一般分为下列类型。

(1)颈型:主要表现为椎间盘退行性改变所引起的颈部不适,活动限制及头、颈、肩等部的反应性疼痛。为颈椎病的早期,没有神经系统受损的体征。

(2)神经根型:可有单根或多根神经受累,多为单侧。根性疼痛是本型最突出的症状,疼痛部位都在受累神经根分布区内。可放射至肩、臂、前臂、手指及前胸。根据疼痛放射的部位,可以估计病变的位置。疼痛的程度可因颈及上肢活动而加剧。卧床休息、提肩活动等可使疼痛减轻。部分病例可伴有椎旁肌群的痉挛。疼痛部位的肌肉如冈上肌、冈下肌、三角肌及肱二头肌长头等处可有不同程度的压痛。相应区的皮肤,如上臂外侧、前臂、手指等处出现感觉障碍如麻木、痛、触觉过敏或减退。也可能出现肱二头肌、肱三头肌,大、小鱼际肌的萎缩,以及肱二头肌或肱三头肌的腱反射减低或消失。

(3)脊髓型:以锥体束障碍最为显著,主要表现为两下肢麻木、沉重、肌张力增高、肌力减退、腱反射亢进、出现病理反射等。严重者可产生不完全性、痉挛性截瘫。部分病例上肢亦可受累,但程度不及下肢显著,一侧或双 Hoffmann 征呈阳性。有时可表现为典型或不典型的脊髓半截综合征。感觉障碍一般不及锥体束障碍突出,可有痛觉、触觉减退,甚至消失,但多不易测得确切的平面。脊髓后索受累者可出现深感觉障碍,但不多见。括约肌功能障碍常不显著,但见于少数严重病例,并伴有阳痿等性功能障碍。

(4)椎动脉型:少数颈椎病患者当颈部过伸或转动过度时,可突然出现眩晕发作,甚至晕厥。这可能是椎动脉遭受压迫,引起脑干短暂的供血不足之故。原有椎-基底动脉硬化的病例发生这种情况的概率较多。平时的症状,有头痛、头晕、耳聋、恶心呕吐、视物不清、摔倒。有的患者有后组脑神经症状,如喉音嘶哑、构音不良、吞咽困难,甚至复视、Horner 综合征及交叉性偏瘫等。

(5)交感神经型:表现有头晕眼花、耳鸣、手麻、心动过速、心前区疼痛等一系列交感神经的症状,甚至可有面部潮红、流泪、流涕、出汗异常、听力和视力下降。此型发病机制不清楚。

(6)其他类型:如骨赘压迫或刺激食管,引起吞咽困难。

2. 辅助检查

(1)脑脊液的变化:颈椎病仅有神经根症状者,脑脊液都无异常发现。有脊髓症状者,压颈试验可有椎管部分阻塞,将颈部做背伸动作时更为明显,如将颈部回复至中性位或稍向前屈时阻塞即解除。在这类患者中脑脊液蛋白质含量常可有不同程度增高。

(2)X 线检查:颈椎 X 线的侧位片上可见生理前凸消失,甚至可呈后凸畸形,椎间隙狭窄,椎体前、后缘有唇样骨赘,椎体半脱位等改变。正位片上可见钩椎关节外侧骨质增生。斜位片及颈屈、颈伸位片能帮助进一步了解椎间孔边缘的骨质增生及椎体半脱位的情况。但 X 线摄片中所见到的上述改变尚不能作为诊断的主要依据,因为有上述变化的患者中约有 1/3 并无颈椎病的自觉症状。反之,X 线变化很轻的患者,有时临床表现确很明显,说明 X 线的改变与临床表现之间并不完全一致。

(3)其他:对有颈髓压迫症状的患者,应做脊髓造影,如有条件最好做 MRI 检查,以便确切地显示椎管狭窄或阻塞的部位、程度和范围。数字减影血管造影(DSA)对显示颈部动脉有较大优点。CT 能清楚显示骨赘的部位、范围和大小,以及椎管周围的软组织病变,如椎间盘突出、纤维环膨出、髓核钙化等。MRI 扫描能做各种方向的断层,提供清晰的解剖图像,对诊断最为有用。

【治疗要点】

1. 非手术治疗　大多数患者可经非手术治疗而使症状有所缓解或改善,但复发率高,常需反复治疗。仅有神经根症状者皆应首先采用非手术治疗。目前通用的治疗是综合措施,包括卧床休息、保暖,内服镇痛药物及肌肉松弛药,局部曲安奈德注射剂封闭,推拿、按摩、针刺治疗和应用颈托等方法。此类治疗目的在于松解肌肉痉挛,改善血供,必须手法轻柔,忌用重力做推、扳、扭、拉等动作,以免造成额外医源性损伤。

2. 手术治疗　经非手术治疗无效而神经症状进行性加重者,应考虑手术治疗。颈椎病手术适应证如下。

(1)总的手术适应证:①颈椎病患者经系统的非手术治疗无效者;②神经根或脊髓受压症状逐渐加重或反复发作,影响患者工作或生活者;③症状突然发生,经确诊为颈椎病并经短期非手术治疗无效,影响生活较严重者。

(2)各型颈椎病的手术适应证:①颈型,原则上不做手术。②神经根型:有下列情况之一者可考虑手术:a. 非手术治疗 4 个月以上无效者;b. 有进行性肌肉萎缩及剧烈疼痛者;c. 非手术治疗有效,但症状反复发作者。③脊髓型:有下列情况之一者可考虑做手术:a. 有急性进行性脊髓损害症状者;b. 有轻度脊髓损害症状,经一段时间非手术治疗无效者;c. 颈髓受压两年以内,症状进行性或突然加重者。④椎动脉型:a. 颈源性眩晕,有猝倒症状,经非手术治疗无效者;b. 经椎动脉造影证实者。⑤交感型:症状严重影响患者生活,经非手术治疗无效者。⑥其他型:因骨赘压迫食管引起吞咽困难症状严重者,可做骨赘切除术。

（3）手术禁忌证：①年迈体衰，有严重内脏疾病者；②病程过长，四肢有广泛肌萎缩，估计术后不能恢复者；③严重神经衰弱或精神病患者。

（4）手术方式：可归纳为后入路及前入路两种。①后入路主要做广泛椎板减压，并切断齿状韧带，以解除其对脊髓的束缚。若椎间孔因骨质增生而有明显狭窄者，尚可同时将椎间孔附近的骨赘切除。此种手术入路虽不能达到椎体后缘的骨赘但因使脊髓松解后移，椎管扩大，因此仍为目前应用最多的手术方法。但必须指出，这种手术的安全度窄，手术操作必须非常小心，以防加重症状。此外，手术时颈部应放于中间位置，以防颈部伸、屈过度而造成脊髓的缺血性损害。局部麻醉得当可有助于防止上述意外。②前入路手术以切除脊髓前方的骨赘为目的，这一途径比较直接而安全，术中并可同时进行椎体的融合术。适用于病变比较局限的病例；对范围广泛的多节段性病变及有椎管狭窄者，这种手术不易达到充分减压的目的。

应该强调，手术治疗在多数患者虽可使症状有不同程度的改善，但手术后症状完全消除者亦属少见，尤其是脊髓压迫症状严重，病程较长的患者。

第十二节　腰椎间盘突出症

椎间盘突出症，是指椎间盘的髓核或部分软骨盘通过环状韧带的薄弱点向外突出而言。髓核可以向上或向下突入椎体的骨松质内，形成所谓椎体内结节（Schmorl 结节）。也可向椎体的前方或侧方突出。这些突出不引起神经组织的压迫，患者没有特殊症状，因此不构成临床问题。这里所介绍的椎间盘突出只限于向椎管内突出，临床上都有不同程度的神经根或脊髓的压迫。

【诊断要点】

1. 临床表现　主要表现为长期以来有下背部疼痛病史。劳累、弯腰、负重等可诱发。在一次挑重担、提举重物、弯腰劳动或跌跤后,突然感到腰部如"损折"样"扭伤",当即出现腰部不能动弹,一侧臀部及腿后部剧痛,放射至小腿后外侧及足跟,呈典型的坐骨神经痛表现。咳嗽、喷嚏、用力都可使疼痛加重。卧床休息后痛自行消失。以后经常发作,与体力劳动或弯腰活动有明显联系。发作时在小腿、足背及足底等皮肤上有针刺或麻木样感觉障碍。少数患者可有小便困难、尿潴留等功能障碍。

体检时可有下列体征:①腰椎的正常前凸曲度消失,呈笔直状或略向后弯曲;亦可稍呈侧弯,弯向病侧。②椎旁肌肉强直,弯腰动作明显受到限制。③背伸动作可诱发或加重疼痛,并可引起下肢皮肤的麻木感。④病变的两旁及棘突处有压痛及叩痛。⑤压迫颈静脉常可引起病变部位的疼痛。⑥病侧直腿高举试验不能超过30°。⑦病侧下肢皮肤有感觉减退,但其分布常不典型。⑧反射的减退或消失,$L_1 \sim L_4$ 椎间盘突出有同侧膝反射减退或消失;$L_4 \sim L_6$ 椎间盘突出时膝、踝反射的改变均不明显;$L_5 \sim S_1$ 椎间盘突出有同侧踝反射消失,膝反射正常。

2. **辅助检查** 脑脊液一般无特殊变化,较大的椎间盘突出可有蛋白质轻度增加,但均不致超出 1g/L。脊髓造影对于最后确定病变的部位及鉴别椎骨内其他病变有较大的帮助。CT 扫描对诊断本症亦有较大价值,并可有助于鉴别椎管内其他病变。MRI成像可做三维断层观察,对病变的部位、范围、程度及多少能了解得更清楚,有利于定位及定性诊断。

【治疗要点】

腰椎间盘突出如属部分性者都采用非手术治疗,包括卧硬板床休息,可不拘卧姿,以患者自己感到舒适为度。给予镇痛药物。一般初次发病卧床数天即可缓解。以后可采用腰围或支架保护,避免弯腰及提举重物。骨盆牵引或下肢牵引也可应用,但给患者带来诸多不便,故接受者不多。对于完全性突出及非手术治疗效果不显著的患者应采用手术治疗,做椎间盘摘除术。这可以在只做少量骨质切除或半椎板切除的情况下完成之。但如突出是中央型者或伴有较严重的马尾压迫者则应做全椎板切除,以达到马尾的充分减压。一般术后不做融合术。对于非手术治疗效果不显的患者应早日采用手术治疗。

第十三节　腰椎管狭窄症

腰椎管狭窄综合征是在认识颈椎病的基础上才被发现的。与颈椎病一样,本病是由于腰骶段椎管的先天狭小,再加上腰髓椎骨关节的肥大性改变,使马尾神经根受压及血供障碍所致。椎骨腔的狭小主要决定于矢状径的减小,与椎弓根间距的宽窄关系不大。本病发展缓慢,常影响多个节段,并伴有明显的关节突粗大椎板增厚,黄韧带肥厚内突及椎间盘后突等。

【诊断要点】

1. 临床表现　病程多较隐袭,发病缓慢。多数患者有长期下背、腰、臀及大腿后部的疼痛史。但疼痛的性质都不很严重,开始时似肌肉的疲劳感,稍休息或更换体位可以好转。逐渐发展为间歇性跛行。主要可分为两种临床类型:①位置性跛行:发生于行走或长时间的站立不动时,发病后只要改变体位,将身前屈蹲下或弯腰行走,痛即消失。患者常保持着弯腰的姿势。这种发作与腰椎的伸屈活动有关。②缺血性跛行:发生于行走或下肢活动时,疼痛呈肌痉挛性,以两小腿前外侧的肌群受累较多。停止行走或下肢的活动时,痛即消失。这种发病与腰椎的伸直无关,改变体位不受影响。但与血内氧张力有明显关系。改变吸入气体中的氧浓度常可直接影响发作情况。在肌肉活动时有关的脊髓血供增加,相应神经根在传导冲动时需氧量亦大为增加。停止活动后症状改善。

2. 辅助检查　腰骶部 X 线摄片有明显的腰椎矢状径狭窄。一般矢状径<15mm;脊髓造影中见油柱流通不畅,有多处梗阻情

况。腰椎穿刺困难并引起疼痛,脑脊液内蛋白质增高等也均有助于诊断。

【治疗要点】

一般均先采用非手术治疗,其具体内容与颈椎病相同。患者应保持腰部稳定,可借助护腰支架,防止腰部过伸动作。骨盆牵引亦可采用,对轻症患者上述综合疗法可以取得暂时疗效,但易于复发。对非手术治疗失效的患者可做腰髓椎板切除减压。减压应使马尾完全松解。已经形成骨赘的,除非特别严重一般不做切除。如手术中切除关节突在两节以上者应做脊柱融合。有明显腰椎关节滑脱情况者亦应做融合术。但融合术后容易引起更上一节段的肥大性改变,故如无必要不做常规的融合术。手术对解除间歇性跛行的效果良好。但如患者已有明显排尿、排便障碍者,手术效果常不很满意。

(赵红英)

第3章

中枢神经系统感染性疾病

第一节　单纯疱疹病毒性脑炎

单纯疱疹病毒性脑炎(herpes simplex encephalitis，HSE)又称急性坏死性脑炎，由单纯疱疹病毒(herpes simplex virus，HSV)引起的急性中枢神经系统感染性疾病，是散发的致命性脑炎的最常见病因。

HSV是一种嗜神经DNA病毒，分为1型和2型。约90%人类HSE由HSV-1引起，引起口唇疱疹，主要通过嗅神经和三叉神经侵入并寄生于半月神经节，发病时常选择性地损害额叶基底部和颞叶，是成人及较大儿童的单纯疱疹及其脑炎的病原体。6%～15%由HSV-2型所致，是新生儿疱疹感染包括脑炎的病因，HSV-2型主要通过性接触传播，新生儿可通过胎盘或经产道感染。

病理改变主要是脑组织水肿、软化、出血性坏死。这种改变呈不对称分布，以颞叶、边缘系统和额叶最明显，亦可累及枕叶，引起脑组织出血性坏死和(或)变态反应性脑损害，又称为急性坏死性脑炎或出血性脑炎。

【诊断要点】

1. 口唇或生殖道疱疹史，发热、精神行为异常、癫痫发作、意识障碍和早期出血局灶性神经系统体征。

2. 脑脊液细胞数增多或出现红细胞,糖和氯化物正常。

3. 脑电图显示弥漫性异常,以颞、额区为主。

4. CT 或 MRI 发现颞叶局灶性出血性脑软化灶。

5. 急性期与恢复期脑脊液 HSV-IgM、HSV-IgG 特异性抗体检测,PCR 病原学诊断。

6. 特异性抗病毒药物治疗有效。

【治疗要点】

1. **抗病毒治疗**　阿昔洛韦(无环鸟苷):可抑制病毒 DNA 合成,有很强的抗 HSV 作用,更昔洛韦抗 HSV 作用是阿昔洛韦的数十倍,毒性较低,对阿昔洛韦耐药的 HSV 突变株敏感。

2. **免疫治疗**

(1)干扰素:是广谱抗病毒活性糖蛋白,α-干扰素肌内注射;β-干扰素可全身用药与鞘内注射联合治疗。

(2)干扰素诱生剂:如聚肌苷聚胞啶酸(Poly:C)和聚鸟苷聚胞啶酸(Poly:G)、青枝霉素、麻疹活疫苗等,可使人体产生足量的内源性干扰素。

(3)转移因子:可使淋巴细胞致敏转化为免疫淋巴细胞。

3. **对症治疗**

(1)高热、抽搐、精神错乱及躁动不安等可分别给予降温、控制痫性发作、镇静或安定药等。

(2)颅内压增高可用脱水药。严重脑水肿主张早期、大量、短程用皮质激素,严重者可应用人血白蛋白。

4. **全身支持疗法**

(1)维持营养及水、电解质平衡,可静脉高营养,必要时小量输血。

(2)加强护理,保持呼吸道通畅,预防压疮及呼吸道感染。

(3)恢复期康复治疗。

【处方】

1. **阿昔洛韦(无环鸟苷)**　常用剂量 15～30mg/(kg·d),分

3 次静脉滴注,或 500mg 静脉滴注,每 8 小时 1 次,连用 14～21d。或连续 10d 后改为口服,剂量为 0.2g,每天 5 次,5～10d 后改为每日 2～3 次,用药时间不少于 4 周。

2. 更昔洛韦 剂量 5～10mg/(kg·d),静脉滴注,每 12 小时 1 次,连续应用 2～3 周。

3. 干扰素 α-干扰素剂量 $60×10^6$U/d,肌内注射,连续 30d。

4. 转移因子 1 支,皮下注射,每周 1～2 次。

5. 地塞米松 20mg/d,静脉滴注;或甲泼尼龙 500mg/d 冲击治疗,连用 3～5d;同时应用 20％甘露醇 125～250ml 静脉滴注,每天 3～4 次。

【注意事项】

1. 阿昔洛韦不良反应包括静脉滴注部位红斑、胃肠道功能紊乱、头痛、皮疹、震颤、癫痫发作、谵妄或昏迷、血尿、血清转氨酶暂时升高等。

2. 更昔洛韦不良反应包括肾功能损害和骨髓抑制(中性粒细胞、血小板减少),与剂量相关,停药后可恢复。

3. 糖皮质激素有非特异性抗炎作用,降低血管通透性,保护血-脑屏障,消除脑水肿,病情危重患者 CT 显示出血性坏死灶、脑脊液白细胞明显增多和出现红细胞可酌情使用。

第二节　其他病毒性脑炎

一、水痘-带状疱疹病毒脑炎

水痘-带状疱疹病毒脑炎是水痘-带状疱疹病毒感染所致的脑炎,在儿童初次感染引起水痘,恢复后病毒潜伏在体内,少数患者在成人后病毒再发而引起带状疱疹,故被称为水痘-带状疱疹病毒。

【诊断要点】

1. 潜伏期 1～3 周(通常 2 周),发疹前常有发热、不适和畏食等;3～4d 后在面部、躯干或四肢出现水疱样皮疹及剧烈的根痛,沿一条或数条神经根呈簇状分布,根痛可出现于疱疹之前。疱疹经 7～10d 消退,可留有瘢痕。偶可遗留节段性感觉障碍。

2. 约 6% 的病例并发脑炎,脑部症状一般发生在皮疹出现后 3～5 周,表现头痛、呕吐、发热、烦躁、谵妄、定向力障碍、精神错乱和嗜睡。脑炎症状一般较轻,预后较好,可完全治愈。

3. 查体可有轻度脑膜刺激征,病后数日出现肢体无力、偏瘫,伴脑干受累可见脑神经麻痹、共济失调和病理征等。

4. 严重并发症

(1)眼部疱疹:角膜和球结膜疱疹引起角膜感觉缺失、瘢痕形成和失明,系累及三叉神经眼支;合并一过性或持久性眼外肌麻痹,如上睑下垂和瞳孔散大,系累及眼神经所致。

(2)病毒侵及膝状神经节:引起骨膜和外耳道疱疹(Hunt 综合征),可出现同侧面瘫,伴舌前 2/3 味觉丧失。可扩展至耳郭外侧,颈节受累可见颈部疱疹。累及螺旋神经节和前庭神经节出现耳鸣、眩晕、呕吐和听觉丧失等。

5. 脑脊液:清亮,细胞数可增高(10 至数倍),通常 $<250\times10^6$/L,以淋巴细胞为主,蛋白质轻中度增高,糖及氯化物正常。

6. 皮肤损害细胞:可查到核内包涵体。

【治疗要点】

可参考单纯疱疹脑炎,合用阿昔洛韦与干扰素,以及对症治疗等。

二、巨细胞病毒性脑炎

巨细胞病毒(CMV)感染普遍存在于世界各地,成人抗体的阳性率为 40%～100% ,多数是隐性感染。大多数正常成人感染过 CMV,但正常人群极少发病,仅偶发脑炎,多见于器官移植患者和细胞免疫缺陷患者(如艾滋病)、围生期胎儿及婴儿等是易感人群。

【诊断要点】

1. 一般症状,包括发热、呼吸道及血液系统症状。

2. 神经系统症状,可见嗜睡、昏迷、抽搐、运动障碍和脑性瘫痪,以及脑积水、智能障碍、脉络膜视网膜炎。

3. 脑室管膜炎是本病特征性改变,CMV 易侵犯脑室管膜下细胞,引起显著的星形细胞反应,脑内能找到含核内包涵体的巨细胞。

4. CT 可见脑室周围脱髓鞘样低密度病灶。脑脊液检查单个核细胞增多。尿中可见巨细胞,浓缩的尿沉渣及唾液细胞内可查到包涵体。

【处方】

1. 更昔洛韦　5~10mg/(kg·d),静脉滴注,每 12 小时 1 次,每疗程 14~21d。

2. 膦甲酸　作用于病毒 DNA 多聚酶,用量 60mg/kg,静脉滴注,每 8 小时 1 次,应用 2~3 周,继以维持量 90mg/(kg·d)。

【注意事项】

1. 膦甲酸主要不良反应是肾毒性,以及电解质紊乱、抽搐及恶心等。

2. 更昔洛韦合用膦甲酸疗效更好,但不良反应大,不易耐受。

三、腮腺炎病毒性脑炎

腮腺炎病毒性脑炎是腮腺炎病毒引起,病理可见脑膜充血、水肿,血管周围淋巴细胞浸润,脑软化和水肿;镜下可见白质脱髓鞘和小胶质细胞吞噬现象。

【诊断要点】

1. 儿童多见,四季均可散见发病,冬春季为主。脑炎常发生于流行性腮腺炎后 3~10d,约 28% 的腮腺炎患者出现神经系统症状,部分病例于腮腺肿大前 8d 或晚至 20d 发生。

2. 临床表现无特异性,主要表现发热、头痛、呕吐、颈强直、嗜睡和谵妄等。有时可见面神经麻痹视神经萎缩、眩晕、共济失调、单瘫、偏瘫和偏身感觉障碍,极少出现昏迷及癫痫发作。多数患者约在 1 周恢复,绝大多数病例可痊愈,持久性头痛是常见的后遗症,少数可遗留脑积水、癫痫等。

3. 脑压增高及细胞数增多 [$(25\sim500)\times10^6/L$]。70%～90% 的病例血清淀粉酶增高,1 周内达到高峰。

【治疗要点】

本病无特异抗病毒药物,以支持和对症治疗为主。接种流行性腮腺炎灭菌活疫苗可以预防。

四、狂犬病毒性脑炎

狂犬病又称恐水病,是狂犬病病毒所致急性传染病。人多因病兽咬伤而感染。病毒经狂犬的唾液从伤口进入体内,沿神经根进入中枢神经系统。患者出现恐水、怕风、咽痉挛和进行性瘫痪,病死率可达 100%。

【诊断要点】

1. 本病潜伏期一般在 3 个月之内,50% 在 1～2 个月,潜伏期最长可达 12 个月以上。

2. 典型临床经过分 3 期

(1)前驱期:在已愈合的伤口周围出现麻木、刺痛、痒及蚁走感,并有低热、食欲缺乏、头痛、倦怠、烦躁和恐惧不安,持续 2～4d。

(2)兴奋期:高度兴奋、暴躁,出现发作性咽喉痉挛,饮水时明显加重,呼吸困难,极度惊恐,出现恐水、怕风、畏光,在看到水或听到水声、风声亦能引起咽喉痉挛发作。神志清楚,口涎增多,体温升高,脉搏加快,瞳孔散大,持续 1～2d。

(3)麻痹期:患者渐趋安静,痉挛发作逐渐停止,出现弛缓性瘫痪,迅速出现昏迷、呼吸循环衰竭而死亡。持续 6～18h,整个病程不超过 6d。

3. 有的患者以瘫痪型或静型发病,呈哑狂犬病。无恐水或兴奋,仅出现高热、头痛、呕吐和咬伤处头痛,肢体软弱和瘫痪等。

4. 血液中白细胞增加,可达 $(20\sim30)\times10^9/L$,以中性粒细胞为主。脑脊液细胞数增多,一般不超过 $200\times10^6/L$,主要为淋巴细胞。蛋白质增高,糖和氯化物正常。

【治疗要点】

一旦出现典型狂犬病表现,患者几乎注定死亡。临床救治关键是在出现中枢神经系统症状之前实施有效治疗,包括以下内容。

1. 及时处理伤口,注射抗狂犬病血清,防止狂犬病毒扩散、转移和抑制狂犬病毒繁殖。

2. 对症治疗:患者应隔离于安静的单人病房,避免各种外界刺激。烦躁不安时给予足量镇静药,早期可行气管切开,保持呼吸道通畅,补液、热量和纠正电解质紊乱。

【处方】

动物源性血清用量约 40U/kg 体重,人源性血清 20U/kg 体重,可用半量浸润注射于伤口周围,全部用量 24h 内用完。

五、流行性乙型脑炎

流行性乙型脑炎又称日本乙型脑炎,简称乙型脑炎,是由乙型脑炎病毒直接感染所引起的,由蚊虫媒介传播。流行于夏秋季节。主要分布于亚洲(日本、中国)、东南亚各国、俄罗斯远东地区及太平洋一些岛屿国家。我国以每年的 7—9 月份为主要流行季节,人群感染中,60% 以上见于 10 岁以下的儿童。

当人体被带病毒的蚊虫叮咬后,病毒即侵入血循环。多数病例只形成短暂的病毒血症,而不侵入中枢神经系统,称为隐性感染。部分病例由于病毒量多,毒力大或机体免疫力低下,血-脑屏障功能受损,病毒侵入中枢神经系统,引起广泛性病变,发生脑炎,称为显性感染,可引起广泛的神经系统症状。

【诊断要点】

1. 初热期　起病急骤,病初 3d 左右体温迅速高达 38～39℃,伴头痛、恶心、呕吐和嗜睡等症状,可出现颈强或抽搐,2～3d 后进入极期,重症患者 1～2d 即出现高热、深昏迷。

2. 极期　病后 4～10d,体温稽留于 40℃以上。意识障碍由嗜睡到昏睡或昏迷逐渐加深,可持续 1 周或长达 1 个月以上。

(1)重症患者可出现全身抽搐和呼吸衰竭,是脑实质炎症,尤其延髓呼吸中枢受损导致脑缺氧、水肿、脑疝和低血钠性脑病,引起中枢性呼吸衰竭。表现呼吸浅快、节律不齐、双吸气和叹息样呼吸、潮式呼吸、抽泣样呼吸等,最后呼吸停止。如继发颞叶钩回疝或枕大孔疝多见于病程第 5～6 日。

(2)高热、抽搐和呼吸衰竭是乙脑急性期的严重症状,三者互为因果,呼吸衰竭是导致死亡的重要原因。

(3)患者可有不同程度的脑膜刺激征如颈强、克氏征等,重症有角弓反张及颅内压增高,后者表现剧烈头痛、呕吐、血压增高和脉搏变慢等。婴幼儿常有前囟隆起,而无脑膜刺激征。

(4)部分病例出现循环衰竭,表现血压下降、心肌损害和心功能不全。如累及延髓可除外球麻痹,累及前庭小脑系统可出现眼震,锥体束和基底核受损可出现肢体瘫痪、不自主运动等,自主神经受累出现周身及偏侧多汗、皮肤过敏、尿便失禁等。

3. 恢复期　体温逐渐下降,精神、神经症状好转,一般在 2 周内完全恢复。重症患者通常可在半年内恢复,在此期间患者仍可有神志恍惚、呆滞、低热、流涎、多汗、失语、吞咽困难、颜面瘫痪和四肢痉挛性瘫痪等临床表现。

4. 后遗症期　5％～21％重症患者发病 6～12 个月仍可遗留神经、精神症状,如痴呆、失语、强直性瘫痪、扭转痉挛、精神失常等,仍有逐渐恢复的可能。

5. 辅助检查

(1)周围血白细胞增多,一般在(10～20)×10^9/L 间,偶亦可

高达 $30×10^9/L$ 之多,以中性粒细胞增高为主。脑脊液检查可见压力升高,白细胞数增多,以 $(50～500)×10^6/L$ 为多,早期以中性粒细胞为主,4～5d 后转为淋巴细胞增多为主。脑脊液蛋白质、糖、氧化物含量正常或有轻度升高。

(2)血清免疫学检测有诊断价值,IgM 型乙脑病毒抗体可于病毒感染后 5～7d 出现阳性,并速达高峰,对乙脑的早期诊断有一定价值。

【治疗要点】

乙型脑炎患者的治疗可归纳为:降温、止惊、脱水和防止呼吸衰竭 4 个方面,5%～20% 的患者残留不同的后遗症,语言障碍、肢体瘫痪等可用针灸、推拿、理疗等治疗。继发癫痫者应选择相应抗癫痫药物。

【处方】

1. 降温 凡高热者应尽一切措施,包括化学、物理和药物等综合措施,将体温降至 38℃以下。反复抽搐发作者可考虑亚冬眠疗法,降低体温和降低脑细胞代谢。

2. 止惊 凡抽搐发作者应按癫痫发作治疗,可静脉推注地西泮 10～20 mg,每分钟 2mg。若连续发作者可用地西泮 100mg 加于生理盐水 250ml 中静脉滴注。必要时,可加用苯妥英钠 250mg 加生理盐水 10～20ml 做静脉推注。亦可用 10% 水合氯醛 10～30ml 鼻饲或保留灌肠。

3. 脱水 颅内压增高的处理与一般相同,以 20% 甘露醇 250ml 静脉滴注,短期内,每天可用 3～4 个剂量。急性脑肿胀和脑水肿期,在应用甘露醇同时,可加用地塞米松 10～20mg/d 分次静脉滴入。

4. 防止呼吸衰竭 凡有呼吸衰竭者,激素可以加大剂量,亦可合用人血白蛋白等其他脱水药。凡有严重呼吸道感染者除积极应用抗菌药物之外,应尽早气管切开,加强引流。凡有呼吸麻痹和呼吸衰竭者应尽早应用人工辅助呼吸,保持呼吸道通畅。

第三节　病毒性脑膜炎

病毒性脑膜炎是临床最常见的无菌性脑膜炎,是由各种病毒感染引起的软脑膜(软膜和蛛网膜)弥漫性炎症综合征,主要表现发热、头痛和脑膜刺激征,呈良性自限性疾病,多无并发症。脑脊液白细胞增多,以淋巴细胞为主。病毒侵犯脑膜常同时存在不同程度地侵犯脑实质,但亦可单独累及脑膜。

85%～95%的病毒性脑膜炎是肠道病毒经粪-口途径引起,包括柯萨奇病毒 A7、A9 及 B1～5 各型,艾柯病毒 4、6 和 9 型,脊髓灰质炎病毒。虫媒病毒和 HSV1 型、2 型也可引起,腮腺炎病毒、淋巴细胞性脉络丛脑膜炎病毒、水痘-带状疱疹病毒及流感病毒少见。

【诊断要点】

1. 夏秋季高发,儿童多见,通常急骤起病,有剧烈头痛、发热、颈项强直,并有全身不适、咽痛、恶心、呕吐、嗜睡、眩晕、畏光、项背部疼痛、感觉异常、肌痛、腹痛及寒战等。

2. 临床表现因患儿年龄、病毒种类而不同。幼儿可见发热、呕吐和皮疹等,颈强较轻。肠道病毒 71 型脑膜炎常见于手-足-口综合征;艾柯病毒 9 型脑膜炎常见非特异性皮疹;柯萨奇 B 组病毒感染可有流行性肌痛(胸壁痛)和心肌炎。

3. 颅压可增高,细胞数增多[$(10\sim1000)\times10^6/L$],早期以中性粒细胞为主,8～48h 后以淋巴细胞为主;蛋白含量轻度增高,糖水平正常,但在腮腺炎和淋巴细胞脉络膜脑膜炎病毒感染时,糖含量可减少。腮腺炎病毒脑膜炎病例的脑脊液中测出单克隆 IgG 腮腺炎特异性抗体,并可持续存在 1 年。

【治疗要点】

本病是一种自限性疾病,主要对症治疗、支持疗法和防止合并症。

【处方】

1. 对症治疗　如严重头痛可用镇痛药;癫痫发作可首选卡马西平或苯妥英钠;脑水肿不常见,可适当用20%甘露醇静脉滴注。

2. 抗病毒治疗　抗病毒药物,可参见本章第一节"单纯疱疹病毒性脑炎"。目前肠道病毒的试验性用药是免疫血清球蛋白(ISG)和抗微小核糖核酸病毒药(Plecornaril)。

【注意事项】

1. 急性期患者适当应用激素可能有改善症状之效。

2. 免疫球蛋白静脉注射已用于预防和治疗肠道病毒感染,可减少体内病毒数量,增高抗病毒抗体滴度。

3. Plecornaril通过阻止病毒脱衣壳及阻断病毒与宿主细胞受体结合,达到抑制病毒复制的目的。

第四节　细菌性(化脓性)脑炎及脑膜炎

细菌性脑膜炎是指化脓性致病菌侵入颅内后引起的脑膜的炎性病变,常与化脓性脑炎或脑脓肿并存。

化脓性脑膜炎最常见的致病菌是脑膜炎双球菌、肺炎双球菌及流行性感冒嗜血杆菌B型,其次为金黄色葡萄球菌、链球菌、大肠埃希菌、变形杆菌、厌氧杆菌、沙门菌、铜绿假单胞菌(绿脓杆菌)等。脑膜炎双球菌最常侵犯儿童,但成人亦可发病。流感杆菌脑膜炎好发于6岁以下幼儿。肺炎双球菌脑膜炎好发于老年人及婴幼儿。大肠埃希菌是新生儿脑膜炎最常见的致病菌。金黄色葡萄球菌和铜绿假单胞菌脑膜炎往往继发于腰椎穿刺、神经外科手术后。

【诊断要点】

1. 常有全身或局部感染如耳、鼻、喉感染,肺部感染和皮肤化脓感染的病史;头部外伤、手术或腰穿史;与流脑患者接触史。

2. 有高热、寒战、头痛、呕吐等症状及脑膜刺激征如克氏征、布氏征等。

3. 早期出现神经局灶症状并伴有局限性或全身性抽搐及意识改变。

4. 脑脊液检查急性期细胞数高达千计,中性粒细胞占 90％以上,发病或开始治疗 3～6d 细胞数迅速下降。免疫活性细胞相对或绝对增高,常见转化型淋巴细胞和白细胞吞噬细胞,残存粒细胞多出现正常形态消失。脑脊液免疫球蛋白测定 IgM 含量显著增高。脑脊液中糖含量降低,乳酸、乳酸脱氢酶、溶菌酶增高和 pH 降低。有时在疾病的早期,婴幼儿或老年,以及经过部分治疗的化脓性脑膜炎患者,其脑脊液的改变不典型,往往给诊断带来困难,常需反复多次脑脊液检查以明确诊断。涂片法或培养可查到致病菌。CT 检查可发现化脓性脑膜炎硬膜下积液、积脓及脑梗死等病灶。

5. 外周血清检查白细胞数明显增高,以中性粒细胞为主。

【治疗要点】

细菌性脑膜炎的抗生素经验性治疗原则如下。

1. 通常选择广谱抗生素,多数病例推荐头孢菌素如头孢曲松、头孢噻肟。

2. 小儿(＜3 个月)和老人(＞50 岁)加用氨苄西林。

3. 近期头外伤、神经外科手术史和脑脊液引流者,应给予抗革兰阴性及革兰阳性菌广谱抗生素,如万古霉素加头孢菌素和头孢他啶。

4. 抗生素应静脉注射,不易透过血-脑屏障的药物应采用鞘内注射或脑室内给药,应注意药物剂量、稀释浓度、注射速度及间隔时间等。

【处方】

诊断一经确立,按病原菌选用抗生素:

(1)流行性脑脊髓膜炎:鉴于我国所流行的 A 群菌株,大多对磺胺药敏感,故仍为首选药物。磺胺嘧啶首次剂量 50 ～

100mg/kg,静脉缓慢注入;以后每天 80~160 mg/kg,分 4 次口服或静脉内注入,同时给予等量碳酸氢钠和足够水分。如治疗后48h 症状无减轻,体温不下降,则需及时改药。国外由于大多为耐磺胺的 B 群及 C 群菌株流行,故以青霉素为首选药物。对暴发型流脑,宜用大剂量青霉素 G(20 万~30 万 U/kg,儿童 10 万~25万 U/kg)和(或)氯霉素。氯霉素易透过血-脑屏障,其脑脊液浓度为血浓度的 30%~50%。成人每天 50mg/kg,分次静脉滴注或口服,应密切注意对骨髓的抑制作用。亦可用氨苄西林,剂量为150 mg/kg,分次静脉滴注。本药和氯霉素对脑膜炎球菌、肺炎球菌和流感杆菌均有抗菌活性,适用于病原未明确的病例。

(2)肺炎球菌脑膜炎:以青霉素 G 为首选药物,成人剂量宜大,可达 2000 万 U/d,分次静脉滴注,2 周为 1 个疗程。氨苄西林,儿童 0.1~0.15g/(kg·d),成人 6~8 g/d,分 4~6 次肌内注射或静脉滴注。对青霉素有过敏者,可选用氯霉素,剂量同流脑。最近用新一代头孢菌素,如头孢呋辛、头孢唑肟、头孢噻肟治疗也取得良效。

(3)金黄色葡萄球菌脑膜炎:目前认为 90%以上的金黄色葡萄球菌对青霉素 G 耐药。甲氧西林的蛋白质结合率低于其他半合成青霉素,所以较易透入脑脊液,可作为首选药物,剂量为12g/d,分次肌内注射或静脉滴注,4 周为 1 个疗程。青霉素过敏者可用万古霉素,剂量为 2g/d。杆菌肽对葡萄球菌有高度活性,使用时耐受性好,成人常用量为 5000U,鞘内注射,每周 2~3 次。

(4)流感杆菌脑膜炎:以氨苄西林或氯霉素作为首选药物,剂量同前。

(5)肠道革兰阴性杆菌脑膜炎:该组脑膜炎在成人中占 22%,以大肠埃希菌最多见,其次为肺炎杆菌、铜绿假单胞菌。治疗方案见表 3-1,药物剂量见表 3-2。

表 3-1　革兰阴性杆菌脑膜炎抗生素的选择

菌种	常用方案
大肠埃希菌	氨苄西林＋庆大霉素(或卡那霉素)或妥布霉素
肺炎杆菌	头孢噻啶＋庆大霉素(或卡那霉素、阿米卡星、妥布霉素)
铜绿假单胞菌	羧苄西林＋庆大霉素(或阿米卡星)、多黏菌素 B
变形杆菌	氨苄(或羧苄)西林＋卡那(或庆大)霉素
产气杆菌	头孢噻啶＋庆大霉素
沙门菌属	氨苄西林或氯霉素
沙雷菌	氨苄西林(或氯霉素)＋庆大霉素(或卡那霉素)
粪产碱杆菌	氯霉素(或多黏菌素 B、E)

表 3-2　常用抗生素剂量

抗生素	成人	儿童
青霉素 G	800 万～2000 万 U/d,分次肌内注射或静脉滴注	100 万 U,肌内注射或静脉滴注,以后 50 万 U,肌内注射或静脉滴注,每 3～4 小时 1 次
氨苄西林	6～8g/d,分次肌内注射或静脉滴注	0.1～0.15g/(kg·d),分次肌内注射或静脉滴注
甲氧西林	12g/d,分次肌内注射或静脉滴注	100～300mg/(kg·d),分次肌内注射或静脉滴注
氯霉素	4g/d,分次肌内注射或静脉滴注	50mg/(kg·d),分次肌内注射或静脉滴注
羧苄西林	4～10g/d,分次肌内注射或静脉滴注	200mg/(kg·d),分次肌内注射或静脉滴注
多黏菌素 B	50 万～100 万 U/d,分次静脉滴注或肌内注射,鞘内注射 1 万～5 万 U/次	1 万～2 万 U/(kg·d),分次静脉滴注注或肌内注射,鞘内注射 0.5 万～2 万 U/次

【注意事项】

如患者的病史、症状、体征和脑脊液检查符合细菌性脑膜炎，应根据临床背景，如年龄、细胞免疫缺陷、颅底骨折、脑外伤、手术或脑脊液分流术、社区获得性感染、院内感染或易感因素等进行经验性治疗。

第五节　结核性脑膜炎

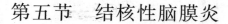

结核性脑膜炎是由结核分枝杆菌引起的脑膜和脊髓膜非化脓性炎症，常继发于粟粒性结核及肺、淋巴、肠、骨、肾等器官的结核病灶。结核杆菌经血行播散后在软脑膜下种植，形成结核结节，结节破溃后大量结核菌进入蛛网膜下腔引起结核性脑膜炎。

病理：脑膜和脑表面可见结核结节，颅底脑膜单个核细胞渗出，脑积水导致脑室扩张，室管膜渗出或肉芽肿室管膜炎，继发动脉炎可导致脑梗死，颅底脑神经受压。

【诊断要点】

1. 常为急性或亚急性起病，呈慢性病程，常缺乏结核接触史。早期可有发热、头痛、呕吐和体重减轻，持续 1～2 周。

2. 如早期未及时确诊治疗，4～8 周时常出现脑实质损害症状，如精神萎靡、淡漠、谵妄或妄想。部分性、全身性癫痫发作或癫痫持续状态，昏睡或意识模糊。继发结核性动脉炎可引起卒中样发病，出现偏瘫、交叉瘫、四肢瘫和截瘫等；结核瘤或脑脊髓蛛网膜炎引起类似肿瘤的慢性瘫痪。

3. 体检可见颈强、Kernig 征和意识模糊，合并症包括脊髓蛛网膜下腔阻塞、脑积水、脑水肿等，可引起颅内压增高，表现头痛、呕吐、视物障碍和视盘水肿；可出现眼肌麻痹、复视和轻偏瘫，严重时去大脑强直发作或去皮质状态。

4. 老年人症状不典型，头痛、呕吐较轻，颅内压增高症状不明显，50％的患者脑脊液改变不典型。动脉硬化合并结核性动脉内膜炎易引起脑梗死。

5. 辅助检查

(1)约 50% 患者皮肤结核菌素试验阳性。

(2)胸部 X 线片可见活动性或陈旧性结核感染证据。

(3)脑压增高,可达 400mmH$_2$O 或以上,外观无色透明或微黄,静置后可有纤维蛋白薄膜形成。脑脊液典型改变是:单个核细胞显著增多,常为 $(50\sim500)\times10^6/L$,早期以中性粒细胞为主;蛋白含量增高,通常 $1\sim2g/L$,脊髓蛛网膜下腔阻塞时可 $>5g/L$;糖及氯化物含量下降。

(4)脑脊液抗酸涂片仅少数病例阳性,脑脊液结核分枝杆菌培养可确诊,但需大量脑脊液和数周时间;脑脊液 PCR 检查早期诊断率高达 80%。

(5)CT 可显示基底池和皮质脑膜对比增强或脑积水等。

【治疗要点】

治疗原则是早期给药、合理选药、联合用药和系统治疗。

【处方】

1. 抗结核治疗　结核性脑膜炎联合用药方案的一线抗结核药物(表 3-3)包括异烟肼、利福平、吡嗪酰胺、乙胺丁醇和链霉素。儿童因乙胺丁醇的视神经毒性,孕妇因链霉素的听神经毒性应尽量不用。

表 3-3　结核性胞膜炎联合用药方案主要的一线抗结核药物

药物	成人日常用量	儿童日常用量	用药途径	用药时间
异烟肼	$900\sim1200$mg,每日 1 次	$10\sim20$mg/kg	静脉及口服	$1\sim2$ 年
利福平	$450\sim600$mg,每日 1 次	$10\sim20$mg/kg	口服	$6\sim12$ 个月

（续　表）

药物	成人日常用量	儿童日常用量	用药途径	用药时间
吡嗪酰胺	500mg,每日 3 次	20～30mg/kg	口服	2～3 个月
乙胺丁醇	750mg,每日 1 次	15～20mg/kg	口服	2～3 个月
链霉素	750mg,每日 1 次	20～30mg/kg	口服	3～6 个月

WHO 建议应至少选择 3 种药联合治疗,常用异烟肼、利福平和吡嗪酰胺,轻症患者治疗 3 个月后停用吡嗪酰胺,继续用异烟肼和利福平 7 个月。耐药菌株可加用第 4 种药如链霉素或乙胺丁醇。利福平的不耐药菌株总疗程 9 个月,耐药菌株需连续治疗 18～24 个月,由于中国人属于异烟肼快速代谢型,成年患者日剂量可加至 900～1200mg。

2. 糖皮质激素　用于脑水肿引起颅内压增高,伴有局灶性神经体征和激素蛛网膜下腔阻塞的重症患者。常选用泼尼松,成人 60mg/d 或儿童 1～3mg/(kg·d)口服;3～4 周逐渐减量,然后, 2～3 周停药。

3. 鞘内注射　重症患者在全身用药同时可鞘内注射地塞米松 5～10mg,每 2～3 日 1 次,缓慢注药。症状消失后每周 2 次,体征消失后每 1～2 周 1 次,直至脑脊液正常,脑脊液压力增高患者慎用。

4. 其他　颅内压增高可用渗透性利尿药如 20%甘露醇、甘油果糖或甘油盐水等,及时补充丢失的液体和电解质,保护肾和监测血浆渗透压。

【注意事项】

1. 抗结核药物不良反应包括肝功能障碍(异烟肼、利福平和吡嗪酰胺)、多发性神经病(异烟肼)、视神经炎(乙胺丁醇)、癫痫发作(异烟肼)和耳毒性(链霉素)等。应注意保肝治疗,异烟肼可合用吡哆醇(维生素 B_6)50mg/d。

2. 若不能排除真菌性脑膜炎,激素应与抗真菌药物合用。

第六节 真菌性脑膜炎

真菌性脑膜炎是由真菌侵犯脑膜引起的炎症,属于深部真菌感染,为常见的神经系统真菌病,往往脑膜和脑实质同时受侵犯。随着抗生素和激素在临床上广泛使用、器官移植手术的推广,真菌感染的发病率有增加趋势。引起脑部感染的常见真菌有新型隐球菌、念珠菌、放线菌、曲菌、星形诺卡菌、芽生菌、球孢子菌和类球孢子菌、组织胞浆菌、着色菌、孢子丝菌、毛霉菌、曲霉菌等。隐球菌是最常见的一种。

新型隐球菌脑膜炎是中枢神经系统最常见的真菌感染,临床表现与结核性脑膜炎颇相似,病情较重,常易误诊,病死率高。

新型隐球菌在自然界分布广泛,大多从呼吸道吸入,形成肺部病灶,经血流播散于全身各器官,个别情况可经腰椎穿刺或手术植入而发生神经系统感染。30%～50%的隐球菌感染病例与淋巴肉瘤、网织细胞肉瘤、白血病、结节病、结核、糖尿病、肾疾病和红斑狼疮、获得性免疫缺陷综合征等疾病伴发。

【诊断要点】

1. 本病常呈亚急性起病,病情进展缓慢。早期常表现为不规则低热或轻度间歇性头痛,以后变为持久性并逐渐加重。在有严重免疫功能低下的患者可呈急性发病。大多数患者有发热、恶心、呕吐、背痛、精神状态改变等。约1/3患者有不同程度的意识障碍,表现为烦躁不安、谵妄、嗜睡、昏迷。少数有抽搐发作。仔细检查皮肤、眼眶、鼻窦及胸部可发现真菌感染。糖尿病酸中毒患者如出现面部或眼部疼痛、眼球突出、视力丧失常提示真菌感染。

2. 神经体征主要为颈项强直、Kernig 征及 Brudzinski 征阳性。约1/3患者有锥体束征和脑神经症状,其中以视神经受损最多,引起视力减退以至双眼失明,其他如Ⅲ、Ⅵ、Ⅶ、Ⅷ对脑神经亦可受累。约50%以上的病倒有明显的视盘水肿,可伴出血及渗出,大脑半球内的隐球菌脓肿或肉芽肿可引起偏瘫等局限性神经体征,或可导致脑疝等在短期内死亡。

3. 大多数患者颅内压增高,可见视盘水肿,后期视神经萎缩,脑室系统梗阻出现脑积水。

4. 约70%病例脑脊液压力增高,但慢性病例可在正常范围内,色清,如有大量隐球菌可黏稠,白细胞数轻至中度增多,在$(10\sim500)\times10^6/L$,以淋巴细胞为主。蛋白质含量增高,通常不<2g/L,糖和氯化物含量降低,但于疾病早期可在正常范围内。60%~80%病例脑脊液涂片墨汁染色可发现带有荚膜的圆形隐球菌,但有些病例往往需多次反复脑脊液检查才能发现。约90%病例的血清或脑脊液中可检出荚膜抗原。血、脑脊液、尿液隐球菌培养常为阴性。

5. MRI检查可证实与隐球菌感染有关的颅内占位性病变、眶周或鼻窦感染源和脑积水等。多数患者X线片可见肺门淋巴结病、斑片样或粟粒样浸润、空洞或胸膜渗出等,类似结核、肺炎或占位性病变。

【处方】

1. 两性霉素B 是目前药效最强的抗真菌药,1mg加入5%葡萄糖注射液250ml静脉滴注,2h滴完;翌日0.3mg/kg加入5%葡萄糖注射液500l静脉滴注6h,之后每日增加剂量2~5mg,直至1mg/(kg·d),通常持续12周。椎管、小脑延髓池给药可增加脑局部或脑脊液药物浓度。

2. 氟康唑 对隐球菌脑膜炎有效,口服吸收良好,脑脊液和血药浓度高,200~400mg/d,口服,每日1次,5~10d达稳态血药浓度,疗程6~12个月。

3. 氟胞嘧啶 单用疗效差,与两性霉素B合用可增强疗效。初始剂量400mg/d,之后200mg/d口服或静脉给药,再用100~

200mg/d,口服,维持数周至数月,可减少艾滋病患者隐球菌脑膜炎治愈后复发。

4. 对症及支持治疗 颅内压增高可用脱水药,预防脑疝形成。脑积水可行侧脑室分流减压术。应注意患者营养、全面护理,预防肺感染、泌尿道感染等。

【注意事项】

1. 两性霉素 B 常见肾毒性,可被迫中断治疗 2～5d 或合用氟康唑或氟胞嘧啶减少用量,或改用肾毒性较小的脂质体剂型(如两性霉素 B 脂质复合物、两性霉素 B 硫酸胆固醇)。

2. 两性霉素 B 不良反应包括高热、寒战、血栓性静脉炎、头痛、呕吐、低血压、低钾血症和氮质血症,偶见心律失常、癫痫发作、白细胞或血小板减少等。

3. 氟康唑不良反应包括恶心、腹痛、腹泻、胃肠胀气和皮疹等。

4. 氟胞嘧啶不良反应是骨髓抑制引起白细胞、血小板减少,恶心、畏食,皮疹和肝肾功能损害等。

第七节 急性小脑炎

急性小脑炎又称急性儿童期共济失调,是感染性疾病导致的急性共济失调综合征。以儿童多见,成人发病较少,是一种较少见的临床综合征,且无实验室和影像学确诊依据,易导致治疗不及时,影响预后。

本病病因至今未明,多发生于某些感染性疾病之后,即具有一定的潜伏期。一般潜伏期为 3～30d,即感染后 3～30d 出现共济失调症状。文献曾报道发现,急性小脑炎之前的感染性前驱疾病包括非特异性的上呼吸道感染、胃肠道感染、非瘫痪的脊髓灰质炎、风疹、流行性腮腺炎、水痘、传染性单核细胞增多症、伤害、猩红热、白喉等。

有学者从本病患者血液中和脑脊液中分离出各种病毒：流感病毒、腮腺炎病毒、艾柯病毒、柯萨奇病毒、水痘病毒等。

基于上述，有学者提出，本病的发病机制可能是仅限于小脑系统的变态反应性脑炎，病毒对中枢神经系统的直接侵犯，病毒感染引起的体内潜在病毒的活跃。

【诊断要点】

1. 多见于儿童及 50 岁以下的成年人。

2. 大部分病前 1～4 周有过上呼吸道、胃肠道或其感染疾病，少部分患者可无前驱病。

3. 急性起病，迅速出现步态障碍、不随意运动及眼球异常运动等三大主征，其中步态障碍是不可缺少的症状，见于所有病例，其他 2 项的发生率只占 40％～50％。临床检查有小脑性共济失调，眼震或眼球异常运动及不随意运动等体征，无其他神经系统异常。

4. 脑脊液检查正常或淋巴细胞及蛋白轻度增高。

5. 头部 MRI 正常，或表现为小脑齿状核异常信号，小脑蚓部或半球萎缩。

6. 具有自限性，皮质激素治疗预后良好。

【治疗要点】

1. 一般治疗：病情重者卧床休息，轻者可适当功能锻炼，维持水、电解质平衡等。

2. 激素治疗：本病的治疗多数人主张早期应用皮质激素。

3. 有头痛、呕吐等颅高压症状者，可予以适量甘露醇脱水降颅压。呕吐剧烈者可予以护胃止呕补液等对症支持处理。

4. 抗病毒治疗。

5. 适当配合神经营养治疗。

【处方】

地塞米松 10～20mg 加入 5％葡萄糖注射液中静脉滴注，每日 1 次，2 周为 1 个疗程。

【注意事项】

本病为一种有自限倾向的疾病,一般预后良好。一般于 1 周到 6 个月痊愈,平均病程 2 个月。有个别病例延至 2～3 年恢复者,少数可留有小脑症状、智力障碍、记忆力欠缺等后遗症。儿童预后比成人预后更好,病程短,痊愈率高。

第八节　昏睡性脑炎

昏睡性脑炎又称流行性甲型脑炎、冯·埃科诺莫脑炎或冯·埃科诺莫睡病,是原因不明的急性流行性脑炎,病理学、临床及流行病学提示该病可能与病毒感染有关,可能为一种感染后的中枢神经系统自身免疫病,以广泛脑组织损害及各种严重的神经系统后遗症为主要特征。

昏睡性脑炎在不同年龄、性别及种族均可发病,起病方式多样,不同流行季节,甚至同一流行季节发病均不同,通常呈急性或亚急性起病,症状逐渐出现。有些患者发病前可有非特异性前驱症状,如发热、头痛及周身不适等类似流感表现,以后出现神经系统体征,发热可与神经系统体征同时出现或出现于终末期。

流行性甲型脑炎的临床表现分为 3 种临床综合征,即嗜睡性眼肌麻痹综合征、运动功能亢进综合征和肌张力障碍运动失调综合征。临床症状首先是嗜睡表现,有些患者在工作和进餐时表现为昏昏欲睡的样子,有些患者表现为行为异常。这些异常的行为有时会误诊为精神异常。①嗜睡性眼肌麻痹综合征:可出现发热、头晕、嗜睡、昏睡、神志恍惚、昏迷、抽搐、癫痫,肢体或脑神经麻痹,常见有双侧眼肌麻痹引起的眼球运动障碍,其他脑神经受累时还可以出现复视、斜视、眼睑下垂、瞳孔扩大或缩小等症状。②运动功能亢进综合征:可出现面部肌肉僵硬、表情淡漠、兴奋躁动、阵挛或舞蹈症、肌张力障碍、手足徐动等症状。③肌张力障碍运动失调综合征:可出现全身肌肉僵硬、乏力、倦怠、软弱无力、震颤、肌张力障碍、共济失调、行走困难等症状。大多数患者在急性期因为严重并发症而死亡,仅极少数患者能够存活下来,但留有严重的帕金森综合征、吞咽困难、复视等后遗症。

【诊断要点】

1. 急性或亚急性起病,广泛性脑实质损害症状,伴特征性睡眠障碍、复视,急性期或慢性期锥体外系症状及 Parkinson 综合征。

2. 急性期外周血白细胞明显增加或减少。

3. 脑脊液检查:压力可轻度增高,脑脊液白细胞轻、中度增加,病初数周$(5\sim20)\times10^6/L$,很少超过 $500\times10^6/L$,以淋巴细胞为主,通常 2 个月内消失。约 50% 患者脑脊液蛋白轻度增加,一般 $<1g/L$,蛋白增加可持续到恢复期。

【治疗要点】

1. 本病病因及发病机制不清,病原体未确定。急性期主要采取对症和支持疗法,严重病例可用皮质类固醇减轻症状。

2. 慢性期及后遗症期对症治疗为主。昏睡性脑炎后 Parkinson 综合征治疗与 Parkinson 综合征相同,患者对左旋多巴耐受性差,为避免发生药源性运动障碍或异常行为反应,推荐使用常规用量一半以下剂量。根据以往报道,大多数患者用抗胆碱能药如阿托品等可明显缓解脑炎后 Parkinson 症状,且耐受性好。安非他明及硫酸安非他明对缓解动眼危象和克服过度睡眠状态效果好。

【注意事项】

应隔离患者,切断呼吸道传播途径。

第九节　神经系统寄生虫感染

一、阿米巴脑脓肿

阿米巴病是溶组织阿米巴滋养体感染人体所致。阿米巴原虫可寄生于肠腔内多年而无症状。溶组织阿米巴滋养体由肠壁经血液、淋巴迁移至肝、肺、心包可形成脓肿。

阿米巴脑脓肿是溶组织阿米巴滋养体感染脑部引起,常在患阿米巴痢疾多年后发生,大多继发于肝、肺阿米巴病。大脑半球是脑脓肿的好发部位,脑的任何部位也可发生,脓肿多为单发的。

【诊断要点】

1. 临床表现　头痛,并可出现意识模糊、谵妄、昏迷、抽搐;可有复视、偏瘫、失语等局灶性定位体征。

2. 粪和脑脊液涂片　可查到阿米巴滋养体。

【治疗要点】

1. 病因治疗　包括甲硝唑、盐酸依米丁、盐酸去氢依米丁、氯碘喹啉。甲硝唑(灭滴灵),是治疗肠外阿米巴病的首选药物。合并脑脓肿选用盐酸依米丁及盐酸去氢依米丁。氯碘喹啉对肠外阿米巴疗效显著;还可选用卡巴肿、巴龙霉素、大蒜液等;合并感染宜选用适当的抗生素。

2. 对症治疗　及时处理高热、颅内压增高、精神症状和癫痫发作等,瘫痪应予康复治疗。

3. 手术治疗　如抽除脓液,手术摘除脑脓肿。术前、术后宜配合应用有效的抗生素治疗。

【处方】

1. 甲硝唑　常用剂量 0.8g,静脉注射,每日 3 次,每个疗程 10d。轻症或慢性病例 0.4g,每日 3 次,每疗程 5d。孕妇忌用,用药期间忌酒。

2. 盐酸依米丁　合并脑脓肿可用 60mg/d 或每次 30mg,每日 2 次,深部肌内注射或静脉注射,连用 10d。

3. 盐酸去氢依米丁　常用剂量 1mg/(kg·d),通常 60mg/d,深部皮下和肌内注射,每个疗程 10d。

4. 氯碘喹啉　成人常用剂量 0.6g/d,连用 2d 后改为 0.3g/d,每个疗程 2～3 周;儿童常用剂量 10～15mg/(kg·d)。

【注意事项】

1. 服用甲硝唑与氯碘喹啉可防止胃肠道溶组织阿米巴感染扩散至中枢神经系统。

2. 甲硝唑孕妇忌用,用药期间忌酒。

3. 盐酸依米丁及盐酸去氢依米丁心、肾疾病和孕妇忌用。

二、原发性阿米巴脑膜脑炎

原发性阿米巴脑膜脑炎(PAM)或阿米巴脑膜脑炎是自由生活的阿米巴感染和直接侵入人体中枢神经系统所致,多为福勒尔-耐格里阿米巴原虫,少数为棘阿米巴原虫引起,自 1965 年在澳大利亚发现以来,全球许多国家已报告上百例,国内也有数例报告,病死率很高。

【诊断要点】

1. 耐格里原虫所致的脑膜脑炎主要通过在污染的湖、河水中游泳而感染,湖、河水中游泳史很重要。棘阿米巴原虫导致的脑膜脑炎常无游泳史。

2. 本病潜伏期 3~7d,急性或亚急性发病,表现为剧烈头痛、恶心、呕吐、发热,伴有脑膜刺激征,可迅速转为谵妄、昏迷,逐渐出现神经系统定位体征,主要为化脓性、出血坏死性脑膜脑炎。

3. 脑脊液呈血性或脓血性,蛋白质含量增高,糖降低,细胞数增多,以中性粒细胞为主,培养无细菌。脑脊液在光镜下涂片可查到阿米巴滋养体。

4. 亚急性和慢性 PAM 以脑膜炎为主,病程长,可达 1~2 个月,有些可出现眼部症状,如失明等。

【处方】

1. 两性霉素 B 成人初始剂量 1mg,加入 10%葡萄糖注射液 250ml,6~8d 缓慢静脉滴注;第 2 天、第 3 天分别为 2mg 和 5mg 加入 10%葡萄糖注射液 500ml 静脉滴注;如无严重不良反应,第 4 天增至 10mg,加入 10%葡萄糖注射液 1000ml 静脉滴注;以后每日增加 5mg,直至剂量 30～40mg/d,通常每疗程为 3 个月。

2. 酮康唑　200mg 口服,每日 2 次。棘阿米巴引起的肉芽肿尚无有效疗法。

三、脑弓形虫病

弓形虫病又称弓形体病,是由刚地弓形虫所引起的人畜共患病。在人体多为隐性感染;发病者临床表现复杂,其症状和体征又缺乏特异性,易造成误诊,主要侵犯眼、脑、心、肝、淋巴结等。弓形虫是孕期宫内感染导致胚胎畸形的重要病原体之一,孕妇感染后病原可通过胎盘感染胎儿,引起严重畸形。特殊人群如肿瘤患者、免疫抑制或免疫缺陷患者、先天性缺陷婴幼儿感染率较高。

【诊断要点】

临床表现极为复杂,隐性感染常见,一般分为先天性与后天性两种。

1. 先天性弓形虫　30%～46%感染弓形虫的母亲经胎盘感染胎儿,主要是神经系统和眼部症状。

(1)神经系统病损:主要在脑部,严重可见小头畸形、脑积水、无脑儿伴脊柱裂、脊膜膨出或大脑发育不全、智力障碍,亦可有脑膜脑炎,严重者可有昏迷、瘫痪或角弓反张。

(2)眼部病损:常表现双侧视网膜脉络膜炎,多见于黄斑;还可表现眼肌麻痹、虹膜睫状体炎、白内障、视神经炎、视神经萎缩和眼组织缺损。

(3)全身症状可表现发热、皮疹、肺炎、肝脾大、黄疸和消化道症状。

2. 后天获得性弓形虫病

(1)常见淋巴结肿大。发病 1～3 周淋巴结肿约占 20%,可见于任何部位,但颈部淋巴结最多,多无粘连及自发性疼痛,近 30%出现全身淋巴结肿大及脾大。

(2)20%～40%的患者有低热、头痛、乏力、倦怠、关节痛、肌痛咽痛、腹痛、皮疹或肝大,可有高热或长期发热,但严重的脑、眼、肺、心等疾病少见。

(3)免疫功能低下或 T 细胞免疫缺陷如 AIDS 患者,感染后常表现中枢神经系统受损。脑内弓形虫病多为亚急性,有头痛、癫痫发作、精神异常和局灶性神经体征,进而出现昏迷。

3. 辅助诊断

(1)血清学检测特异性抗体,病原学(直接镜检,查弓形虫滋养体、包囊,分离弓形虫,活检等)。

(2)脑 MRI 检查可提示脑炎和相对增强的占位性病变。

(3)脑脊液单个核细胞相对增多,蛋白质含量中度增高,糖一般正常。

【治疗要点】

1. 乙胺嘧啶与磺胺嘧啶(SD)合用,可协同抑制滋养体、控制症状,但对包囊无效。

2. 螺旋霉素:毒性小,因胎盘组织中浓度较高而不影响胎儿,适用于孕妇。

3. 孕妇患获得性感染,在妊娠 22 周前感染者宜行治疗性人工流产,围生期感染者应积极治疗,直至分娩。

4. 眼病可用皮质激素合并乙胺嘧啶治疗,第 2 个月可用 SD,眼周注射克林霉素,对视网膜脉络膜炎有效。

5. 免疫缺陷患者新患弓形虫病或有活动性弓形虫病常需特效治疗。艾滋病患者用乙胺嘧啶加 SD 治疗。免疫抑制患者缓解期停止激素治疗,全部临床症状消失后持续治疗至少 4 周,可持续用数月。因艾滋病患者一旦停止治疗至少有 50% 复发,抗弓形虫治疗需服用全剂量,持续终身。

【处方】

1. 乙胺嘧啶与磺胺嘧啶(SD)合用　常用剂量:乙胺嘧啶第 1 天,成人 50mg/d,儿童 1mg/(kg·d),分 2 次口服,第 2 天起减半;同时口服 SD,成人 2～4g/d,儿童 50～100mg/(kg·d),分 4

次口服;每疗程 4～6 周,可用 2 个疗程,疗程间隔 2 周。

2. 复方新诺明(SMZco)　成人和＞12 岁儿童 4 剂量为 2 片/次(每片含 SMZ 400mg,TMP 80mg),6－12 岁 1/2～1 片,2－5 岁 1/4～1/2 片,＜2 岁 1/4 片,每日 2 次,疗程为 4 周。

3. 螺旋霉素　2～4g/d,分 2～4 次服用;孕妇亦可用克林霉素,600～900mg/d;均连用 3 周,休息 1 周后再重复 1 个疗程。

【注意事项】

乙胺嘧啶有可逆性骨髓抑制作用,SD(磺胺嘧啶)可加重此反应,但口服甲酰四氢叶酸 5～20mg/d,可用改善,孕妇慎用。

四、脑型疟疾

疟疾是疟原虫侵犯人体所致,包括间日疟、三日疟、恶性疟和卵形疟,传染媒介是雌性按蚊。临床以间歇性寒战、高热、出汗、肝脾大和贫血为特征性表现。脑型疟疾主要是由恶性疟原虫感染所致。

【诊断要点】

1. 病史　有在疟疾流行区居住或旅行史,近年有疟疾发作史或近期曾接受过输血的发热患者。

2. 临床表现　疟疾的神经系统损害的临床表现,多见于寒战发作期,也可在两次发作间歇期或疟疾发作停止后 1～2 个月。

(1)脑型疟:是疟原虫侵犯脑部引起严重的凶险发作,多因感染恶性疟原虫所致。新进入疟区的外来人和儿童因无免疫力极易发生脑型疟。大量疟原虫寄生的红细胞易聚集成团阻塞脑部微血管,导致脑缺血、缺氧和水肿,病情迅速恶化,出现高热、寒战、剧烈头痛、呕吐、抽搐、嗜睡、昏迷,或烦躁、谵妄、精神错乱,可见瘫痪、失语、脑膜刺激征和小脑、脑干、脑神经受损,常见视盘水肿、眼底出血等颅高压体征。

(2)脑膜症状:可见高热、剧烈头痛、呕吐和脑膜刺激征等,多因恶性疟疾所致,称为疟疾性脑膜炎。其发生与全身毒血症有关。

（3）脊髓症状：亦呈疟疾性脊髓炎，很少见。表现截瘫、双下肢感觉障碍和尿便障碍等急性横贯性脊髓炎症状。

（4）周围神经症状：出现单神经炎、神经根炎和神经丛炎，以及末梢型或放射性神经痛，多发性神经炎少见。

3. 实验室检查　主要是查找疟原虫，通常找到即可确诊。血涂片找疟原虫，应当在寒战发作时采血，此时原虫数量多，易找，需要时应多次重复查找，并要做厚血涂片查找。如临床高度怀疑而血涂片多次阴性者，可做骨髓穿刺涂片查找疟原虫。

4. 治疗性诊断　临床表现很像疟疾，但经多次检查未找到疟原虫者，可试用杀灭红细胞内原虫的药物（如氯喹）；发热控制者，可能为疟疾。对曾在疟疾流行区居住过、有意识障碍或癫痫发作的患者，都应怀疑为脑型疟疾（不管他们是否预防性地服用过抗疟药物）。如果一个重症患者被高度怀疑为疟疾而第 1 次涂片是阴性，也须根据经验进行抗疟疾的诊断性治疗。

【治疗要点】

1. 抗疟治疗　①氯喹：可抑制疟原虫的分裂与增殖，有较强杀灭红内期裂殖体作用，可根治恶性疟或脑型疟，作用快、效力强和药效持久。②青蒿素：对耐氯喹的恶性疟有显著疗效，对严重的患者尚可联合用药，药物可选用伯氨喹或乙胺嘧啶。

2. 对症支持治疗　脑型疟疾患者如有可能应在重症监护室（ICU）抢救。对症、支持治疗十分重要，如有并发症应及时处理，不然将危及生命。

（1）高热：脑型疟疾的患者多伴有高热，体温可达 40℃ 以上，高热可致抽搐，孕妇患者可导致胎儿窘迫，故应积极降温。可用冰敷、乙醇擦浴等物理降温措施，如体温过高者也可采用肾上腺皮质激素如地塞米松，也可酌情选用安乃近、柴胡等退热药，力争将体温控制在 38℃ 以下。

（2）抽搐与癫痫：35％ 的脑型疟疾患者伴有抽搐，可给予地西泮等解痉镇静药或巴比妥钠治疗。地西泮不良反应小，半衰期很短,可反复使用直至抽搐控制。戊巴比妥钠亦有控制抽搐的作用。癫痫应采用苯妥英钠、卡马西平等抗癫痫药治疗。

(3)贫血:恶性疟原虫破坏各期红细胞引起进行性贫血;此外,G-6-PD缺乏者对某些抗疟药如伯氨喹过敏者可发生溶血,使贫血加重。可给予铁剂治疗,严重者应酌情输全血或红细胞。

(4)肺水肿:10%脑型疟疾患者可发生肺水肿,治疗时切忌输液过量,一旦出现肺水肿,应吸氧,使用强利尿药,伴有心力衰竭患者可加用毛花苷C(西地兰)治疗。

(5)脑水肿:应给予甘露醇快速静脉滴注,必要时可加用肾皮质激素治疗。

(6)吸入性肺炎和败血症:在患者中并不多见,病原体多为革兰阴性杆菌和厌氧菌,应采用相应的针对性抗生素治疗。

【处方】

1.氯喹 常用3d疗法,第1日先服1.0g,8h后服0.5g,第2日、3日各服0.5g;脑型疟可再服2日,0.5g/d。

2.青蒿素 青蒿素油混悬剂肌内注射,抢救脑型疟可获得满意疗效,总用量800mg,复发时可再用。

3.咯萘啶 250mg加入5%葡萄糖注射液500ml,静脉滴注,2h内滴完,间隔6h重复1次,对脑型疟有效。

4.二盐酸奎宁 用法为50mg加入5%葡萄糖注射液中,于4h内滴完,12h后再给药1次,第2天仍可重复,清醒后改为口服,每次剂量为300~600 mg,每天3次,共7d。

5.伯氨喹 每天顿服3片,连服8d;乙胺嘧啶每次25 mg,每天2次,共3d。

6.抽搐与癫痫 地西泮10~20mg(儿童0.2~0.4mg/kg),肌内注射或缓慢静脉推。

7.戊巴比妥钠 亦有控制抽搐的作用,如入院时注射戊巴比妥钠200 mg(儿童5~10mg/kg)可预防抽搐的发生。

8.其他 脑水肿可采用氢化可的松每天300mg静脉滴注或

地塞米松 20mg 静脉注射,分次给药,连用 3～5d。

【注意事项】

1. 二盐酸奎宁为金鸡纳树皮中含有的生物碱,对各型疟原虫的红内期无性体都有较强的作用,但本药使用时需注意心电监测,只有当 QT 间期不大于 0.1s,QRS 波群增宽不超过正常的 1/4 时才可使用奎宁。

2. 对进入疫区的人群应尽量避免蚊虫叮咬,并给予预防性服药。常用的预防药有乙胺嘧啶,每周 25mg 顿服或每 10 天 50mg;氯喹,每周 150mg 或每 10 天 300mg 等。疟疾疫苗的研究正在全世界进行,但离实际运用尚有一段距离。

五、锥虫病

人类锥虫病可分为两类,美洲锥虫病和非洲锥虫病,美洲锥虫病是由克氏锥虫寄生于人体所致的疾病,以累及心脏、结肠、食管为主,中枢神经系统症状较为少见。非洲锥虫病又称睡眠病,目前流行于非洲地区,是由布氏锥虫所致的一类严重疾病,本病后期以神经系统受损为主要表现,常导致患者出现嗜睡、昏睡直至死亡。

锥虫病主要通过舌蝇(采采蝇)传播,当暴发流行时,锥虫尚可通过污染蝇的口器直接在人间传播而无需经过蝇内繁殖这一过程。人群对锥虫病普遍易感,无年龄、性别、人种差异。

【诊断要点】

1. 临床表现:长期不规则发热、头痛、反应迟钝、嗜睡以至昏迷等神经症状和浅表淋巴结肿大。根据病程可分为 3 期。

(1)初期:感染性采采蝇叮咬的局部皮肤常出现炎症反应,持续存在 1～2 周,称为锥虫病性下疳,面积 2～10cm^2。

(2)血液期(锥虫血症期):采采蝇叮咬后 3 周出现,此期病原播散至全身各处,表现多样,可有 1d 到数天的高热,继之以无热期,随后多有再次发热。淋巴结肿大亦是本期的突出表现,冈比亚锥虫病多为颈部特别是颈后淋巴结肿大(Winterbottom 征),淋巴结各自分离、无压痛、不化脓,早期柔软有弹性,以后变硬。此外,如头痛、头晕、关节肌肉疼痛、乏力、皮疹等非特异症状和体征也可出现在此期中。此期在冈比亚锥虫病中持续半年至数年,在罗德西维亚锥虫病中则不超过数月。

(3)睡眠期(晚期):以神经系统症状为主,淡漠、反应迟钝、唇舌颤动、肌震颤、步态不稳、妄想、躁狂,以及脑膜脑炎、脑脊髓膜炎表现,继之出现昏睡、昏迷至死亡。

2. 流行区有硬性下疳、反复发作的弛张高热、淋巴结肿大、剧烈头痛、嗜睡、昏迷等表现者应考虑本病可能。如从患者血液、脑脊液、淋巴结穿刺液、下疳渗出液和骨髓涂片中检出病原体即可确诊。以上述标本接种动物也可查出病原体。

免疫学诊断方法主要有间接免疫荧光试验、ELISA、凝集试验等,阳性有助于诊断,唯敏感性和特异性均不稳定,现多用于流行病学调查中。

【治疗要点】

病程早期和晚期分别应用不同的药物。

1. 早期　①舒拉明钠:是治疗冈比亚和罗德西维亚锥虫病的推荐药物;②喷他脒:包括羟乙磺酸盐和甲烷磺酸盐两种制剂,对冈比亚锥虫病疗效好。

2. 晚期

(1)硫砷嘧胺(Mel B):对两种锥虫病各期均有效。

(2)硫砷嘧胺酸钾:为 Mel B 的同类品,做肌内或皮下注射。

(3)呋喃唑酮:用药对砷剂有毒性反应或治疗无效的患者。不良反应包括多发性神经炎、溶血性贫血。

晚期锥虫病患者治疗应注意支持疗法,加强营养,给予维生素、铁剂等。

【处方】

1. 舒拉明钠　20mg/kg,最大剂量是 1g,溶于 10ml 注射用水静脉注射。为防止过敏反应,首剂 0.1～0.25g;如无反应,第 3 日 0.5g,第 5 日 1g,然后每 5～7 日给药 1g,总剂量 7～10g。

2. 喷他脒　制成 10％溶液肌内注射。除首次剂量 25mg(盐基)外,每次剂量均为 3～4mg/kg,每日 1 次,连续 8～10d。

3. 硫砷嘧胺(Mel B)　用 3.6％的丙二醇溶液静脉注射,前 3 日分别注射 0.5ml/d、1.0ml/d 和 1.5ml/d;休息 5～7d 注射 2.5ml/d,连用 3d;休息 7d 后,连用 3d,3～5ml/d;最后,休息 7d 后,注射 5ml/d,连续 3d。总剂量不超过 35ml。药中应避免出现 "砷剂脑病",可在用药前先用舒拉明钠或喷他脒 2 次,同时服用 肾上腺皮质激素。

4. 硫砷嘧胺酸钾　3～4mg/kg,最大剂量不超过 200mg,每日 1 次肌内注射,疗程 3～4d,间歇 2 周后可重复治疗。

5. 呋喃唑酮　成人 0.5g/d,分 3～4 次口服,疗程 6～7d。不良反应包括多发性神经炎、溶血性贫血。

【注意事项】

肾功能损害是舒拉明钠最常见的不良反应,可产生蛋白尿、管型尿等,因此本品不宜用于肾病患者,且应用时应经常随访尿常规。此外,舒拉明钠尚可引起恶心、皮疹、药物热、周围神经炎及白细胞下降等副作用。

六、中枢神经系统血吸虫病

血吸虫病是全球性重要的寄生虫病,我国多为日本血吸虫病,流行区包括长江中下游流域及南方 13 省。脑型血吸虫病占 3％～5％。

粪中血吸虫卵污染水源,在中间宿主钉螺体内孵育成尾蚴,人接触疫水后经皮肤或黏膜侵入人体,在门静脉系统发育为成虫,寄居肠系膜小静脉,经数月或 1～2 年出现症状。日本血吸虫易侵犯大脑皮质,虫卵寄生后引起脑实质坏死和钙沉积,炎性渗出物含嗜酸性粒细胞形成肉芽肿。

【诊断要点】

1. 流行病史　患者的籍贯、职业与生活经历等,特别是有疫水接触史有重要的诊断价值。

2. 临床表现　对流行区居留史的癫痫患者均应考虑本病可能。血吸虫病神经系统感染的临床表现,分为急性与慢性型。

(1)急性型:较少见,暴发起病,主要表现脑膜脑炎,如发热、头痛、意识模糊、嗜睡、昏迷、偏瘫、部分性及全身性癫痫发作等。

(2)慢性型:通常发生于感染后 3～6 个月,长者达 1～2 年。①慢性血吸虫病脑病:虫卵导致肉芽肿形成,临床表现颇似肿瘤,出现头痛、呕吐和视盘水肿等颅内压增高症状,局灶性神经功能缺失体征,也常见部分性及全身性癫痫发作。②脊髓肉芽肿形成:引起急性不完全性横贯性脊髓损害症状和体征。

3. 辅助检查

(1)血常规:急性期可有白细胞升高,总数可达(10～30)×10^9/L,嗜酸粒细胞一般占 20%～40%。

(2)病原学检查:粪和尿中检出血吸虫卵即可确诊。粪涂片检查虽然简单易行,但除重度感染有腹泻患者外,虫卵检出率不高。粪中虫卵计数可采用厚涂片透明法(Kato 虫卵计数法),该法可计数每克粪便中的虫卵数。对多次粪检阴性而临床上高度怀疑血吸虫病时还可进行直肠黏膜活组织检查,阳性率高,但系创伤性检查,可能导致出血等并发症。

(3)CT 平扫在急性期主要表现为脑水肿,于脑实质内可见大小不一、程度不等的低密度水肿区,边界模糊,造影后病灶有强化。中枢神经系统血吸虫病在影像学上无特征性表现,需综合多种因素诊断。

【治疗要点】

1. 药物治疗　首选吡喹酮,对人类的 3 种(日本、埃及和曼氏)血吸虫感染均有效。

2. 手术治疗　手术指征:大的占位性肉芽肿,有明显临床症状者可施行开颅手术切除病灶;术后再做驱虫治疗。

3. 对症治疗　应注意休息、加强支持治疗。有脑水肿、颅内高压表现者应以甘露醇脱水治疗;有癫痫发作者,应用抗癫痫治疗,以控制发作。如患者有血吸虫病其他器官表现者,则需行相应的对症处理。

【处方】

吡喹酮常用二日疗法,10mg/kg 口服,每日 3 次;急性病例连服 4d。

【注意事项】

吡喹酮具有广谱、高效、低毒、口服方便、疗程短的优点,是迄今治疗血吸虫病的理想药物。但有个别患者发生昏厥、精神失常、癫痫发作,因此,对有精神病及反复癫痫发作者,治疗应慎重并准备好相应措施。

七、中枢神经系统肺吸虫病

脑型肺吸虫病又称并殖吸虫病,是卫氏并殖吸虫和墨西哥并殖吸虫寄生脑部引起的疾病。在我国华北、华东、西南和华南 22 省、区均有流行。

通常食用生的或未煮熟的水生贝壳类如淡水蟹或蝲蛄(肺吸虫的第二中间宿主)被感染,幼虫在小肠脱囊而出,穿透肠壁在腹腔移行,穿过膈肌到肺内发育为成虫。成虫可从纵隔沿颈内动脉周围软组织上行入颅,侵犯脑部。在脑实质内形成隧道样沟通的多房性小囊肿,颞、枕和顶叶多见,邻近的脑膜呈炎性粘连增厚。镜下可见病灶组织坏死和出血,坏死区可见多数虫体或虫卵。

【诊断要点】

1. 在流行区有生食或半生食溪蟹、蝲蛄,饮用过生溪水者,病史中曾有咳嗽、咳铁锈色痰。

2. 肺吸虫病神经系统损害的临床表现:10%～15%的肺吸虫

病患者累及中枢神经系统。表现颅内压增高症状,如头痛、呕吐、意识迟钝、视盘水肿等,多见于早期患者。脑组织破坏性症状,如瘫痪、失语、偏盲、共济失调等一般在后期出现。刺激性症状,如癫痫发作、视幻觉、肢体异常感觉等是病变接近皮质所致。炎症性症状,如畏寒、发热、头痛、脑膜刺激征等多见于疾病早期。

3. 实验室检查

(1)脑脊液:急性期可见中性粒细胞增多;慢性期淋巴细胞增多,蛋白质和γ球蛋白含量增高,糖降低。

(2)外周血:可有贫血,嗜酸性粒细胞增多,血γ球蛋白含量增高,血沉增快。

(3)痰液和粪便:可查到虫卵,血清学及皮肤试验阳性有助于诊断。

4. CT 可见脑室扩大和肿块伴有钙化。

【治疗要点】

1. 急性、亚急性脑膜脑炎:可用吡喹酮及硫氯酚。

2. 癫痫发作者可用苯妥英钠、苯巴比妥(鲁米那)及地西泮(安定)等口服预防。颅内压增高者可应用脱水药,如高渗葡萄糖液、20%甘露醇等。瘫痪者可采用针刺及理疗等。

3. 慢性肿瘤型:应手术治疗。

【处方】

1. 吡喹酮 10mg/kg 口服,每日 3 次,总剂量 120~150mg/kg。

2. 硫氯酚 成人剂量 3g/d,儿童 50mg/(kg·d),分 3 次口服,每个疗程 10~15d,需重复治疗 2~3 个疗程,疗程间隔为 1 个月。

【注意事项】

1. 硫氯酚不良反应主要为腹泻、腹痛、恶心、呕吐及肛门刺激症状等。

2. 吡喹酮不良反应为头晕、乏力、心悸、期前收缩等,但均轻微。

八、脑囊虫病

脑囊虫病是猪带绦虫蚴虫(囊尾蚴)寄生脑组织形成包囊所致。我国主要流行于东北、华北、西北和山东等地,是中枢神经系统常见的寄生虫感染和我国北方症状性癫痫的常见病因。

人是猪带绦虫(有钩绦虫)的中间和终末宿主,有两种感染途径,最常见是摄入虫卵污染的食物或卫生习惯不良摄入虫卵,少见为肛门-口腔途径形成自身感染或绦虫节片逆行入胃。虫卵进入十二指肠孵化逸成六钩蚴,蚴虫经血行播散发育成囊尾蚴,寄生在脑、脑室和蛛网膜下腔形成囊肿。食用痘猪肉只能感染绦虫。脑实质包囊内很少引起炎症,通常感染数年后蚴虫死亡出现明显炎症反应和临床症状。

【诊断要点】

1. 临床分型 脑实质囊肿占位效应、脑室内囊肿阻塞或颅底脑膜炎导致神经系统症状和体征,可分为以下 5 型。

(1)癫痫型:以反复发作的各种癫痫为特征,发生率为 80%,其中 50% 左右表现为单纯大发作。此外尚有失神、发作性幻视、视物变形、幻嗅、精神运动性兴奋及各种局限性抽搐和感觉异常等发作形式。此类癫痫大发作的发生频率一般较低,间隔时间大多数在 3 个月以上,部分患者甚至若干年才发作 1 次。约有 10% 的患者的癫痫有自行缓解的倾向。

(2)脑膜炎型:以急性或亚急性脑膜刺激征为特点,长期持续或反复发作。起病时有发热,体温一般在 38℃ 左右,持续 3～5d。

(3)颅内压增高型:以急性起病或进行性加重的颅内压增高为特征。头痛症状突出,常伴呕吐、复视、视盘水肿或继发性视盘萎缩、视力及听力减退。颅内压增高多由于包囊在颅底引起炎症粘连所致。包囊在第四脑室阻塞正中孔造成脑脊液循环障碍,可表现为间歇性剧烈头痛、呕吐、眩晕发作,常因体位改变而诱发,称为活瓣综合征,即布伦综合征。

(4)痴呆型:此型患者有进行性加剧的精神异常和痴呆,脑实质内有密集的囊虫包囊。此组症状可能与广泛的脑组织破坏和皮质萎缩有关,而不一定有颅压增高。个别患者因幻觉、迫害妄想而自杀。

(5)脊髓型:由于囊虫侵入脊髓产生的脊髓受压症状,临床表现为截瘫、感觉障碍、大小便失禁等。

2. 辅助检查

(1)实验室检查:脑脊液可呈炎症改变,压力增高,细胞数为 $(10\sim100)\times10^6/L$,以淋巴细胞为主,蛋白质增高,糖定量大多正常,个别患者可低于 2.2mmol/L。外周血嗜酸性粒细胞增多。ELISA 检测血清和脑脊液囊虫抗体阳性。

(2)脑 CT 平扫显示包囊为小透亮区,CT 扫描或 MRI 可见对比剂强化的占位性病变伴发周围水肿,单个或多个脑实质钙化,脑积水及阻塞部位。

患者曾居住在流行病区,出现癫痫、脑膜炎或颅内压增高,皮下软组织囊包或粪便发现虫卵可提示诊断,血清囊虫抗体试验、皮下结节囊虫活检和脑 CT、MRI 检查等均支持诊断。

【治疗要点】

1. 病原治疗:由于囊虫死亡会引起较剧烈的炎症反应,导致患者症状加剧,出现频繁的癫痫发作、颅内压增高,甚至出现脑疝危及生命。因此,驱虫治疗必须住院,在严密的监护下进行,治疗前需除外眼囊虫病(虫体引起的眼部炎症可导致剧烈疼痛直至失明),治疗过程中建议常规使用皮质激素、甘露醇脱水治疗。目前运用最广的驱虫药物为吡喹酮和阿苯达唑。

2. 脑积水可行脑脊液分流术缓解症状,癫痫患者用抗癫痫药控制发作。

3. 脑室内单个病灶宜手术摘除。

【处方】

1. 吡喹酮 从小剂量开始,200mg/d,分 2 次口服;根据用药反应逐渐加量,剂量不超过 1g/d,成人总剂量 300mg/d。囊虫数量少、病情轻可较快加量,囊虫数量多、病情重宜缓慢加量。2～3个月后开始第 2 个疗程,共治疗 3～4 个疗程。

2. 阿苯达唑　小剂量开始逐渐加量,成人总剂量 300mg/kg;1 个月后治疗第 2 个疗程,共 3～4 个疗程。

九、脑棘球蚴病

脑棘球蚴病又称脑包虫病,是细粒棘球蚴绦虫幼虫(棘球蚴)引起颅内感染性疾病,约占棘球蚴病的 2%。主要见于畜牧地区,我国西北、内蒙古、西藏、四川西部、陕北、河北等地均有散发。任何年龄都可罹患,农村儿童多见。

细粒棘球蚴绦虫寄生于犬科动物小肠内,人、羊、牛、马和猪等为中间宿主。狗粪便排出虫卵污染饮水和蔬菜,人类误食而感染。虫卵在人的十二指肠孵化成六钩蚴穿入门静脉,随血至肝、肺、脑,数月后发育成包虫囊肿。脑包虫囊肿常为单发,常见于大脑中动脉供血区及小脑、脑室和颅底部。包虫多在数年后死亡,囊壁钙化;少数包虫继续生长,形成巨大囊肿。

【诊断要点】

1. 症状及体征　包虫病在人体内发展缓慢,患者可多年无症状,最常侵犯的器官为肝和肺。中枢神经包虫病可伴发于肝、肺包虫病,也可单发,临床上无特征性表现,常见的表现为癫痫和颅内高压症状。此外,根据包囊所在的部位尚可产生偏瘫、偏盲、偏侧感觉障碍、失语、持续进展的痴呆等症状。若包囊压迫、侵犯颅骨则可出现颅骨隆突。

在畜牧区的儿童与年轻人若出现进行性加重的颅内压增高症状或不明原因的癫痫,持续时间超过 1～6 个月,均应怀疑本病的可能。

2. 辅助检查

(1)实验室检查:30%～70%的患者血嗜酸性粒细胞计数增

高。以间接血凝试验和酶联吸附最为常用,阳性率90%左右,亦可出现假阴性或假阳性反应。补体结合试验阳性率为80%,约5%呈假阳性反应(本病与吸虫病和囊虫病之间有交叉免疫现象)。

(2)影像学检查在诊断上有重要意义。脑X线摄片可发现颅骨破坏及其形成的颅骨内外的软组织肿块,有时X线片上显示弧线状及团块状钙化,如发现这种征象,则可以定性。脑CT可见脑内圆形或类圆形囊肿,无囊周水肿、占位征象,囊内容物密度同水,增强扫描增强不明显,一般少见钙化;MRI扫描形态同CT,囊内液信号同脑脊液,T_1为低信号、T_2为高信号,头节在T_1为高信号,具有特征性。

【治疗要点】

1. 手术治疗　对中枢神经系统包虫病而言,手术仍为根治的唯一疗法。手术的目标在完整摘除包囊,严防囊液外溢引起过敏性休克和头节移植复发。

2. 药物治疗　包括甲苯达唑、硫苯达唑、阿苯达唑及吡喹酮等。甲苯达唑:可透入包虫囊壁,可杀死包虫生发层细胞,吡喹酮用于不能手术或术后复发,术前应用可防止或减少原头蚴污染导致继发性感染。

3. 对症治疗　伴癫痫发作者可予以抗癫痫药,颅内压增高可用降颅压药。

【处方】

1. 甲苯达唑　0.4~0.6g,口服,每日3次,连用3~4周。

2. 硫苯达唑　0.75g,口服,每日2次,连用6周。

3. 阿苯达唑　0.4g,口服,每日2次,连用30d。

4. 吡喹酮　0.4g,口服,每日2次,连用30d。

【注意事项】

甲苯达唑、阿苯达唑均为抗包虫病的首选药物。

十、蛔虫病的神经系统损害

蛔虫病是蛔虫寄生于人体小肠引起的疾病。农村感染率高达 50%～80%，儿童多于成人，学龄期与学龄前期感染率增高。

蛔虫是寄生人体最大的线虫之一。雌、雄异体，交配后雌虫产卵，受精卵随粪便排出，若温度与湿度合适，约 25d 后具有感染性。此种虫卵被人吞食后，大部分被胃酸杀死，少数进入小肠，卵壳被肠液消化，幼虫脱壳而出，侵入肠黏膜经毛细血管入门脉，经肝、下腔静脉、右心后到肺。幼虫在肺泡内发育，然后顺小支气管，气管向上移行至咽喉部再被吞下至小肠发育为成虫。蛔虫移行过程中可发生胸膜、眼、脑、脑膜等处的异位损害。

【诊断要点】

1. 蛔虫病神经系统损害的临床表现

(1)成虫分泌毒素和代谢产物被吸收后，引起全身变态反应，神经症状的表现有头痛、精神不安、烦躁、易怒、失眠、惊厥、舞蹈样动作、谵妄、腱反射减弱、瞳孔散大等。严重中毒可引起类似脑膜炎及癫痫持续状态。

(2)蛔虫移行症，临床上可产生发热、腹痛、恶心、呕吐、肌肉关节痛、抽搐、肢体瘫痪、突然失明等。

2. 辅助检查　粪中可找到成虫排出或镜检发现虫卵。周围血液嗜酸粒细胞增多，有神经系统症状者，脑脊液中可发现嗜酸粒细胞，以含胚卵为抗原进行的酶联免疫吸附试验灵敏度高，有特异性，可助诊断。

【治疗要点】

1. 驱虫治疗

(1)左旋咪唑：是驱蛔虫的首选药，具有抑制蛔虫肌肉中琥珀酸脱氢酶作用，使肌肉能量产生减少，虫体麻痹被排出。不良反应为轻度胃肠道反应。

(2)哌嗪：即驱蛔灵，有抗胆碱能作用，阻止蛔虫肌肉神经接头乙酰胆碱释放,使虫体肌肉麻痹。不良反应为轻度恶心、腹部不适,肝、肾病和癫痫患者禁用。疗效高,一次治疗率达 70%～80%。

(3)噻嘧啶:阻断神经肌肉传导,使虫体麻痹不动。不良反应有轻度恶心、腹痛等。

(4)苯咪唑类:甲苯达唑和阿苯达唑是广谱驱虫药,抑制蛔虫摄取葡萄糖,使糖原耗竭和 ATP 减少,导致虫体麻痹。多无明显的不良反应,有时引起蛔虫游走,服药后吐蛔虫现象。

2. 对症治疗　癫痫发作可用抗癫痫药或地西泮,头痛、头晕或可用镇痛药。

【处方】

1. 左旋咪唑　成人一次口服 150mg,儿童 2～3mg/kg,睡前 1 次顿服。

2. 哌嗪　成人剂量 3g,儿童 80～100mg/kg,空腹或晚上顿服,连用 2d。

3. 噻嘧啶　成人每次剂量为 10 mg/kg,晚间顿服,疗程 1～2d;儿童剂量按基质计算为 10mg/kg 顿服。

4. 苯咪唑类　甲苯达唑剂量 200mg,阿苯达唑为 400mg,均顿服,疗程 1～2d,驱蛔作用较缓慢,服药后 2～3d 排出。

十一、中枢神经系统旋毛虫病

旋毛虫病是由旋毛虫引起的人畜共患病。人因食用生的或半生的猪肉而感染,主要累及消化道、肌肉,在较少的情况下也可累及中枢神经系统,表现为化脓性脑膜炎。

【诊断要点】

1. 旋毛虫病的一般临床表现和脑损害症状

(1)感染旋毛虫后主要表现为腹泻和腹部不适,2 周后出现发热、肌痛和水肿。眼睑水肿亦为本病重要的临床表现,可伴有结膜的出血水肿,水肿尚可波及全身,严重者甚至可出现腹水。

（2）临床分期：分为小肠期、幼虫移行期、包囊形成期。神经系统症状均出现于幼虫移行期，属于本病急性期，主要表现中毒和过敏症状。

（3）幼虫在体内移行侵入肌肉和脑：出现发热、皮疹、肌痛症状，以及脑膜炎表现，如头痛、恶心、颈强、意识模糊、脑压增高等。发热发生率达92%，体温多在38～40℃。肌痛多波及全身，以腓肠肌和咀嚼肌最为严重，是本病特征性表现。

（4）脑实质受损：出现偏瘫、单瘫、失语、全身或局限性抽搐。囊包形成后病变已趋局限，急性炎症消退，仅遗留肌肉隐痛和相应的脑受损局灶体征。

凡有食生猪肉或未经完全煮熟的猪肉制品的经历，先有胃肠道症状，继之出现眼睑水肿、肌痛、发热、头晕、头痛以及神经系统定位体征者均应考虑本病。

2. 辅助检查

（1）实验室检查可发现外周血嗜酸粒细胞增多，早期可达$(10～20)×10^9/L$，但重症患者嗜酸粒细胞多不增加。部分患者血清转氨酶和LDH也可上升。如行腓肠肌活检发现旋毛虫即可确诊，唯此法阳性率不高（30%～50%）；此外，如间接血凝试验、ELISA、荧光抗体试验等免疫学检查也有助于诊断，阳性率可达90%。

（2）可有脑压增高，脑脊液蛋白含量、白细胞数增高，偶可查到幼虫。

【治疗要点】

1. 病因治疗　应早期治疗，可疑感染可预防性治疗。

（1）阿苯达唑：是首选用药，疗效优于甲苯达唑，可驱除肠内早期脱囊期幼虫、成虫，抑制雌虫产幼虫，杀死移行期幼虫，一般服药后2d热度下降，4d后体温恢复正常，水肿消失，肌痛减轻或消失。仅有头晕、食欲缺乏等轻微反应。

（2）噻苯达唑：为广谱驱虫药，本品不良反应较阿苯达唑大，偶可引起头晕、恶心、呕吐、腹部不适、皮炎、血压下降、心率减慢、血清转氨酶升高等不良反应,加用泼尼松后可减轻反应。因毒性较大,现已少用。

(3)对累及中枢神经系统的患者可酌情使用肾上腺皮质激素。

2. 对症治疗

(1)急性期应卧床休息,适当给予镇痛药。

(2)全身中毒或过敏反应导致高热、脱水和电解质紊乱及肺、心症状,应给予对症处理,密切观察心脏,及时预防与处理心力衰竭。

【处方】

1. 阿苯达唑 剂量 20mg/(kg·d),分 2 次口服,连续 7d,必要时 2 个月后可重复 1~2 个疗程。少数病例服药后第 2~3 天体温升高,呈类似赫氏反应样表现,为虫体死亡导致的异体蛋白反应,可加用泼尼松 30~60mg/d 口服,疗程 3~10d。

2. 噻苯达唑 剂量为 25 mg/kg,每日 2 次。每疗程 5~7d,必要时数天后可重复治疗。

3. 其他 累及中枢神经系统的患者可酌情使用肾上腺皮质激素,一般泼尼松剂量为每天 20~30mg,连服 3~5d,必要时可延长,也可用氢化可的松 100 mg/d,静脉滴注,疗程同上。

十二、丝虫病的神经系统损害

丝虫病是丝虫寄生于淋巴组织、皮下组织、深部结缔组织或浆液腔所致的寄生虫病。通过蚊虫传播。

丝虫病的神经系统并发症主要是脑损害,由大量微丝蚴凝成栓子阻塞血管管腔;或由于药物治疗时,微丝蚴在脑内死亡、崩解,引起脑组织局部坏死、炎症反应、胶质细胞增生、肉芽肿形成。脑的灰质和白质皆可受累。

【诊断要点】

1. 丝虫病的发展取决于患者的机体反应、感染程度、重复感染情况、寄生的部位及继发感染等因素。

(1)急性期过敏及炎症反应：早期在淋巴管可出现内膜肿胀，内皮细胞增生，随之管壁及周围组织发生炎症细胞浸润，导致管壁增厚，淋巴管的瓣膜功能破坏，管内形成淋巴栓。此期患者出现淋巴管炎、淋巴结炎及丹毒样皮炎等。

(2)慢性期淋巴阻塞性病变：急性病变不断发展，症状反复发作，局部出现增生性肉芽肿。组织反应继续进行，最后造成淋巴管的部分或完全阻塞。此期患者出现象皮肿、阴囊鞘膜积液或乳糜尿。

(3)脑部症状：由于丝虫蚴阻塞毛细血管，患者有头痛、激动、意识障碍、脑膜刺激征、抽搐、运动无力、失语等。

2. 周围血及脑脊液可查到微丝蚴。

根据丝虫病的存在、脑部症状、周围血和脑脊液中找到微丝蚴诊断当可成立。

【治疗要点】

1. 病因治疗

(1)乙胺嗪：又名海群生为哌嗪类衍生物，能使血中微丝蚴集中到肝微血管中被杀灭、吞噬或破溃溶解，长期用大剂量可杀死成虫。

(2)呋喃嘧酮：我国研制的抗丝虫病新药，直接杀灭微丝蚴与成虫，疗效似优于乙胺嗪。

(3)左旋咪唑：微丝蚴即时转阴率达 90.3%，但可复发，与乙胺嗪合用可加强疗效。少数患者有头痛、低热、四肢酸痛等不良反应。

2. 对症治疗　淋巴管炎可用解热、镇痛药或皮质激素治疗，抗生素控制感染，颅高压给予甘露醇。用肾盂加压灌注、淋巴管结扎或静脉吻合术等控制乳糜尿，象皮肿可针对患腿施行微静脉-淋巴管吻合术。

【处方】

1. 乙胺嗪　①短程疗法：成人 1～1.5g 顿服；或 0.75g，每日

2 次,连服 2d;或 0.5g,每日 3 次,连服 3d;适于体质较好者。严重感染者药物反应较大,杀虫效果不完全。②中程疗法:成人 0.2g,每日 3 次,连服 7～8d,适于微丝蚴数量大的重感染者。③间歇疗法:0.5g,每周 1 次,连服 7 周。疗效可靠,不良反应小。

2. 呋喃嘧酮　剂量 20mg/(kg・d),分 2～3 次服,总剂量 140mg/kg,每疗程连服 7d。

3. 左旋咪唑　4～5mg/(kg・d),分 2 次服用,共 5d。

第十节　神经系统螺旋体感染

神经系统螺旋体感染包括梅毒、Lyme 病和钩端螺旋体病三大类,本节主要讲述后两种疾病,神经梅毒详见本章第十一节。

一、莱姆(Lyme)病

莱姆病是蜱咬性伯氏疏螺旋体多系统感染引起的自然疫源性疾病,可侵犯皮肤、神经系统、心脏和关节等。居住在森林地带易发病,常与旅行、野营、狩猎有关,多见于夏季,任何年龄均可得病。

莱姆病主要的发病机制:①病原体直接侵犯,如螺旋体侵入皮肤而出现慢性游走性环行红斑,进入关节、脑膜组织而发生关节炎、脑膜炎等(当然后期的关节炎、脑膜炎均非直接侵入之结果);②抗原抗体免疫复合物的形成,这些复合物在血管内沉积而致血管通透性改变和直接损伤血管致病。

【诊断要点】

1. 临床表现　本病多发生在夏季,感染累及神经系统称为神经莱姆病。病程分 3 期,临床分期和表现如下。

Ⅰ期:为蜱叮咬后 3～32d,以皮肤损害为特征。表现为叮咬部位的移行性环行红斑,局部红肿,可伴发热,可有头痛、项强等表现。一般说,该期约持续 4 周后自动消失。

Ⅱ期:神经系统损害以脑膜炎、多脑神经炎和多发性神经根炎样表现为最常见。出现头痛、颈强等脑膜刺激征,脑膜炎可反复发作,持续数次之后,约数月后可自行缓解。50%的脑膜炎患者可有行为和情绪改变,表现为忧郁、焦虑、注意力不集中和记忆障碍。脑神经损害中,以第Ⅶ对脑损害最为常见,常同时或先后出现双侧面神经瘫痪。可见畏光、眼球活动疼痛、疲劳、易怒、情绪不稳、记忆和睡眠障碍、关节或肌肉疼痛、食欲缺乏和咽痛等。在35%~50%的脑膜炎患者中可有躯体周围神经损害,表现为各个不同水平的神经根,对称或不对称,或表现为臂丛、腰骶丛神经根的炎症改变,可有心脏传导障碍、心肌炎、心包炎、心脏扩大或心功能不全等。

Ⅲ期:在首次感染后数月至数年发生神经系统和关节的症状,后者以累及单关节或多关节,反复发作,并以膝关节等大关节受累为最常见。可出现脑实质性损害,表现为局灶性脑炎、抽搐或精神症状,周围神经表现为轴索性周围神经病样症状和体征,可出现记忆和认知障碍、视物障碍和括约肌功能异常等。

2. **辅助检查**

(1)脑脊液检查:淋巴细胞增多,$(100\sim200)\times10^6/L$,蛋白轻度增高,糖含量正常。患病后4~5周可出现 CSF-IgG 指数增高及 CSF 寡克隆带,提示鞘内免疫球蛋白合成。ELISA 法可检出 CSF 和血清特异性伯氏螺旋体抗体,感染后3~4周出现 IgM 抗体,6~8周达峰,4~6个月恢复正常;6~8周出现 IgG 抗体,4~6个月达峰,数年内仍可测出。

(2)影像学检查:脑 CT 或 MRI 检查多为正常,慢性期 CT 或 MRI 可显示脑部多灶性肌脑室周围病变。

3. **诊断** 主要根据流行病学和蜱咬伤史,患者的脑膜炎、神经根炎、脑病和脊髓病等表现和特异性血清学诊断试验,慢性游走性红斑和关节炎提示诊断。

一般认为,符合下列之一可予以诊断:①典型皮肤环行红斑和血清 BB 特异抗体阳性(滴度＞1∶200);②来自流行区,至少一个器官受累,血清抗体高于 1∶200;③来自非流行区,至少有两个器官受累,血清中 BB 抗体高于 1∶200,或脑脊被中抗体阳性;④脑脊液或血清或病灶中直接检测到病原体,当然病原体的直接检出是非常困难的。抗体检测十分重要,疾病第 1 期与第 2 期之间若 IgM 型抗体增 2 倍,IgG 型抗体从阴性转为阳性即有诊断意义。

【治疗要点】

伯氏螺旋体对四环素、氨苄西林和头孢曲松高度敏感,对青霉素、苯唑西林和氯霉素中度敏感,对氨基苷类、环丙沙星和利福平不敏感,红霉素在体内无效。

常用第 3 代头孢霉素,如患者心肌严重受累,对抗生素治疗反应慢,可用皮质激素,如关节炎患者对抗生素无反应,偶可关节内注射皮质激素。

【处方】

1. 头孢曲松钠　成人 1～2g/d,分 1～2 次静脉注射;儿童 20～80mg/(kg·d),1～2 次注射给药。

2. 头孢呋辛　成人 0.75～1.5g,静脉注射,每日 3～4 次,重症患者可达 9g/d;儿童 50～100mg/(kg·d),分 2～3 次注射。

疗程 2～3 周,慢性患者或病情较重可适当延长治疗时间,必要时可连续治疗数月。

二、神经系统钩端螺旋体病

神经系统钩端螺旋体病是钩端螺旋体引起神经系统感染的临床综合征。接触受染动物的组织、尿液或被污染地下水、蔬菜等均可感染,螺旋体通过皮肤黏膜破损处侵入人体。与动物组织有较多接触机会的实验室、屠宰场和食品加工人员易感染。

【诊断要点】

临床表现:患者常在感染后 1～2 周突然发病,临床经过分 3

个阶段：

1. 早期（钩体血症期）　持续 2～4d，出现发热、头痛、全身乏力、眼结膜充血、腓肠肌压痛、浅表淋巴结肿大等感染中毒症状。

2. 中期（钩体血症极期）　病后 4～10d，表现脑膜炎症状，如剧烈头痛、频繁呕吐和颈强等；个别病例可见大脑或脑干损害，CSF 可分离出钩端螺旋体。

3. 后期（后发症期或恢复期）　大部分患者完全恢复，部分出现两种类型神经系统并发症：

（1）后发脑膜炎型：多为急性期后变态反应，表现脑膜刺激征，CSF 淋巴细胞增多，蛋白增高超过 1g/L，可检出钩端螺旋体 IgM 抗体，但不能分离出螺旋体。

（2）钩体脑动脉炎：急性期退热后半月至 5 个月发病，是常见的神经系统严重并发症，病理改变为多发性脑动脉炎，内膜增厚、血管闭塞引起脑梗死，表现中枢性面舌瘫、偏瘫或单瘫、运动性失语、假性延髓麻痹和病理征，可出现全身性、部分性癫痫发作和癫痫持续状态。MRA 或 DSA 显示脑动脉狭窄或闭塞，CT 或 MRI 可见大脑半球多发性或双侧梗死灶；个别病例主干动脉闭塞后建立侧支循环，逐渐形成脑底异常血管网，状如烟雾病。年轻患者预后良好，50 岁以上患者常合并严重肝病和黄疸，病死率达 50%。

【治疗要点】

1. 疾病早期用青霉素 G 治疗，青霉素过敏者可用四环素。

2. 脑膜炎和变态反应性脑损害可合用皮质类固醇，脑梗死可用血管扩张药等。

【处方】

青霉素 G：成人剂量 120 万～160 万 U/d，分 3～4 次肌内注射，疗程至少 1 周。青霉素过敏者可用四环素，疗程 1 周。

第十一节　神经梅毒

神经梅毒(neurosyphilis)是由苍白密螺旋体侵犯神经系统出现脑膜、大脑、血管或脊髓损害的临床综合征,可发生于梅毒病程的各个阶段,常为晚期(Ⅲ期)梅毒全身性损害的重要表现。早期损害皮肤和黏膜,晚期侵犯神经系统及心血管系统。20世纪50年代后梅毒在我国几乎绝迹,70年代后发病率上升,目前世界范围艾滋病流行又使神经梅毒罹患率增加。

大多数通过性接触传染,为后天性梅毒。少数病例是病原体由母体血液经胎盘和脐带进入胎儿体内,为先天性梅毒。约10%未经治疗的早期神经梅毒患者最终发展为神经梅毒。在感染HIV的人群中,约15%梅毒血清检查阳性。

【诊断要点】

1. 临床特点　常见无症状型、脑膜炎型和血管型,脑实质型如脊髓痨和麻痹性痴呆已少见。

(1)无症状型:患者多无症状,个别患者瞳孔异常,阿-罗瞳孔表现光反射消失,调节反射存在,是提示本病的唯一体征,血清学和脑脊液检查梅毒相关抗体阳性,脑脊液细胞数$>5\times10^6/L$,脑MRI显示脑膜增强信号等均为诊断的依据。

(2)脑膜神经梅毒:多见于梅毒感染1年后,可见发热、头痛和颈强等脑膜炎症状,无特异性异常体征,偶见双侧面瘫或听力减退,阻塞性或交通性脑积水等。

(3)脑膜血管梅毒:梅毒感染可累及脑血管,引起脑梗死。发生于梅毒感染后数年。内囊和基底节区Heubner动脉、豆纹动脉等最常受累。临床表现为偏瘫、偏身感觉障碍、偏盲和失语等,发病前可有持续数周的头痛、人格改变等前驱症状。患者年龄通常比动脉粥样硬化患者更年轻。根据年轻患者有罹患性病的危险因素、血清学及脑脊液检查、MRI显示内囊基底节区缺血病灶和脑膜增强信号等可以诊断。

(4)脊髓膜血管梅毒:表现横贯性(脊膜)脊髓炎,如运动、感觉及排尿障碍等,需注意与脊髓痨鉴别。

(5)麻痹性神经梅毒:又称麻痹性痴呆或梅毒性脑膜脑炎,一般发生于梅毒感染后 10～20 年,潜伏期很长。发病年龄以 35－45 岁多见。麻痹性痴呆的主要临床症状为进行性的记忆力减退等智能障碍。起病隐袭,早期表现常为性格改变、焦虑不安、易激动、情绪波动、人格改变等。逐渐出现记忆力、计算力、认识力减退等智能障碍。可伴有各种妄想和幻觉,异常的情感反应,病程晚期发生严重的痴呆。如症状继续发展,最终发展为痴呆状态、痉挛性截瘫或去皮质状态。除智能下降这一核心症状外,20％的麻痹性痴呆患者可合并癫痫发作,少部分患者可合并面舌部及肢体的抖动。部分患者可见阿-罗瞳孔,表现为瞳孔对光反射消失而辐辏反射存在。

(6)脊髓痨:见于梅毒感染后 15～20 年,表现脊髓症状,如下肢针刺或闪电样疼痛、进行性感觉性共济失调、括约肌及性功能障碍等,阿-罗瞳孔是重要体征。膝反射和踝反射消失,下肢震动觉和位置觉缺失。10％～15％的患者出现内脏危象,胃危象表现突然胃痛伴呕吐,持续数日,疼痛可迅速消失,钡剂透视可见幽门痉挛;肠危象为肠绞痛、腹泻和里急后重;咽喉危象为吞咽和呼吸困难;排尿危象为排尿痛和排尿困难。病情进展缓慢,可自发或治疗后缓解,针刺样疼痛和共济失调常持续存在。

(7)梅毒性视神经萎缩:可从单眼开始,表现为视野变小,再累及双眼。眼科检查可见视神经萎缩。

(8)梅毒性树胶肿:是硬脑膜肉芽肿,为梅毒性脑膜炎的一种局灶表现,目前少见。

(9)先天性神经梅毒:梅毒螺旋体在妊娠期的 4～7 个月时由母体传播给胎儿,除脊髓痨以外,其他所有类型梅毒均可出现,并可见脑积水和 Hutchinson 三联征(间质性角膜炎,牙改变和听力丧失)。

2. 辅助检查

(1)脑脊液检查:作为一种感染性疾病,脑脊液检查可见细胞数和蛋白增高。CSF 细胞数增高,通常在 $5×10^6/L$ 以上,最高可达$(100～300)×10^6/L$,淋巴细胞为主,有少量浆细胞和单核细胞,蛋白含量增高$(0.4～2g/L)$,葡萄糖含量减低或正常。

(2)在各种实验室检查中,血清学检查是首要的、最便捷的诊断梅毒的方法。临床检测常包括高效价血清 VDRL 反应,密螺旋体荧光抗体吸附试验(FTA-ABS),快速血浆反应素试验(RPR)和梅毒螺旋体凝集试验(TPHA)。血清学实验阳性只表明以前接触过梅毒螺旋体,诊断神经梅毒需要进行脑脊液梅毒试验。胎传梅毒产前诊断可行羊膜穿刺抽取羊水,用单克隆抗体检测梅毒螺旋体。

(3)脑 CT 和 MRI 可见脑萎缩,以额叶和颞叶为主。部分病例 MRI 可见额叶、颞叶、海马等部位的高信号。合并脑膜血管梅毒的患者,可见相应血管供应区的脑梗死病灶;部分病例可见脑膜强化。脑血管检查可见脑血管弥漫性不规则狭窄,狭窄动脉近端瘤样扩张,腊肠状,狭窄远端小动脉梗死。

【治疗要点】

神经梅毒的治疗包括病因与对症治疗。

1. 病因治疗　我国卫计委防疫司提出,患者应接受终身医疗监测,驱梅治疗后第 1 个月,3 个月,6 个月,12 个月,18 个月,24 个月及 2 年后的每年均应复查 1 次脑脊液常规、生化和 VDRL,如脑脊液细胞数仍不正常、血清 VDRL 实验或脑脊液特异抗体效价未见降低或呈 4 倍增加者,可静脉注射大剂量青霉素重复治疗,直至 2 次正常为止。

(1)青霉素 G 为治疗梅毒首选药物。原发梅毒首次青霉素注射可出现 Larison-Herxheimer 反应,是大量螺旋体死亡导致机体过敏反应,为减轻这种反应,在用青霉素治疗前 1 天,服用泼尼松。

(2)青霉素过敏者可用头孢曲松、四环素、多西环素(强力霉素)、米诺环素,也可用大环内酯类如红霉素。

2. 对症治疗

(1)瘫痪患者尿潴留处理原则:①可先用针刺治疗,选取气海、关元和三阴交等穴,无效时可留置导尿。②留置导尿应采用半封闭式冲洗引流装置,该装置及尿瓶需每日更换消毒,用庆大霉素或甲硝唑消毒。鼓励患者多饮水,每 3~4 小时放 1 次尿,以保持膀胱有一定的容量,防止挛缩。膀胱功能恢复后应尽早拔除导尿管。③如有尿路感染应及时检菌,根据病原菌的种类选用适宜的足量、敏感抗生素静脉滴注治疗。

(2)瘫痪患者压疮防治注意事项:①保持皮肤清洁干燥,被褥平整,定时翻身避免局部皮肤长期受压。②骶部、足跟、肩胛部等骨隆起处和易受压部位放置气圈和厚软垫,经常查看并按摩受压皮肤。③一旦出现局部皮肤发红,可用 70%酒精擦拭,并涂以滑石粉或 3.5%安息香酊。④如已发生压疮,创面表浅应控制感染防止扩大,如有脓液和坏死组织应手术清除;如创面炎症已消退,可局部紫外线照射,外敷紫草油纱条,促进肉芽组织生长和愈合。

(3)闪电样疼痛:可用卡马西平或氯硝西泮。

(4)内脏危象:可用甲氧氯普胺肌内注射。阿托品和吩噻嗪类治疗内脏危象有效,或用哌替啶镇痛。

(5)Charcot 关节:应注意预防发生骨折。

【处方】

1. 青霉素 G 钠盐 480 万 U,10d 为 1 个疗程;间隔 2 周后可重复治疗,总剂量 9600 万 U。

2. 普鲁卡因青霉素 240 万 U/d,同时服用丙磺舒 0.5g,每日 4 次,连续 10d;再用苄星青霉素 240 万 U,肌内注射,每周 1 次,共 3 周。

3. 原发梅毒首次青霉素注射可出现 Larison-Herxheimer 反

应,为减轻这种反应,在用青霉素治疗前 1 天,服用泼尼松 5～10mg,每日 4 次,连续 3d。

4. 头孢曲松:1g,肌内注射,每日 1 次,连用 14d。

5. 四环素 500mg 口服,每日 4 次,连续 14d。

6. 多西环素(强力霉素)200mg,每日 2 次,连用 30d。

7. 米诺环素 100mg,每日 2 次,连续 2～4 周,间断口服数月。

8. 大环内酯类如红霉素 500mg 口服,每日 4 次。

9. 瘫痪患者留置导尿装置及尿瓶消毒,用庆大霉素 8 万 U 加入生理盐水 500ml,或甲硝唑 250ml 冲洗灌注,保留 0.5h 后放出,每日 1～2 次。

10. 闪电样疼痛:卡马西平 0.1～0.2g,口服,每日 3 次;或氯硝西泮 1～2mg,口服,每日 3 次。

11. 内脏危象可用甲氧氯普胺 10mg,肌内注射。

第十二节　艾滋病的神经系统病变

艾滋病是获得性免疫缺陷综合征(AIDS)的简称,是人类免疫缺陷病毒(HIV)感染引起的人体细胞免疫缺陷,导致一系列条件致病菌感染和发生肿瘤等致命性综合征。感染 HIV 的单核细胞可通过血-脑屏障进入中枢神经系统,直接损害大脑、脊髓和周围神经。

【诊断要点】

艾滋病神经综合征,临床上可因起病急缓、病程长短、病毒侵及神经系统部位、伴其他病原体感染等,分为下列几类。

1. HIV 原发性神经系统感染

(1)HIV 急性原发性神经系统感染:初期无症状或首发症状是神经系统表现。①急性可逆性脑病:表现意识模糊、记忆力减退和情感障碍;②急性化脓性脑膜炎:头痛、颈强、畏光和四肢关节头痛,偶见皮肤斑丘疹,可见脑膜刺激征;③单发脑神经炎(如

Bell 麻痹)、急性上升性或横贯性脊髓炎、炎症性神经病(吉兰-巴雷综合征)。

(2)HIV 慢性原发性神经系统感染：①AIDS 痴呆综合征,以前又称为亚急性或慢性 HIV 脑炎,在临床上最常见,一般发生于本病晚期。早期出现淡漠、回避社交、性欲降低、思维减慢、注意力不集中和健忘等,可有抑郁或躁狂、运动迟缓、下肢无力、共济失调和帕金森综合征等,晚期出现严重痴呆、无动性缄默、运动不能、截瘫和尿失禁等。CT 或 MRI 可见皮质萎缩、脑室扩张和白质改变等。②复发性或慢性脑膜炎,表现慢性头痛、脑膜刺激征,可伴三叉神经、面神经和听神经损害。脑脊液呈慢性炎性反应,HIV 培养阳性。③慢性进展性脊髓病,胸髓后索、侧索病变明显,可见脊髓白质空泡样变性(空泡性脊髓病),表现进行性痉挛性截瘫,伴深感觉障碍、感觉性共济失调和痴呆,多在数周至数月完全依赖轮椅,少数在数年内呈无痛性进展;颇似亚急性联合变性。原位杂交或 HIV 分离培养可证实。④周围神经病:表现远端对称性多发性神经病、多数性单神经病、慢性炎症性脱髓鞘性多发性神经病、感觉性共济失调性神经病、进行性多发性神经根神经病和神经节神经炎等,多发性神经病最常见。HIV 很少引起肌病。

2. 机会性中枢神经系统感染　　中枢神经系统是除肺以外的第 2 个易受条件感染侵犯的器官。

(1)脑弓形虫病:是 AIDS 常见的机会性感染,应用甲氧苄啶-磺胺甲噁唑等抗弓形虫药后已减少。病情缓慢进展,出现发热、意识模糊和局灶性或多灶性脑病症状体征,如脑神经麻痹、轻偏瘫、癫痫发作、头痛和脑膜刺激征等。MRI 可见基底节一处或多处大块病灶,呈环形增强;PCR 可检出弓形虫 DNA;确诊有赖于脑活检。

(2)真菌感染:6%～11%的病例可发生新型隐球菌脑膜炎。表现为亚急性脑膜炎的症状,有头痛、发热、疲乏,进行性头痛加重及意识障碍,伴发热和癫痫大发作,颈强直不常见,脑脊液细胞常不增高,诊断依靠脑脊液墨汁染色找到病原菌。治疗可用两性霉素或氟尿嘧啶。

(3)病毒感染:单纯疱疹病毒、巨细胞病毒、水痘-带状疱疹病毒等引起脑膜炎、脑炎和脊髓炎,乳头多瘤空泡病毒引起进行性多灶性白质脑病。进行性多灶性白质脑病约见于 2% AIDS 患者中,其特征性病理改变为脑的亚急性脱髓鞘变性。病变多发,多为皮质下局灶性损害,分布于顶枕区为多,偶可累及脑灰质。起病隐袭,常先有精神症状、视野缺损、轻偏瘫、步伐不稳等。CSF 无特殊变化。脑 CT 及 MRI 可见多发的脑损害。治疗可用鞘内注射阿糖胞苷。

(4)细菌感染:分枝杆菌、李斯特菌、金黄色葡萄球菌等引起各种脑膜炎,结核性脑膜炎较多见。

3.继发性中枢神经系统肿瘤　AIDS 细胞免疫功能破坏使肿瘤易感性增加。

(1)原发性淋巴瘤:临床表现多为亚急性起病,有精神状态改变、头痛、意识模糊、视觉障碍、局灶性神经功能障碍等,脑膜转移者可有脑神经损害及多发性神经根损害等。CT 显示脑深部、脑室周围有间质性结节或环形增强病变,与其他肿瘤或感染难以鉴别,侵及脑膜者可有脑膜增厚及增强,通常需要脑活检确诊,脑脊液蛋白质含量增高,单个核细胞轻度增多,糖含量可降低。该肿瘤对放疗敏感,故应尽早行积极的放射治疗,可延长患者的生存期。

(2)Kaposi 肉瘤:为 AIDS 患者最常见的恶性肿瘤,但是中枢神经系统很少发生,中枢神经系统受累时多已合并其他内脏受累及肺部广泛转移,临床上可有局灶症状,CT 有局灶性损害,而且易合并中枢神经系统感染,虽然它对放射线敏感,但患者最终死亡于广泛转移的 Kaposi 肉瘤。

4.脑血管性病　AIDS 患者可并发脑血管意外。一般脑血管可发生于脑内、蛛网膜下腔、硬脑膜下腔、硬脑膜外、脑室内,均与患者血小板减少,凝血机制障碍有关。脑梗死则多为微小栓塞,其病因可为非细菌性血栓性心内膜炎、弥散性血管内凝血障碍(DIC)及脉管炎等。淋巴瘤及 Kaposi 肉瘤的非细菌性血栓性心内膜炎症可引起脑栓塞,但多为艾滋病性脑急性肉芽肿性血管炎引起多灶性脑梗死。针对病因进行内、外科综合治疗。

5. 周围神经疾病　见于 15%～20% 的 AIDS 患者。常见的有单纯疱疹及带状皮疹,巨细胞病毒(MCV)感染,HIV-1 感染等都可发生,多见于 AIDS 的早期。一般认为血浆置换治疗有效。另外,有一种称远端对称性多神经炎的,在 AIDS 患者中常有发生。患者以患部感觉异常为主要表现。病理变化主要为末梢神经远端的轴索损害。恢复较困难。只能对症治疗,以缓解疼痛为主。

【诊断标准】

1990 年我国原卫生部的诊断标准如下。

1. HIV 感染者　受检血清经过初筛试验,如免疫酶法或间接免疫荧光试验等方法检出阳性,再经过 Western blot 等方法复核确诊。

2. 确诊病例

(1)HIV 抗体阳性,又具有下述任何一项者,可为实验确诊的艾滋病患者:①近期(3～6 个月)体重减轻 10% 以上,且持续发热 38℃ 以上至少 1 个月;②近期(3～6 个月)体重减轻 10% 以上,且持续腹泻(每天达 3～5 次)1 个月以上;③卡氏肺囊虫肺炎,卡波西肉瘤;④明显的真菌或其他条件致病菌感染。

(2)如抗体阳性者,体重减轻、发热、腹泻症状接近上述第一项标准且具有以下一项时,可为实验确诊的艾滋病患者:① $CD4^+/CD8^+$ 淋巴细胞计数比值<1,$CD4^+$ 细胞计数下降;②淋巴结肿大;③明显的中枢神经系统占位性病变的症状和体征,出现明显痴呆,辨别能力丧失,或运动神经功能障碍。

【治疗要点】

HIV 感染的联合药物治疗可通过抑制 HIV 复制和增强免疫功能延长患者的生命。目前临床常用的药物治疗如下。

1. 抗 HIV 药物治疗

(1)HIV 反转录酶抑制药：叠氮脱氧胸苷(AZT)仍是目前最有效的抗 AIDS 药物，不良反应包括头痛、骨髓抑制、白细胞减少和贫血等。

(2)鸡尾酒疗法：由 3 种药物组成，包括 HIV 反转录酶抑制药 AZT 和 3TC，可通过血-脑屏障，有协同增效作用，以及新型蛋白酶抑制药吲哚那韦。该疗法使约 90% 的 AIDS 患者在 1 年以上 HIV 检测转阴，延长存活时间，但可能增加神经系统合并症发生率。

(3)脱氧核苷类化合物：如二脱氧胞苷(DDC)、二脱氧腺苷(DDA)等，是广谱抗反转录病毒药，DDC 可通过血-脑屏障，对中枢神经系统病变有显效。

(4)许多药物正处于临床试验阶段：已被建议在临床联合应用。例如：①核苷反转录酶抑制药，如齐多夫定、双脱氧腺苷或地达诺新、扎西他滨、司坦夫定、拉米夫定和阿波卡韦等；②非核苷反转录酶抑制药，如奈韦拉平、甲磺酸地拉韦定和依非韦伦等；③蛋白酶抑制药，如利托那韦、沙喹那韦、溴隐亭、吲哚那韦、奈非那韦和安泼那韦等。

2. 机会性感染治疗

(1)脑弓形虫病可用乙胺嘧啶和磺胺嘧啶，单纯疱疹病毒感染用阿昔洛韦或更昔洛韦，结核行抗结核治疗，真菌感染用两性霉素 B 等。

(2)巨细胞病毒导致神经根病疼痛早期可用更昔洛韦，SNRI 和 SSRI 抗抑郁药度洛西汀和氟西汀等。急性、慢性炎症性脱髓鞘性周围神经病可采用血浆置换。

3. 免疫治疗 白介素-2(IL-2)治疗可重建细胞免疫功能，α-

干扰素能抑制多种反转录酶和 HIV 复制。

4. 中医中药治疗 如最近我国研制的复方 SH 经 Ⅰ、Ⅱ 期临床试验,用药安全,不引起毒性反应。

【处方】

1. 叠氮脱氧胸苷(AZT) 100～150mg,静脉注射,每 4 小时 1 次;2 周后改为 200～300mg 口服,每 4 小时 1 次,持续 4 周。

2. 复方 SH 剂量为 5g/d。

第十三节 脑蛛网膜炎

脑蛛网膜炎,继发于急性或慢性软脑膜感染,如结核性、化脓性或真菌性脑膜炎,以及中耳炎、鼻窦炎、结核病、流感、颅底外伤、脑寄生虫病、鞘内注入抗生素、麻醉药、造影剂等,中毒与细菌毒素也可引起脑膜或蛛网膜炎症反应,部分患者病因不清。

【诊断要点】

1. 临床表现 11－30 岁最多,男性较多。根据临床病程可分为以下 3 型。

(1)急性弥漫型:通常突然起病或亚急性起病。多有突发头痛、恶心、呕吐和脑膜刺激征。少数伴意识改变、抽搐或出血,第 Ⅲ、Ⅵ、Ⅶ 对脑神经受损,脑脊液循环受阻可使症状迅速加重,如眩晕、意识障碍、脑神经麻痹,可见共济失调、眼震等小脑症状。

(2)慢性弥漫型:缓慢起病或进行性加重,间歇发作。脑膜刺激征不明显,颅内压增高表现头痛、头晕、呕吐、视盘水肿或伴嗜睡及精神障碍,一侧或两侧展神经麻痹。

(3)局灶粘连型:因蛛网膜粘连部位不同,分为以下类型。①颅后窝型:多由小脑延髓池蛛网膜粘连引起颅内压增高,阻塞第四脑室出口处引起脑积水,出现头痛、眩晕、视盘水肿、眼震、共济失调等症状。桥小脑角蛛网膜粘连或囊肿出现 Ⅲ、Ⅵ、Ⅶ、Ⅷ 对脑神经损害,耳鸣与听力减退不明显,可有小脑及脑干受损症状和体征。②广泛颅底型:蛛网膜粘连广泛波及颅底。如视交叉蛛网膜粘连或脓肿表现一侧或两侧视力减退或失明、双颞侧偏盲、中心暗点或向心性周边视野缩小,有时可见视盘充血苍白或水肿。动眼、展神经受损导致眼肌麻痹。下丘脑、垂体受累出现性功能减退、尿崩症及嗜睡。病变广泛而具有症状体征弥散的特点。③半球型:亦称皮质型。局部脑皮质蛛网膜粘连可见局限性癫痫、单瘫、偏瘫、失语和感觉异常。额、颞叶受累可伴精神及行为异常,颅内压增高,临床表现类似脑瘤。脑压中等增高,蛋白轻度增高。

2. 辅助检查　脑蛛网膜炎者,腰椎穿刺可有颅内压增高,脑脊液有轻度细胞和蛋白质增高;脊蛛网膜炎者,可有广泛粘连,所以初压都很低,脑脊液呈无色透明或略带淡黄色,白细胞数可增高,以淋巴细胞为主,蛋白质含量明显增高。

【治疗要点】

1. 感染性或结核性蛛网膜炎:可针对病因,应用有效抗生素或抗结核药治疗。

2. 弥散型蛛网膜炎:可用甲泼尼松龙静脉滴注或泼尼松口服。

3. 解除粘连可用糜蛋白酶。可试用鞘内充气疗法,注射氧气分解粘连,每 2 周 1 次。也可物理治疗碘离子透入等。

4. 合并颅内压增高可用 20%甘露醇等脱水治疗,如颅内压增高明显而内科治疗无效,甚至脑疝形成可行手术松解粘连或脑脊液分流术。

【处方】

糜蛋白酶 5mg,肌内注射,每日 1 次。

第十四节　神经结节病

结节病又称肉样瘤病,是一种原因未明的慢性肉芽肿病,可侵犯全身多个器官,以肺和淋巴结发病率最高。约 5%的结节病患者侵犯神经系统,出现神经系统损害的表现,称为神经系统结节病。神经系统结节病可以反复发作,据统计约 1/3 的患者病程中可有反复。

【诊断要点】

1. **临床表现** 多呈缓慢起病,神经系统损害症状的轻重与结节性肉芽肿是否活动、病变部位和范围有关。

(1)脑部损害:神经系统结节病主要累及脑膜、脑膜旁、脑实质、下丘脑及垂体等。①脑膜损害者以慢性脑膜炎表现为主,患者表现有头痛、呕吐、颈项强直或伴癫痫发作。②颅底蛛网膜受累者,可有多数脑神经损害。③脑膜受累者常伴有下丘脑垂体的损害,可有尿崩症、自主神经功能紊乱及血泌乳素水平异常等表现。④脑实质的损害也比较常见,以脑室周围及室管膜受累为主,表现为单个或多个结节性肉芽肿,患者常有头痛呕吐、视盘水肿、偏瘫、偏盲失语,多发性肉芽肿损害可引起痴呆室管膜受累,常出现脑积水。⑤以颅内肿瘤的形式发病者较少,可表现类似于脑膜瘤和胶质瘤。⑥可有脑干、小脑的损害。⑦神经系统结节病患者出现卒中样表现十分罕见。

(2)脊髓损害:较少见,神经系统结节病的脊髓损害多呈亚急性或慢性病变,以局部肉芽肿浸润及局部占位表现为多见,临床表现为腰痛腿痛、无力、感觉减退或缺失、截瘫、大小便障碍等。

(3)周围神经损害:在神经系统结节病患者中脊神经受累最常见,可表现为单神经炎多发性神经根病变、Guillain-Barre 综合征、对称性多发性神经病等脑神经损害,以面神经受损多见,可表现为周围性面瘫、听力障碍、视力障碍及眼球运动障碍等。

(4)肌肉系统损害:有报道称本病肌肉损害的特征是肉芽肿性多发性肌炎的征象。临床可无症状或表现为肌肉无力、肌萎缩、肌痛、肌肉结节存在,以躯干肌、肢体近端肌肉损害为主。

2. **辅助检查**

(1)实验室检查:①腰椎穿刺脑脊液检查常显示异常白细胞

数明显增多,以淋巴细胞为主,蛋白含量增高,约 20%患者有 CSF
糖含量降低。CSF 中 IgG 指数有时可增高,可以有或无寡克隆
带。多数 CSF 中血管紧张素 I 转换酶(SACE)增高。②血清血
管紧张素 I 转换酶增高明显,对神经系统结节病的诊断、判断其
活动性均有较高的价值,但它并不是本病所特有的,其他疾病如
多发性硬化、Guillain-Barre 综合征、贝赫切特综合征、神经系统变
性病等也可增高,但不如神经系统结节病明显。

(2)其他辅助检查:①肌电图可发现周围神经损害的改变,大
多数显示有轻中度的感觉、运动传导速度降低,混合肌肉动作电
位和感觉神经动作电位的波幅可正常或轻至中度降低。②脑血
管造影大多正常,仅偶尔有血管炎的表现,脑 CT 常表现有病变区
密度的轻度增高,经造影剂强化后病变呈均一强化,周围可出现
水肿带。MRI 对神经系统结节病的诊断具有较高敏感性,可显示
脑室周围白质有 T_2 加权的高信号变化,T_1 加权像呈多种信号,
混杂有脑膜病变时,强化扫描可发现脑膜强化。

神经系统结节病若在全身结节病的基础上出现一般诊断不
难。若为结节病的唯一表现或结节病性肉芽肿,首先侵犯神经系
统时常引起误诊。如出现有原因不明的中枢神经、周围神经与肌
肉系统损害及内分泌功能障碍等症状时,又无其他原因可以解
释,特别是年轻成人患者,临床应高度怀疑有神经系统结节病的
可能,如有皮肤、淋巴结、肺的结节病史更应考虑此病的可能。脑
膜和脑组织或周围神经的活检可明确诊断。脑膜和脑组织或周
围神经的活检可明确诊断。

【治疗要点】

绝大多数神经系统结节病患者,可经较长时间的肾上腺皮质
激素治疗而获缓解。平均泼尼松治疗的疗程达 60 个月。对中枢
神经系统病损呈慢性进行性加重或反复发作者,可加用环磷酰胺
类药物或全脑低剂量放射治疗。病情的反复和复发常见于脑积
水患者或泼尼松剂量过小及疗程过短的患者,目前推荐环孢素与

泼尼松合用,泼尼松的剂量减为原剂量的 30%～50%,可获良好控制且减少了激素的不良反应。

【处方】

环孢素 4～6mg/(kg·d)与泼尼松合用,泼尼松的剂量减为原剂量的 30%～50%。

第十五节　立克次体脑病

人类立克次体病是微生物立克次体感染所致,临床可分为五组:①斑疹伤寒,包括流行性斑疹伤寒及地方性斑疹伤寒;②斑点热;③恙虫病;④Q 热;⑤战壕热。

立克次体脑病是立克次体引起的中枢神经系统病变,我国多见的流行性斑疹伤寒和地方性斑疹伤寒均可导致脑病。

立克次体是介于细菌和病毒之间的微生物,有典型细胞壁,能在活细胞内寄生繁殖,繁殖需各种酶。病原体本身能引起微血管病变,病原体分泌的毒素能引起全身毒血症及多种变态反应。立克次体也可经损伤的皮肤黏膜或输血意外侵入人体,进入血液循环后可侵犯中枢神经系统,主要在大脑灰质繁殖引起病变。

【诊断要点】

1. 临床表现

(1)立克次体病多有潜伏期,如斑疹伤寒潜伏期 3～18d。患者通常表现高热,先为稽留热,后变为弛张热,高热可持续 2～3周。皮疹多在第 4 日后出现,开始为鲜红色充血性斑丘疹,后转为暗红色,也可出现孤立的出血性皮疹。恙虫病在感染螨附着部位可出现坏死性溃疡和焦痂。Q 热可伴非典型性肺炎,然后导致肺性脑病;其他症状包括全身乏力、眼结膜充血、脉搏加快、心律失常、低血压、恶心、呕吐、腹胀和便秘等。

(2)立克次体脑病的中枢神经系统症状出现时间早,持续时间长,表现剧烈头痛、头晕、失眠、耳鸣及听力减退,也可出现反应迟钝、谵妄、烦躁、双手震颤和脑膜刺激征等,很少发生昏睡和昏迷等意识障碍。

2. 辅助检查

(1)脑脊液检查:可见压力及蛋白轻度增高,其余多属正常,脑脊液血清学试验、变形杆菌 OX19 凝聚试验或立克次凝聚试验可出现阳性。

(2)MRI 检查:类似于病毒性脑炎或脑膜炎表现。

3. 诊断　主要根据流行病学资料、临床表现及实验室检查等。立克次体脑病的诊断必须具备剧烈头痛和意识障碍;属于流行地区居民或 1 个月内去过流行地区,或有虱虫叮咬史;具备第 4日后出现、第 12 日后消退的多部位特征性出血性皮疹有助于诊断;发现外斐反应(变形杆菌 OX19 凝聚试验)滴度＞1∶160 或效价逐渐升高可基本确诊。

【治疗要点】

1. 病原治疗　选用四环素,也可用多西环素治疗。立克次体脑病要加用甲氧苄啶(TMP)。氯霉素虽有效,但不良反应大,一般不选用。

2. 对症治疗　可用镇痛、镇静药等,必要时加用糖皮质激素和降颅压药物。如果没有禁忌证,对较严重的立克次体脑病通常要短期使用激素治疗。

【处方】

1. 四环素　每次剂量成人 0.5g,小儿 25mg/kg,口服,每天 4次,体温正常后继续用药 3d。

2. 多西环素　成人 0.3g/d,每天 1 次。

3. 甲氧苄啶(TMP)　成人 0.2g,每天 2 次。

(张惠芳)

第4章

中枢神经系统脱髓鞘疾病

第一节　多发性硬化

多发性硬化（multiple sclerosis，MS）是以中枢神经系统（CNS）白质脱髓鞘病变为特点，遗传易感个体与环境因素作用发生的自身免疫性疾病。患者以青、中年多见，临床特点是病灶播散广泛，病程中常有缓解复发的神经系统损害症状。MS是中枢神经系统脱髓鞘疾病中最常见最主要的疾病。

多发性硬化作为独立的疾病已有100余年的历史。因其有较高的发病率、慢性病程和青壮年易患而备受重视。其临床特征为发作性视神经、脊髓和脑部的局灶性障碍。这些神经障碍可有不同程度的缓解、复发。

因病变累及的部位和髓鞘脱失灶的范围不同而临床表现多样。总而言之，侵犯中枢神经从而引起复杂的症状和体征是MS的特点。

【诊断要点】

MS可急性、亚急性或慢性起病，我国MS患者急性或亚急性起病较多，MS临床表现复杂。

1. 首发症状：包括一个或多个肢体局部无力麻木、刺痛感或单肢不稳，单眼突发视力丧失或视物模糊（视神经炎），复视，平衡障碍，膀胱功能障碍（尿急或尿流不畅）等，某些患者表现急性或逐渐进展的痉挛性轻截瘫和感觉缺失。这些症状通常持续时间短暂,数天或数周后消失,但仔细检查仍可发现一些残留体征。

2. 首次发病后可有数月或数年的缓解期,可再出现新的症状或原有症状再发。感染可引起复发,女性分娩后 3 个月左右更易复发,体温升高能使稳定的病情暂时恶化。复发次数可多达 10 余次或更多,多次复发及不完全缓解后患者的无力、僵硬、感觉障碍、肢体不稳、视觉损害和尿失禁等可愈来愈重。

3. 临床常见症状体征:MS 患者的体征多于症状是重要的临床特征,患者主诉一侧下肢无力、步态不稳和麻木感,检查时却可能发现双侧锥体束征或 Babinski 征。眼球震颤与核间性眼肌麻痹并存指示为脑干病灶,是高度提示 MS 的两个体征。

(1)肢体瘫痪多见,常见不对称性痉挛性轻截瘫,表现下肢无力或沉重感。

(2)约 50%病例可见视力障碍,自一侧开始,隔一段时间再侵犯另一侧,或短时间内两眼先后受累。发病较急,常有多次缓解一复发,可于数周后开始恢复。

(3)眼球震颤多为水平性或水平加旋转,复视约占 1/3。病变侵犯内侧纵束引起核间性眼肌麻痹,侵犯脑桥旁正中网状结构(PPRF)导致一个半综合征;其他脑神经受累少见,如中枢性或周围性面瘫、耳聋、耳鸣、眩晕、咬肌力弱、构音障碍和吞咽困难等。

(4)50%以上患者出现感觉障碍,包括深感觉障碍和 Romberg 征。

(5)约 50%病例可见共济失调,但 Charcot 三主征(眼震、意向震颤和吟诗样语言)仅见于部分晚期 MS 患者。

(6)神经电生理检查证实,MS 可合并周围神经损害(如多发性神经病、多发性单神经病),可能因周围神经 P1 蛋白与中枢神经系统的 MBP 为同一组分,均发生脱髓鞘所致。

(7)可出现病理性情绪高涨如欣快和兴奋,多数病例表现抑郁、易怒,也可见淡漠、嗜睡、强哭强笑、反应迟钝、重复语言、猜疑和迫害妄想等精神障碍。

晚期病例检查时常发现视神经萎缩、眼球震颤和构音障碍、某些或全部肢体可出现锥体束征、感觉或小脑体征。已经确认某些症状在 MS 极为罕见，如失语症、偏盲、锥体外系运动障碍、严重肌萎缩和肌束颤动等，常可作为 MS 的除外标准。

4. 除上述神经缺失症状外，MS 的发作性症状也不容忽视。例如，Lhermitte 征是过度前屈颈部时出现异常针刺样疼痛，自颈部沿脊柱放散至大腿或足部，是颈髓受累征象。球后视神经炎和横贯性脊髓炎通常可视为 MS 发作时的表现，也常见单肢痛性痉挛发作、眼前闪光、强直性发作、阵发性瘙痒、广泛面肌抽搐、构音障碍和共济失调等。但这些极少以首发症状出现，倾向以固定模式在数天、数周或更长时间内频繁再发，可完全缓解。某些以罕见症状或非常规方式起病的 MS 病例常使诊断困难，如年轻患者典型三叉神经痛，特别是双侧性应高度怀疑 MS。

5. 视神经脊髓炎和横断性脊髓炎两个特殊综合征，是 MS 最典型的发病模式，也是建立 MS 诊断的特异性依据。当然，以上综合征，本身也可以是一独立的疾病，在一段时间内 MS 的诊断只能是假设的。

（1）视神经炎：约有 25% 的 MS 患者（在儿童比例更大）球后或视神经炎是首发症状。其特点为急性发展，在数小时或数天内单眼部分或全部失明。部分患者在视力丧失前 1～2d 有眶周疼痛，疼痛可因眼球运动或触压眼球而加剧。少数患者视力减退在数月内进行性发展，类似压迫性病变或视神经固有肿瘤的表现。常发现黄斑区暗点和盲点（偏心）。也常见其他范围不同的视野缺陷，甚至可为偏盲、同象限性盲。有些病例同时或几天或几周内双侧视神经受累。有 1/8 的患者将重发。约有 50% 的患者有视盘肿胀、水肿（视盘炎）。视盘炎出现与否取决于脱髓鞘病损距视盘的距离。视盘炎和因颅内压增高所致的视盘水肿不同，前者常表现为严重而突发的视力丧失。视神经事实上是大脑传导束的一部分。视神经受累符合 MS 仅侵犯 CNS 的原则。约 1/3 的视神经炎患者完全恢复，剩余的大部分即使有严重的视力减退和视神经盘苍白也可有明显的改善。色觉障碍常持续存在。视力改善一般在发病后 2 周，或在经皮质激素治疗后不久。一旦神经功能开始改善，在数月内可持续好转。1/2 或更多的单纯视神经炎患者最终发生 MS 其他的症状和体征。如果首次视神经炎发作于儿童期，发展为 MS 的危险性最低（提示一些在儿童期发病的疾病类型不同）。Rizzo 和 Lessel 在一项前瞻性调查中发现，74%女性患者和 34%的男性患者在视力丧失发病 15 年后发展为 MS。观察时间越长、检查越细致发现最终发展成为 MS 的比例越高。多数在首次发作的 5 年内出现其他症状。实际上，很多临床为单纯视神经炎的患者，MRI 发现大脑白质有 MS 病灶，说明无症状播散性病损已存在。是否不伴随其他脱髓鞘证据的单纯性视神经炎是一种局限型的 MS 或是另一种疾病过程尚有争论。常见的视神经炎的病理基础是脱髓鞘性改变。血管炎损伤或由于肿瘤、囊虫对视神经的压迫很少引起中心或偏心盲点。

（2）急性横贯性脊髓炎：是常见的一种脊髓受累的急性炎性脱髓鞘病变，无论是单一急性病程还是慢性（多发）病程类型，在多数情况下被视为 MS 的一种表现形式。从这一意义上讲脊髓病损与视神经炎是等义的。用横贯来形容脊髓炎是不准确的，意指脊髓横断面的结构都受累及，一般在垂直轴上影响范围较短。但多数情况脊髓的症状是不对称、不完全的。该病的临床特点是快速出现下肢瘫痪、躯干感觉平面、括约肌功能障碍和锥体束征。CSF 呈中度淋巴细胞增高和蛋白升高，但在疾病的初期阶段脑脊液可为正常。1/3 的患者在发病前数周内有感染性疾病史，这种情况多为感染后所致单相脱髓鞘性病变。不到 50%的患者在脊髓发病的同时有其他神经系统无症状性病灶，或 5 年内发现弥散的临床症状。因此，急性横贯性脊髓炎较视神经炎与 MS 相关性小。另一种观点认为，大多数横贯性脊髓炎会发展为 MS，只有长期的随访才能发现这一关系。同一部位复发性脊髓炎,经细致的 MRI 检查未发现有其他部位脱髓鞘病灶的患者引起人们的注意。部分病例甚至在脑脊液中出现寡克隆带。此种情况临床不少见。多数人认为,这是一种局限性、复发性的脊髓型 MS。值得一提的是,单纯的复发性脊髓炎偶尔伴有红斑性狼疮,合并有结缔组织病、抗磷脂抗体综合征或有其他自身抗体的存在。同样,视神经炎也有仅局限于视神经的多次复发。一旦 MS 的诊断成立,可发现数个临床综合征规律地出现。约 1/2 的患者为混合或全身型,临床表现为视神经、脑干、小脑和脊髓受损的症状和体征;另有 30%～40%的患者显示为不同程度痉挛性共济失调和四肢末端深感觉障碍,基本符合脊髓型 MS。非对称性痉挛性下肢瘫痪是进展型 MS 最常见的表现形式。小脑或脑桥延髓小脑型和全盲型各占 5%。因此,混合型和脊髓型约占临床病例的 80%。MS 患者常表现有精神异常,部分病例表现为欣快。更多的病例表现为抑郁、易激惹和脾气暴躁。其他精神错乱如保留记忆力丧失、全面性痴呆或精神混乱状态可有一定规律地发生于疾病的后期。MS 的认知障碍较符合前面所述的"皮质下痴呆"。有严重意识缺失的额叶综合征是晚期 MS 常见特征。2%～3%的 MS 患者在其病程的某一时期有一次或反复的痫性发作,这是由大脑皮质或邻近皮质的病症引起。

【治疗要点】

近年来的治疗实验大多基于抗炎和免疫抑制药物。临床对照研究证明,只有促皮质素(促肾上腺皮质激素)、甲泼尼龙、泼尼松、环磷酰胺和干扰素(β-干扰素)对改善临床和 MS 病损作用良好。在抗炎因子的干预下,患者从每次发作中恢复的速度加快,但在急性恶性型 MS,大部分患者抗感染治疗是无效的;少数患者疗效仅能维持 1 个月余,尚不能证明类固醇激素能缩短整个病程,或者能够预防复发,所以对其长期的疗效难以定论。

1. 皮质激素　关于皮质激素的应用剂量,首次大剂量是至关重要的,静脉给予大剂量甲泼尼龙(500mg/d,3~5d),后口服较大剂量泼尼松能有效缓和急性或亚急性 MS 及视神经炎,能够缩短其病程,如不能静脉用甲泼尼龙,可用口服泼尼松代替,从 60~80mg/d 开始,这样可避免住院治疗,对于严重的发作,特别是脊髓炎对大剂量静脉用药反应更快。

Beck 等在视神经炎临床治疗实验报告中告诫:在急性视神经炎的治疗中避免用口服,这项 457 例视神经炎随机对照性研究发现,静脉给予甲泼尼龙后,跟随口服泼尼松,虽在第 6 个月与安慰剂组比较差别不大,但的确加快了视力的恢复,然而,单独口服泼尼松治疗,视神经炎再发的危险性增高,对鞘内注射泼尼松龙的疗效争论很大,一般不推荐这种治疗方法。

提倡将皮质激素的治疗限制在 3 周内,如果症状反复,延长减量过程,这种短期皮质激素治疗不良反应较少,但仍有部分患者可出现失眠,个别可出现抑郁或躁狂症状,疗程达数周以上的患者,易出现高血压、高血糖和糖尿病失控、骨质疏松、髋关节无菌性坏死、白内障和少见的消化道出血、活动性结核,适当补钾是必要的,作者认为类固醇激素隔天疗法益处不大,而短期每天 1 次大剂量冲击疗法能使部分患者免于复发,这样对激素的耐受性也比长期口服用药好。

2. 免疫调节药　曾试用过多种免疫调节药,仅少数药物如硫唑嘌呤和环磷酰胺有效,另外对一小部分患者给予全身淋巴放射治疗似乎能改善部分病情,这些治疗方法能改善临床症状,支持 MS 的 CNS 损伤机制是自身免疫过程学说,然而,长期免疫抑制药应用的危险性,如癌变,大大限制了这类药物的广泛应用。在英国和荷兰,硫唑嘌呤治疗多发性硬化的详细试验研究,说明该药对 MS 无显著疗效。据一 MS 研究小组报道,在疾病的慢性、进展期,经过 2 年泼尼松和环磷酰胺治疗能够延迟病情的恶化。他们也同时指出,应注意这种治疗给患者带来的负担和潜在的毒性反应,至少有一项双盲、安慰-对照研究结果显示,环磷酰胺没有任何疗效。

有两种新的治疗方法有希望改变 MS 的自然病程,初期临床试验表明,皮下注射干扰素(β-干扰素)能降低 MS 复发的频率和严重程度,减少了 MS 病灶数目,有证据说明干扰素(β-干扰素)能降低大脑半球脱髓鞘改变,该药能否阻遏神经功能障碍的进展有待进一步验证,然而,临床疗效并不令人振奋。Bornstein 等也报道了 MBP 多聚体和复合多聚体Ⅰ(Cop Ⅰ)对复发缓解型 MS 有效,这种药物尚待 FDA 批准,对新近通过口服牛髓鞘使髓鞘脱敏的试验尚未得出结论。

3. 其他 对于低脂、无谷蛋白饮食或补充亚麻油脂对 MS 是否有治疗价值缺乏可靠的对照性研究,合成多肽和高压氧治疗的意义还不明确,血浆置换疗法可能对暴发性的急性患者有作用,但尚缺乏严格的试验,对慢性的病例则效果不佳。

4. 一般治疗 一般措施,包括保证适当的卧床休息时间、避免过度疲劳和减少感染,争取从首发或病情恶化中最大程度地恢复,利用可能的康复措施(如拉带、轮椅、滑道、电梯等)尽量拖后疾病的卧床时间,精心护理,利用变换压力床垫、硅胶垫和其他特殊设备预防卧床期压疮的发生,疲劳是 MS 患者常见的主诉,特别在急性发作期,金刚烷胺(100mg 早、晚各 1 次)或匹莫林(Pemoline)(晨 1 次口服 20～75mg)可缓解疲劳症状。

【处方】

1. 皮质激素或免疫抑制药 可缓解症状。甲泼尼松龙,1g/d,静脉滴注,应用 5～7d 后,改为泼尼松 30～40mg/d 顿服,逐渐减量直至停药。硫唑嘌呤 2mg/(kg·d)长期治疗(平均 2 年)对控制病情有效。

2. 神经营养药物 胞磷胆碱(250mg 肌内注射,每日 1 次)、碱性成纤维细胞生长因子(DFGF 1600U)可酌情选用。

3. 对症治疗 对痛性强直发作、三叉神经痛、癫痫发作者,可用卡马西平 0.1g,每日 3 次,痉挛者可给地西泮等。

【注意事项】

1. 膀胱功能障碍是治疗中较难以处理的问题,其中主要的症状是尿潴留,氯贝胆碱(比赛可灵)对此可能有帮助,在尿潴留时,为避免感染应监测残余尿量,残余尿量不能超过 100ml。另一个常见的问题是尿急、尿频(膀胱痉挛),溴丙胺太林(溴化西胺太林、溴丙胺太林)或奥昔布宁(尿多灵、氯化羟丁宁、Ditropan)能松弛逼尿肌可缓解这一症状,这类药物最好间断应用,间歇性导尿对具有严重膀胱功能障碍,特别是尿潴留者是非常必要的,患者可学会自己导尿,从而减少保留尿管所带来的感染危险,严重便秘时,最好进行灌肠,直肠规律性训练对保持排便通畅有帮助。

2. 对严重的痉挛性截瘫和下肢痛性屈曲痉挛患者,以及其他一些痉挛状态,通过置留管或埋藏泵鞘内注射巴氯芬(巴氯酚)有一定的疗效,轻度痉挛者可口服巴氯芬。以上方法无效时,背部脊神经根切断术、脊髓切断术、闭孔神经压榨术等外科方法可使症状长期缓解。

3. 对下肢轻微运动诱发非常严重、致残性震颤可行丘脑腹外侧切除术,卡马西平、氯硝西泮(氯硝安定)对此症状也有一定的作用。

4. 医生的理解和同情对于 MS 患者的治疗是至关重要的,应向患者说明在日常生活、婚姻、妊娠、药物应用、预防接种等方面应注意的问题,在肯定诊断以前,不要告诉患者"多发性硬化"的可能诊断,一旦诊断成立,则应给患者一种平衡的解释,应强调疾病乐观的方面。

5. 病情的缓解和复发是 MS 最重要的临床特点,部分患者在首次发作后会有一完全的临床缓解期。少数患者表现为一系列的复发恶化,每一次复发都有完全缓解,这种复发恶化程度可很严重以至于引起四肢瘫痪和假性延髓性麻痹,首发症状出现和第 1 次复发的间期差别很大。据 McAlpine 报道 30% 为 1 年,20% 在 2 年内,另有 20% 在 5～9 年,还有 10% 在 10～30 年复发,在如此长的潜伏期内,病理过程仍保留潜在活性。

6. 随时间延长,患者逐渐进入一个慢性、稳定或波动性神经功能衰退期,已明确影响病程的因素不多,与一般的观念相反,妊娠对 MS 无恶性影响,实际上,妊娠可带来意想不到的临床稳定,甚至改善,这可能与 MS 是一种自身免疫性疾病有关,已确诊的患者妊娠后平均复发率随妊娠时间的延长而降低。然而,在产后的头几个月内恶化的危险性增加,较非妊娠期高 2 倍。本病的病程差别很大,少数患者在发病后数月或数年内死亡,但平均病程超过 30 年。

第二节　视神经脊髓炎

视神经脊髓炎(neuro-optic myelitis,NOM)是视神经与脊髓同时或相继受累的急性或亚急性脱髓鞘病变。Devic(1894)复习了 16 例病例和他本人见到的 1 例死亡病例,描述 NOM 的临床特征为急性或亚急性起病的单眼或双眼失明,在其前或其后数天或数周伴横贯性或上升性脊髓炎,后来本病被称为 Devic 病或 Devic 综合征。

【诊断要点】

1. 发病年龄 5－60 岁,21－41 岁最多,也有许多儿童患者,男女均可发病。急性横贯性或播散性脊髓炎及双侧同时或相继发生的视神经炎(optic neuritis,ON)是本病特征性表现,在短时间内连续出现,导致截瘫和失明,病情进展迅速,可有缓解-复发。

2. 视神经炎急性起病者在数小时或数天内单眼视力部分或全部丧失,某些患者在视力丧失前一两天出现眶内疼痛,眼球运动或按压时明显,眼底可见视盘炎或球后视神经炎。亚急性起病者 1～2 个月症状达到高峰。少数呈慢性起病,视力丧失在数月内稳步进展,进行性加重。

3. 急性横贯性脊髓炎是脊髓急性进行性炎症性脱髓鞘病变,

已证实多数为 MS 表现,呈单相型或慢性多相复发型。临床常见播散性脊髓炎,体征呈不对称和不完全性,表现快速(数小时或数天)进展的轻截瘫、双侧 Babinski 征、躯干感觉障碍平面和括约肌功能障碍等。急性脊髓炎伴 Lhermitte 征、阵发性强直性痉挛和神经根痛可见于约 1/3 的复发型患者,但单相病程患者通常很少发生。

4. 多数 NOM 患者为单相病程,70% 的病例数天内出现截瘫,约 50% 的患者受累眼发生全盲。少数患者为复发型病程,其中约 1/3 发生截瘫、约 1/4 视力受累,临床事件间隔时间为数月至半年,以后的 3 年内可多次复发孤立的 ON 和脊髓炎。

【治疗要点】

基本上与多发性硬化相通,但目前尚无针对的药物。有资料表明,静脉使用甲泼尼松龙,随后口服泼尼松,可减少病情进展,缩短急性发作期,但不影响病程与长期预后。

其他可选用硫唑嘌呤、环磷酰胺等免疫抑制药;对于球后视神经炎,早期可用妥拉苏林球后注射,辅助用药有新斯的明、维生素类药物。其他并发症可对症处理。

【处方】

1. 甲泼尼龙大剂量冲击疗法可加速 ON 等发作性症状恢复,终止或缩短 NOM 恶化。500～1000mg/d,静脉滴注,连用 3～5d;之后用大剂量泼尼松口服。应注意单独口服泼尼松,可能增加 ON 新的发作风险。

2. 临床试验表明,约 50% 皮质类固醇治疗无效的患者,经血浆置换可以改善症状。

【注意事项】

1. 适当的药物治疗。研究表明,视神经脊髓炎患者的残疾是因为反复复发导致的,目前已经明确免疫抑制药有预防复发的作用。这类药物包括激素、硫唑嘌呤、吗替麦考酚酯等,大部分属于肿瘤化疗药物,不良反应较大,因而一定要请专业医师针对患者进行个性化的药物选择和方案制订。目前我们可以根据患者病情、经济状况和基因精准检查帮助选择药物,可以通过监测血药物浓度、血清特异性抗体滴度等,结合临床评分判断药物毒性和疗效。

2. 可以间断应用 B 族维生素营养神经,强调应用对症治疗药物减轻肌张力增高、痛性痉挛、认知功能障碍等。

3. 患者在病程中很容易出现焦虑和忧郁,一定要积极尽早治疗。因为焦虑和忧郁既影响心情、影响康复和锻炼的效果,还会导致睡眠障碍、免疫内分泌系统失调,甚至自残、自杀行为。

4. 建议在医师指导下应用一些辅助用药,减轻激素和免疫抑制药的不良反应。

5. 要坚持科学的锻炼,提高机体总体状态,对于有神经系统功能障碍的患者建议结合物理康复。

6. 避免劳累、情绪激动,感到疲倦时立即休息;避免或积极治疗发热、感冒、腹泻等疾病;避免活疫苗接种;避免长期处于高温环境下,如发热、热带旅行、洗泡热水澡、泡温泉、蒸桑拿等;留意身体变化,持续记录发病情形;培养运动习惯,适度、规律、持之以恒地运动,对于有运动障碍的患者要坚持康复锻炼;养成低脂高纤维素的均衡饮食习惯。

第三节　急性播散性脑脊髓炎

急性播散性脑脊髓炎(acute disseminated encephalomyelitis,ADE)系指继发于麻疹、风疹、水痘、天花等急性出疹性疾病,或预防接种后,因免疫功能障碍引起中枢神经系统内的脱髓鞘疾病,是广泛累及脑和脊髓白质的急性炎症性脱髓鞘疾病,也称为感染后脑脊髓炎、出疹后脑脊髓炎或疫苗接种后脑脊髓炎。急性期治疗常用大剂量皮质类固醇,但几乎没有益处。小样本研究发现,免疫球蛋白静脉滴注或血浆置换有效。ADE 为单相病程,历时数周,急性期通常为 2 周,多数患者可以恢复。据报道病死率为 5%～30%,存活者常遗留明显的功能障碍,儿童恢复后常伴精神发育迟滞或癫痫发作等。

【诊断要点】

1. 症状

(1)大多数病例为儿童和青壮年,在感染或疫苗接种后 1～2 周急性起病,多为散发,无季节性,病情严重,有些病例病情凶险。疹病后脑脊髓炎常见于皮疹后 2～4d,患者常在疹斑正消退、症状改善时突然出现高热、痫性发作、昏睡和深昏迷等。

(2)脑炎型首发症状为头痛、发热及意识模糊,严重者迅速昏迷和去大脑强直发作,可有痫性发作,脑膜受累出现头痛、呕吐和脑膜刺激征等。脊髓炎型常见部分或完全性弛缓性截瘫或四肢瘫、传导束型或下肢感觉障碍、病理征和尿潴留等。可见视神经、大脑半球、脑干或小脑受累的神经体征。发病时背部中线疼痛可为突出症状。

(3)急性坏死性出血性脑脊髓炎(acute necrotic hemorrhagic encephalomyelitis),又称为急性出血性白质脑炎,认为是 ADE 暴发型。起病急骤,病情凶险,病死率高。表现高热、意识模糊或昏迷进行性加深、烦躁不安、痫性发作、偏瘫或四肢瘫;CSF 压力增高、细胞数增多,EEG 弥漫慢活动,CT 见大脑、脑干和小脑白质不规则低密度区。

2. 辅助检查

(1)外周血白细胞增多,血沉加快。

(2)脑脊液压力增高或正常,CSF-MNC 增多,蛋白轻度至中度增高,以 IgG 增高为主,可发现寡克隆带。

(3)其他辅助检查:①EEG 常见 θ 和 δ 波,亦可见棘波和棘慢复合波;②CT 显示白质内弥散性多灶性大片或斑片状低密度区,急性期呈明显增强效应;③MRI 可见脑和脊髓白质内散在多发的 T_1 低信号、T_2 高信号病灶。

【治疗要点】

急性期治疗常用大剂量皮质类固醇,但几乎没有益处。小样本研究发现,免疫球蛋白静脉滴注或血浆置换有效。

1. 对急性早期病例应及早用肾上腺皮质激素(泼尼松、甲泼尼松)或 ACTH(促皮质激素),对症处理。

2. 对重症及并发肺部及泌尿等感染患者,要根据病情选择合适的抗生素,加强抗感染治疗。

3. 急性期静脉注射或滴注足量的类固醇激素类药物,还可合并应用硫唑嘌呤(应严密观察周围血象,如下降较快或低于正常则及时停用)以尽快控制病情发展。对症处理如用甘露醇降低高颅内压、用抗生素治疗肺部感染、肢体被动运动防治关节肌肉挛缩及预防压疮等。

4. 对恢复期患者,可用吡硫醇、胞磷胆碱和维生素 B 类药物,注意给予相应的物理疗法,促进脑与脊髓功能的恢复。

【处方】

急性播散性脑脊髓炎对急性早期病例应及早用肾上腺皮质激素(泼尼松、甲泼尼松)或 ACTH(促皮质激素),对症处理。除此之外,下面是关于急性播散性脑脊髓炎的治疗方法。

1. 急性期静脉注射或滴注足量的类固醇激素类药物,还可合并应用硫唑嘌呤以尽快控制病情发展。

2. 对症处理如用甘露醇降低高颅内压、用抗生素治疗肺部感染、肢体被动运动防治关节肌肉挛缩及预防压疮等。

3. 恢复期可用吡硫醇、胞磷胆碱和维生素 B 类药物。

4. 小样本研究发现,免疫球蛋白静脉滴注或血浆置换有效。

【注意事项】

自身免疫性疾病尚无有效的预防方法,防止感染、感冒及寒冷或炎热等诱发因素,是防治的重点;防治并发症也是临床医疗护理的重要内容。

第四节 同心圆性硬化

同心圆性硬化患者多为青壮年,急性起病,多以沉默寡言、淡漠、反应迟钝、无故发笑、重复语言等精神障碍为首发症状,再出现偏瘫、失语、眼外肌麻痹、眼球浮动和假性球麻痹,体征可有轻偏瘫、肌张力增高及病理征等,MRI可显示额叶、顶叶、枕叶、颞叶白质区洋葱头样或树木年轮样黑白相间的类圆形病灶,同心圆性硬化可试用肾上腺皮质激素治疗,多数病例存活仅数周或数月。

【诊断要点】

Balo同心圆性硬化较少见,是具有特异性病理改变的大脑白质脱髓鞘病变,又称Balo病。病理特点是脱髓鞘与正常髓鞘保留区相间,形成整齐的同心圆性,状如树木年轮,故名之。镜下可见小静脉周围淋巴细胞为主的炎性细胞浸润,病变分布及临床特点与多发性硬化相似,一般认为本病是MS的变异型。本病临床表现如下。

1. 患者多为青壮年,急性起病,多以精神障碍,如沉默寡言、淡漠、反应迟钝、无故发笑和重复语言等为首发症状,之后出现轻偏瘫、失语、眼外肌麻痹、眼球浮动和假性球麻痹等;体征包括轻偏瘫、肌张力增高及病理征等。

2. MRI显示额、顶、枕和颞叶白质洋葱头样或树木年轮样黑白相间类圆形病灶,直径1.5~3cm,低信号环为脱髓鞘区,等信号为正常髓鞘区,共有3~5各环相间。

3. 可试用类固醇皮质激素治疗,多数病例仅存活数周至数月。

【治疗要点】

本病目前尚无有效的治疗方法,主要采取对症及支持疗法,加强护理。文献报道用皮质类固醇和环磷酰胺可使部分病例临床症状有所缓解。也有报道主张可按MS一样治疗。

【处方】

与多发性硬化相同。

1. 复发-缓解(R-R)型 MS

(1)皮质类固醇:有抗炎和免疫调节作用,是 MS 急性发作和复发的主要治疗药物,可加速急性复发的恢复和缩短复发期病程,但不能改善恢复程度。长期应用不能防止复发,且可出现严重不良反应。①甲泼尼松龙大剂量短程疗法:最常用,成人中至重症复发病例,用 1g/d 加于 5% 葡萄糖注射液 500ml 静脉滴注,3~5d 为 1 个疗程;然后口服泼尼松 1mg/(kg·d),4~6 周逐渐减量;②泼尼松:80mg/d,口服,应用 1 周;减量至 60mg/d,用 5d;40mg/d,用 5d;随后每 5 日减 10mg;4~6 周为 1 个疗程;通常用于发作较轻的患者。

(2)β-干扰素疗法:IFN-β 具有免疫调节作用,可抑制细胞免疫,IFN-β1a 和 IFN-β1b 两类重组制剂已作为治疗 R-R 型 MS 的推荐用药,在美国和欧洲被批准上市。IFN-β1a 与人类生理性 IFN-β1b 结构基本无差异,IFN-β1b 结构缺少一个糖基,17 位上由丝氨酸取代了半胱氨酸。IFN-β1b 和 IFN-β1a 对急性恶化效果明显,IFN-β1a 对维持病情稳定有效。IFN-β1a(Rebif)治疗首次发作 MS 可用 22μg 或 44μg,皮下注射,每周 1~2 次;确诊的 R-R MS,22μg,每周 2~3 次。耐受性较好,发生残疾较轻。IFN-β1b 为 250μg,隔日皮下注射。IFN-β1a 和 IFN-β1b 通常均需持续用药 2 年以上,通常用药 3 年后疗效下降。常见不良反应为流感样症状,持续 24~48h,2~3 个月后通常不再发生。IFN-β1a 可引起注射部位红肿及疼痛、肝功能损害及严重过敏反应如呼吸困难等。IFN-β1b 可引起注射部位红肿、触痛,偶引起局部坏死,血清转氨酶轻度增高、白细胞减少或贫血。妊娠时应立即停药。

(3)醋酸格拉泰咪尔:是人工合成的亲和力高于天然 MBP 的无毒类似物,免疫化学特性模拟抗原 MBP 进行免疫耐受治疗,可作为 IFN-β 治疗 R-R 型 MS 的替代疗法,国际 MS 协会推荐

Glatiramer acetate 和 IFN-β 作为 MS 复发期的首选治疗。用量20mg,每日 1 次,皮下注射。本药耐受较好,但注射部位可产生红斑,约 15%的患者注射后出现暂时性面红、呼吸困难、胸闷、心悸焦虑等。

(4)硫唑嘌呤:2～3mg/(kg·d)口服可降低 MS 复发率,但不能影响残疾的进展。

(5)大剂量免疫球蛋白静脉输注(IVIg):0.4g/(kg·d),连续3～5d。对降低 R-R 型患者复发率有确切疗效,但最好在复发早期应用。可根据病情需要每月加强治疗 1 次,用量仍为 0.4g/(kg·d),连续 3～6 个月。

2. 继发进展(SP)型 MS　治疗方法尚不成熟,皮质类固醇无效。临床可选用以下药物。

(1)甲氨蝶呤:可抑制细胞和体液免疫,并有抗炎作用。慢性进展型并有中至重度残疾的 MS 患者每周用 MTX 7.5mg,口服治疗 2 年,可显著减轻病情恶化,对继发进展型疗效尤佳,临床取得中等疗效时毒性很小。

(2)抗肿瘤药硫唑嘌呤、环磷酰胺、克拉屈滨和米托蒽醌可能有助于终止继发进展型 MS 病情进展,但尚无定论。环磷酰胺宜用于 MTX 治疗无效的快速进展型 MS。

(3)环孢菌素 A:是强力免疫抑制药,用药 2 年可延迟完全致残时间。剂量应在 2.5mg/(kg·d)之内,＞5kg/(kg·d)易发生肾中毒,需监测血清肌酐水平(＜1.3mg/dl),为减少毒性可分为2～3 次口服。84%的患者出现肾毒性,高血压常见。

(4)最近临床及 MRI 研究提示,IFN-β1b 可降低继发进展型MS 病情进展速度。确诊的 SPMS 可用 IFN-β1a(Rebif)44μg,每周 2～3 次,皮下注射。

3. 原发进展型 MS　采用特异性免疫调节治疗无效,主要是对症治疗。血浆置换对暴发病例可能有用,但随机对照试验显示慢性病例疗效不佳。

4. 其他 应重视一般治疗和对症治疗,但晚期病例的认知障碍、疼痛、震颤及共济失调等治疗通常效果不佳。

(1)运动和物理治疗是最重要的,应保证足够的卧床休息,避免过劳,尤其在急性复发期。疲劳是许多患者常见的主诉,有时用金刚烷胺(100mg,早晨和中午口服)或选择性 5-羟色胺再摄取抑制药如氟西汀、西酞普兰可能有效。

(2)严重膀胱、直肠功能障碍常需治疗,氯化氨基甲酰甲基胆碱对尿潴留可能有用,监测残余尿量是预防感染的重要措施。

(3)严重痉挛性截瘫和大腿痛性屈肌痉挛,口服巴氯芬或安置微型泵及内置导管鞘内注射可能有效。姿势性震颤用异烟肼300mg/d,口服,每周增加 300mg,直至 1200mg/d,合用吡哆醇100mg/d 可有改善;少数病例用卡马西平或氯硝西泮有效。

【注意事项】

本病预后不良。发病后呈进行性恶化,多数患者在数月至数年内死亡,平均病程 6.2 年,但也有存活 10 余年的病例。死因多为合并感染。

第五节 脑桥中央髓鞘溶解症

脑桥中央髓鞘溶解症(central pontine myelinolysis,CPM)是以脑桥基底部对称性脱髓鞘为病理特征的可致死性疾病。本病是一种少见的急性髓鞘溶解性病变。本病为散发,任何年龄均可发生,儿童病例也不少见。

典型的临床表现为迅速出现皮质脊髓束和皮质延髓束受损的症候群,出现弛缓性四肢瘫痪,伴有面、舌、咽肌麻痹,患者沉默不语、而并无昏迷,呈"闭锁综合征",仅能通过眼球活动向周围示意。

【诊断要点】

1. 临床表现

(1)本病为散发,任何年龄均可发生,儿童病例也不少见。本病的显著特点是患者或为慢性酒精中毒晚期,或常伴严重威胁生命的疾病。

过 50% 的病例发生于慢性酒精中毒症(alcoholism)的后期,伴有 Wernicke 脑病和多发性周围性神经炎。其他常与脑桥中央髓鞘溶解症相伴随的疾病或临床症状还有经透析治疗的慢性肾衰竭、肝功能衰竭、晚期淋巴瘤及癌症、各种病因引起的恶病质、严重细菌感染、脱水与电解质紊乱、严重烧伤及出血性胰腺炎。

(2)仅有少数患者,脑桥中央髓鞘溶解症能在生前被诊断。患者常在原发病基础上突发四肢弛缓性瘫,咀嚼、吞咽及言语障碍,眼震及眼球凝视障碍等,可呈缄默及完全或不完全闭锁综合征。

(3)脑干听觉诱发电位(BAEP)有助于确定脑桥病变,但不能确定病灶范围。MRI 可发现脑桥基底部特征性蝙蝠翅膀样病灶,呈对称分布 T_1 低信号、T_2 高信号,无增强效应。

2. 诊断 慢性酒精中毒、严重全身性疾病和低钠血症纠正过快的患者,临床上在数天之内突然发展为四肢瘫痪,假性延髓性麻痹和闭锁综合征,就应考虑脑桥中央髓鞘溶解症的诊断。MRI 有助于确诊。

3. 辅助检查

(1)外周血白细胞增多,血沉加快。

(2)脑脊液压力增高或正常,细胞数增多,蛋白轻度至中度增高。

(3)MRI 检查:极大地提高了脑桥中央髓鞘溶解症的生前诊断率。MRI 检查时发现的脑桥基底部典型的蝙蝠翅形病变具有诊断意义,不过这种改变仅在临床症状发生数天后才能形成。

(4)脑干听觉诱发电位检查:对牵涉脑桥被盖部的病变有帮助。

【治疗要点】

1. 目前 CPM 仍以支持及对症治疗为主,积极处理原发病。

纠正低钠血症应缓慢,不用高渗盐水。限制液体入量,急性期可用甘露醇、呋塞米(速尿)等治疗脑水肿。

2. 早期用大剂量激素冲击疗法有可能抑制本病进展,可试用高压氧和血浆置换。

【处方】

本病无特效治疗。急性期用 20％甘露醇、皮质激素治疗,可有一定帮助。高、低钠血症纠正过快均可激发 CPM,因此,要缓慢矫正电解质紊乱。第一个 24h 内血钠升高不超过 25mmol/L,强调矫正速率 24h 应小于 10 mmol/L,更不能造成高钠血症;应限制液体总入量,慎重地使用生理盐水或高渗盐水。

加强营养和注意护理。

【注意事项】

1. 本病为散发性,男女及任何年龄均可发生。

2. 目前本病仍以积极治疗原发病,预防同时予以支持及对症治疗等为主。

3. 纠正低钠血症时,静脉输液应慢速,不使用高渗盐水,并限制液体入量等有助于预防本病的发生。脑桥中央髓鞘溶解症发生之后,目前并没有任何可靠的根治方法,只可予以支持。

4. 本病常伴发于严重的疾病(如肝功能衰竭、癌症晚期等)。多在原发病的基础上突然发生四肢弛缓性瘫痪;咀嚼、吞咽及言语障碍;眼震、眼球协同运动障碍;可呈缄默、完全或不完全性闭锁综合征。

5. 多数患者的脑桥病变为 2～3mm,可完全无症状和体征;有些患者的临床表现被原发病的昏迷掩盖,仅少数患者可生前诊断。

6. 初始脑桥病变的大小,与疾病急性期的临床所见的严重程度无平行关系。多数患者预后极差,死亡率极高,可于数日或数周内死亡,少数存活患者遗留痉挛性四肢瘫等严重神经功能障碍,偶有完全康复的患者。

(赵元平)

第5章

周围神经疾病

第一节　贝尔麻痹

贝尔麻痹即 Bell 麻痹,是一种常见的神经系统疾病,其特点是由不明原因引起的急性单侧周围性面神经麻痹,又称急性特发性周围性面神经麻痹。由于急性单侧面部的轻瘫或瘫痪的病因不明,故称为特发性面神经麻痹,为临床发生面瘫的最常见原因。患者可出现病侧眼睑闭合不全,皱额、蹙眉均不能或不全,口角下垂,鼓腮漏气,耳周疼痛,味觉异常,听觉过敏,泪液减少等。面神经麻痹会给患者造成严重的心理、精神障碍,严重影响社交和生活质量。如果为永久性完全性面瘫,不注意保护角膜,容易造成角膜溃疡而导致失明。

【诊断要点】

贝尔麻痹的诊断基于病史、全身检查、专科检查、听力学评估、电生理检查及影像学检查结果的综合判断。应基于排除法,排除有明确病因的周围性面瘫的疾病后才能得出该诊断。

贝尔麻痹临床表现可为突然发病,病前多有面部吹风、受凉或外感史,往往在晨起洗漱时发现口角流涎,或进食时食物易积于牙龈之间,或因言语不利、闭目不全而发现患病。发病多于数小时至 1～3d 达到高峰,其病程有自限性,一般于发病后 2 周开始恢复,大多数于 1～3 个月好转康复,有的需要 6～12 个月,也有一部分患者不能彻底恢复。据统计,约 70％患者可自行恢复,其余 30％有出现并发症的风险,13％未经治疗的面瘫患者可遗留轻度面肌无力,16％患者有中至重度面肌无力,往往对这些患者的心理和日常生活造成很大影响。

【治疗要点】

贝尔麻痹治疗的重点是最大限度地提高恢复程度和减少相关并发症。根据面瘫不同时期合理安排治疗方案。①急性期治疗以尽早控制炎症水肿、改善面部血液循环、减轻神经受压、促进神经功能恢复为主。②恢复期治疗主要是尽快恢复神经肌肉功能,可根据病情进行面肌的主动被动锻炼,配合其他治疗。③后遗症期患者常遗留联带运动、"鳄鱼泪"、面肌抽搐等后遗症,目前多采用针灸加中药内服外敷及面部穴位按摩等。整个治疗过程中均应重视角膜的保护。

贝尔麻痹最可能的发病机制是炎症和水肿使面神经在骨管内受压所致,因此,对贝尔麻痹患者可应用糖皮质激素治疗,糖皮质激素可起到消炎消肿减轻免疫反应,抑制面神经的炎性反应,使之在固定管径的面神经骨管内受压减轻,从而减轻了面神经因水肿增粗而受到面神经骨管压迫、微循环障碍的程度,因此,糖皮质激素治疗为该病的首要和主要的药物治疗,但不宜长期使用。激素使用前应排除禁忌证,包括消化性溃疡、活动性结核、癫痫、严重的精神疾病、重症高血压、未控制的糖尿病、妊娠、骨质疏松、急性感染、真菌感染等。禁忌证状态下应用激素会加重禁忌证的病情,诱发并发症的发生。常用的糖皮质激素有泼尼松、泼尼松龙和地塞米松。

贝尔麻痹的确切发病原因尚不清楚,但目前有两种假说较常见:自身免疫学说和病毒感染学说。故抗病毒治疗也被用于治疗贝尔麻痹,抗病毒药物可干扰疱疹病毒 DNA 聚合酶,抑制 DNA复制。常用的抗病毒药物有阿昔洛韦、更昔洛韦、泛昔洛韦和伐昔洛韦。临床上除应用糖皮质激素及抗病毒药物外,常同时给予营养神经及改善微循环药物,B 族维生素对外周神经功能恢复有益,常用维生素 B_1、维生素 B_{12} 及甲钴胺等。另外一些改善微循环及扩血管药物可能有效,但缺乏临床证据。

贝尔麻痹外科治疗方法为面神经减压术,面神经减压能够阻止被周围结构压迫所致的面神经持续的退行性变,但目前关于此术式的疗效、手术适应证和手术时机等仍有争论。

物理治疗联合药物治疗和(或)针灸治疗临床上使用较多,但关于其有效性还存在很多争议。

贝尔麻痹患者由于眼睑闭合不全和泪液分泌减少,如不及时干预可导致角膜溃疡、角膜瘢痕形成甚至视力障碍,因此,眼睛保护对于贝尔麻痹患者十分重要,保护措施包括避免吹风和持续用眼、使用太阳镜、滴用人工泪液、睡眠时使用无刺激的眼膏及戴眼罩等。

【处方】

1. ①泼尼松:20～30mg,口服,每日 1 次;②泼尼松龙:15～40mg,口服,每日 1 次;③地塞米松:5～10mg,静脉注射,每日 1 次。

2. 阿昔洛韦:0.2g,口服,每日 5 次,连服 7～10d。

3. ①维生素 B_1:100mg,肌内注射,每日 1 次;②维生素 B_{12}:500μg,肌内注射,每日 1 次;③甲钴胺:0.5mg,口服,每日 3 次。

4. ①四环素眼膏:适量,涂眼睑内,每日 1～2 次;②红霉素眼膏:适量,涂眼睑内,每日 2～3 次;③人工泪液:适量,点眼睑内,每日 3～4 次。

【注意事项】

在贝尔麻痹患者治疗过程中应十分注意对眼睛的保护,如重视不够不及时干预或处理不到位可导致角膜溃疡、角膜瘢痕形成甚至视物障碍,严重影响患者生活质量。

第二节　面肌痉挛

面肌痉挛(hemifacial spasm,HFS),又称面肌抽搐,是神经内科常见病,表现为一侧面部不自主抽搐,抽搐呈阵发性且不规则,程度不等,通常情况下仅见于一侧面部,因此又称为半面痉挛,偶可见于两侧。抽搐绝大多数是从眼轮匝肌开始起病,然后逐渐向同侧面颊、嘴角乃至整个半侧面部发展。病情可因过度疲劳、情绪激动、精神紧张或者自主运动时诱发或加重,尤其以讲话、微笑时明显,严重时可呈持续痉挛状态。有部分患者是面神经炎后遗症。主要症状是面部肌肉阵发性、节律性抽搐、痉挛,异常神经的冲动导致检查无其他神经系统阳性体征,脑电图正常,肌电图显示肌束震颤波和肌纤维震颤。由于面肌痉挛的初期症状为眼睑跳动,民间又有"左眼跳财,右眼跳灾"之说,所以一般不会引起人们的重视,经过一段时间发展成为面肌痉挛,连动到嘴角,严重的连带颈部。如得不到合理的治疗,数月或者数年可发展为强制性痉挛,眼睑持续性闭合,无自愈倾向,严重影响患者的生活、工作和学习。

本病多在中年后发生,发病年龄平均为 45 岁,儿童发病的极为罕见,女性多于男性。面肌痉挛可分为原发性面肌痉挛和继发性面肌痉挛。原发性面肌痉挛是由于血管压迫面神经所致,血管压迫成为面神经通路上的病理刺激,长期的刺激导致神经髓鞘变性或脱失,血管的搏动造成对面神经核团的异常刺激,神经轴突间动作电流发生短路,导致痉挛的发生。继发性面肌痉挛为非血管性因素导致的面肌痉挛,桥小脑角区的占位性病变如肿瘤、囊肿、炎性占位、动脉瘤、蛛网膜粘连等亦可引起面肌痉挛,与面神经受到机械性压迫有关。一些全身性疾病,如多发性硬化,家族性面肌痉挛等也可引起面肌痉挛。

【诊断要点】

原发性面肌痉挛多在中年以后发病,女性多见。病程初期多为一侧眼轮匝肌阵发性不自主的抽搐,逐渐缓慢扩展至一侧面部的其他面肌,口角抽搐最易引人注意,严重者甚至可累及同侧的颈阔肌,但额肌较少累及。抽搐的程度轻重不等,为阵发性、快速、不规律的抽搐。初起抽搐较轻,持续仅几秒,以后逐渐延长可至数分钟或更长,而间歇时间逐渐缩短,抽搐逐渐频繁加重。严重者呈强直性,致同侧眼不能睁开,口角向同侧歪斜,无法言语,常因疲倦、精神紧张、自主运动而加剧,但不能自行模仿或控制其发作。一次抽搐短则数秒,长至十余分钟,间歇期长短不一,患者感到心烦意乱,无法工作或学习,严重影响身心健康。入眠后多数抽搐停止。双侧面肌痉挛者甚少见,若有往往是两侧先后起病,多一侧抽搐停止后另一侧再发作,而且抽搐一侧轻另一侧重,双侧同时发病、同时抽搐者未见报道。少数患者抽搐时伴有面部轻度疼痛,个别病例可伴有同侧头痛、耳鸣。

痉挛强度分级:0 级,无痉挛;1 级,外部刺激引起瞬目增多或面肌轻度颤动;2 级,眼睑、面肌自发轻微颤动,无功能障碍;3 级,痉挛明显,有轻微功能障碍;4 级,严重痉挛和功能障碍,如患者因不能持续睁眼而无法看书,独自行走困难。神经系统检查除面部肌肉阵发性的抽搐外,无其他阳性体征。少数患者于病程晚期可伴有患侧面肌轻度瘫痪。

【治疗要点】

对于早期和症状较轻的患者,常采用药物治疗。常用的药物为抗癫痫药物,如卡马西平、苯妥英钠等。镇静药如氯硝西泮、地西泮等对本病的发病初期有一定控制作用,但停药后大部分病例短期内会复发,病史较长的患者几乎无效。这些药物长期疗效不佳,且不良反应较大,容易引起头晕、嗜睡、共济失调、药物性肝损害、剥脱性皮炎等不良反应。因此,不建议长期使用。近年来,临床试验研究发现,加巴喷丁治疗面肌痉挛有良好的疗效。A 型肉毒素(BTX-A)临床上普遍用于局部非自主性肌过多活动为主要症状的疾病。对于治疗面肌痉挛,有一定的疗效。对于非手术治疗效果不佳者,可以采用手术治疗,主要有面神经梳理术、显微血管减压术、射频热凝靶点术。物理治疗和针灸治疗是常用的辅助治疗方法。

【处方】

1. 卡马西平　0.1g,口服,每日 3 次,逐渐增加剂量。

2. 苯妥英钠　100mg,口服,每日 2 次。

3. 非尔氨酯　0.4g,口服,每日 3 次,最大剂量可增至 1.2g,口服,每日 3 次。

4. 氯唑沙宗　0.2～0.4g,口服,每日 3 次。

5. 氯硝西泮　0.5～1mg,口服,每日 3 次。

6. 地西泮　2.5～5mg,口服,每日 3 次。

7. 加巴喷丁　300～600mg,口服,每日 3 次。

【注意事项】

面肌痉挛起病初期往往不能引起足够重视,如得不到合理的治疗,发展为强制性痉挛,严重影响患者生活质量,做到早期预防、早期诊断、早期治疗,阻止或延缓病情发展,具有重要的临床及社会意义。

第三节　三叉神经痛

三叉神经是混合性神经,由一般躯体感觉和特殊内脏运动神经纤维组成,感觉神经负责面部、口腔及头顶部感觉,运动神经支配咀嚼肌运动。三叉神经痛是面部疼痛的常见病因,是最常见的脑神经疾病,为在三叉神经分布区突然发生的、阵发性、严重的、短暂的刺痛,历时数秒至数分钟,疼痛呈周期性发作,发作间歇期同正常人一样,对口腔颌面的"扳机点"任何刺激可诱发疼痛,多发生于中老年人,发病率可随年龄而增长,女性略多于男性,以上颌支和下颌支的发作为主，多发生于单侧，右侧多于左侧，亦可双侧同时发病。

三叉神经痛分为原发性和继发性两种。原发性三叉神经痛是指无神经系统阳性体征，如三叉神经分布区的感觉、运动异常，而有临床症状，应用各种检查未发现明显与发病有关的器质性病变。原发性三叉神经痛的病因尚不完全明确，除了微血管压迫三叉神经节外，还有解剖结构异常，颈内动脉前端的骨质缺损，它的长期波动使半月神经节和感觉根发生脱髓鞘而引起疼痛、骨膜炎，面部遭受寒冷刺激，高血压病、动脉硬化、血管张力破坏，遗传因素。继发性三叉神经痛有明显的神经系统体征，如三叉神经分布区内存在感觉减退、麻木、角膜反射迟钝或消失、疼痛呈持续性、听力降低等，并常合并一些脑神经疾病症状。继发性三叉神经痛病因是因为良恶性肿瘤（常见的如小脑脑桥三角部的胆脂瘤、听神经瘤、脑膜瘤、血管瘤；三叉神经半月节部的神经节细胞瘤、神经鞘瘤、脊索瘤等）的压迫或是解剖结构的不正常，如动静脉畸形或多发性硬化（内科疾病）、炎症、外伤、颅骨的畸形等疾病侵犯三叉神经所致，也可为传染性疾病和糖尿病等引起。

【诊断要点】

三叉神经痛主要是依靠临床症状进行诊断。典型三叉神经痛表现为骤发的电击样、刀割样、烧灼样、难以忍受的剧烈疼痛，疼痛发作严重时，可出现面部表情扭曲或凝固。疼痛位于第 2、3支分支时，常被误诊为牙科疾病，导致患者进行不必要甚至是不可逆的牙科治疗。随着病情的发展，疼痛缓解时间越来越少，疼痛持续时间越来越长，部分患者会转变为非典型三叉神经痛。该病发病年龄多在 40 岁以上，以中、老年人为多。女性多于男性，约为 3∶2。疼痛发作右侧多于左侧，疼痛由面部、口腔或下颌的某一点开始扩散到三叉神经某一支或多支，以第 2 支、第 3 支发病最为常见，第 1 支者少见。其疼痛范围绝对不超越面部中线，亦不超过三叉神经分布区域。偶尔有双侧三叉神经痛者。三叉神经痛的发作常无预兆,夜晚疼痛发作减少。说话、吃饭、洗脸、剃须、刷牙及风吹等均可诱发疼痛发作,以致患者精神萎靡不振,行动谨小慎微,甚至不敢洗脸、刷牙、进食,说话也很小心,惟恐引起发作。扳机点亦称触发点,常位于上唇、鼻翼、齿龈、口角、舌、眉等处,轻触或刺激扳机点可激发疼痛发作。

【治疗要点】

三叉神经痛患者首先建议口服药物治疗。药物主要分为抗癫痫类药物和非抗癫痫类药两种。口服药物多以缓解症状为目的,不良反应较大,部分患者不能够耐受。抗癫痫类药物在治疗三叉神经痛机制主要是抑制神经的兴奋性冲动从而缓解疼痛。目前常用抗癫痫类药物主要有卡马西平、奥卡西平、加巴喷丁、普瑞巴林等。非抗癫痫类药物包括 γ-氨基丁酸受体激动药、局麻药、激素等。

除药物治疗外常用治疗手段还有注射治疗及手术治疗。目前常用的注射治疗药物为甘油、无水酒精、激素、利多卡因、维生素 B_{12}、多柔比星、肉毒毒素、辣椒素等。手术治疗有很多种方法,但只有三叉神经微血管减压这种手术方式,可以不损伤三叉神经的功能,其他的治疗方案被称为破坏性的或消融的,因为它们的目的是减少感觉输入,因此可引起一定程度的神经损伤。

【处方】

1. 卡马西平　初始剂量为 0.1g,口服,每日 3 次,逐渐增加剂量,每日最大剂量 1.2g。

2. 苯妥英钠　100mg,口服,每日 2 次。

3. 奥卡西平　初始剂量为 300mg,口服,每日 2 次,每周可调整剂量,最大剂量 1200mg,口服,每日 2 次。

4. 加巴喷丁　300～600mg,口服,每日 3 次。

5. 普瑞巴林　75～300mg,口服,每日 2 次。

6. 拉莫三嗪　初始剂量为 25mg,口服,每日 1 次,每 2 周可调整剂量,通常维持剂量为 50～100mg,口服,每日 2 次。

7. 巴氯芬　初始剂量为 5mg,口服,每日 3 次,每 3 天可调整剂量,通常维持剂量为 10～25mg,口服,每日 3 次。

【注意事项】

在患者服药期间要对患者进行如下指导。

1. 在活动(包括轻触扳机点)前 30～45min 服药。

2. 药物服用均匀地分布在一天中。

3. 避免快速加大剂量,通常按比例每 3 日升高一个剂量是足够的。

4. 在夜间需服用较大剂量,即使是在夜间疼痛没有发作的时候。

5. 适当减少服药剂量,可减少药物不良反应。

6. 皮肤出现皮疹,应立即停止服药。

7. 尤其是在刚开始服药的前几个月,最好进行血液检测。

8. 告知其他开处方的医师该患者正在服用某种药物,因为药物间的相互作用很常见(如卡马西平和华法林)。

9. 一旦疼痛停止,或不再由扳机点引发疼痛,应考虑减少服药量甚至停止服药。

10. 如果再次出现疼痛,应再次开始服药。

11. 做好疼痛发作的记录,只有这样才能更好地评估药效。

第四节　单神经病

单神经病,也称局部性神经病,是因单根神经或一组神经受损所引起的临床症候群。病因可有外伤、嵌压、感染、中毒、营养障碍、遗传等,根据病变的损伤范围,常见的单神经病有尺神经麻痹、桡神经麻痹、正中神经麻痹、腓总神经麻痹、胫神经麻痹、股外侧皮神经炎、坐骨神经痛、臂丛神经痛。通过病史、体检、辅助检查进行定位和定性诊断。治疗为病因及对症治疗,必要时可行手术治疗。

【诊断要点】

1. 尺神经麻痹 典型表现为屈腕、手向桡侧偏斜,各指不能分开或并拢,小指不能运动,拇指不能内收,手部精细动作障碍。小鱼际肌、部分大鱼际肌和骨间肌萎缩。由于伸肌的过度收缩,使掌指关节过伸而远端指关节屈曲呈"爪形手"。感觉障碍分布在手掌及手背尺侧,整个小指和环指的尺侧一半。尺神经不完全损伤可引起患肢烧灼痛。根据特殊的损害体征"爪形手"和感觉障碍,临床诊断不难。

2. 桡神经麻痹 最突出的临床表现为腕下垂,腕及手指不能伸直,拇指不能伸直外展,拇指背侧及第1、第2掌骨间隙背侧皮肤感觉障碍,按病损部位不同,临床表现不同。

3. 正中神经麻痹 表现为前臂不能旋前,腕不能外展及屈曲,拇指、示指、中指不能屈曲,拇指不能对掌、外展及屈曲,肌肉萎缩以大鱼际肌为明显,手掌变平,拇指紧靠示指,呈"猿手"样,感觉障碍分布于手掌桡侧,桡侧3指和环指的桡侧一半。正中神经不完全损伤可出现烧灼痛。"腕管综合征"常见于中年女性及妊娠期,主要临床表现为桡侧3指的感觉异常、麻木、针刺、烧灼感,晚期大鱼际肌萎缩,使拇指外展、对掌功能受损。

4. 腓总神经麻痹 患足不能背屈和外展、翘趾及伸足外翻,足下垂呈马蹄内翻足,步行时呈"跨阈步态",感觉障碍分布于小腿前外侧和足背,包括第1趾间隙。跟腱反射不受影响。

5. 胫神经麻痹 足和足趾不能屈曲,足内收受限,跟腱反射消失,足外翻外展,并略呈旋前背屈位。骨间肌瘫痪引起足趾的爪状姿势,行走时足跟着地,不能以足尖站立,感觉缺失在足底和足外缘。

6. 股外侧皮神经炎 主要表现为大腿前外侧下 2/3 区出现感觉异常,如针刺、烧灼、麻木或疼痛,局部感觉过敏,或有感觉减退甚至缺失,久站或走路较久后症状加剧。

7. 坐骨神经痛 分为根性坐骨神经痛和干性坐骨神经痛,典型的疼痛自腰部向一侧臀部及大腿后、腘窝、小腿外侧及足背放射,呈烧灼样或刀割样疼痛,在持续性基础上有发作性加剧,夜间明显,咳嗽、喷嚏、用力时疼痛加剧,患者常取特殊减痛姿势,站立时身体重心移在健侧,日久造成脊柱侧弯,病变水平腰椎棘突或横突常有压痛,Lasegue 征常为阳性,患侧小腿外侧和足背可有针刺、麻木等感觉,踝反射常减弱或消失。

8. 臂丛神经痛　表现为肩部及上肢不同程度的疼痛,可呈持续或阵发性加剧,夜间及活动上肢可加重疼痛,锁骨上窝、锁骨下窝及腋窝压痛明显,患肢可有感觉减退或过敏区,后期出现肌萎缩。

【治疗要点】

首先为病因治疗,早期治疗尤为重要,药物治疗以 B 族维生素促使神经功能恢复为主,可选用泼尼松或地塞米松口服,疼痛严重者可给予口服镇痛药、镇静药及抗癫痫药物,可给予理疗、电刺激、针灸等促进神经功能恢复,必要时可考虑手术治疗。

【处方】

1. 维生素 B_1　1～2 片,口服,每日 3 次。

2. 维生素 B_{12}　1～2 片,口服,每日 3 次。

3. 泼尼松片　5～10mg,口服,每日 1～2 次。

4. 地塞米松　0.75～3mg,口服,每日 2～4 次。

5. 腕管综合征　泼尼松龙 0.5ml＋普鲁卡因 0.5ml,腕管内注射,每周 1 次,共 4～6 次为 1 个疗程。

【注意事项】

坐骨神经炎和腰椎间盘突出急性期应卧硬板床休息,以保持腰骶部肌肉松弛。

第五节　多发性神经病

多发性神经病又称末梢神经病,以往也称为周围神经炎、末梢神经炎。是由不同病因引起的,表现为四肢远端对称性的或非对称性的运动、感觉及自主神经功能障碍性疾病。引起多发性神经病的病因很多,包括感染、代谢及内分泌障碍、营养障碍、化学因素、感染后或变态反应、结缔组织病、遗传因素、其他及原因不明、肿瘤性、动脉粥样硬化性、慢性进行性或复发性多发性神经病。多发性神经病的病理改变主要是周围神经的节段性脱髓鞘和轴索变性或两者兼有,少数病例可伴有神经肌肉接头的改变。周围神经病变远端最重或自远端开始向近端蔓延。

【诊断要点】

周围神经病按病程可分为急性、亚急性、慢性、复发性。周围神经的损伤常是完全性的,一般均有周围神经的感觉、运动和自主神经纤维的共同症状。

1. 感觉障碍 受累肢体远端感觉异常,如针刺、蚁走、烧灼、触痛等,并出现肢体远端对称性深浅感觉减退或缺失,呈手套-袜套样分布。

2. 运动障碍 肢体远端对称性乏力,程度不等,可为轻瘫以至全瘫,肌张力减低,腱反射减弱或消失,可出现垂腕或垂足、肌萎缩、肢体挛缩及畸形。

3. 自主神经障碍 肢体末端皮肤对称性菲薄、光亮或脱屑、变冷、苍白或发绀、汗多或无汗、指(趾)甲粗糙松脆甚至溃烂。

上述表现常同时出现,呈四肢远端对称性分布,由远端向近端扩展。根据患者肢体远端手套-袜套样感觉障碍,以末端明显的弛缓性瘫痪、自主神经障碍,结合肌电图及神经传导速度的改变,诊断本病并不困难。

【治疗要点】

首先为病因治疗,根据不同病因采用不同方法。如铅中毒应立即脱离中毒环境、阻止毒物继续吸收,及时应用解毒药。异烟肼中毒应立即停药,大量补液、利尿、通便,大剂量应用维生素 B_6。酒精中毒者禁酒治疗很关键,并大剂量应用维生素 B_1。糖尿病者应严格监控血糖。结缔组织病可应用皮质类固醇。营养缺乏及代谢障碍者,应积极治疗原发病。

此外,急性期患者应卧床休息,适当增加营养,加强康复锻炼,防止肌肉萎缩,保持患肢功能位,可应用理疗、针灸、按摩及穴位注射等方法,以促进肢体功能恢复。各种原因引起的多发性神经病,均应早期足量应用维生素 B_1、维生素 B_2、维生素 B_6、维生素 B_{12} 及维生素 C 等,疼痛剧烈者可应用止痛药及抗癫痫药物。

【处方】

1. 维生素 B_1　1～2 片,口服,每日 3 次。

2. 维生素 B_2　1～2 片,口服,每日 3 次。

3. 维生素 B_6　1～2 片,口服,每日 1 次,连用 3 周。

4. 维生素 B_{12}　1～2 片,口服,每日 3 次。

5. 维生素 C　50～100mg,口服,每日 1 次。

6. ATP　10～20mg,静脉滴注,每日 1～2 次。

7. 辅酶 A　50～200U,溶于 5% 葡萄糖注射液 500ml 静脉滴注,每日 1～2 次。

8. 地巴唑　5～10mg,口服,每日 3 次。

9. 肌苷　0.2～0.6g,溶于生理盐水或 5% 葡萄糖注射液 100ml 静脉滴注,每日 1～2 次。

10. 卡马西平　100mg,口服,每日 2 次。

11. 苯妥英钠　100mg,口服,每日 2 次。

12. 阿米替林　25mg,口服,每日 2～3 次。

【注意事项】

应用抗癫痫药物需注意不良反应发生。

第六节　糖尿病性周围神经病

糖尿病周围神经病是一组以感觉神经和自主神经症状为主要临床表现的周围神经病,是糖尿病最常见的慢性并发症之一,它与糖尿病肾病和糖尿病视网膜病变共同构成糖尿病三联症,发病率达 50%～80%。血糖的控制情况与糖尿病周围神经病变的发病率有直接的相关性,病程越长,糖尿病周围神经病的发病率就越高。

糖尿病周围神经病变可累及运动神经、感觉神经和自主神经,产生运动及感觉障碍,运动神经症状较轻,病变可发生于双侧或单侧,或对称或不对称,但以双侧对称多见,临床表现为手套、袜筒样感觉障碍,并伴疼痛、麻木、发凉、无力及肌萎缩等。糖尿病周围神经病给患者带来极大的躯体和精神痛苦,严重影响糖尿病患者的寿命和生活质量。

【诊断要点】

糖尿病周围神经病的临床表现多样,通常根据临床病理特征分为以下几种类型。

1. **远端对称性感觉和运动神经病变** 是糖尿病周围神经病变最常见的一类表现形式,表现为远端肢体对称的多发性周围神经病。多起病隐匿,首先累及下肢远端,自下向上进展,很少波及上肢。双下肢袜套样的感觉减退或缺失,跟腱和膝腱反射减弱或消失,可表现为痛性周围神经病或痛温觉缺失,深感觉障碍,出现步态不稳、易跌倒等感觉性共济失调等症状。

2. **糖尿病自主神经病变** 交感和副交感纤维均可受累,可表现为各受累脏器的功能障碍,出现直立性低血压、性功能低下、阳痿、排尿无力、残余尿量增多和尿潴留、瞳孔异常、汗液分泌障碍、胃轻瘫、腹泻和便秘交替等。

3. **糖尿病性多神经根病变** 好发于血糖控制差或短期内体重明显下降的中老年糖尿病患者。急性或亚急性起病,表现为单或多节段、非对称性、多神经根受累。常伴有疼痛和感觉异常,受累神经支配区域的肌无力或肌萎缩。

4. **糖尿病性单神经病变** 可出现单一肢体或躯干神经、单一脑神经或神经根病变的症状体征,脑神经损害最常见,好发于年龄较大的糖尿病患者,一般发病急,常伴疼痛。

5. 糖尿病多发单神经病变 一般起病较急,以非对称性多发神经干病变引起的近端肢体运动障碍多见,表现为急性或进行性受累肌群的无力和疼痛,尤其以夜间为重,感觉障碍相对较轻,程度不同。老年糖尿病患者多发。

【治疗要点】

严格控制血糖始终是治疗糖尿病周围神经病的首要策略,严格控制血糖具有预防糖尿病周围神经病和延缓其进程的作用,开始越早,治疗效果越明显。目前,大多将血糖控制的靶目标推荐为糖化血红蛋白<7.0%。控制血糖可采用多种方法,包括饮食、运动、药物降糖及胰岛素治疗等,应注意选择正确合理的降糖方式与方法。严格控制血糖的同时,可给予改善微循环、神经营养与修复、改善氧化应激等治疗。

【处方】

1. 二甲双胍 0.5～0.85g,口服,每日 2～3 次。

2. 阿卡波糖 50mg,口服,每日 3 次,同第 1 口饭同时嚼服。

3. 依帕司他 50mg,口服,每日 3 次。

4. 前列地尔 5～10μg,溶于生理盐水或 5% 葡萄糖注射液 10ml 缓慢静注,每日 1 次。

5. 尼莫地平 20～40mg,口服,每日 3 次。

6. 甲钴胺 0.5mg,口服,每日 3 次。

7. 鼠神经生长因子 30μg,溶于生理盐水 2ml,肌内注射,每日 1 次,3～6 周为 1 个疗程。

8. 小牛血去蛋白提取物 20～30ml,溶于生理盐水或 5% 葡萄糖注射液 200～300ml 静脉滴注,每日 1 次。

9. 硫辛酸 250～500mg,溶于生理盐水 100～250ml 静脉滴注,每日 1 次,2～4 周为 1 个疗程,后可改为 0.2g,口服,每日 3 次。

【注意事项】

糖尿病周围神经病病程较长,严重影响患者生活质量,加重家庭及社会负担,严格控制血糖始终是治疗糖尿病周围神经病的首要策略。

硫辛酸注射液需避光。

第七节　急性炎症性脱髓鞘性多发性神经病

急性炎症性脱髓鞘性多发性神经病(AIDP)即吉兰-巴雷综合征,主要损害多数脊神经根及周围神经,也常累及脑神经,病理改变为周围神经组织中小血管周围淋巴细胞浸润与巨噬细胞浸润及神经纤维脱髓鞘,严重病例可出现继发性轴索变性。目前认为本病是一种自身免疫性疾病,由于病原体的某些组分与周围神经髓鞘的某些组分相似,机体免疫系统发生了错误识别,产生自身免疫性 T 细胞和自身抗体,并针对周围神经组分发生免疫应答,引起周围神经髓鞘脱失。病变位于神经根(尤以前根多见且明显)、神经节和周围神经,偶可累及及脊髓。病理变化为水肿,充血,局部血管周围淋巴细胞、单核巨噬细胞浸润,神经纤维节段性脱髓鞘和轴突变性,脑神经核细胞和前角细胞也可变性。

【诊断要点】

本病可发生于任何年龄,男女发病率相似,全年均可发病。多数患者起病前 1～3 周有呼吸道或消化道感染前驱症状。首发症状常为四肢远端对称性无力,迅速加重并向近端发展,亦有自近端向远端发展者,可累及躯干和脑神经,严重者可累及呼吸肌,瘫痪为弛缓性,腱反射减弱或消失,病理反射阴性,后期可有肌萎缩。感觉障碍一般比运动障碍轻,表现为肢体远端感觉异常和手套-袜套样感觉减退,也可无感觉障碍。某些患者疼痛明显,肌肉可有压痛,尤其是腓肠肌压痛。脑神经受累以双侧面神经麻痹最常见,其次为舌咽神经和迷走神经,动眼神经、展神经、舌下神经、三叉神经损害较为少见。自主神经障碍可表现为出汗、皮肤潮红、心动过速等。偶见视盘水肿,罕见括约肌功能障碍、血压降低。实验室检查大多数患者脑脊液蛋白增高而细胞数基本正常，称蛋白-细胞分离现象，为本病特征性改变，此改变多在起病 2 周后开始出现，第 3 周最为明显。神经电图检查表现早期 F 波或 H 反射延迟或消失，神经传导速度减慢，远端潜伏期延长，动作电位波幅正常或下降。多数病例病情进展迅速，3～15d 达到高峰，4 周内多停止进展，但少部分患者仍可继续加重，1～2 个月开始恢复。

除典型病例外，尚有一些不典型临床变异型：①Miller-Fisher 综合征，主要表现为三大特点，即共济失调、腱反射减退、眼外肌麻痹，没有肢体瘫痪或瘫痪较轻。②急性轴索性运动神经病，我国北方夏季流行，多数有空肠弯曲菌感染史，感觉很少受累，病情严重，常有呼吸肌受累。

本病诊断要点：①病前 1～3 周有感染史；②急性或亚急性起病；③4 周内进展的对称性四肢弛缓性瘫痪和脑神经损害；④轻微感觉异常；⑤脑脊液蛋白-细胞分离现象；⑥神经电图检查早期 F 波或 H 反射延迟或消失，神经传导速度减慢，远端潜伏期延长，动作电位波幅正常或下降。

【治疗要点】

本病为自身免疫性疾病，急性期可应用血浆置换、静脉用免疫球蛋白、免疫抑制药、肾上腺皮质激素治疗。血浆置换需注意患者有无严重感染、血液系统疾病、心律失常等禁忌证。在发病 2 周后应用血浆置换无效。血浆置换与静脉用免疫球蛋白无需联合应用，联合应用并不增加疗效。应用肾上腺皮质激素需密切关注药物不良反应。目前，大剂量激素对本病治疗的有效性尚待进一步证实。急性期应给予足量 B 族维生素、维生素 C、辅酶 Q_{10} 及高热量易消化饮食，对吞咽困难者尽早留置胃管。加强患者护理，保持患肢功能位，可行理疗、针灸等辅助治疗，早期进行康复治疗，防止肢体挛缩、畸形。

【处方】

1. 血浆置换 每次交换血浆量按千克体重 40ml 或 1～1.5

倍血浆容量计算,轻症者每周交换 2 次,重症者每周交换 6 次。

2. 静脉注射 IgG   0.4g/(kg·d),连用 5d。

3. 地塞米松   10～15mg,静脉注射,每日 1 次,连用 5d 逐渐减量,后改为泼尼松 30～50mg,隔日 1 次口服,逐渐减量,疗程 1 个月。

4. 甲泼尼松龙   500～1000mg,溶于 500ml 生理盐水溶液静脉滴注,每日 1 次,连用 5d 逐渐减量,后改为泼尼松 30～50mg,隔日 1 次口服,逐渐减量,疗程 1 个月。

5. 维生素 C   50～100mg,口服,每日 1 次。

6. 辅酶 Q_{10} 10mg,口服,每日 3 次。

【注意事项】

本病的主要死亡原因之一是呼吸肌麻痹,需密切观察呼吸,保持呼吸道通畅,有呼吸衰竭及气道分泌物过多并自主清除能力差者应尽早建立人工气道,必要时呼吸肌支持。

第八节   慢性炎症性脱髓鞘性多发性神经病

慢性炎症性脱髓鞘性多发性神经根神经病(CIDP)是一种慢性病程进展的,临床表现与 AIDP 相似的免疫介导性周围神经病,是以周围神经近端慢性脱髓鞘为主要病变的自身免疫性运动感觉性周围神经病,属于慢性获得性脱髓鞘性多发性神经病,呈慢性进展或缓解－复发病程,大部分患者对免疫治疗反应良好。该病病因不明,自身免疫为其发病的主要机制,至今尚未找到特异性致敏抗原,但患者血清中多种髓鞘成分抗体升高,10%～71%患者血清和脑脊液中含有糖脂和神经节苷脂抗体升高。有意义的是高滴度的抗 β-tubulin 抗体的出现,对 CIDP 诊断有特别意义。周围神经的供应血管周围可见单核细胞浸润、神经纤维水肿、有节段性髓鞘脱失和髓鞘重新形成的存在,慢性患者可见神经膜和髓鞘增厚,部分有轴索变性。

【诊断要点】

该病任何年龄均可罹患,男性略多于女性,尤以中年男性多见。CIDP 的诊断主要根据患者的临床表现和符合脱髓鞘性损害的神经电生理改变、脑脊液改变和神经活检提示脱髓鞘和髓鞘再生支持该诊断,典型的 CIDP 对皮质类固醇治疗反应良好,疗效观察结果也可被用于鉴别诊断。

该病诊断要点:①CIDP 常无前驱感染史;②起病缓慢并逐步进展;③约 15％患者以急性吉兰-巴雷形式起病;④临床主要表现为感觉运动神经病,即感觉与运动均有累及的周围神经病,患者表现为进行性四肢无力,步行困难,举臂、上楼困难,并可逐渐出现持物、穿衣、梳头等困难,但一般不累及延髓肌而出现吞咽困难,亦极少发生呼吸困难;⑤体格检查可见四肢肌力减退,伴或不伴肌肉萎缩,肌张力减低,腱反射减弱或消失,四肢末梢感觉减退,痛触觉及深感觉均可减退,腓肠肌常有明显压痛,克氏征常阳性;⑥实验室检查可见蛋白-细胞分离现象,蛋白含量常为 0.8～2.5g/L,蛋白含量高低与疾病严重程度有一定关系,个别患者蛋白含量可正常;⑦电生理检查可见运动传导速度明显减慢,F 波潜伏期延长。

CIDP 的诊断目前仍为排除性诊断,符合以下条件者可考虑本病:①症状进展超过 8 周,慢性进展或缓解－复发;②临床表现:不同程度的肢体无力,多数呈对称性,少数为非对称性,近端和远端均可累及,四肢腱反射减低或消失,伴有深、浅感觉异常;③脑脊液:蛋白-细胞分离;④电生理检查:神经传导速度减慢、F 波潜伏期延长;⑤神经活检:除外其他原因引起的周围神经病;⑥糖皮质激素治疗有效。

【治疗要点】

CIDP 患者进行免疫治疗可使多数患者病情缓解或得到控制。免疫治疗包括肾上腺皮质激素、静脉免疫球蛋白(IVIG)、血浆置换(PE)和免疫抑制药。免疫治疗能终止自身免疫反应和炎性脱髓鞘,防止继发性轴突变性。治疗有效的患者必须坚持治疗,直到病情得到最大程度的改善或稳定,此后进行维持治疗,预防复发和进展。CIDP 是一种慢性病,治疗方案应根据患者的严重程度、经济条件、依从性、系统性疾病、不良反应等进行个体化选择。目前国内仍广泛应用激素治疗,效果较好。

【处方】

1. 血浆置换　每次交换血浆量按千克体重 40ml 或 1～1.5 倍血浆容量计算,轻症者每周交换 2 次,重症者每周交换 6 次。

2. 静脉注射 IgG　$0.4g/(kg \cdot d)$。

3. 地塞米松　10～15mg,静脉注射,每日 1 次,连用 5d 逐渐减量,后改为泼尼松 30～50mg,隔日 1 次口服,逐渐减量,疗程 1 个月。

4. 甲泼尼松龙　500～1000mg,溶于 500ml 生理盐水溶液静脉滴注,每日 1 次,连用 5d 逐渐减量,后改为泼尼松 30～50mg,隔日 1 次口服,逐渐减量,疗程 1 个月。

5. 维生素 C　50～100mg,口服,每日 1 次。

6. 辅酶 Q_{10}　10mg,口服,每日 3 次。

【注意事项】

长期治疗中,IVIG 联合激素治疗效果最好,IVIG 治疗对大部分患者有效,特别是上、下肢均受累患者,其应用的不良反应有急性脑病、无菌性脑膜炎和脑梗死,可能与外源性 IgG 进入脑脊液引起的免疫反应有关。

(王文浩)

第6章

癫 痫

癫痫包括一组疾病和综合征,虽病因不同,均以在病程中有反复发作的大脑神经元过度放电所致的暂时性中枢神经系统功能失常为特征。按照有关神经元的部位和放电扩散的范围,功能失常可能表现为运动、感觉、意识、行为、自主神经等不同障碍,或兼有之。每次发作或每种发作称为痫性发作。

【诊断要点】

1. 临床分类和表现

(1)部分性发作:该类发作起始时的临床表现和脑电图改变提示,发作源于大脑皮质的局灶性放电。根据有无意识改变及是否继发全身性发作又分为以下三类。

①单纯部分性发作:可起病于任何年龄。发作时患者的意识始终存在,异常放电局限于皮质内,发作时的临床表现取决于异常放电的部位,可分为运动性、感觉性、精神性和自律性。

②复杂部分性发作:虽可起病于任何年龄,但以儿童和青壮年始发者为多。发病时均有意识改变,患者此时突然凝视不动,与周围环境失去接触或保持部分接触,少数患者仅有上述意识障碍。多数患者尚出现自动症,如反复咀嚼、吞咽、吸吮、抚弄衣服、拍打自身或桌子;也可能表现为笨拙的继续原来正在进行的活动。有的患者可保持部分反应能力,发作时仍可回答简单问题。每次发作时间一般不超过 2min,发作后常有疲惫、头晕、嗜睡,甚至定向力不全。发作大多起源于颞叶内侧的海马、海马回、杏仁

核等结构,少数始于额叶。

③继发性全身性强直-阵挛发作:可由单纯部分性发作或复杂部分性发作进展而来,也可能一起病即表现为全身性强直-阵挛发作,此时易误诊为原发性全身性强直-阵挛发作。但仔细观察患者会发现一些提示脑部局灶性损害的依据,如患者的头转向一侧或双眼向一侧凝视、一侧肢体抽搐更剧烈,脑电图痫性放电双侧不对称。

(2)全身性发作:临床表现和脑电图都提示大脑半球两侧同时受累,意识常受累并可能为首发症状。

①失神发作:起病于儿童期典型失神发作表现为突然发生和突然终止的意识丧失,患者中断正在进行的活动,如吃饭、作业、走路。每次发作持续时间极短,一般只有几秒钟。除意识丧失外,有的患者偶有肌阵挛和自动症的表现如舔唇、吞咽、抚弄衣服或无目的的行走。发作后立即清醒,患者无任何不适,继续先前的活动,甚至根本不知道刚才发了病。

②肌阵挛性发作:表现为快速、短暂、触电样肌肉收缩,可能遍及全身,也可能限于某个肌群,常成簇发生。

③全身性强直-阵挛发作:为最常见的发作类型之一,过去称为大发作,以意识丧失和全身对称性抽搐为特征。发作时患者突然倒地,双眼球上窜,神志不清,全身肌肉强直性收缩,如影响呼吸肌可发出尖叫或喘鸣声,持续往往不到半分钟即转入阵挛性收缩,频率由快变慢,最后一次强烈阵挛后,抽搐突然终止,所有肌肉松弛。发作过程中患者可出现面色青紫、瞳孔散大、对光反射消失,舌被咬伤、口鼻喷出泡沫或血沫、血压增高、汗液、唾液分泌增多,整个发作历时 $5\sim10min$。清醒后常感到头晕、头痛和疲乏无力,部分患者发作后进入深睡状态。

④强直性发作:表现为四肢肌肉的强直性收缩,往往使肢体固定于某种紧张的位置。呼吸肌受累时,面色可由苍白变为潮红、继而青紫。

⑤阵挛性发作：全身性惊厥发作有时无强直发作，仅有全身性的肌肉阵挛，但较少见。

⑥失张力发作：于儿童期发病，肌张力突然丧失，可导致头或肢体下垂，严重时病儿跌倒在地，多见于有脑弥漫性损害的儿童。

上述症状往往不是孤立存在于某一个患者身上而是同时存在几种发作形式。

2. 辅助检查

(1)脑电图检查：对癫痫的诊断具有决定性作用。

(2)脑影像学检查：CT、MRI 可发现脑内痫性病灶。

【治疗要点】

临床上癫痫诊断一经确立，通常应及时治疗，控制发作，由于癫痫需要长期治疗，可能发生毒性及不良反应，应遵循以下抗癫痫药物(AEDs)治疗原则。

1. 确定是否开始用药　首次发作的患者在确定病因前通常不宜用药，待到下次发作时再决定是否用药；发作间期＞1 年、有乙醇滥用或药物刺激等诱因者，不能坚持服药(如人格异常)可不用 AEDs；一年中有 2 次以上发作的患者可酌情单药治疗，多次发作或发生过癫痫状态的病例应尽早开始治疗，进行性脑部疾病或 EEG 显示癫痫放电者需药物治疗。

2. 正确选择 AEDs

(1)根据癫痫发作类型、癫痫及癫痫综合征类型选药(表 6-1，表 6-2)：药物治疗的有效性与癫痫类型关系密切，是正确选择用药的基础。治疗前须明确 3 个问题：①发作是否为癫痫；②是特发性还是继发性；③如为继发性，需确定病变部位及病因。

(2)AEDs 的选择主要决定于痫性发作的类型，也要考虑药物的毒性。①药物剂量：口服药量均自低限开始。如不能控制，再逐渐增加。有些药物初服时反应较大，更需先试小量，能耐受时再缓慢增量。由于个体对药物的代谢和排泄差异，达到的有效剂

表 6-1　根据癫痫发作类型、癫痫及癫痫综合征类型推荐选择抗癫痫药

发作类型	一线 AEDs	二线或辅助 AEDs
1. 单纯及复杂部分性发作、部分性发作继发 GTCS	卡马西平、丙戊酸钠、苯妥英钠、苯巴比妥、扑痫酮	氯硝西泮
2. GTCS	卡马西平、苯巴比妥、丙戊酸钠、苯妥英钠、扑痫酮	乙酰唑胺、奥沙西泮、氯硝西泮
特发性大发作合并失神发作	首选丙戊酸钠。其次苯妥英钠或苯巴比妥	
继发性或性质不明的 GTCS	卡马西平、丙戊酸钠、苯妥英钠	
3. 失神发作	丙戊酸钠、乙琥胺	乙酰唑胺、氯硝西泮
4. 强直性发作	卡马西平、苯巴比妥、苯妥英钠	奥沙西泮、氯硝西泮、丙戊酸钠
5. 失张力性和非典型失神发作	奥沙西泮、氯硝西泮、丙戊酸钠	乙酰唑胺、卡马西平、苯妥英钠
6. 肌阵挛性发作	丙戊酸钠、乙琥胺、氯硝西泮	乙酰唑胺、奥沙西泮、硝西泮
7. 婴儿痉挛症	促肾上腺皮质激素（ACTH）、泼尼松、氯硝西泮	
8. 有中央-颞部或枕部棘波的良性儿童期癫痫	卡马西平、丙戊酸钠	
9. Lennox-Gastaut 综合征	首选丙戊酸钠，次选氯硝西泮	

表 6-2 根据发作类型的选药原则

发作类型	一线药物	二线药物	可考虑的药物	可能加重发作的药物
强直阵挛发作	丙戊酸钠	左乙拉西坦、托吡酯	苯妥英钠、苯巴比妥	
失神发作	丙戊酸钠、拉莫三嗪	托吡酯		卡马西平、奥卡西平、苯巴比妥、加巴喷丁
肌阵挛发作	丙戊酸钠、托吡酯	左乙拉西坦、氯硝西泮、拉莫三嗪		卡马西平、奥卡西平、苯妥英钠
强直发作	丙戊酸钠	左乙拉西坦、氯硝西泮、拉莫三嗪、托吡酯	苯妥英钠、苯巴比妥	卡马西平、奥卡西平
失张力发作	丙戊酸钠、拉莫三嗪	左乙拉西坦、托吡酯、氯硝西泮	苯巴比妥	卡马西平、奥卡西平
部分性发作（伴或不伴全身性发作）	卡马西平、丙戊酸钠、奥卡西平、拉莫三嗪	左乙拉西坦、加巴喷丁、托吡酯、唑尼沙胺	苯妥英钠、苯巴比妥	

量最宜用血药浓度监视，此对卡马西平、苯妥英钠、乙琥胺和苯巴比妥尤为重要。对丙戊酸钠和地西泮类，则因脑浓度和受体结合度与血浓度不呈相关，作用不大。虽然如此，血浓度监测也可防止其进入中毒量。②单药治疗：一种药物达到有效血浓度而效果不显，或因不良反应而不能继续应用则应撤下，改用次选药物。由于抗痫药物间常有相互影响，应尽量避免同时使用多种药物的治疗。苯妥英钠、卡马西平和苯巴比妥均诱导同一肝酶代谢系统，同时服用时徒然加快各自的廓清速度而使血浓度共同降低。

苯妥英钠和丙戊酸钠竞争蛋白质结合点,使游离成分增加,血药浓度监测不再有效。丙戊酸钠和苯巴比妥合用时,可导致意识不清,其机制尚未明了。③合并用药:仅在特殊需要时行之。乙琥胺能诱发 GTCS(强直阵挛发作,也叫大发作),用于治疗失神发作时,可酌加苯巴比妥。又如一线药物经过转换遴选,仅一种有部分效果时,或加量则不良反应不能耐受时,可酌加一种二线药物。女性患者在经期如发作加频,也可短期加用乙琥胺。④用药时程:GTCS 和单纯性部分发作,在完全控制 2～3 年后,失神发作在完全控制 6 个月以上后,神经系统检查正常,EEG 正常,成像检查无结构上改变时,可以考虑终止治疗,并需与患者说清楚有一定风险及复发可能。停药必需通过缓慢减量。病程越长,剂量越大,停药越应缓慢。整个过程一般不少于 3 个月。若有复发,则重复给药如前。复杂部分性发作很少能完全控制,需长期维持于较小剂量。

【处方】

1. 苯妥英钠　为乙丙酰脲类,是传统的一线 AEDs。常用剂量 200～350 mg/d,儿童 3～8mg/(kg·d)。有效血药浓度 10～20μg/ml。口服约 1 周达到稳定浓度,代谢及排泄随年龄增长而减慢。该药为强碱性,宜饭后吞服因半衰期较长,达到稳态后成人可日服 1 次,儿童日服 2 次。作用在稳定神经膜、防止钠离子流入和减少强直后易化。主要不良反应为皮疹、复视、共济失调、低血钙、牙龈增生等。严重不良反应为剥脱性皮炎、淋巴结肿大、系统性红斑狼疮等。

2. 苯巴比妥　为长效巴比妥类。机制是增强 GABA 突触与受体的抑制作用,降低神经元兴奋性,阻止痫性电活动传导。较广谱,起效快,血浆半衰期长达 96h,服用 3 周可达稳定血药浓度。有效血药浓度 10～30μg/ml。常用剂量成人 60～150mg/d,用药 3 周无效可逐渐增量至 180mg/d,最大剂量可达 300mg/d;小儿开始为 2～4mg/(kg·d),必要时可增至 5mg/(kg·d),5 岁左右可用 30mg，12 岁以上可用 60mg，婴儿维持量为 15mg，发作频繁或不能口服时可肌内注射。本药半衰期长，青少年及成人每晚服1 次即可，小儿代谢较快，每日服 2 次。通常不宜静脉注射，可抑制呼吸和使血压下降。主要副作用为皮疹和共济失调。严重不良反应为剥脱性皮炎。长时间用药可产生依赖性，突然停用可引起发作。

3. 卡马西平　为三环类化合物，又称酰胺咪嗪。作用为减少强直后易化。剂量由第 1 周 5～7.5mg/kg 逐渐增量，至第3～4 周加至 20mg/kg；婴儿开始剂量为 50～100mg/d，逐渐加量至 300mg/d；幼儿 100～200mg/d，最大剂量 400mg/d。成人一般维持量 600～1200mg/d。半衰期 18～30h，由于对肝酶诱导作用，长期使用半衰期为 8～12h，服用后 3～4d 可达稳态血药浓度，有效治疗浓度为 4～10μg/ml。主要不良反应为皮疹、血白细胞减少和共济失调。严重不良反应为再生障碍性贫血和粒细胞缺乏。

4. 乙琥胺　为琥珀酸胺。作用为减少重复性传递和抑制皮质兴奋性通路。剂量 20～50mg/(kg·d)，从小剂量开始；小儿自250mg 开始，成人常用剂量为 0.3～0.6g，每日 3 次。本药吸收快，约 25% 以原形由肾排泄，与其他 AEDs 很少相互作用，几乎不与血浆白蛋白结合。主要不良反应为皮疹和精神症状，严重不良反应为粒细胞缺乏。

5. 丙戊酸钠　为二丙基乙酸类。作用为抑制 GABA 转氨酶，抑制 GABA 向琥珀酸半缩醛转化，提高 GABA 浓度，增强GABA 抑制作用，稳定膜兴奋性。丙戊酸钠是广谱 AEDs。成人常用剂量 20mg/(kg·d)，儿童 20～40mg/(kg·d)，分 3 次口服。胃肠道吸收快，与血浆蛋白结合力高，与其他 AEDs 有复杂的交互作用，血浆半衰期短，为 15h，联合用药时为 8～9h，服药后 1～4d 达稳态血药浓度。有效治疗浓度为 50～100μg/ml。主要不良反应为皮疹、共济失调和体重增加。严重不良反应为肝病和血小板减少。

6. 氯硝西泮　为苯二氮䓬类，广谱抗癫痫药，药效比地西泮强 5 倍。直接作用于安定受体(GABA 受体亚单位)，起效快，但易出现耐药使药效下降。剂量：婴儿或儿童开始为 0.01～0.03mg/(kg·d)，逐渐增至 0.1～0.2mg/(kg·d)，分 2～3 次服。成人开始为 1mg/d，分 3 次服，每 2～3 日增加 0.5～1mg，维持量为 3～12mg/d；成人有效剂量个体差异很大，通常 6mg/d，最大量 20mg/d。主要不良反应为嗜睡和共济失调。

7. 托吡酯(TMP)　商品名为妥泰，为天然单糖基右旋果糖硫代物，具有多种作用机制。口服吸收快而完全，2h 内达峰血浆蛋白结合率较低，无活性代谢产物用药后 4d 达稳态血药浓度，半衰期 20～30h，可每日服 1 次，大部分以原形从肾中排出。常规剂量成人 75～200mg/d，初始剂量每晚 25mg，以后每周增加 25mg/d，分 2 次服；儿童 3～6mg/(kg·d)，从小剂量 0.5～1mg/(kg·d)开始，以后每周增加 0.5～1mg/(kg·d)，在 3～4 周逐渐增至治疗剂量，最大剂量 5～9mg/(kg·d)。对其他 AEDs 无影响，但其他 AEDs 均可降低妥泰血药浓度，丙戊酸是唯一不影响妥泰血药浓度的一线 AEDs。不良反应可见嗜睡、精神运动迟滞、头晕、厌食、体重下降、感觉异常、失语、思维异常、焦虑、抑郁和胃肠道反应等，少数人发生肾结石。

8. 拉莫三嗪(LTG)　或称利必通，系叶酸拮抗药。作用机制是抑制神经元膜电压依赖性钠通道，稳定突触前膜，减低兴奋性递质谷氨酸及门冬氨酸释放，抑制癫痫放电扩散和发作。口服吸收快而完全，1.5～4h 达峰，约 55% 患者与血浆蛋白结合，几乎全在肝内代谢，半衰期 25～30h，合用酶诱导剂卡马西平或苯妥英钠半衰期减半，合用丙戊酸可延长至 70～100h，可单药治疗。成人起始剂量 25mg，每日 2 次，之后缓慢加量，维持剂量 150～300mg/d；儿童起始剂量 2mg/(kg·d)，维持剂量 5～15mg/(kg·d)；如与苯妥英钠或卡马西平合用从 50mg/d 开始，逐步加量至所需维持量,与丙戊酸合用,成人 25mg/d,隔日 1 次,儿童起始量 0.2mg/(kg·d),维持量 2～5mg/(kg·d),经 2～8 周逐渐增加至治疗剂量。不良反应常见头晕、头痛、共济失调、复视、恶心和嗜睡等,皮疹较少,缓慢加量可避免。

9. 左乙拉西坦 是吡拉西坦的同类物,作用机制尚未阐明。口服后通过胃肠道吸收迅速、完全,食物不影响吸收。该药及代谢产物约 2/3 以原形从尿中排出,半衰期 6～8h,不受其他 AEDs 影响。与其他 AEDs 同时服用时,药物血浆浓度互不干扰。推荐起始量 500mg,每日 2 次,2 周增加 1000mg,最大剂量 3000mg/d。目前儿童用量尚未明了。与其他 AEDs 合用出现不良反应如活动过度、嗜睡、疲乏、头昏等。

10. 加巴喷丁(GBP) 作用机制可能影响细胞膜氨基酸转换或细胞内代谢等。口服后经肠道很快吸收,2～3h 达到峰值,半衰期 6～7h,需日服 3 次,80% 以原形经肾排出。全部以游离形式存在,不被肝代谢,不与血浆蛋白结合,无药物间相互作用,成人有效血浓度 4～8.5mg/ml。CSF 及脑内浓度分别为血浆的 20% 及 80%。因转运机制特殊,大剂量用药吸收率反而下降。常用剂量 0.9～1.8g/d,分 3～4 次服用。初始量 0.3g,第 1 日 1 次,第 2 日 2 次,第 3 日 3 次,第 4 日每次 0.4g,每日 3 次,然后每次加 0.1g,直至 1.8g/d,最大剂量可达 4.8g/d。不良反应较少,如嗜睡、头晕、复视、共济失调、眼震、恶心、呕吐等,与剂量相关。

11. 奥卡西平 化学结构与卡马西平类似,具有相似的抗痫作用机制及抗痫谱,体内过程却有明显的优势,因无酶诱导作用,半衰期相对稳定,药物间相互作用较少见,调整剂量简单,严重不良反应显著降低。癫痫的辅助治疗:起始量为每日 600mg,分 2 次服,此后根据临床需要,一周增加 1 次剂量,一周最大增量为 600mg,维持剂量为一日 1200mg,分 2 次服用(剂量超过 1200mg 时,中枢神经系统不良反应增加)。

【癫痫持续状态的治疗原则与处方及注意事项】

1. 治疗原则　从速控制发作是治疗的关键,根据癫痫状态类型选择用药。①先选用速效 AEDs 静脉给药,首次用药必须足量;②发作控制不良时应毫不迟疑地重复给药;③顽固性病例应多种药物联合使用;④控制发作后应给予足够的维持量,患者清醒后改为口服抗痫药,并进一步查明病因。

2. 处方

(1)地西泮(安定):是成人或儿童各型癫痫状态的首选药。成人剂量 10～20mg,单次最大剂量不超过 20mg;儿童 0.3～0.5mg/kg,以 3～5mg/min 速度静脉推注,幼儿可直肠给药,剂量为 0.5mg/kg;如 15min 后复发可重复给药,或用地西泮 100～200mg 溶于 5%葡萄糖盐水中,在 12h 内缓慢静脉滴注,总量不超过 120mg/d 为宜。本药起效快,迅速进入脑部使血药浓度达到峰值,一般 2～3min 生效,但本品代谢快,半衰期短,20min 后脑及血药浓度迅速下降,偶可出现呼吸抑制,应停药。

(2)10%水合氯醛:成人 25～30ml,小儿 0.5～0.8ml/kg,加等量植物油保留灌肠。

(3)氯硝西泮(氯硝安定):药效是安定的 5 倍,半衰期 22～32h,成人首次剂量 3mg 静脉注射,注射后数分钟奏效,对各型癫痫状态均有效,以后 5～10mg/d,静脉滴注或过渡到口服药。需注意对呼吸及心脏抑制作用较强。

(4)异戊巴比妥钠:成人每次 0.5g 溶于注射用水 10ml 静脉注射,1－4 岁儿童每次 0.1g,5 岁以上每次 0.2g,速度不超过每分钟 0.05g,至控制发作为止。通常 0.5g 以内可控制发作,未注射完的剩余药可肌内注射。

(5)利多卡因:用于地西泮注射无效者,2～4mg/kg 加入10%葡萄糖内,50mg/h 速度静脉滴注,复发时可重复应用。心脏传导阻滞及心动过缓者慎用。

(6)苯妥英钠:能迅速通过血-脑屏障,用负荷剂量在脑中迅速达到有效浓度,无呼吸抑制和降低觉醒水平副作用,但起效慢,多在 30～60min 起效,约 80％患者在 20～30min 内停止发作,作用时间长(半衰期 10～15h),对癫痫持续状态效果尤佳。成人剂量 5～10mg/kg,儿童 15mg/kg,溶于 0.9％氯化钠溶液中静脉滴注,成人注射速度不超过 50mg/min,可与地西泮合用。可引起血压下降及心律失常,需密切观察。心功能不全、心律失常、冠心病及高龄者宜慎用或不用。

(7)丙戊酸:德巴金注射剂 5～15mg/kg 溶于注射用水中,3～5min 内静脉注射再用 10mg/kg 剂量加入 5％葡萄糖注射液或 0.9％氯化钠注射液 500ml 中,静脉滴注,最大剂量可达 2500mg/d。可迅速终止某些癫痫持续状态,如部分性运动发作持续状态。

3. 注意事项

在给氧、防护的同时,应快速制止发作。首先给地西泮 10～20mg 静脉注射,其速度不超过每分钟 2mg,以免抑制呼吸。插入静脉导管。抽血检查葡萄糖、钾、钠、氯、尿素氮和血常规。然后静脉输入苯妥英钠针剂每千克体重 10～20mg 稀释于生理盐水中,其速度超过每分钟 50mg;并监护血压、呼吸和心电图、血氧饱和度、动脉血氧分压(PaO_2)及血 pH。

若苯妥英钠注射完后,发作仍未控制,可选用下列方法:①地西泮 100～200mg,溶解于葡萄糖盐水 500ml 中,于 12h 内缓慢静脉滴注完毕。②异戊巴比妥钠 0.5g 溶解于注射用水 10ml,静脉注射,其速度不超过每分钟 0.1g。儿童剂量:1 岁为 0.1g,5 岁为 0.2g。③水合氯醛 10％溶液,20～30ml(儿童 0.5ml/kg),保留灌肠。

昏迷者给咽喉通气管,经常吸引痰液,必要时做气管切开术。发现换气不足即给人工呼吸。高热可给体表物理降温,血酸碱度和电解质变化及时纠正。发生肺水肿迹象时,给甘露醇注射。也需给予广谱抗生素以防肺部感染。

抽搐停止后，可给苯巴比妥钠 0.2g，肌内注射，每 12 小时 1次，以保持控制。清醒后改口服抗痫药物。如有颅内肿瘤可疑，可做相应进一步检查。

地西泮口服：成人每次 2.5～10mg，每日 2～4 次。儿童 6 个月以下不用，6 个月以上儿童，每次 1～2.5mg 或按体重 40～200μg。

（赵红英）

第7章

头 痛

第一节 偏 头 痛

偏头痛是临床最常见的原发性头痛类型,临床以发作性中重度、搏动样头痛为主要表现,头痛多为偏侧,一般持续 4～72h,可伴有恶心、呕吐,光、声刺激或日常活动均可加重头痛,安静环境、休息可缓解头痛。偏头痛是一种常见的慢性神经血管性疾病,在女性多见,为男性的 3～4 倍,多在青春期起病,发病年龄 25－34岁,少数发生于儿童期或中年后。

偏头痛的病因尚不明确,可能与下列因素有关:遗传因素、内分泌和代谢因素、饮食与药物、精神因素等。

【诊断要点】

1. 国际头痛协会(1998)的偏头痛诊断标准

(1)无先兆的(普通型)偏头痛诊断标准

①符合②～④特征,发作至少 5 次以上。

②每次发作持续 4～72h(未经治疗或治疗无效者)。

③具有以下至少 2 项特征:a. 单侧性;b. 搏动性;c. 中至重度头痛(影响日常活动);d. 上楼或其他类似日常活动使之加重。

④发作期间至少有下列 1 项:a. 恶心和(或)呕吐;b. 畏光和畏声。

⑤病史和体格检查提示:无器质性及其他系统代谢性疾病证

据,或经相关检查已排除;或虽有某种器质性疾病,但偏头痛初次发作与该病无密切关系。

(2)有先兆的(典型)偏头痛诊断标准

①至少有 2 次下述②项发作。

②具有以下至少 3 项特征:a. 有一次或多次完全可逆的先兆症状,表现局灶性大脑皮质和(或)脑干功能障碍;b. 至少有一个先兆症状逐渐发作,持续 4min 以上;或相继发生两个或两个以上症状;c. 先兆症状持续时间<60min,但有一个以上先兆症状时持续时间相应延长;d. 头痛发生在先兆后,间隔<60min(头痛可与先兆症状同时发生)。

③至少具有下列各项中的一项:病史和体格检查提示:无器质性及其他系统代谢性疾病证据,或经相关检查已排除;或虽有某种器质性疾病,但偏头痛初次发作与该病无密切关系。

2. 偏头痛诊断原则

(1)根据发作的表现、家族史及神经系统检查正常,通常可做出诊断。

(2)临床表现不典型者如用麦角胺或曲普坦类试验治疗有效。

(3)脑 CT、MRI、MRA 等检查正常,排除颅内动脉瘤、占位性病变和痛性眼肌麻痹等也可确诊。

【治疗要点】

偏头痛的临床处理包括在发作期减轻或终止发作,预防偏头痛复发和缓解伴发的症状。

1. 偏头痛发作期治疗

(1)曲普坦类:选择性 5-HTD1 受体激动药可使扩张的颅内动脉收缩。①琥珀酸舒马普坦:即英明格或尤舒;②佐米普坦:不良反应,有恶心、呕吐、心悸、烦躁和焦虑等。

(2)麦角胺:①二氢麦角胺(DHE),0.25～0.5mg 肌内或静脉注射;②麦角胺:不良反应:恶心、呕吐、周围血管收缩等,经常大量服用可引起高血压和肢体缺血性坏死。

（3）其他：麦角胺无效时可用磷酸可待因，偏头痛持续状态可给予泼尼松。

（4）镇静药：苯二氮䓬类可使患者镇静和入睡。麻醉镇静药哌替啶 100mg 肌注有助于偏头痛确诊。妊娠期偏头痛只能用阿片类如哌替啶 100～150mg 口服，其他药物都增加胎儿畸形风险或妊娠并发症。

（5）伴发症状治疗：恶心是偏头痛常见的伴发症状和药物不良反应，可用镇吐药甲氧氯普胺 10mg 肌内注射。严重呕吐可用小剂量奋乃静、氯丙嗪。

2. 偏头痛预防治疗 适于频繁发作（＞1 次/周）、严重影响正常生活与工作，不能耐受麦角碱或禁忌者。

（1）消除诱发因素：包括精神紧张、心理压力、缺睡、噪声和强烈气味。乳酪、巧克力和红酒等饮品。保持心态豁达、心情舒畅，劳逸结合和戒烟戒酒。

（2）药物治疗：包括普萘洛尔、阿米替林和丙戊酸，一种无效可选另一种。①β 受体阻滞药：阻断脑血管 β 受体，防止血管扩张；②抗抑郁药：偏头痛发作频繁合并紧张性头痛应用阿米替林、丙米嗪、舍曲林和氟西汀等有效；③抗癫痫药：丙戊酸钠妊娠者忌用。可用卡马西平、托吡酯。推测与 γ-氨基丁酸影响疼痛机制有关；④钙离子通道阻滞药：偏头痛发作可能与脑血管痉挛引起局限性脑缺血有关，钙拮抗药阻止钙离子内流，抑制血管痉挛、血小板聚集和 5-HT 释放；⑤氟桂利嗪、尼莫地平等。

【处方】

1. 琥珀酸舒马普坦 即英明格或尤舒，25～50mg，口服，或 6mg 皮下注射。

2. 佐米普坦 2.5～5.0mg，口服。

3. 二氢麦角胺（DHE） 0.25～0.5mg 肌内或静脉注射。

4. 麦角胺 0.5～1.0mg 口服或 2.0mg 舌下或直肠栓剂。

5. 泼尼松 偏头痛持续状态可给予泼尼松 30～60mg/d。

6. β受体阻滞药 普萘洛尔 10～20mg,口服,每日 2～3 次;约 50％患者有效,可逐增剂量,但每分钟心率不可＜60 次。美托洛尔 50mg 口服,每日 2 次,连服 8 周,减少和减轻发作。

7. 丙戊酸 400mg,口服,每日 2 次,妊娠者忌用。卡马西平200mg 口服,每日 2 次;托吡酯 100mg,口服,每日 2 次。

8. 氟桂利嗪 5mg,口服,每日 1 次;尼莫地平 30mg 口服,每日 3 次。

【注意事项】

1. 曲普坦类和麦角生物碱是强力血管收缩药,严重高血压或心脏病者禁忌。

2. 普萘洛尔不良反应:抑郁、低血压及阳痿等。哮喘、房室传导阻滞和心力衰竭者忌用。

3. 阿米替林的抗胆碱作用可并发青光眼和前列腺病。

4. 尼莫地平与 β受体阻滞药合用易伴发低血压和周围性水肿。

第二节 丛集性头痛

丛集性头痛也称组胺性头痛或 Horton 综合征,是一侧眼眶周围的发作性剧烈头痛,呈反复密集的发作特点。较少见,罕有家族史。可能与下丘脑功能障碍有关。

【诊断要点】

1. 临床特点

(1)发病年龄较晚,平均 25 岁;男性多见,为女性的 4～5 倍。

(2)表现短暂或持续的非搏动性剧烈头痛,夜间常定时痛醒或每日同一时间发作,无先兆。持续数分钟至 2h,通常 20min 达高峰。剧痛难忍使患者来回踱步,捶打头部或撞墙。始终为单侧头痛,复发也在同侧,不伴呕吐。每年春和(或)秋季常发作 1～2

次,发作间期数月或数年。

(3)头痛可由鼻旁烧灼感或眼球后压迫感开始,剧烈钻痛局限于一侧眶部、球后和额颞部,常伴同侧结膜充血、流泪和流涕,约1/4的病例出现痛侧 Horner 征,可伴该侧上睑下垂。

(4)在头痛群集期饮酒、冷风拂面和服用血管扩张药常可诱发。

2. 丛集性头痛的诊断标准

(1)至少有5次发作,临床征象符合(2)～(5)。

(2)剧烈的单侧性眶部、眶上和(或)颞部疼痛,若未经治疗,持续15～180min。

(3)头痛至少有以下一项伴发征象,而且发生在头痛的同侧:①眼结膜充血;②流泪;③鼻塞;④流涕;⑤前额及面部出汗;⑥瞳孔缩小;⑦眼睑下垂;⑧眼睑水肿。

(4)头痛发作频率:每隔1天1次至每天8次。

(5)至少符合以下一个条件:①病史、一般体检和神经科检查不提示各种神经系统器质性疾病或全身性疾病。②病史、一般体检和神经科检查怀疑有器质性疾病,但经过辅助检查排除。③有器质性疾病存在,但丛集性头痛首次发作与前者并无联系:a. 丛集性头痛,周期性不变;b. 间歇性丛集性头痛:间歇发作,一次持续7d至1年,两次丛集发作之间的间歇期≥14d;c. 慢性丛集性头痛:头痛发作持续超过1年不伴缓解,或有缓解但少于14 d。

【治疗要点】

药物治疗如下。

1. 吲哚美辛和激素　发病早期及时应用可控制群集发作。

2. 吸氧疗法　100%氧气8～10L/min,10～15min,可收缩发作时扩张的颅内外动脉,完全或明显缓解率为56%。

3. 舒马普坦　可迅速缓解头痛。

4. 美西麦角　急性发作可口服麦角咖啡因。麦角胺直肠栓睡前用,二氢麦角胺0.5mg皮下注射可控制夜间发作。

5. 睾丸素 25mg 肌内注射，每日 1 次，连用 7～10d；10mg/d，再用 7～10d，显效率为 80％。

6. 钙离子通道阻滞药 如维拉帕米缓释型，可预防丛集性头痛发作期复发，锂盐、丙戊酸钠和卡马西平也有预防作用。

【处方】

1. 泼尼松 40～60mg/d，口服，1 周后逐渐减量停药，典型病例可获得戏剧性缓解，疼痛在数小时，大多在 2d 内消退。

2. 舒马普坦 25～50mg 口服。

3. 美西麦角 2～8mg 口服，每日 1 次。二氢麦角胺 0.5mg 皮下注射可控制夜间发作。

4. 睾丸素 25mg 肌内注射，每日 1 次，连用 7～10d；10mg/d，再用 7～10d，显效率为 80％。

第三节 紧张型头痛

紧张型头痛以往称为紧张性头痛或肌收缩性头痛，是双侧枕部或全头部紧缩或压迫性头痛。紧张型头痛是临床最常见的慢性头痛，约占头痛的 40％。

【诊断要点】

1. 紧张型头痛的临床

(1)典型多在 20 岁左右起病，患病率可随年龄增长，女性多见，约占 75％。经常与长期紧张、过度劳累、抑郁心境或性格弱点有关。

(2)表现两侧枕部非搏动性钝痛，呈头部紧束感、金箍感或钳夹感，头顶压迫感或沉重感，可连及颈部或弥漫全头部；不伴恶心、呕吐；无畏光、畏声或视力障碍等前驱症状。

(3)头痛持续存在而不缓解，发作频繁，时轻时重，但日常生活不受影响。因此，又称为慢性每日头痛。

(4)神经系统检查无阳性体征，可伴头痛局部压痛、头皮痛、牵拉头发痛,颈肩背肌僵硬感,捏压感觉轻松和舒适。

2. 诊断标准

(1)发作性紧张型头痛的诊断标准

①既往至少有 10 次头痛发作,每年头痛天数<180 天(<15 天/月)。

②头痛持续 30 min 至 7h。

③头痛至少有以下特点中的两项:a. 压迫和(或)紧束感(非搏动性);b. 轻度或中度(疼痛可能影响但不会阻止活动);c. 双侧性;d. 上楼或其他类似日常活动头痛不加重。

④以下 2 点皆符合:a. 无恶心、呕吐(食欲缺乏可能发生);b. 畏光、畏声不同时发生,但可有其中之一。

⑤至少符合其中一项:a. 病史、体格检查和神经检查未提示慢性外伤后头痛,或药物性头痛或其他特定的头痛综合征或脑神经痛;b. 病史、体格检查和神经检查提示该类疾病,但被辅助检查排除;c. 该类疾病确实存在,但紧张型头痛首次发作与该病并无时间上的密切联系。

(2)慢性紧张型头痛的诊断标准

①6 个月内平均头痛天数≥180 天/年(≥15 天/月)。

②头痛至少有以下特点中的两项:a. 压迫和(或)紧束感(非搏动性);b. 轻度或中度(疼痛可能影响但不会阻止活动);c. 双侧性;d. 上楼或其他类似日常活动头痛不加重。

(3)与颅周肌肉功能障碍有关的紧张型头痛的诊断标准至少符合其中 1 项:①手按或压力按痛计使颅周肌肉按痛增加;②休息或生理测试中颅周肌肉的肌电图水平提高。

(4)与颅周肌肉功能障碍无关的紧张型头痛的诊断标准至少符合其中一项:①手按或压力按痛计不能使颅周肌肉按痛增加;②休息或生理测试中颅周肌肉的肌电图水平正常。

(5)未能完全符合上述标准的紧张型头痛。

【治疗要点】

1. 心理治疗,有助于缓解紧张情绪。首选可通过认真细致的检测使患者消除疑虑,帮助患者找到并克服引起精神压力和焦虑的原因,使之精神放松,消除心理障碍。

2. 急性发作期对症治疗,可用对乙酰氨基酚、非甾体抗炎药等镇痛药。

3. 慢性紧张型头痛应用抗抑郁药可治疗原发病或预防性治疗,可取得显著疗效,常用选择性 5-羟色胺再摄取抑制药(SSRI)如舍曲林、氟西汀和西酞普兰,也可用阿米替林、丙米嗪等。失眠可用苯二氮䓬类,如地西泮口服。普萘洛尔对某些病例有效。

4. 辅助疗法,如松弛锻炼、按摩和练瑜伽功等可能有一定的疗效。

【处方】

失眠可用地西泮 10～20mg,口服。

【注意事项】

1. 抑郁症患者合并头痛极为常见,具有金箍感、压迫感、沉重感和慢性头痛的特点,紧张性头痛常为抑郁症患者的症状之一。此外,患者常主诉头晕,睡眠障碍如入睡困难、早醒或多梦,记忆力减退,精力丧失,注意力不集中,无食欲,性功能减退等躯体症状;阵发性心悸、面红或多汗等自主神经症状;晨轻、暮重。患者有时忽略或有意回避情绪低落、兴趣缺乏,甚至轻生等核心症状。因此,诊断紧张型头痛应高度关注患者的抑郁心境、紧张情绪和性格特质。

2. 传统上认为紧张型头痛与偏头痛不同,但某些紧张型头痛病例兼有两者特点,如一侧头痛、搏动性或伴有呕吐,故可将紧张型头痛与偏头痛看成一个临床疾病谱的相对两级。由于抑郁症患者具有模仿各种疾病的特点,临床遇到搏动性头痛伴呕吐的患者切勿轻易诊断为偏头痛,还须注意是否有抑郁症的核心症状及伴发的其他躯体症状。

3. 紧张型头痛患者无论是否合并抑郁症,镇痛药、抗偏头痛药物通常无效,抗抑郁药、安定药常可使头痛明显减轻或治愈。抑郁症患者还须注意是否合并焦虑或强迫症状,以全面地选用药物和适当的剂量。

第四节　药物依赖性头痛

有些治疗头痛的常用药物,如果使用不当或长期服用可引起药物依赖性头痛。阿司匹林、对乙酰氨基酚(扑热息痛)等镇痛药物,尤其与咖啡因和(或)阿片类药制成复方制剂的药常会被患者滥用和长期服用引起头痛。麦角胺长期服用者,由于恐惧头痛或疗效不满意,自行增加常规剂量并长期习惯性的使用,一旦剂量波动就会造成头痛。

【诊断要点】

1. 临床表现　成人发病,多见于 30-40 岁患者,女性多于男性。患者均有持续性头痛或头痛史,并长期服用镇痛药和麦角胺。头痛每天发生,且持续整天时间。在睡醒时即出现头痛,呈轻至中度钝痛,双侧或弥漫性疼痛,有时局限于额或枕部。停用镇痛药后头痛加重。因此患者每天多次服药或至少服药 1 次。头痛一般不伴有视觉障碍或其他自主神经症状。在药物依赖性头痛的基础上,如同时伴有偏头痛者可出现恶心、呕吐等自主神经症状。患者在镇痛药作用耗尽时头痛加重,故再用镇痛药,一般每 3~4 小时服药 1 次。服药后可减轻头痛,但很少完全缓解。

2. 临床特点　①连续服药 3 个月每日服药均出现头痛或 1 个月内有 15d 发病;②中止服药后 1 个月内头痛消失。

【治疗要点】

1. 应向患者说明长期服用镇痛药和麦角胺的危害性,然后完全停用。停用后会有一段时间头痛持续加重。

2. 严重者须入院予以镇静安眠药、补液、止吐等对症支持治疗。麻醉性镇痛药有成瘾性,须逐渐减量。

3. 药物依赖性头痛的疗效为 40%～70%。停用镇痛药后应针对原有的真正的头痛重新诊断和治疗。

第五节　低颅压头痛

低颅压头痛病因系脑脊液压力降低($<70mmH_2O$)、脑组织移位下沉,使颅内敏感结构如脑膜、血管和神经(三叉、舌咽和迷走神经)受牵连引起,多为直立性,可分为特发性和继发性两种。①特发性:病因不明,可能是血管舒缩障碍使脑脊液分泌减少或吸收增多所致;②继发性:因腰穿、头颈部外伤、脑室分流术、脱水、糖尿病酮症酸中毒、尿毒症、全身感染、过度换气和低血压等引起。

【诊断要点】

临床表现:①可见于各种年龄,特发性多见于体弱女性,继发性无性别差异;②头痛多见枕部或额部轻至中度钝痛或搏动样痛,缓慢加重,常伴恶心、呕吐、眩晕、耳鸣、颈僵和视物模糊等,与体位明显有关,立位时出现或加重,卧位时减轻或消失;常在直立后 15min 内出现头痛或头痛加剧,卧位缓解或消失。

【治疗要点】

1. 病因治疗　如控制感染、纠正脱水和糖尿病酮症酸中毒等。

2. 对症治疗　如卧床休息;补液 2000～3000ml/d;穿紧身裤和束缚带;头痛可用适量的镇痛药;必要时鞘内注射无菌生理盐水常可缓解腰椎穿刺后头痛。

3. 咖啡因　可阻断腺苷受体使颅内血管收缩,增加脑压和缓解头痛;或用安钠咖皮下或肌内注射,或加入 500～1000ml 乳化林格液缓慢静脉滴注。

4. 硬膜外血贴疗法　用自体血 15～20ml 缓慢注入腰段或胸

段硬膜外间隙,血液从注射点上下扩展数个椎间隙,压迫硬膜囊和阻塞脑脊液漏口,迅速缓解头痛,适于腰穿后头痛和自发性低颅压性头痛,有效率可达97%。

【处方】

安钠咖500mg,皮下或肌内注射,或加入500～1000ml乳化林格液缓慢静脉滴注。

(张惠芳)

第8章

痴 呆

第一节　阿尔茨海默病

阿尔茨海默病性痴呆(dementia in Alzheimer disease)是一种起病隐袭的进行性发展的神经系统退行性疾病。临床上以记忆障碍、失语、失用、失认、视空间技能损害、执行功能障碍及人格和行为改变等全面性痴呆表现为特征,病因迄今未明。

过去将 65 岁以前发病者,称早老性痴呆(presenile dementia);65 岁以后发病者称老年性痴呆(senile dementia)。前者主要包括 Alzheimer 病和 Pick 病,后者则为老年性痴呆 Alzheimer型。近代各国学者均倾向于将老年前期和老年期发病的 Alzheimer 性痴呆合并为一个疾病单元称为 Alzheimer 病的老年型(senile type)和老年前期型(presenile type)。据美国资料显示,AD在老年前期和老年期痴呆中较多见,约占总痴呆例数的 55%,是老年人死因的第 4 位主要因素。

阿尔茨海默病性痴呆病理改变主要特征为大脑皮质萎缩、神经原纤维化和脑神经细胞变性及老年斑。是老年期较常见的疾病,关于老年期的界定,西方国家均以 65 岁为老年期开始的年龄,而中国及其他亚洲国家则以 60 岁为界。当前,由于人均寿命延长,老年人口迅速增长,AD 患者数必然相应增加。据国外报道在 65 岁以上人群中其患病率约 5%,而 80 岁以上的人群中则可高达 20%。AD 已成为老龄化社会常见的老年病,成为许多发达国家和发展中国家主要保健和社会问题,自然就成为老年病学及老年保健的一个重要课题。因此,AD 在老年医学和老年精神病学中的地位日益受到重视。1974 年和 1977 年美国国立老年研究所和英国医学研究院,先后把 AD 列为老年医学重点研究项目,投以大量人力、物力,并取得了显著进展。尽管 AD 的病因和发病机制还不大明确。但近 10 年来,该病的病因和发病机制研究,特别是在神经病理、生物化学和分子遗传学等方面的研究取得了长足的进展。

【诊断要点】

由于 AD 病因未明,临床诊断仍以病史和症状为主,辅以精神、智力和神经系统检查,确诊的金标准为病理诊断(包括活检与尸检)。应注意的是既不要漏诊,也不要误诊。

AD 的临床诊断可根据以下几点:①老年期或老年前期发生的进行性认知障碍;②以记忆尤其是近记忆障碍、学习新知识能力下降为首发症状,继而出现智力减退、定向障碍和人格改变;③体检和神经系统检查未能发现肿瘤、外伤和脑血管病的证据;④血液、脑脊髓液、EEG 及脑影像学检查不能揭示特殊病因;⑤无物质依赖或其他精神病史。

中老年人有人格改变者应慎重考虑痴呆的可能。如患者主诉遗忘及智力活动减退者应引起注意,对隐瞒认知缺陷而回避、否认和辩解者也应高度警惕。

既往诊断 AD 多用排除法,而今诊断标准的完善,根据家人提供详细病史和典型表现,临床诊断正确率与病理诊断比较可高达 85%。加上各项心理测查、实验室检查,正确率可达 90%。

诊断标准有 WHO 的 ICD、APA 的 DSM 和我国 CMA 的 CCMD 诊断标准外,各国标准基本类似,而美国国立神经病学及语言障碍和卒中研究所(NINCDS)和 AD 及相关疾病协会(ADR-DA)联合制订的 AD 诊断标准独树一帜,分为"可能的"(probable)、"可疑的"(possible)及"肯定的"(definite)三级诊断。虽较详尽,但实用性较差,除美国应用较多外,通常只作科研的诊断标准。读者可参阅 ICD-10 的 AD 诊断要点。

附:CCMD-2-R 诊断标准

1. 阿尔茨海默病(Alzheimer 病)(290;F00)

(1)符合脑器质性精神障碍的标准。

(2)起病缓慢,以逐渐加重的痴呆为主要临床症状,病情发展虽可暂时停顿,但不可逆。

(3)需排除以下疾病:①脑血管病等其他脑器质病变所致的痴呆;②抑郁症等精神障碍所致的假性痴呆。

2. 阿尔茨海默病,老年前期型(290.1;F00.0) ①符合阿尔茨海默病的诊断标准;②起病年龄在 65 岁以下;③病情恶化较快,可较早出现失语、失写、失读和失用等症状。

3. 阿尔茨海默病(Alzheimer 病),老年型(290.0.290.2;F00.1) ①符合阿尔采末病的诊断标准;②起病年龄已满或超过65 岁;③病情缓慢加重,早期以记忆障碍为主要表现。

4. 阿尔采末病(Alzheimer 病),非典型或混合型(290.8;F00.2) 符合阿尔采末病的诊断标准,但临床症状不典型,或同时合并脑血管病。

5. 阿尔采末病(Alzheimer 病),其他型(290.8;F00.9) 符合阿尔采末病的诊断标准,但不完全符合上述 3 型的诊断标准。

【治疗要点】

由于 AD 的病因及发病机制未明,治疗尚无特效疗法,以对症治疗为主。包括药物治疗改善认知功能及记忆障碍;对症治疗改善精神症状;良好的护理延缓病情进展。药物和康复治疗以改进认知和记忆功能,保持患者的独立生活能力,提高生存质量为目的。

【处方】

1. 与递质障碍有关的治疗 针对 AD 患者存在递质系统障碍,学者们开展了广泛性的治疗。尤其对胆碱能系统缺陷的治疗研究较多。为提高胆碱能活性的治疗分 3 类。

(1)增强乙酰胆碱合成和释放的突触前用药,如胆碱和卵磷脂。许多研究显示在一定条件下,如在胆碱活性增加或对胆碱额外需求时,增加脑内局部胆碱和卵磷脂,能诱导乙酰胆碱合成增加。认为应用胆碱和卵磷脂的治疗是可行的。尤其治疗方便、安全,已广泛用于临床。但多年临床观察未发现对 AD 的症状有改善,结果令人失望。因为在正常情况下,胆碱的摄取是饱和的,增加细胞胆碱和卵磷脂,并不能增加乙酰胆碱的合成和释放。

(2)限制乙酰胆碱降解以提高其活性的药物,如毒扁豆碱。毒扁豆碱是经典的胆碱酯酶抑制药,应用后可增加突触间隙乙酰胆碱的浓度,提高中枢胆碱能活性,改善 AD 患者的症状。临床应用一般从每天 6mg 开始,逐渐加量。显效范围 $10\sim24mg/d$,分 $4\sim6$ 次口服。患者在记忆、学习、行为和实际操作上似有改善。但随治疗时间延长,疗效反而减弱,且有不良反应,因而应用有限。对 1 组 20 例 AD 患者长期用毒扁豆碱治疗,采用双盲、交叉评定疗效。结果有些患者表现行为有改善;但用正规神经心理测验检查,结果表明无效应。

他克林(tacrine)(四氢氨基吖啶,THA)或中枢神经系统的强抗乙酰胆碱酶药。又因结构上的原因还能提高乙酰胆碱释放及延长突触前胆碱能神经元活性,自 Summers 等报道他克林治疗 17 例 AD,14 例的认知缺陷明显改善后,引起学者们更多的研究。

Davis 等总结 8 篇他克林治疗 AD 的报道。4 篇肯定了他克林的疗效,AD 患者的认知功能有改善;但另 4 篇观察结果认为他克林治 AD 的效果可疑或无效。结合其他作者的研究结果,Davis等认为他克林治疗 AD 时,用量要充足,每天 160mg。但仅 1/4 的患者能耐受此剂量。判断是否有效则应观察 30 周。治疗从小剂量开始,40mg/d,用 6 周,第 6 周增至 80mg/d,第 13 周起,120mg/d,第 19 周起 160mg/d。不良反应是恶心、呕吐、转氨酶升高、灶性肝细胞坏死。治疗前及治疗中,均应检测肝功能。

(3)突触后用药即胆碱能激动药:氯贝胆碱(氨甲酰甲胆碱)为高选择性乙酰胆碱受体激动药,可显著提高乙酰胆碱系统的活性。但它不通过血-脑屏障,需在腹壁等处置药泵,或通过导管给予脑室内注射。治疗后患者的记忆、情绪、行为、学习和生活自理能力可显著改善。部分患者有恶心,少数有抑郁。

关于 AD 的神经递质障碍和有关的药物治疗已取得很大进展。但已知药物的治疗作用小,或疗效短。且 AD 有多种递质系统障碍,应注意有针对性地选择用药,或联合用药。AD 是皮质神经元进行性变性。至病程晚期,神经元及突触已破坏,药物失去靶细胞则难以发挥作用。早期诊断及早期治疗,可能对病情的发展有缓解作用,对改善症状有效。

2. 改善脑循环和脑代谢　学者们也试图用改善脑代谢的药物来治疗 AD。

【注意事项】

老年性痴呆是老年人中危害甚大的疾病之一。随着人的寿命不断提高亦日渐增长,对此病的预防对老年人来说是非常重要的。

一级预防:对 AD 的预防由于迄今为止病因未明,有些危险因素在病因中已提到过的,有些是可以预防和干预的,如预防病毒感染、减少铝中毒、加强文化修养、减少头外伤等。

二级预防:因 AD 确诊困难,故需加强早期诊断技术,早期进行治疗。一般认为,AD 是衰老过程的加速。Jobst 等对确定的和可能性大的 AD 和无认知功能缺陷的老年人每年做 1 次脑 CT 检查,由不知临床诊断者测量中部颞叶厚度,结果确定的和可能性大的 AD 患者颞叶萎缩明显快于无认知缺损的老年人。故对疑有此病和确定此病的老年人,定期做此方面的检查,并给予积极的治疗是非常必要的。

三级预防:虽然 AD 的患者的认知功能减退,但仍应尽量鼓励患者参与社会日常活动,包括脑力和体力活动。尤其是早期患者,尽可能多的活动可维持和保留其能力。如演奏乐器、跳舞、打牌、打字和绘画等,都有助于患者的生活更有乐趣,并有可能延缓疾病的进展,因为严重的痴呆患者也可对熟悉的社会生活和熟悉的音乐起反应。

第二节　血管性痴呆

血管性痴呆(vascular dementia,VaD 或 VD)是一组由脑血管疾病导致的智能及认知功能障碍综合征,是老年性痴呆的常见病因之一。

症状:患者的遗忘及认知障碍与脑血管病事件有时间与空间的相互关联,病程波动,呈阶梯性进展;认知功能呈进行性下降,伴记忆功能、定向力、注意力、语言功能、视空间功能、运用能力、运动自控和行为等缺损,由临床表现及神经心理检查证实;且患者功能缺损的程度足以妨碍日常生活,不完全由脑卒中引起的躯体功能障碍所致。

【诊断要点】

1. 同时存在两组症状体征是血管性痴呆的特征。常由缺血性卒中、出血性卒中及全脑性缺血缺氧所引起,故脑实质内可见出血性或缺血性损害,并同时具备痴呆症状(遗忘及认知障碍)和局灶性神经系统体征(有偏瘫、感觉障碍、同向性偏盲、中枢性面瘫、构音障碍和病理征等表现及神经影像学证据),临床表现依病变部位不同而有所不同。

2. 患者的遗忘及认知障碍与脑血管病事件有时间与空间的相互关联。病程波动,呈阶梯性进展;认知功能呈进行性下降,伴记忆功能、定向力、注意力、语言功能、视空间功能、运用能力、运动自控和行为等缺损，由临床表现及神经心理检查证实；且患者功能缺损的程度足以妨碍日常生活，不完全由脑卒中引起的躯体功能障碍所致。

3. 痴呆的排除标准：是伴意识障碍、谵妄、精神病、失语和严重妨碍神经心理测试的感觉运动损害，伴记忆和认知缺损的系统性疾病或其他脑病。

4. 缺乏影像学证据，或缺乏痴呆与脑卒中确切联系，或隐袭起病和病程多变，则应考虑其他病因导致的痴呆。

附：血管性痴呆诊断

国内对血管性痴呆的诊断尚无公认标准，临床诊断基本程序：①肯定为痴呆；②有与痴呆发病相关的脑血管疾病，经影像学证实；③除外其他类型的痴呆，用 Hachinski 缺血评分量表与 AD 鉴别。

（一）血管性痴呆（VD）的国际诊断标准

1. 可能的（probable）VD

（1）痴呆症状：认知功能进行性下降，伴记忆功能及两种以上认知功能（如定向力、注意力、语言功能、视空间功能、运用能力、运动自控和行为等）缺损，由临床表现及神经心理检查证实；患者功能缺损的程度足以妨碍日常生活，不完全由脑卒中引起躯体功能障碍所致。痴呆的排除标准：伴意识障碍、谵妄、精神病、失语和严重妨碍神经心理测试的感觉运动损害，伴记忆和认知缺损的系统性疾病或其他脑病。

（2）脑卒中：有偏瘫、感觉障碍、同向性偏盲、中枢性面瘫、构音障碍和病理征等及神经影像学证据。

（3）患者的遗忘及认知障碍，与脑血管病事件有时间与空间的相互关联。

2. 可疑的（possible）VD　患者存在痴呆，伴局灶性神经体征，但缺乏影像学证据或痴呆与脑卒中确切联系，或隐袭起病和病程多变。

3. 确诊的（definite）VD　具备可能的 VD 临床诊断标准，经活检或尸检提供组织病理学证据，无导致痴呆的其他病因，无与年龄不符的神经原纤维缠结和老年斑。

（二）国内第 4 次脑血管疾病学术会议确定的血管性痴呆诊断标准（1995）

1. 符合美国《精神病诊断和统计手册（第 4 版-R）》痴呆诊断标准。

2. 急性或亚急性发病的神经系统症状和体征。

3. 既往有脑卒中病史。

4. 病程波动，呈阶梯性进展。

5. 合并高血压、糖尿病、冠心病和高脂血症等。

6. Haehinski 缺血量表计分≥7 分。

7. CT 及 MRI 证实脑内多发的皮质或皮质下缺血性病变。

（三）辅助检查

1. 实验室检查　测定脑脊液、血清中 Apo E 多态性及 Tau 蛋白定量、β 淀粉样蛋白片段，有诊断与鉴别意义。

2. 其他辅助检查

（1）影像学检查：CT 和 MRI 所示与脑血管病变表现一致。

（2）电生理检查：如脑电图、负相关诱发电位 P300 分析。

（3）神经心理测验：常用的工具有韦氏成人智力量表（WAIS-CR）、韦氏记忆量表（WMS-CR）、简易精神状态量表（MMSE）、日常生活功能量表（ADL）、Blessed 行为量表和认知能力甄别量表（CASI）等。上述量表可以组合使用，也可单独应用。主要是依据临床的需要和患者的依从性而定，神经心理测验主要用于在认知功能方面鉴别痴呆与非痴呆，但不能单独依据某一测验结果来做出痴呆的诊断。

【治疗要点】
治疗包括治疗原发性脑血管疾病和脑功能恢复两方面。

【处方】

1. 治疗高血压　使血压维持适当水平,可阻止和延缓痴呆的发生。有学者发现,VD 伴高血压患者,收缩压控制在 135～150mmHg,可改善认知功能,低于此水平症状恶化。

2. 改善脑循环,增加脑血流量,提高氧利用度

(1)二氢麦角碱类:消除血管痉挛和增加血流量,改善神经元功能,常用双麦角碱 0.5～1mg,口服,每日 3 次及尼麦角林(麦角溴烟酯)。

(2)钙离子拮抗药:增加脑血流、防止钙超载及自由基损伤。二氢吡啶类如尼莫地平,治疗白质疏松症患者伴认知障碍,1 年后病情平稳或改善;二苯烷胺类如氟桂利嗪。

(3)烟酸:可增加脑血流量和改善记忆。

(4)中药:选用三七总皂苷(血栓通)、葛根(普乐林)和甲基吡嗪(川芎嗪)等,有活血化瘀、改善血液黏滞度及抗血小板聚集作用。

3. 抗血小板聚集　常用阿司匹林,75～150mg/d,口服,抑制血小板聚集,稳定血小板膜,改善脑循环,防止血栓形成;噻氯匹定(抵克力得),250mg/d,口服,作用于细胞膜,直接影响血小板黏附与聚集,抑制血小板间冻干人纤维蛋白原(纤维蛋白原)桥形成。

4. 脑代谢剂　促进脑细胞对氨基酸、磷脂及葡萄糖的利用,增强患者的反应性和兴奋性,增强记忆力。

(1)吡咯烷酮:常用吡拉西坦(脑复康)及茴拉西坦,可增加脑内 ATP 形成和转运,增加葡萄糖利用和蛋白质合成,促进大脑半球信息传递。

(2)甲氯芬酯:可起中枢激素作用,增加葡萄糖利用,兴奋中枢神经系统和改善学习记忆功能。

(3)甲磺酸双氢麦角毒碱(双氢麦角碱):增强突触前神经末梢释放递质,刺激突触后受体,改善神经功能及脑细胞能量平衡。

（4）阿米三嗪：如都可喜（阿米三嗪/萝巴新）增加动脉血氧分压和血氧饱和度，增加供氧、改善微循环和脑代谢。

（5）其他如脑活素（脑蛋白水解物）、胞磷胆碱（胞二磷胆碱）、三磷腺苷（ATP）、辅酶 A 等。

5. 脑保护药

（1）钙离子拮抗药：如尼莫地平和氟桂利嗪。

（2）兴奋性氨基酸受体拮抗药：如硫酸镁和 MK801。

（3）自由基清除剂：如维生素 E、维生素 C 和银杏叶制剂等。

6. 对症治疗

（1）患者有抑郁症，可用选择性 5-HT 再摄取抑制药（SSRI），如氟西汀 20mg，每日 1 次，选择性 5-羟色胺与去甲肾上腺素再摄取抑制药（SNRI）万拉法新 25mg，每日 2～3 次。

（2）焦虑症可用地西泮（安定）5mg，每日 3 次，症状明显可用抗焦虑药丁螺环酮，30mg/d。

（3）失眠患者，日间应处于明亮的光线下，为恢复正常觉醒周期提供良好环境，可用佐匹克隆等。

7. 康复治疗　由于血管性痴呆的智能损害常为斑片状或非全面性，伴局灶性神经体征，康复治疗常可收到较好疗效。康复要有针对性，包括日常生活能力训练、肌肉关节活动度训练和言语障碍康复等。情绪低落和自发性淡漠是加重痴呆的重要原因，应使患者多与外界接触，参加一定的社交活动。通过中西药综合治疗、康复及护理等提高患者的生活质量，使之部分回归社会。

【注意事项】

1. 预后　与脑血管病的预后密切相关，同时痴呆的预后因病变部位、范围不同也不一致，但总认知功能衰退的过程，呈不可逆的进程，进展速度不一。

2. 预防

（1）及早发现并避免脑卒中的危险因素，如高血压、糖尿病和高脂血症等，并积极治疗，高度颈动脉狭窄者可手术治疗，有助于降低血管性痴呆的发生。

（2）戒烟、控制饮酒及合理饮食。

（3）有明确遗传背景者应进行基因诊断和治疗。

第三节　皮克病

皮克病（Pick disease）是罕见的缓慢进展的认知与行为障碍性疾病。Pick（1892）首先描述了一组以额颞叶萎缩为病理特征的患者，表现为行为异常、失语和认知障碍等。皮克病起病隐袭，病程缓慢进展，多为中老年发病，发病年龄 30－90 岁，60 岁为高峰，多在 70 岁前发病，女性较多。40％的患者有家族史，其余为散发。

【诊断要点】

1. 诊断　目前额颞痴呆和皮克病尚无统一的诊断标准，以下标准可作参考。

（1）中老年人（通常 50－60 岁）早期缓慢出现人格改变、情感变化和举止不当，逐渐出现行为异常，如 Klüuver-Bucy 综合征。

（2）言语障碍早期出现，如言语减少、词汇贫乏、刻板语言和模仿语言，随后出现明显失语症，早期计算力保存，记忆力障碍较轻，视空间定向力相对保留。

（3）晚期出现智能衰退、遗忘、尿便失禁和缄默症等。

（4）CT 和 MRI 显示额和（或）颞叶不对称性萎缩。

（5）病理检查发现 Pick 小体和 Pick 细胞。具备（1）～（4）项，排除其他痴呆疾病，临床可诊断为额颞痴呆，如有家族史、遗传学检查发现 tau 蛋白基因突变可确诊；具备（1）～（5）项可确诊为皮克病。

2. 辅助检查

（1）实验室检查：测定脑脊液、血清中 Apo E 多态性、tau 蛋白定量、β 淀粉样蛋白片段，有诊断或鉴别诊断意义。

（2）脑电图检查：早期多为正常，少数可见波幅降低，α波减少；晚期背景活动低，α波极少或无，可有不规则中波幅δ波，少数患者有尖波，睡眠时纺锤波少，很少出现κ综合波，慢波减少。

（3）CT和MRI检查：可见特征性局限性额叶和（或）颞叶萎缩，脑回窄、脑沟宽及额角呈气球样扩大，额极和前颞极皮质变薄，颞角扩大，侧裂池增宽，多不对称，少数可对称，疾病早期即可出现。SPECT检查呈不对称性额、颞叶血流减少，PET显示不对称性额、颞叶代谢降低，二者较MRI更敏感，有助于早期诊断。

【治疗要点】

目前尚无有效疗法，主要是对症治疗。乙酰胆碱酯酶抑制药通常无效。

【处方】

对有攻击行为、易激惹和好斗等行为障碍者，可谨慎使用小量苯二氮䓬类、选择性5-HT再摄取抑制药、精神安定剂和普萘洛尔（心得安）等。有条件者可住院治疗，或由经培训的照料者给予适当的生活、行为指导及对症处理。

【注意事项】

1. 预后　病程5～10年，很少超过10年，预后差，多死于肺部感染、泌尿道感染和压疮等。

2. 预防　尚无有效的预防方法，对症处理是临床医疗、护理的重要内容。早期诊断、早期治疗，则或会减缓痴呆不可逆进程。

第四节　额颞痴呆

额颞痴呆（frontotemporal dementia）是指中老年患者缓慢出现人格改变、言语障碍及行为异常，神经影像学显示额颞叶萎缩，而病理检查未发现Pick小体及Pick细胞的痴呆综合征。

无病理学证据时，Pick病与额颞痴呆难以鉴别，目前多主张将Pick病归入额颞痴呆。临床研究发现，额颞痴呆可能是仅次于

Alzheimer 病的最常见的神经变性痴呆综合征,约占全部痴呆患者的 1/4。有学者认为,额颞痴呆实际上包含病理上存在 Pick 小体的 Pick 病,以及具有类似临床表现不存在 Pick 小体的其他 Pick 综合征,后者包括额叶痴呆(frontal dementia)及原发性进行性失语(primary progressive aphasia)等。

额颞痴呆的发病率和患病率随年龄增长而增加。多于 50－60 岁发病,起病隐袭,进展缓慢,早期出现人格改变、言语障碍及行为异常,如 Klüver-Bucy 综合征。如有家族史,则 CT 和 MRI 显示额、颞叶萎缩。额颞痴呆目前尚无有效疗法,与 Pick 病类似,主要是对症治疗。

【诊断要点】

目前额颞痴呆和 Pick 病尚无统一的诊断标准,以下标准可作参考。

1. 中老年人(通常 50－60 岁)早期缓慢出现人格改变、情感变化和举止不当,逐渐出现行为异常,如 Klüver-Bucy 综合征。

2. 言语障碍早期出现,如言语减少、词汇贫乏、刻板语言和模仿语言,随后出现明显失语症,早期计算力保存,记忆力障碍较轻,视空间定向力相对保留。

3. 晚期出现智能衰退、遗忘、尿便失禁和缄默症等。

4. CT 和 MRI 显示额和(或)颞叶不对称性萎缩。

5. 病理检查发现 Pick 小体和 Pick 细胞。

具备 1～4 项,排除其他痴呆疾病,临床可诊断为额颞痴呆,如有家族史、遗传学检查发现 tau 蛋白基因突变可确诊;具备 1～5 项可确诊为 Pick 病。无 Pick 小体和 Pick 细胞,是额颞痴呆与 Pick 病的主要病理鉴别点。

【治疗要点】

额颞痴呆目前尚无有效疗法,与 Pick 病类似,主要是对症治疗。乙酰胆碱酯酶抑制药通常无效。

【处方】

对有攻击行为、易激惹和好斗等行为障碍者,可谨慎使用小量苯二氮䓬类、选择性 5-HT 再摄取抑制药、精神安定剂和普萘洛尔(心得安)等。有条件者可住院治疗,或由经培训的照料者给予适当的生活、行为指导及对症处理。

【注意事项】

病程很少超过 10 年,预后差,多死于肺部感染、泌尿道感染和褥疮等。

第五节　路易体痴呆

路易体痴呆(DLB)是最近几年才被推荐作为一个痴呆类型的,其多见于老年人,偶见于年轻人,男性略多于女性。路易体痴呆的病因不明。

临床表现:路易体痴呆的典型病程为缓慢进展,经过数年后最终呈全面痴呆。早期,大部分病例的认知功能为颞顶叶型,表现为记忆、语言和视觉空间技能损害,与 AD 的表现相似。路易体痴呆认知功能波动性损害。大部分路易体痴呆患者都有真性视幻觉,幻觉形象往往鲜明生动。幻觉对象多为患者熟悉的人物或动物,这些视觉形象常是活动的、会说话或发出声音的,偶尔,幻觉形象有扭曲变形。有些路易体痴呆患者可出现肌阵挛、舞蹈样动作等运动异常。路易体痴呆患者较多出现晕厥,可能与自主神经功能紊乱有关。

【诊断要点】

1. 诊断　有波动性认知功能障碍、视幻觉和帕金森综合征的患者,应考虑路易体痴呆的可能。国际上使用较多的诊断标准如下。

(1)路易体痴呆临床诊断必备条件是进行性认知功能减退,影响社会及工作能力。疾病早期虽无明显的记忆障碍,随病情进展可加重,存在明显的注意力障碍、额叶皮质下功能及视空间能力缺损。

(2)具备下列症状 3 项中 2 项可拟诊临床可能(clinical probable)路易体痴呆,具备 1 项为临床可疑(clinical possible)路易体痴呆:①波动性认知功能障碍,伴不同程度的注意力及警觉障碍;②反复发作的内容具体、形象的视幻觉;③同时或之后发生帕金森综合征运动障碍。

(3)支持路易体痴呆诊断条件:①反复跌倒;②晕厥;③短暂性意识丧失;④对神经安定剂敏感;⑤各种形式的谵妄及其他形式的幻觉。

(4)不支持 DLB 诊断条件:①提示卒中的神经系统局灶体征及神经影像学证据;②临床症状可由明确的内科或神经系统其他疾病解释。

2. 辅助检查

(1)实验室检查:测定脑脊液、血清中 Apo E 多态性、tau 蛋白定量、β 淀粉样蛋白片段,有诊断与鉴别诊断意义。

(2)CT 及 MRI 检查无特征性改变,部分病例可见弥漫性脑萎缩或局灶性额叶萎缩,程度较轻。MRI 冠状扫描有助于路易体痴呆与 AD 的鉴别,AD 可有颞叶内侧萎缩,路易体痴呆不明显。

(3)18F-dopa PET 检查可发现黑质和纹状体多巴胺摄取减少,PET 显示颞-顶-枕皮质葡萄糖代谢率降低,较 AD 严重,可能与路易体痴呆视空间障碍、视幻觉等有关。AD 主要是颞叶和扣带回葡萄糖代谢率降低。

(4)早期脑电图多为正常,少数表现为背景波幅降低,可见 2~4 Hz 周期性放电,基本节律慢化,较多患者可见颞叶区 α 波减少和短暂性慢波,可出现短暂额、颞叶暴发活动。睡眠 EEG 出现快速眼动期异常,对诊断有一定参考价值。

【治疗要点】

目前路易体痴呆尚无有效疗法,治疗原则与 AD 类似。

【处方】

下述药物可改善某些症状。

1. 胆碱酯酶抑制药　如多奈哌齐(安理申)、利凡斯的明(艾斯能)等可改善皮质认知功能及行为障碍,亦可用神经细胞活化剂及改善脑循环的药物等。

2. 多巴胺类　如左旋多巴/苄丝肼(美多巴)、左旋多巴/卡比多巴(帕金宁),以及多巴胺受体激动药如培高利特(pergolide)等可改善帕金森综合征症状,帕金森综合征的对症治疗中易使谵妄和幻觉加重,应从小剂量起始,慎重加量。

3. 其他　抑郁可用选择性 5-HT 再摄取抑制药,如西酞普兰、氟西汀等;视幻觉用新型抗精神病药,如利培酮(利哌酮)、奥氮平(olanzapine)效果很好;路易体痴呆患者对神经安定剂和抗精神病药敏感,须慎用。

【注意事项】

1. 预后　患者预后较差,病程 5～10 年,多死于并发症。

2. 预防　尚无有效的预防方法,对症处理是临床医疗护理的重要内容。早期诊断、早期治疗,则或会减缓痴呆不可逆进程。

第六节　帕金森病痴呆

帕金森病(Parkinson disease,PD)即震颤麻痹(paralysis angitas)是中、老年人的慢性神经系统变性疾病。由 Parkinson 于 1817 年首先报道,故得此名。该病属原发性中枢神经系统变性疾病,可散在发病,也可家族遗传发病。是一种缓慢发生的选择性的中脑黑质多巴胺能神经元丧失和纹状体多巴胺含量显著减少,导致锥体外系的一系列症状,以运动减少、肌强直、震颤和姿势调节障碍为主要临床表现的疾病。帕金森综合征(Parkinsonism)不同于帕金森病,临床表现可部分甚至全部类似帕金森病,不同之处在于帕金森综合征的病因明确,即任何直接或间接破坏多巴胺均能引发帕金森综合征,常见的帕金森综合征有以下几种。药物性:临床上最常见,这些药物包括氟哌啶醇、氯丙嗪、甲氧氯普胺、利舍平、甲基多巴等,都可能引起帕金森综合征;血管性:脑梗死或脑出血等可直接或间接影响多巴胺系统功能;中毒:包括重金属、煤气等中毒;代谢性疾病:肝豆状核变性,尿毒症的末期;外伤和肿瘤或遗传变性疾病。

【诊断要点】

1. 诊断

(1)中老年缓慢起病,慢性病程。

(2)精神症状出现在神经系统症状之后。

(3)神经系统具有典型三大主征——运动减少且缓慢、肌强直、静止性震颤。神经检查无锥体束征,排除各种原因的继发性帕金森综合征即可诊断。

(4)严重者出现痴呆。

2. 辅助检查

(1)实验室检查:①帕金森病实验室特征诊断意义不高;②脑脊液虽然有报道多巴胺代谢产物高香草酸和 5-羟色胺产物 5-羟吲哚醋酸含量减少,但实用性不强。

(2)脑电图检查:虽然偶有慢波改变但均无特征性改变。

(3)影像学、脑 CT、MRI 在少数帕金森病例晚期可见普遍性脑萎缩,但无局灶性改变。MRI 对帕金森病综合征在鉴别诊断方面十分重要,如血管病性帕金森综合征可在基底节区有多发腔隙性梗死和梗死软化灶。单光子核素扫描(SPECT)未见特征所见。正电子发射断层扫描(PET)18-氟多巴(^{18}F-dopa)可见纹状体区摄取降低。

【治疗要点】

内科治疗以抗胆碱能及多巴胺替代为主。

【处方】

1. 抗胆碱能药物 一般在疾病早期应用,如苯海索(Artane)

2～4mg,每日 3 次,口服;或东莨菪碱(Scopolamine)0.2～0.4mg,每日 3 次,口服;或苯扎托品 1mg,每日 3 次,口服。金刚烷胺是抗病毒药(amantadine)具有增加突触前合成与释放多巴胺作用。金刚烷胺 100mg,每日 3 次,口服或与苯海索并用。

2. **多巴胺替代疗法** 多巴胺替代治疗在改善生活质量和延缓病程方面取得进展。但长期服用出现多种运动异常表现如"开-关现象""剂末现象"和"晨僵"等。因此替代疗法对症状较轻者不宜过早应用,从小剂量开始达到最小有效剂量维持,用药不宜过多加量,出现异动现象随时调整用药。

(1)左旋多巴(L-Dopa):250mg,每日 2～3 次,口服。现多用复方多巴制剂效果较好。①左旋多巴/苄丝肼(美多巴)(含量:左旋多巴 0.2g,苄丝肼 0.05g)0.125～0.25g,每日 2～3 次,口服。②帕金宁或息宁(Sinemet)是左旋多巴/卡比多巴混合剂。含量,左旋多巴 200mg、卡比多巴 50mg,应用剂量 1 片,每日 2～3 次,口服。

(2)多巴胺受体激动药:多巴胺受体激动药主要作用与激活 D_2 受体有关。①溴隐亭(Bromocriptine,Parlodel)多与左旋多巴合用,开始 0.625mg 逐渐加量,维持量 10～30mg,每日 1 次。②培高利特(pergolida medytate)开始用量 0.05mg,每日 1 次,在 2～7 周内逐渐增加至 0.25mg,每日 2～3 次,每天维持量应小于 0.75～5mg 。

3. **哌啶烷基类衍生物** 布地品(叔二苯哌啶)10～50mg/d,常用 30mg/d,影响多巴胺的释放或吸收,同时具有抗胆碱能作用和可靠的 5-HT 系统刺激效应。

4. **奥芬那君(Orphenadrine)** 100～150mg/d,具有抗胆碱能及较弱的抗组胺作用,对本病肌僵直有效。

5. **精神药物** 当患者出现明显的抑郁、兴奋、幻觉或妄想症状时,可选用适当的抗抑郁药或抗精神病药治疗,但应注意精神药物的副作用,剂量宜低。

6. 其他用药　根据发病机制与自由基和兴奋性氨基酸毒性作用有关,配合应用抗氧化剂和谷氨酸拮抗药等治疗,如维生素 E、维生素 C 等,以及其他对症治疗药如肌强直可用肌肉松弛药等。

7. 外科治疗　脑立体定向手术有一定疗效,但不作为首选治疗。帕金森病外科手术治疗经历较长历史。20 世纪 60 年代以后的立体定向一侧丘脑腹外侧核、豆状核襻、丘脑底核毁损术和 80 年代以来的自身肾上腺皮质和异体胎儿中脑黑质细胞移植于一侧尾状核、壳核等,虽近期有一定疗效,但均未得到承认而中断。近年微电极引导 CT、MRI 立体定向内侧苍白球腹后部毁损术获得成功,取得较好疗效,但应选好适应证,配合药物治疗,并有待积累经验总结疗效。

【注意事项】

1. 预后　帕金森病是中枢神经系统变性病,主要是黑质变性致使纹状体多巴胺(DA)不足,使 DA 与兴奋性乙酰胆碱(ACh)失去平衡,由于目前病因和发病机制尚未十分清楚,因此尚没有有效的预防和根治措施。该病起病缓慢,病程长,平均病程可达 13 年,最长可达 20 年或 30 年。特别应用左旋多巴制剂延缓病程取得进展。合理应用多巴胺制剂配合康复及综合药物治疗,对改善生活质量和延缓病程仍有实际意义。

2. 预防　目前帕金森综合征病因和发病机制尚未十分明确,医学上对病因不明确的预防措施是缺乏的。但是服用抗精神病的药也可以引起本症,如果是这方面的病因引起的,这类患者就可以预防,主要是服用这类的药物,一定在正规医院经医生指导用药,服药时要密切观察,一旦有倾向就马上停用,到医院复诊。

虽然目前尚不完全清楚帕金森病的致病原因,但许多研究表明,它可能与环境毒素有关。一些研究结果显示,“跟从来没在家里或院子里用过杀虫剂或除草剂的人比较起来,一生当中使用这两种药剂时间加起来低于 30d 的人,患帕金森病的概率增加

40％；如果一生当中使用这两种药剂时间加起来超过 160d 以上，患帕金森病的概率便增加到 70％。"尤其是对家族中有帕金森病患者的人要更加注意。如果某人的直系亲属中有帕金森病患者，那么他患帕金森病的概率要大一些。所以要特别注意避免接触一些环境中危险因素，如杀虫剂、农药、重金属锰，亲属中有帕金森病患者的人要避免从事电焊工种等。

帕金森病饮食原则及要求：①限制全天蛋白质摄入量，以每千克体重 0.8g 为宜。帕金森患者的症状睡眠后减轻，全天蛋白质分配应白天少，晚餐适量增多。②适量增加糖类的比例，60％～65％是有益处的。③供给充足水，以补充水分消耗，也减少药物不良反应。④适宜增加蔬菜、水果和蜂蜜。⑤避免刺激性调味品和食物，禁烟酒。⑥营养治疗仅有辅助作用。此外，帕金森病患者选择饮食时，应考虑到老年患者常伴有动脉粥样硬化、心脑血管病、糖尿病等，应结合本病及老年人的特点，给予适当的总热量。正常成人 24h 基础代谢约需热量 5857.6～7531.2kJ（1400～1800kcal），卧床患者一般需供给热量 6276～8368kJ（1500～2000kcal），下床活动的患者一般需供给热量 8368～9623.2kJ（2000～2300kcal），仍在从事体力劳动的轻症患者，需供给热量 10041～12552kJ（2400～3000kcal）。以上数据，在为具体患者选择饮食时可作参考。

出现手足颤动为特征的帕金森病是因为人脑内传达信息的物质多巴胺减少。研究发现通过食物摄取的钙可促进脑内合成多巴胺。所以平时应多吃含钙丰富的食物，如虾米、海带、紫菜、豆浆、豆制品、牛奶、鸡蛋等，对预防帕金森病有良好作用。总之，愉悦的进餐和多样的膳食组合对预防帕金森病有良好的作用。因此，一天的饮食中食物应多种多样，包括谷类、蔬菜、水果类、豆类、肉类等。据测定，每天吃 300～500g 谷类食物，可以摄取充足的糖类、蛋白质、膳食纤维和维生素 B 等营养素；每天约吃 400g 蔬菜，1～2 个中等大小的水果，从中可获得维生素 A、维生素 B、维生素 C、维生素 E 及多种矿物质和膳食纤维。国外研究已经证明,多食用这些富含维生素的抗氧化剂食物可以降低帕金森病的风险。适当喝茶、咖啡等含有咖啡因的饮品对预防帕金森病也有一定作用。国外研究发现,每天饮咖啡 1～2 杯的人可以使帕金森病的发生率减少 50%;若每天饮 3～4 杯咖啡,得帕金森病的概率只有正常人的 1/5。咖啡因饮品中含的咖啡因可以让脑中的神经传递物质的敏感度增加,所以不论在行为或动作上都不易出现帕金森病的肌肉僵硬症状。

(赵元平)

第9章

运动障碍疾病

第一节　帕金森病

帕金森病(Parkinson disease,PD)又名震颤麻痹,是一种常见的中枢神经系统变性疾病,是继阿尔茨海默病的第二大进行性神经功能障碍性疾病。中老年人多见,平均发病年龄为60岁左右,40岁以下起病的青年帕金森病较少见。大部分帕金森病患者为散发病例,仅有不到10%的患者有家族史。帕金森病的发病机制是中枢黑质纹状体通路中多巴胺能神经系统病变,导致纹状体多巴胺缺失,引起躯体运动功能紊乱,最主要的病理改变是中脑黑质多巴胺能神经元的变性死亡,引起纹状体多巴胺含量显著性减少而致病。导致这一病理改变的确切病因目前仍不清楚,遗传因素、环境因素、年龄老化、氧化应激等均可能参与多巴胺能神经元的变性死亡过程。帕金森病的临床表现主要包括静止性震颤、运动迟缓、肌强直和姿势步态异常,同时患者可伴有抑郁、便秘和睡眠障碍等非运动症状。帕金森病患者的预期寿命与普通人群无显著差异。

【诊断要点】

帕金森病的诊断主要依靠病史、临床症状及体征,一般的辅助检查多无异常改变。根据起病隐袭、进展缓慢的特点,单侧受累进而发展至对侧,表现为静止性震颤和行动迟缓,排除非典型帕金森病样症状即可做出临床诊断。对左旋多巴制剂治疗有效则更加支持诊断。帕金森病首发症状通常是一侧肢体的震颤或活动笨拙，进而累及对侧肢体。临床上主要表现为静止性震颤、运动迟缓、肌强直和姿势步态异常。

静止性震颤：约70%的患者以震颤为首发症状，多始于一侧上肢远端，静止时出现或明显，随意运动时减轻或停止，精神紧张时加剧，入睡后消失。典型的表现为搓丸样震颤。手部静止性震颤在行走时加重，部分患者可合并姿势性震颤。

肌强直：被动活动患者肢体、颈部或躯干时可感觉到明显阻力，这种阻力呈现各方向均匀一致性，称为铅管样强直。当合并肢体震颤时，可在均匀阻力中出现断续停顿，如齿轮感，称为齿轮样强直。

运动迟缓：指动作变慢，始动困难，主动运动能力丧失。根据受累部位的不同运动迟缓可表现在多个方面：①面部表情动作减少，瞬目减少称为面具脸；②说话声音单调低沉、吐字不清；③写字变慢变小，称为"小写征"；④洗漱、穿衣和其他精细动作变得笨拙；⑤行走的速度变慢，手臂摆动幅度逐渐减少甚至消失；⑥步距变小；因不能主动吞咽，唾液不能咽下而出现流涎；⑦夜间翻身困难。

姿势步态异常：姿势反射消失往往在疾病的中晚期出现，患者不易维持身体的平衡，稍不平整的路面即有可能跌倒。步态异常表现为开始行走时启动困难，行走中常会越走越快，转身或接近目标时不易止步，称为慌张步态。

此外，帕金森病患者还可出现情绪低落、焦虑、睡眠障碍、认知障碍等非运动症状。

【治疗要点】

药物治疗是帕金森病最主要的治疗手段，手术治疗是药物治疗的一种有效补充，康复治疗、心理治疗及良好的护理也能在一定程度上改善症状。目前应用的治疗手段主要是改善症状，不能阻止病情的进展,也无法治愈疾病,但有效的治疗能显著提高患者的生活质量。

左旋多巴制剂仍是目前最有效的药物。用药宜从小剂量开始逐渐加量。以较小剂量达到较满意疗效,不求全效。用药在遵循一般原则的同时也应强调个体化。根据患者的病情、年龄、职业及经济条件等因素采用最佳的治疗方案。药物治疗时不仅要控制症状,也应尽量避免药物不良反应的发生,并从长远的角度出发尽量使患者的临床症状能得到较长期的控制。疾病早期病情较轻,对日常生活或工作尚无明显影响时可暂缓用药。若疾病影响患者的日常生活或工作能力,或患者要求尽早控制症状时即应开始症状性治疗。

【处方】

1. 盐酸苯海索　起始剂量 1～2mg,以后每 3～5 日增加 2mg,至疗效最好且不出现不良反应为止,一般每日不超过 10mg,极量每日 20mg,分 3～4 次口服。

2. 开马君　起始剂量 2.5mg,口服,每日 3 次,最大剂量每日 20～30mg。

3. 苯磺酸苯扎托品　起始剂量每日 1～2mg,口服,最大剂量每日 6mg,分 3 次服用。

4. 东莨菪碱　0.2～0.6mg,口服,每日 3 次。

5. 金刚烷胺　100mg,口服,每日 1～2 次,一日最大剂量 400mg。

6. 司来吉兰　起始剂量 5mg,口服,每日早晨 1 次,可增量至 10mg,口服,每日早晨 1 次或分早、午 2 次服用。

7. 雷沙吉兰　1mg,口服,每日 1 次。

8. 普拉克索　起始剂量 0.125mg,口服,每日 3 次,每 5～7 天倍增 1 次剂量,如患者耐受,应增加剂量至疗效最好。

9. 罗匹尼罗　起始剂量 0.25mg,口服,每日 3 次。

10. 吡贝地尔缓释片　50mg,口服,每日 3～5 次。

11. **左旋多巴** 起始剂量 250mg，口服，每日 2～4 次，视患者耐受情况每隔 3～7 日增加一次剂量，直至最理想疗效为止，最大剂量每日 6g，分 4～6 次口服。

12. **多巴丝肼** 起始剂量 1/2 片，口服，每日 3 次，以后每周日服量增加 1/2 片，直至疗效满意。

13. **恩他卡朋** 每次服用左旋多巴/多巴脱羧酶抑制药时给予恩他卡朋 0.2g 口服，最大剂量 0.2g，口服，每日 10 次。

14. **托卡朋** 100mg，口服，每日 3 次。

【注意事项】

疾病早期病情较轻，对日常生活或工作尚无明显影响时可暂缓用药。若疾病影响患者的日常生活或工作能力，或患者要求尽早控制症状时，即应开始症状性治疗。有消化性溃疡、闭角型青光眼，前列腺增生患者，药物治疗应注意相关不良反应。

第二节　特发性震颤

特发性震颤又称家族性震颤，约 60% 患者有家族史，是最常见的运动障碍性疾病，主要为手、头部及身体其他部位的姿势性和运动性震颤。然而特发性震颤有许多散发病例，散发病例的临床表现和发病规律基本上相同，仅家族性震颤的发病年龄比散发病例为早。传统观点认为，特发性震颤是良性、家族性、单一症状性疾病，以上肢的姿势性和运动性震颤为主要特征；随着相关研究的深入，目前认为特发性震颤是缓慢进展的、可能与家族遗传相关的复杂性疾病，除特征性的姿势性和运动性震颤外，还可表现为共济失调，并可能存在认知障碍和人格改变。本病的震颤在注意力集中、精神紧张、疲劳、饥饿时加重，多数病例在饮酒后震颤暂时消失，这也是特发性震颤的临床特征。特发性震颤易与其他疾病产生的震颤混淆，有 30%～50% 患者被误诊为帕金森病或其他震颤性疾病。

【诊断要点】

中老年患者出现一侧或双侧上肢明显的持续性运动性震颤和姿势性震颤、无肌张力改变时应考虑特发性震颤。特发性震颤的鉴别诊断十分重要。帕金森病多在老年发病，此时期也是特发性震颤的多发年龄，因此许多特发性震颤被误诊为帕金森病。虽然典型的帕金森病具有静止性震颤、肌强直和运动迟缓的特征，但是病程早期往往缺乏特征性的表现，特别是起病时仅有震颤，尤其是姿势性震颤（这在帕金森病同样非常多见），这时容易导致误诊。另外，特发性震颤可以伴发其他运动障碍性疾病，目前临床上可见符合特发性震颤诊断标准的震颤患者，同时又伴有帕金森病（综合征）、肌张力障碍、肌痉挛、不安腿综合征等锥体外系疾病或周围神经病。

特发性震颤无统一诊断标准，可参考的确诊标准：①双手或双侧前臂肉眼可见的、持续的姿势性震颤或伴有运动性震颤和身体其他部位的震颤，双侧姿势性震颤可以不对称，一般持续的震颤幅度较大且可有波动，震颤可影响生活和工作。②病程须超过3 年。③明确诊断必须排除下列情况：a. 存在除震颤外的其他神经系统异常体征；b. 应用可导致震颤的药物或药物戒断状态和疾病；c. 震颤发生前 3 个月内有明确的神经系统外伤；d. 存在可引起震颤的明显心因性因素；震颤突然发生或迅速进行性恶化。

拟诊标准：①与确诊标准相同的震颤特征但震颤并非发生在好发部位，包括头部和腿部的姿势性震颤。②病程超过 3 年。③排除情况同确诊标准。

特发性震颤患者对乙醇的反应是特征性的，许多患者即使只摄取少量乙醇就可缓解震颤，但缓解只是暂时性的，一般维持 2～4h，第 2 日震颤反而加重，很少有报道乙醇对其他类型的震颤有类似作用。

【治疗要点】

特发性震颤的治疗原则是症状轻微者无须治疗，疾病影响日常生活和工作时才予以药物治疗,对于药物难治性重症患者可考虑外科手术治疗。药物治疗对于多数特发性震颤患者有效,β肾上腺素受体阻断药普萘洛尔和抗癫痫药扑米酮是目前经临床验证有确切疗效的药物,可显著缓解患者肢体震颤,是一线推荐药物。普萘洛尔可有效减少50%的肢体震颤幅度(频率并不减低),但对轴性震颤(如头部、言语等)的治疗效果则不甚理想。尽管普萘洛尔的疗效与其药物剂量有一定相关性,但当剂量>320mg/d时,并不能增加疗效,故不推荐大剂量治疗。扑米酮可有效减少50%手部震颤幅度,应从低剂量开始增加,以防止发生急性药物反应。普萘洛尔与扑米酮联合应用可能优于单药治疗,目前尚无证据表明二者联合应用会增加药物不良反应。因此,对于单药治疗无效患者,联合应用不失为理想的选择。阿普唑仑、阿替洛尔、索他洛尔、加巴喷丁、托吡酯均为二线推荐药物,在治疗特发性震颤中的地位越来越受到重视。

【处方】

1. 普萘洛尔 20mg,口服,每日3次,每隔2日增加10~20mg,一般不超过240~320mg/d。

2. 阿替洛尔 6.25~12.5mg,口服,每日2次,最大剂量50~200mg/d。

3. 索他洛尔 40~80mg,口服,每日2次。

4. 扑米酮 起始剂量62.5mg,口服,每日1次,每2天增加62.5mg,直至达到治疗效果好而又无不良反应为度,最大可用250mg,口服,每日3次。

5. 加巴喷丁 起始剂量300mg,口服,每日3次。

6. 普瑞巴林 起始剂量75mg,口服,每日2次。

7. 阿普唑仑 0.4mg,口服,每日1~3次。

8. 氯氮平 25mg,每日2~3次。

9. 乙醇 适量,口服。

【注意事项】

很早发现饮酒可使大部分患者震颤暂时明显减少,即使是小剂量乙醇同样会产生戏剧性的效果,但 2～4h 震颤又再出现,并且幅度更大。临床发现,随时间延长,需要更多乙醇才能抑制震颤。长期用乙醇治疗特发性震颤会导致酗酒,因此不能作为长期治疗,而且酒精戒断也会产生震颤。但可以偶尔用乙醇控制症状。

第三节　肌张力障碍

肌张力障碍用于描述既有肌张力的异常又合并不自主运动障碍,是一组由身体骨骼肌的协同肌和拮抗肌的不协调,持续过度收缩造成的反复的不自主运动和异常扭转姿势的症候群,故又可称为肌张力障碍综合征,具有不自主性和持续性的特点。其中扭转是肌张力障碍与其他运动障碍性疾病的主要区别,多以异常的体位姿势和不自主的变换动作而引人注目,异常体位姿势均具有扭转性质,包括头颈部扭转、躯干扭转、上肢扭转、足部的过屈和过伸。异常体位姿势常不自主地十分缓慢地变换,它可在某一姿势固定一段时间,接着变为另一种异常的姿势,扭转间歇性反复出现,形似蚯蚓蠕动。肌张力障碍的表现在患者情绪激动时加重,睡眠后完全消失。

【诊断要点】

根据病史、不自主运动和异常扭转姿势的特征性表现和部位等,症状诊断通常不难。

依据病因可分为原发性和继发性。原发性肌张力障碍与遗传有关。继发性肌张力障碍包括一大组疾病,有的是遗传性疾病(如肝豆状核变性,亨廷顿舞蹈病等),有的是由外源性因素引起的(如围生期损伤、感染等)。

按肌张力障碍累及的躯体范围分类:①局限性肌张力障碍,

仅累及单个身体部位,包括颈部肌张力障碍、痉挛性发声困难、眼睑痉挛、口下颌肌张力障碍、书写痉挛等;②节段性肌张力障碍,累及两个或两个以上相邻的身体部位,如 Meige 综合征(眼睑痉挛合并口下颌肌张力障碍)、头颈肌张力障碍、双臂肌张力障碍;③多灶性肌张力障碍,累及两个或两个以上不相邻的身体部位,如眼睑痉挛合并书写痉挛;④偏侧肌张力障碍,累及躯体的一侧。较少见,通常继发于卒中、外伤、围产期损害等;⑤全身性肌张力障碍,累及双腿(或单腿加躯干)和至少一个其他身体部位,如扭转痉挛。

常见肌张力障碍临床表现:①痉挛性斜颈是因颈肌的痉挛或强直性收缩而导致头向一侧强直性转动。多见于 30—50 岁,也可发生于儿童或老年人,典型的临床表现是头部快速地转动和静止时头部间断性或持续性偏斜。一些患者在症状明显前先表现为不自主的点头或摇头。痉挛时间可长可短,可有停顿,严重者肌肉呈强直性收缩。②Meige 综合征主要表现为眼睑痉挛和口-下颌肌张力障碍,眼肌受累表现为眼睑刺激感、眼干、畏光和瞬目频繁,后发展成不自主眼睑闭合,痉挛可持续数秒至数分钟。多数为双眼,少数由单眼起病,渐及双眼,影响读书、行走,甚至导致功能性“失明”。口、下颌肌受累者表现为张口闭口、撇嘴、咧嘴、缩唇、伸舌扭舌、龇牙、咬牙等,严重者可使下颌脱臼,牙齿磨损以至脱落,牙龈撕裂,舌和下唇咬伤,影响发声和吞咽。③书写痉挛指在执行书写动作时手和前臂出现的肌张力障碍和异常姿势,主要发生在利手中,书写时手臂僵硬,握笔如握匕首,肘部不自主地向外弓形抬起,腕和手弯曲,手掌面向侧面,笔和纸几乎呈平行。④扭转痉挛是指全身性扭转性肌张力障碍,临床上以四肢、躯干甚至全身的剧烈而不随意的扭转运动和姿势异常为特征。各种年龄均可发病,儿童期起病者多有阳性家族史,症状常从一侧或两侧下肢开始,逐渐进展至广泛的不自主的扭转运动和姿势异常,导致严重的功能障碍。起病初期,往往在开始行走时出现一侧足部不随意的足趾跖屈,行走时足跟不能着地,称之为"足趾步态"。也有表现为一侧下肢突然的弯曲或反射性的痉挛。数月或数年后,这种不自主动作静止时也会出现,并渐进性扩展波及邻近部位的肢体,最后波及面部、颈部以至全身。面部受累表现为挤眉弄眼、龇牙咧嘴等动作,舌咽受累表现为伸缩舌头、磨牙,伴有构音障碍及吞咽困难。颈部受累则出现痉挛性斜颈,肢体表现为伸直、屈曲或旋前、旋后。躯干及脊旁肌的受累则引起全身的扭转或螺旋形动作。扭转痉挛在做自主运动时或精神紧张时加重,入睡后完全消失。肌张力在扭转时增高,扭转运动停止后则转为正常或减低。根据面部、颈部、躯干四肢和(或)骨盆等奇异的扭动样不自主运动,扭转痉挛的诊断并不困难。

【治疗要点】

肌张力障碍的治疗措施包括药物治疗、局部注射 A 型肉毒素和外科治疗。对局限性或节段性肌张力障碍首选局部注射 A 型肉毒毒素,对全身性肌张力障碍宜采用口服药物加选择性局部注射 A 型肉毒毒素,药物或 A 型肉毒毒素无效的严重病例可考虑外科治疗。

【处方】

1. 盐酸苯海索　每日 2～6mg,分 2～3 次服用,以后每 1～2 周增加 2mg,直至疗效满意而不良反应不明显。

2. 氟哌啶醇　起始剂量 0.5mg,口服,每日 1 次,逐渐增量至 1mg,口服,每日 3 次,若症状控制不佳,可再增量至疗效满意而不良反应不明显。

3. 硫必利　起始剂量 50～100mg,口服,每日 3 次。

4. 氯丙嗪　起始剂量 25～50mg,口服,每日 2～3 次。

5. 丁苯那嗪　起始剂量 12.5～25mg,口服,每日 2～3 次。

6. 氯硝西泮　1～2mg,口服,每日 3 次。

7. 硝西泮　5～10mg,口服,每日 3 次。

8. 地西泮　2.5～5mg,口服,每日 3 次。

9. 卡马西平　0.1～0.2g,口服,每日 3 次。

10. 左旋多巴　起始剂量 250mg,口服,每日 2～4 次,视患者耐受情况每 3～7 日增加 1 次剂量,直至最理想疗效为止,最大剂量每日 6g,分 4～6 次口服。

【注意事项】

卡马西平较少见不良反应有严重皮肤损害,可致死,应用时需密切观察有无皮肤损害表现。

第四节　肝豆状核变性

肝豆状核变性(hepatolenticular degeneration,HLD)由 Wilson 在 1912 年首先描述本病为"进行性豆状核变性合并肝硬化的一种家族性神经系统疾病",故又称为 Wilson 病(Wilson Disease,WD)。是一种常染色体隐性遗传的铜代谢障碍性疾病,以铜代谢障碍引起的肝硬化、基底节损害为主的脑变性疾病为特点。本病在中国较多见。WD 好发于青少年,男性比女性稍多,如不恰当治疗将会致残甚至死亡。该病是遗传性疾病中为数不多的可治性疾病,关键是早发现、早诊断、早治疗,一旦诊断应终身治疗并持续监测。

【诊断要点】

本病通常发生于儿童和青少年期,少数成年期发病。发病年龄多在 5－35 岁,男性稍多于女性。病情缓慢发展,可有阶段性缓解或加重,亦有进展迅速者。有人把本病分为两型,一为少年型,多在 7－15 岁起病,病程进展迅速;一为晚发型,多在 20－30 岁间起病,病程进展缓慢。小年龄组首发症状以肝症状多见,与一般肝硬化无特异性差异,大年龄组以神经症状多见,主要表现为锥体外系症状。起病形式可分为急性、亚急性或慢性。

本病的主要临床表现为进行性加剧的肢体震颤、肌强直、构音障碍、精神异常、肝硬化及角膜色素环等症状。震颤为神经系统最初出现的症状,表现为静止或姿势性,不像帕金森病的震颤那样缓慢而有节律性。神经系统症状以锥体外系损害为突出表现,以舞蹈样动作、手足徐动和肌张力障碍为主。疾病进展还可有广泛的神经系统损害,出现小脑性共济失调、病理征阳性、腱反射亢进、假性球麻痹、癫痫发作,以及大脑皮质、下丘脑损害体征。精神症状表现为注意力和记忆力减退、智能障碍、反应迟钝、情绪不稳,常伴有强笑、傻笑,也可伴有冲动行为或人格改变。肝受累时一部分病例发生急性、亚急性或慢性肝炎,大部分病例肝损害症状隐匿、进展缓慢,就诊时才发现肝硬化、脾大甚至腹水。重症肝损害可发生急性肝功能衰竭,死亡率高。脾大可引起溶血性贫血和血小板减少。角膜色素环(K-F)是本病的特异性表现,位于巩膜与角膜交界处,呈绿褐色或暗棕色,是铜沉积于角膜后弹力层所致。对儿童或青年人发生震颤、肌强直、不自主运动、精神改变或原因不明的肝硬化时均应想到本病。当神经症状与肝硬化并存时则可能更大。有 95% 的患者肉眼可见 K-F 色素环,如果发现角膜有 K-F 环,则可确立诊断。一部分患者未出现神经症状之前,可无此色素环。若有家族史,则诊断更加肯定。脑 CT 扫描可见豆状核区低密度影,侧脑室扩大,大脑和小脑脑沟增宽等异常,亦有助于诊断。脑 MRI 检查较 CT 更敏感。根据青少年起病、典型的锥体外系症状、肝病体征、角膜 K-F 环和阳性家族史等诊断不难。如果 CT 及 MRI 有双侧豆状核区对称性影像改变,血清铜蓝蛋白显著降低和尿铜排出量增高则更支持本病。对于诊断困难者,应争取肝穿刺做肝铜检测。

【治疗要点】

本病如能及早治疗,症状(特别是神经症状)可能停止发展或获得缓解。如不及时进行积极治疗,病情多数持续进展,晚期发展为严重肝硬化、肝功能衰竭或并发感染而死亡。防治本病应及早确诊,及时纠正患者铜代谢的正平衡状态。

WD 的治疗目的在于防止铜盐蓄积和促进体内铜盐的排泄,

治疗措施主要如下。①低铜饮食：避免进食含铜高的食物，贝类和肝尤其富含铜，其他如小米、糙米、豆类、荞麦面、薯类、坚果类、干果类、菠菜、茄子、南瓜、蕈类、菌藻类、干菜类、巧克力、可可、某些中药，如龙骨、牡蛎、蜈蚣、全蝎等。②药物治疗以驱铜药物为主，驱铜及阻止铜吸收的药物主要有两大类药物，一是络合剂，能强力促进体内铜离子排出，如青霉胺、曲恩汀（三乙撑四胺）、二巯丙磺酸钠等；二是阻止肠道对外源性铜的吸收，如锌剂、四硫钼酸盐。D-青霉胺是本病的首选药物，为强效金属螯合剂，口服易吸收。对于有严重脾功能亢进者可行脾切除术，严重肝功能障碍时可以考虑肝移植治疗。

【处方】

1. D-青霉胺　儿童 20mg/(kg·d)，分 3 次口服；成人常用量 1.0～1.5g/d，分 3～4 次口服，最大量为 2.0g/d。

2. 曲恩汀　儿童剂量为 0.5～0.75g/d，分 2～4 次口服，<12 岁者最大剂量为 1.5g/d；成人剂量为 0.75～1.25g/d，分 2～4 次口服，最大剂量为 2g/d。

3. 二巯基丙磺酸　5mg/kg 溶于 5％葡萄糖注射液 500ml 中缓慢静脉滴注，每日 1 次，6d 为 1 个疗程，2 个疗程之间休息 1～2d，连续 6～10 个疗程。

4. 二巯丁二钠　1.0g 溶于 40ml 生理盐水或 5％葡萄糖注射液中静脉注射，每日 1 次，7d 为 1 个疗程，连续 6～10 个疗程。

5. 三乙烯-羟化四甲胺　400～800mg，餐前口服，每日 3 次。

6. 硫酸锌　100mg，口服，每日 3 次。

7. 硫化钾　20mg，口服，每日 1～2 次。

【注意事项】

对 WD 患者的家族成员测定血清铜蓝蛋白、血清铜、尿铜及体外培养皮肤成纤维细胞的含铜量，有助于发现 WD 症状前纯合子及杂合子，发现症状前纯合子可以及早治疗。杂合子应禁忌与杂合子结婚以免其子代发生纯合子。产前检查如发现为纯合子，应终止妊娠,以杜绝患者的来源。

青霉胺与曲恩汀都应长期服用,切勿自行停药。突然停药或不合适的治疗,可以致死或引起不可逆的复发。

锌制剂应在餐后 1 h 服药以避免食物影响其吸收,尽量少食粗纤维及含大量植物酸的食物。

青霉胺及曲恩汀勿与锌剂合用,合用会因复合物形成而使药物失效。

第五节 小舞蹈病

小舞蹈病又称风湿性舞蹈病,是风湿热在神经系统的常见表现,病变主要影响大脑皮质、基底节及小脑,由锥体外系功能失调所致。以舞蹈样不自主动作、肌张力降低、肌力减弱等为临床特征。本病与 A 型溶血性链球菌感染有关,约 1/4 患者在病前已有风湿病的表现如关节痛、红斑、紫癜、频繁喉痛、风湿性心脏病等。约 1/2 患者在病中或日后出现多种风湿病现象。部分患者咽拭子培养 A 型溶血性链球菌阳性。血清可检出神经元抗体,与尾状核、丘脑底核等部位神经元抗原起反应,提示可能与自身免疫反应相关。其发病机制尚不十分明确,可能为易感患者经 A 型溶血性链球菌感染后产生相应抗体,抗体错误地识别了尾状核、丘脑底核神经元的抗原,引起炎症反应而致病。脑炎、白喉、水痘、麻疹、百日咳等感染及系统性红斑狼疮和一氧化碳中毒等偶可引起本病。

【诊断要点】

本病发病年龄多在 5—15 岁,女性多见,除少数因精神刺激而急性起病外,通常为亚急性起病。早期表现有虚弱、苍白、情绪不稳、注意力不集中、学习成绩下降、字迹歪斜、举止笨拙、手持物品易脱落,后逐渐出现面部及手指轻微不自主动作,并日渐明显,影响到身体其他部位。患者的舞蹈样动作为不规则、不重复、变化不定、突发突止的。在面部表现为挤眉弄眼、噘嘴、吐舌、牵动口角、做鬼脸或摇动下颌等简单动作。在上肢不自主动作常牵涉许多肌群和关节，表现为各关节交替伸屈、内收。下肢动作少，可表现为步态颠簸。在躯干可有扭转和不规则的呼吸动作。有时仅见于一侧肢体的舞蹈样动作，称为偏侧舞蹈病。以上表现均在情绪激动时加重，安静时减轻，睡眠时消失。此外肌力也可降低，易疲劳，严重时可表现为瘫痪。可有吞咽及构音障碍，上肢动作不稳准，下肢行走困难，随意运动障碍。常伴有精神症状，如情绪不稳、易激动、焦虑不安、喜怒无常等，少数病例可出现视幻觉，甚至谵妄和躁狂。除不自主动作外，在上肢尚有特殊姿势，当手臂前伸时因张力过低而腕部屈曲，掌指关节过伸，称为“舞蹈样手姿”。当在床边检查膝腱反射时，可摆动多次方停止，称为“钟摆样膝反射”。四肢肌张力明显降低，肌力下降，腱反射减弱，深、浅感觉无异常。

化验示外周血白细胞数增加、血沉加快、C 反应蛋白增高、抗链“O”滴度增高。影像学可见尾状核、豆状核区异常信号。

根据患者年龄、病程、舞蹈样不自主动作、肌张力及肌力改变、病前或病程中风湿热表现诊断。其诊断主要根据以下几点：①起病缓慢，开始有乏力、精神不振、头痛等全身不适症状。大多见于 5－15 岁的女性。②不自主的舞蹈样动作，自一侧面部或手指开始，渐波及半身或全身，通常上肢较重，为一种快速的，不规则而又无目的的动作。表现为挤眉弄眼、伸舌、耸肩、扭腰、翻掌、复腕、踢腿、屈膝等。情绪激动时加重，睡眠时消失。可有构音不清，动作笨拙和共济失调。③体格检查肌力减弱，肌张力降低，腱反射消失。④情绪不稳定，容易兴奋而导致失眠。严重者可有意识模糊、妄想、幻觉、躁动等。⑤可有急性风湿热的其他表现。

【治疗要点】

首先要预防风湿病的发生，清除链球菌感染。舞蹈病发作期间，应卧床休息至舞蹈动作基本消失，方可下床逐渐增加活动。

同时注意避免强光、嘈杂等的刺激。床垫及床围宜柔软,以免四肢因不自主运动而受伤。饮食以富营养,易于消化吸收者为主,有吞咽困难者,可给予鼻饲。

【处方】

1. 青霉素(需皮试) 每日 80 万～200 万单位,分 3～4 次静脉滴注。

2. 泼尼松 30～60mg,口服,每日 1 次,疗程不少于 10～14d。

3. 地塞米松 5～10mg,静脉注射,每日 1 次,疗程 7～10d。

4. 氟哌啶醇 1～2mg,口服,每日 3 次。

5. 氯丙嗪 12.5～25mg,口服,每日 3 次。

6. 地西泮 5mg,口服,每日 2～3 次。

7. 硝西泮 2.5mg,口服,每日 2～3 次。

8. 硫必利 50mg,口服,每日 2～3 次。

【注意事项】

治疗时应注意风湿热的心脏合并症的治疗。

第六节 亨廷顿舞蹈病

亨廷顿舞蹈病又称亨廷顿病、慢性进行性舞蹈病,为影响纹状体和大脑皮质的常染色体显性遗传病,外显率为 100%,主要表现为舞蹈样动作与进行性认知障碍。致病的相关基因编码的多肽命名为亨廷顿因子,致病基因有一个多态性的"胞嘧啶-腺嘌呤-鸟嘌呤"(CAG)三核苷酸重复序列拷贝数明显增加。由于 CAG 编码谷氨酰胺的拷贝数增加,亨廷顿因子中的谷氨酰胺大量增加,加速神经细胞凋亡,促进退变。导致纹状体内的多巴胺受体密度减少,多巴胺含量相对增多,催化乙酰胆碱合成的胆碱乙酰转移酶活性减低,乙酰胆碱及其受体大大减少,多巴胺相对增加导致舞蹈样动作。尾状核和壳核中的 γ-氨基丁酸和催化 γ-氨基丁酸合成的谷氨酸脱羧酶显著减少,因 γ-氨基丁酸是一种抑制性递质,其含量减少引起多动。

【诊断要点】

本病发病年龄 30—40 岁多见,男女无差别,绝大多数有家族史。起病缓慢,进行性加重,主要症状表现为运动障碍和精神障碍两方面。①运动障碍:舞蹈样不自主运动是最具诊断价值的临床表现,首发症状多起于颜面部和上肢,随后逐渐扩展到全身。患者的舞蹈样动作具有一定的特征,常以肢体近端和躯干部为重,行走时有较明显的臂、腿部的异常运动,呈顿跃步态,随病情进展,舞蹈样动作逐渐减少,继之出现肌僵直、运动减少、行动缓慢等。②精神障碍:包括智能障碍和人格改变。智能障碍也是本病的一个重要表现,初期表现为注意力不集中,记忆力、定向力、计算力降低,对事物缺乏判断力,逐渐发展为痴呆。认知障碍早期较轻,逐渐显示执行功能与顺序性技巧功能障碍,结构性操作功能减退。常有找词困难、言语不利及构音障碍。人格改变常在疾病早期出现,以抑郁常见,伴有失眠、厌食、活动减少等。逐渐出现烦躁易怒、多疑、缺乏责任感、易冲动,少数患者可出现幻觉、妄想、偏执等。起病年龄不同,临床表现可有显著差异。在成人,神经系统症状主要以舞蹈样动作为主,智能改变主要是由认知功能障碍逐渐发展为痴呆。儿童及青少年则多以肌张力障碍为主要表现,常表现为进行性肌强直和随意运动减少,无舞蹈样动作,伴有癫痫和小脑性共济失调,称为 Westphal 变异型。

脑 CT 检查可见尾状核萎缩变小,脑室扩大,侧脑室尾状核区形成特征性的"蝴蝶征"。基因诊断对不典型患者确诊有重要意义。依据阳性家族史,特征的舞蹈样动作、行为和人格改变及痴呆进行诊断。

【治疗要点】

目前尚无阻止或延缓本病发生、发展的有效治疗方法。治疗中要对患者心理及神经系统症状两方面对症治疗,同时进行必要的支持治疗。对症治疗包括对舞蹈样运动的控制,可选用减低多巴胺功能的药物,对有抑郁症状的患者,给予抗抑郁药物治疗,对有精神症状者,应给予抗精神药物治疗。

【处方】

1. 氟哌啶醇 起始剂量 0.5mg,口服,每日 1 次,逐渐增量至 1mg,口服,每日 3 次。

2. 氯丙嗪 起始剂量 25～50mg,口服,每日 2～3 次。

3. 奋乃静 起始剂量 2～4mg,口服,每日 2～3 次。

4. 硫必利 起始剂量 50～100mg,口服,每日 3 次。

5. 利血平 起始剂量 0.1～0.25mg,口服,每日 1 次。

6. 丁苯那嗪 起始剂量 12.5～25mg,口服,每日 2～3 次。

7. 氯氮平 起始剂量 25mg,口服,每日 2～3 次。

【注意事项】

本病尚无法治愈,发病后生存期 10～20 年,由于本病遗传风险极高,应告知患者避免生育,以防遗传给后代。

(王文浩)

第10章

重症肌无力和肌无力综合征

第一节　重症肌无力

重症肌无力是由于神经肌肉传递障碍引起的一种慢性疾病。病变主要累及神经-肌肉接头突触后膜上的乙酰胆碱受体,是乙酰胆碱受体抗体介导的,细胞免疫依赖及补体参与的自身免疫性疾病。部分或全身骨骼肌易疲劳、波动性的肌无力和晨轻暮重现象是重症肌无力患者的重要临床特征。

重症肌无力的病理包括肌纤维、神经-肌肉接头、胸腺 3 个部分。①肌纤维:呈非特异性改变。一般肌纤维改变或表现不同程度的凝固性坏死、肌纤维肿胀及吞噬细胞反应等。肌纤维间和小血管周围可见淋巴细胞集结,称为淋巴溢。晚期出现失神经支配性肌萎缩。②神经肌肉接头:电镜下可见突触前膜变小、皱缩;突触间隙增宽,由正常的 20nm 增宽到 40～60nm,可见基底膜样物质聚集;突触后膜延长,皱褶减少或丧失。应用免疫电镜检查可见突触后膜乙酰胆碱受体密度减少,并有 IgG 和 C3 补体等免疫复合物沉积。③胸腺:80％以上患者伴发胸腺增生,胸腺重量较正常人重。腺体有淋巴细胞增殖,即使没有胸腺增生的正常胸腺中亦可见到淋巴小结生发中心增生。有 10％～15％患者伴发胸腺瘤,其淋巴细胞为 T 细胞。

【诊断要点】

1. 临床表现　重症肌无力在任何年龄均可发病,常见于
20—40 岁,10 岁以下发病者约占 10%。40 岁以下女性患病率比
男性高,40 岁以上发病者以男性居多。根据典型病史,受累骨骼
肌易疲劳,症状具有波动性和晨轻暮重特点,服用抗胆碱酯酶药
物有效等通常可以诊断。

临床采用改良的 Osserman 分型,对临床治疗分期和预后判
断等均有一定的指导作用。①Ⅰ型(眼肌型):占 15%～20%,单
纯眼外肌受累,不向其他肌群发展,对类固醇皮质激素治疗反应
好,预后佳。②ⅡA 型(轻度全身型):占 30%。四肢肌群轻度受
累,常伴有眼外肌无力,一般无咀嚼、吞咽和构音困难,进展缓慢,
生活能自理,无危象,对药物治疗反应好,预后佳。③ⅡB 型(中
度全身型):占 25%。四肢肌群中度受累,常伴有眼外肌无力,一
般有咀嚼、吞咽和构音困难,生活自理困难,但无危象,对药物治
疗反应及预后一般。④Ⅲ型(重度急进型):占 15%。急性起病,
症状危重,进展迅速,胸腺瘤高发,常伴眼外肌受累,生活不能自
理,多于起病数周或数月内出现延髓肌和呼吸肌麻痹,可发生危
象,对药物治疗反应差,常需气管切开或辅助呼吸,病死率高。
⑤Ⅳ型(迟发重症型):占 10%。症状同Ⅲ型,但潜隐性起病,进展
缓慢。多于 2 年内逐渐由Ⅰ、ⅡA 和ⅡB 型发展到延髓肌麻痹和
呼吸肌麻痹。临床起病 6 个月以后才出现呼吸肌麻痹者属此型。
对药物治疗反应差,预后差。

严重重症肌无力患者会出现肌无力危象,肌无力危象是重症
肌无力患者由于自身病情加重或治疗不当引起呼吸肌无力所致
的严重呼吸困难状态,是重症肌无力最常见的死亡原因,根据危
象发生的原因分为 3 种。①肌无力危象:由于疾病发展,抗胆碱
酯酶药物用量不足或突然停药所引起。患者出现吞咽不能、呼吸困
难甚至停止的严重情况。体检可见瞳孔扩大、唾液少、出汗少、肠
鸣音正常。新斯的明注射后症状改善。常于起病后的 2～3 年发

生,约占危象的 95％。②胆碱能危象:由于抗胆碱酯酶药物过量所引起。除肌无力外,体检可见瞳孔缩小、浑身出汗、唾液多、肌肉跳动或抽动、腹痛腹泻明显、肠鸣音亢进。新斯的明注射后症状明显加重。约占危象的 4％。③反拗性危象:又称无反应性危象,由感染、中毒、电解质紊乱所引起,对胆碱酯酶抑制药无反应,约占危象的 1％。

2. 辅助检查

(1)血液检查:血常规正常,血液生化包括 CPK 和 LDH 均正常。周围血淋巴细胞功能测定提示 T 细胞功能减退,B 细胞抗体分泌能力亢进,但两种细胞的比例正常。

(2)抗胆碱酯酶抗体的检测:一般而言,抗胆碱酯酶抗体滴度增高加上相应临床特点可确诊重症肌无力,但抗胆碱酯酶抗体滴度正常不能排除其诊断,并与疾病的严重程度无明显相关。

(3)胸部 CT 或 MRI 检查:可发现胸腺瘤,一般多见于 40 岁以上的患者,亦可发现胸腺增生。

(4)电生理检查可发现神经-肌肉传递障碍:①低频重复电刺激:常用来检测神经肌肉传递障碍。服用胆碱酯酶抑制药者,最好于停药 8h 后检查,可提高阳性率。②单纤维肌电图:是最敏感的检测神经肌肉传递障碍的方法,但由于此项检查技术要求高,花费大且费时,还需患者很好配合,故对低频重复电刺激结果阳性的患者无需做此项检查。

(5)诊断性试验:①肌疲劳试验,令受累骨骼肌连续活动后使肌无力明显加重,休息后恢复,称为疲劳试验阳性。②新斯的明实验,这是一种阳性率高、特异性强且简单易行的诊断性试验。几乎 100％的患者可依靠此项实验确诊。成年人一般用新斯的明 1～1.5mg 肌内注射,比较注射前和注射后 30min 左右受累骨骼肌的肌力和眼裂的变化。注射后症状改善为阳性可持续 2h。③依酚氯铵(腾喜龙)试验:依酚氯胺 10mg 用注射用水稀释至 1ml,静脉注射,先给予 2mg 试验剂量,监测 60s,如肌力增加,则不再注射,如可耐受则在 30s 内注射其余 8mg,30s 内观察肌力的改善,并持续 5min,症状迅速缓解为阳性。

【治疗要点】

1. 胆碱酯酶抑制药　与 AChR-Ab 竞争 AChR,抑制胆碱酯酶活性,使 ACh 降解速度减慢,结果使神经肌肉接头处有足够的 ACh 存在,从而增加 ACh 击中 AChR 的机会,有利于神经-肌肉接头处的传导,缓解肌无力症状。此类药物均有一定的不良反应,若用量过大,会出现毒蕈碱样和烟碱样不良反应及头痛、头晕、失眠和意识障碍等中枢神经系统症状,常需加用阿托品。胆碱酯酶抑制药只能用以治标,并不能改变 MG 的免疫病理过程。近年来研究发现,长期大剂量应用会促进 AChR 的破坏,使肌无力症状越来越严重,故不宜单独长期使用,应配合免疫抑制药等治疗。

2. 肾上腺类固醇皮质激素　是目前治疗 MG 最常用的免疫抑制药,主要用于成年型 MG,作用机制是抑制 AChR-Ab 合成,使神经-肌肉接头处突触后膜上的 AChR 免受或少受自身免疫攻击所造成的破坏;使突触前膜释放 ACh,兴奋易于传递;还会使突触后膜上的 AChR 数目成倍增加。适应证:①单纯眼肌型 MG,单用胆碱酯酶抑制药效果差者;②应用胆碱酯酶抑制药疗效不满意的全身型 MG,病情重不宜胸腺手术或拒绝胸腺手术者;③准备做胸腺切除手术的全身型 MG,术前准备及手术后继续激素治疗。激素治疗有两个基本方案:①大剂量递减疗法一般在用药早期易加重症状或出现危象,但早期加重与其后的疗效无关。减轻加重现象的措施为酌情增加溴吡斯的明(吡啶斯的明)的剂量和次数,如可在凌晨 3 点左右加一次溴吡斯的明;补充钾剂和钙剂,钾离子能改善膜电位,钙离子能促进乙酰胆碱的释放;该方案应在住院期间使用,并做好人工辅助呼吸的充分准备。②小剂量递增疗法:本疗法不良反应小,治疗中加重现象较少,适用于门诊治疗及无人工辅助呼吸设备的医院。但目前也有观点认为,小剂量递增法只是推迟疾病加重时间,并不能完全消除疾病加重现象。

3. 其他免疫抑制药

(1)环磷酰胺:主要作用于 B 淋巴细胞,在抗原刺激前后均有较强的免疫抑制作用。一般是用于不能应用激素或激素治疗无效、疗效缓慢、不能耐受或减量后即复发者。临床应用上有小剂量长期疗法和大剂量间歇冲击疗法 2 种方案,后者具有疗效快、不良反应小等优点,故较常被选用。冲击疗法每次用药前后应检测血常规,当白细胞计数 $< 4 \times 10^9 / L$,或血小板计数 $< 100 \times 10^9 / L$ 应考虑减量或停药。毛发脱落是最常见的不良反应,还可见恶心、呕吐、食欲减退、关节痛、出血性膀胱炎、肝损害、骨髓抑制、指甲和皮肤变色等。

(2)环孢素 A(Cys-A):是一种新型有效的免疫抑制药,可抑制大部分 T 淋巴细胞依赖的免疫反应,可使 AChR-Ab 滴度下降。主要不良反应为肾功能障碍和高血压等,但在减药或停药后可恢复,用药期间应监测血压和血清肌酐。

4. 丙种球蛋白 用于重症 MG 患者及各种危象。5%～100%的患者症状可得到改善。不良反应有头痛、寒战和高热等。

5. 血浆置换 能清除血浆中 AChR-Ab 及免疫复合物。适用于任何原因引起的 MG、病情突然加重或肌无力危象的抢救;用于胸腺切除术前的处理,避免或减少术后呼吸危象;以及对各种治疗方法不起作用的 MG 患者。临床上是否需要使用该方法及使用的频率,由患者的个体反应而定;有效率达 94%;疗效一般可持续数周到数月。该法较安全但费用昂贵。主要不良反应有短暂的心律失常、恶心、头晕、寒战、视物模糊及双足水肿等。

6. 胸腺切除术 胸腺是免疫中枢器官,T 细胞的成熟中枢,和肌样上皮细胞所在处,因此胸腺切除是重症肌无力的根本性治疗。手术入选标准及准备:①未成年患者尽量不做胸腺切除术;②一般等病情相对稳定后再做手术;③必要时先做血浆置换,使病情迅速缓解后再做手术;④合并胸腺瘤的 MG 患者不仅要做好术前准备(包括激素治疗),术后应继续激素治疗。

7. 危象的处理 MG 危象确诊后,要根据患者过去应用胆碱酯酶抑制药的剂量和时间,有无毒蕈碱样和烟碱样不良反应的症状,判定患者是属肌无力危象还是胆碱能危象。若认定困难时,可做依酚氯铵试验进一步鉴定。当明确是肌无力危象时,应立即给予新斯的明 1mg 稀释于 5% 葡萄糖液 500ml 中缓慢静滴以维持疗效。如果是胆碱能危象应停用胆碱酯酶抑制药,并肌内适量注射阿托品。①保持呼吸道通畅:当自主呼吸不能维持正常通气量时应尽早气管切开和人工辅助呼吸。②积极控制感染:选用有效而足量的抗生素,可用林可霉素、哌拉西林、红霉素、氨苄西林、头孢类抗生素、氯霉素、环丙沙星等静脉滴注。感染控制的好坏与预后直接相关。反之,神经功能有否恢复又是影响感染能否积极控制的重要条件。③皮质固醇类激素(地塞米松、泼尼松或甲泼尼龙):大剂量开始(地塞米松 10~20 mg/d,或甲泼尼龙 500~1000mg/d)逐步递减法,可以大大降低病死率、缩短危象期。在足量的抗生素应用条件下,即使合并肺部感染,仍应给予激素治疗。④少用或不用抗胆碱酯酶药物:胸腺切除后出现的危象患者可以短期应用新斯的明 1mg 加于 5% 葡萄糖盐水中静脉滴注,控制滴速在每分钟 10 滴,切忌加大剂量或加快速度,以防心搏骤停。⑤严格气管切开和鼻饲护理:保持呼吸道湿化,严防窒息和呼吸机故障。

【处方】

1. 胆碱酯酶抑制药

(1)新斯的明:化学结构类似毒扁豆碱,适用于临床症状较轻或疾病早期。用法:每次 0.5~1.0mg,肌内注射,每天可肌内注射数次。该药作用时间快,肌内注射 30min 即起效果,1h 达高峰,维持 1~2h。片剂,每片 15mg,成人每次 15~30mg,每日 2~4次。口服 10~20min 起效,30~60min 作用达高峰,维持 2~4h。

(2)溴化吡啶斯的明:最常用。片剂,每片 60mg,成人每次

60～120mg，每日 2～4 次，病情严重者可酌情加量。口服 1h 后起效，1.5～2h 达高峰，半衰期为 4.25h，服药后 5h 仍有效，故投药时间一般为 6～8h。该药具有起效平稳、作用时间长、逐渐减效和不良反应轻等优点，适用于治疗各型重症肌无力。对某些病例可与新斯的明合用，一般早晨用新斯的明，其他时间用吡啶斯的明。

（3）安贝氯铵：亦称酶抑宁、美斯的明，片剂，每片 5mg 或每片 10mg，通常剂量为每次 5～10mg，每天 2～4 次。抗胆碱酯酶作用强，为新斯的明的 2～4 倍，持续时间长，可维持 6～8h，但不良反应大，安全系数小。

2. 肾上腺类固醇皮质激素

（1）大剂量递减疗法：甲泼尼龙 1000mg/d，连续静滴 3～5d 改为甲泼尼龙 80mg/d 静脉滴注或泼尼松 60～80mg/d 早晨顿服。待临床症状改善后逐渐减量，减量速度因人而异，症状改善快者减量速度可稍快些，一般经过 3～6 个月可减至维持量，维持量为 10～20mg，每日早晨顿服，一般需维持治疗 3～4 年才考虑逐渐停药。

（2）小剂量递增疗法：即从小剂量开始，口服泼尼松每天 15～20mg，每日晨起顿服，每 3 日增加 5mg，一直增至 50～60mg，至肌无力症状改善后，稳定使用该剂量 8～12 周，然后再逐步减量同大剂量递减疗法。

3. 其他免疫抑制药

（1）环磷酰胺：冲击疗法成人一般可用环磷酰胺 1000mg 稀释于生理盐水 500ml 中静脉滴注，每周 1 次，10 次为 1 个疗程。

（2）环孢素 A：每日 5～6mg/kg 口服，分 2 次服用，12 个月为 1 个疗程。

4. 丙种球蛋白　通常剂量为 $0.4mg/(kg \cdot d)$，静脉滴注，连用 5d。

5. 血浆置换　最好的方案是每周 3 次，每次置换患者血浆

1000～2000ml,5～6 次为 1 个疗程。

【注意事项】

1. 6-甲泼尼松龙是唯一可用于冲击治疗的激素,因为甲泼尼龙的激素受体结合率高于其他激素 5～10 倍;起效时间比其他激素快 1.5～2 倍;水溶性强,能迅速达到血浆高浓度,快速控制症状;对下丘脑-垂体-肾上腺轴(HPA 轴)抑制作用弱;生物半衰期短(12～36h),无药物蓄积;无盐皮质激素作用,安全性好。

2. 关于儿童 MG,由于激素会影响儿童发育,在是否使用激素上一直有争议。如果病程在 2 年以上且无任何恢复征象,或累及全身骨骼肌且对胆碱酯酶抑制药无效时可考虑使用激素。

3. 在激素取得明显疗效时,可逐渐减少胆碱酯酶抑制药的剂量。同时应注意激素不良反应的防治,如上消化道出血、类固醇糖尿病、类固醇疾病及股骨头缺血性坏死等,可与 H_2 受体拮抗药合用,同时补钾补钙等。

4. 禁用影响神经肌肉接头功能的药物。①抗生素类:链霉素、卡那霉素、庆大霉素、新霉素、四环素、林可霉素(洁霉素)、诺氟沙星、环丙沙星、氨苄西林(氨苄青霉素)、妥布霉素、多黏菌素 B、多黏菌素 E、杆菌肽、紫霉素、巴龙霉素、黏菌素、土霉素、磺胺药等;②心血管药物:利多卡因、奎尼丁、普鲁卡因胺、β 肾上腺素阻滞药(普萘洛尔、氧烯洛尔、美多心安和阿替洛尔)、维拉帕米(异搏定)、咪噻芬、阿义马林(缓脉灵)等;③抗癫痫药物:苯妥英钠、乙琥胺、三甲双酮、苯巴比妥、氯硝西泮(氯硝安定)、地西泮(特别是注射剂)等;④抗精神病药:碳酸锂、苯乙肼、氯丙嗪等;⑤麻醉药:吗啡、哌替啶、氯仿、箭毒、乙醚等;⑥其他药物:氯喹、奎宁、D-青霉胺、缩宫素、甲状腺素、破伤风抗毒素等。

第二节　肌无力综合征

肌无力综合征,又称 Lamhert-Eaton 综合征(LEMS),是突触前膜乙酰胆碱释放异常所引起的一组疾病。已明确本病与原发性肿瘤有关,约 2/3 患者伴发癌肿,其中 80% 是小细胞型肺癌,其他还有胃癌、前列腺癌和直肠癌等。小细胞型肺癌细胞中含有很多高浓度的电压依赖型钙通道蛋白(VGCC),这种蛋白质致敏机体后产生抗 VGCC 抗体,当这种抗体与神经终末结合后,阻断了突触前膜的 Ca^{2+} 内流,影响 ACh 的释放而致肌无力。约 75% 的伴肺癌的 LEMS 患者血清中可以测到抗 VGCC 抗体,在不伴小细胞型肺癌病者中测到的抗 VGCC 抗体可能由全身免疫介导所产生。

【诊断要点】

1. 临床表现　LEMS 常于 40 岁以后起病,偶见于儿童。两性均可罹病,但以男性为多。肌无力的症状可见于肿瘤发生之前数年,亦可与肿瘤同时或之后发生。约 1/3 的患者不伴肿瘤,这组患者见于任何年龄,常与全身性其他自身免疫病,如甲状腺功能低下、甲状腺功能亢进、恶性贫血、干燥综合征、关节炎及重症肌无力等相伴存在。LEMS 的主要临床特点为肢体和躯干部肌肉无力,以下肢较重,近端重于远端。无力的肌肉有时会疼痛或触痛,眼外肌和咽喉肌有可能轻微受累,但不像 MG 那样严重。多数患者可伴自主神经受累症状,如唾液分泌减少、口渴、眼干、出汗较少、直立性低血压、阳萎和瞳孔光反应异常。体格检查时可见肌力对称性减退,患肌肌力在运动后先是增强,持续收缩后又呈病态疲劳。腱反射减弱或消失,肌肉连续收缩后腱反射可恢复正常。

2. 辅助检查　实验室提示,患者血清中 AChR 抗体阴性,ω-Conotoxin 结合蛋白抗体在 2/3 的患者中常可阳性。针型肌电图检查可见静息电位降低,数秒钟的肌肉最大收缩或强直性刺激后,复合肌肉动作电位(CMAP)立即升高。重复电刺激检查时,低频(3 Hz)刺激可见 CMAP 振幅降低,连续 4~8 次后可以恢复正常;高频(30Hz)极限刺激时振幅增大,可达正常人的数倍以上。

正常人的高频重复刺激亦可引起 CMAP 振幅的增高,但不明显。肿瘤患者胸部 CT 或 PET 检查可以发现相应占位病灶。

【治疗要点】

治疗应个体化,由肌无力程度、潜在的恶性病变及生命期望值来决定,应不断改变总体治疗计划来适应患者的不同情况。

最初治疗主要针对潜在的恶性肿瘤。LEMS 一旦诊断成立就必须进一步检查有无恶性肿瘤,特别是小细胞型肺癌。有效的抗癌治疗有助于改善肌无力症状。如果未发现肿瘤,也应定期复查,特别是在发病后 2~5 年。复查的次数由患者发生肿瘤的风险来决定。

胆碱酯酶抑制药对 LEMS 无效,免疫抑制药、血浆置换和静脉滴注免疫球蛋白能改善一些 LEMS 患者的早期症状,但最终效果不如 MG。严重的肌无力患者应先用血浆置换和免疫球蛋白,待症状改善时再加用泼尼松和硫唑嘌呤等免疫抑制药。

一些药物能暂时改善症状,如盐酸胍、3,4-二氨基吡啶,但不良反应多,临床应慎用。

【处方】

1. 免疫抑制药、血浆置换和丙种球蛋白 治疗方法同 MG。

2. 盐酸胍 能增加 ACh 的释放,使许多 LEMS 患者的肌力短期内有所改善,一般用量为 20~50mg/(kg·d),分 3~4 次口服。但不良反应较多,宜慎用。其他可选用 3,4-二氨基吡啶 10~20mg/d 口服,有利于改善临床症状,但不良反应也很大,可诱发癫痫和哮喘。

【注意事项】

LEMS 的肌无力可因环境温度的升高或患者发热而加重,各种系统性疾病也会导致肌无力的暂时性加重。患者应避免洗热水澡,禁用阻滞神经肌肉传导的药物,与 MG 相同。

（赵红英）

第11章

骨骼肌疾病

骨骼肌通道病系指骨骼肌细胞膜上钠、钙、氯等离子通道由于编码通道蛋白的基因发生突变引起通道结构和(或)功能的异常,导致细胞内外离子转运异常所致的一类肌肉疾病。

第一节　周期性瘫痪

周期性瘫痪由不同病因引起的细胞内外钾离子转运异常的一组疾病。临床表现为反复发作的弛缓性瘫痪,或持续数小时至数周,发作间歇期完全正常。

一、低钾型周期性瘫痪

低钾型周期性瘫痪为常染色体显性遗传,国外报道此病常有家族史,国内主要为散发性发病。发作时伴血清钾离子浓度降低,但血清钾离子的浓度降低常与肌力减退程度不相一致,疲劳、受凉、精神、紧张、刺激和酗酒、饱餐等常可诱发本病发生。不少病例与甲状腺功能亢进相伴发。

【诊断要点】

1. 临床表现　任何年龄均可发病,以 20—40 岁多见。男性多于女性。一般均在夜间睡眠后或清晨起床时突然发现肢体麻木、不能动。可伴肢体酸痛、重胀、针刺样或蚁走样感觉。部分患者可有激动、恐惧、关节酸痛、剧渴、出汗等前驱症状。瘫痪以肢体为主,近端重于远端,下肢重于上肢,可从下肢逐步累及上肢,数小时至 1～2d 到达高峰。瘫痪肢体可为一组或一侧较重,颈项以上脊髓肌和脑神经支配肌肉一般不受累及。瘫痪发作时肌张力降低,腿反射降低或消失。极严重患者可发生呼吸肌麻痹、心动过速、室性期前收缩和血压增高等。还可有肌肉酸痛、恶心、呕吐、少尿或无尿等症状。每次发作持续数天,长则 1 周。发作早期,做轻度肢体被动运动常能使发作期缩短或成为流产型发作。开始恢复后的肢体被动运动可加速肌力改善。各种引起应激反应的因素(感染、创伤、情绪激动、月经、受冷等)、饱餐含大量糖类的饮食、剧烈运动后卧床休息等均可诱发。发作频率不一,多者几乎每晚发病,少者一生仅发作 1 次。通常至 20 岁时发作为最多,40 岁后趋向发作减少而逐渐终止发作。少数患者在患病多年后发生主要影响肢带肌群的缓慢进行性肌病。伴发甲状腺功能亢进的周期性麻痹发作频率较高,每次持续时间较短,常在数小时至 1d 之内。甲状腺功能亢进症控制后,发作次数减少。

2. 辅助检查　发作时血清钾降低至 3.5mmol/L 以下。心电图检查呈现低钾性改变(P-R 间期和 QT 间期延长,QRS 增宽,ST 段降低,T 波变平和 U 波出现)。肌电图检查提示电位幅度降低、数量减少;完全瘫痪时运动单位电位消失,电刺激无反应。静息膜电位低于正常。

【治疗要点】

1. 治疗以口服钾盐为主。

2. 应避免各种诱发因素,如受冷、饱餐大量糖类等。

3. 已开始发病者,应进行适当体育活动以阻止其进展并促使恢复。呼吸肌麻痹者应给予辅助呼吸。严重心律失常者应在心电图观察下积极纠治。

4. 伴发有甲状腺功能亢进的患者,在对甲状腺进行适当的治疗后常可中止发作或显著减轻。

5. 患者因其他疾病需要手术,应需严密监护,以防严重的并发症发生。

【处方】

1. 急性发作时可口服氯化钾,5～15g/d,先顿服 10%氯化钾 40～50ml,余量在 24h 内分次口服。此后可继续口服 10%氯化钾,30～60ml/d,持续至完全缓解。严重病例或不耐受口服者可给予 2～3g 氯化钾加入等渗糖盐水 1000～1500ml 静脉滴注,每小时不超过 1g 氯化钾,同时应监测患者的肌力、心电图和血钾浓度,病情好转后尽快改为口服补钾。

2. 乙酰唑胺能引起轻微的代谢性酸中毒阻止血钾移入细胞内,发作频繁者可口服乙酰唑胺 250mg,每日 2～3 次或螺内酯每次 20mg,每日 4 次。

二、高钾型周期性瘫痪

高钾型周期性瘫痪属常染色体显性遗传性疾病,为钠通道异常性疾病。

【诊断要点】

1. 临床表现　多数在 10 岁前起病。以男性为多见,且较重。通常在日间发病。也可有和低血钾周期性麻痹相似的前驱症状,发作时麻痹也相似,瘫痪程度一般较轻,且常伴有肌肉的疼痛性痉挛。每次持续时间甚短,大多不超过 1h。剧烈运动后休息、受冷、饥饿常诱致发作。进行轻度的体力活动或摄食可能使发作顿挫或推迟。发作一般较低血钾型周期性瘫痪为频繁。大多在 30 岁后趋向好转,逐渐终止发作,少数在病程多年后发生缓慢进展的肌病。肌强直有轻有重,部分患者仅有背部肌肉紧张感,部分出现肌肉僵硬,以眼外肌、舌肌、鱼际肌和伸指总肌等较显著。

2. 辅助检查　发作时血清钾升高,但也可在正常范围内,偶见低血钙。血清 CPK 升高。尿钾排出增加,出现肌酸尿。心电图出现高血钾改变,T 波波幅升高。肌电图常可见肌强直电位。

【治疗要点】

1. 由于每次发作轻、时间短,大多无须特殊处理。

2. 严重发作时可药物降钾治疗。

3. 避免高钾饮食,避免饥饿、过劳和受寒。采取每日多餐高糖饮食或服用碳酸酐酶抑制药乙酰唑胺、小剂量排钾利尿药如氢氯噻嗪能有效预防本病的发作。

【处方】

1. 降钾治疗:①葡萄糖酸钙 1g 用 10％葡萄糖注射液稀释后缓慢静脉注射,每分钟不超过 5ml,需要时可重复。静脉注射可有全身发热,静注过快可产生心律失常甚至心搏停止、呕吐、恶心,应用时应注意;②10％葡萄糖 500ml 加 10～20U 胰岛素静脉滴注。

2. 间歇期给高糖类饮食,服用乙酰唑胺(每次 250mg,每天 2～4 次),氢氯噻嗪(每次 25mg,每日 2～3 次),可预防发作。

三、钠反应性正常血钾型周期性瘫痪

此病甚少见,多数在 10 岁前起病,诱发因素和低血钾性周期性瘫痪相同。常在夜间睡后或清晨醒转时发生四肢麻痹,或仅选择性地影响某些肌肉(如小腿肌、肩臂肌),有时伴轻度吞咽困难和发音低弱。每次发作持续时间较长,大多在 10d 以上,个别长达 3 周。部分患者平时极度嗜盐,在限制食盐量或给予钾盐后可诱发。肌肉活组织检查可见线粒体显著增多,体积也增大。大剂量生理盐水静脉滴注可使瘫痪好转。一部分患者在间歇期给予 9α-氟氢可的松(每天 0.1～0.2mg)和乙酰唑胺(每次 250 mg,每天 2～4 次)可预防发作。

第二节　强直性肌病

强直性肌病是一组以肌强直为共同特征,临床上具有明显遗

传倾向的疾病。肌强直是一组肌肉疾病的症状。临床特征为骨骼肌收缩后仍继续收缩而不能放松；电刺激、机械刺激时肌肉兴奋性增高；重复骨骼肌收缩或重复电刺激后骨骼肌松弛，症状消失；寒冷环境中强直加重；肌电图检查呈现连续的高频后放电现象。

【诊断要点】

肌强直的发病原因尚不清楚。脊髓麻痹、切断运动神经根和箭毒、阿托品等肌内注射均不影响肌强直的发生。肌肉内普鲁卡因浸润麻醉后肌强直症状消失。正常人肌纤维在叩击或电刺激时即有重复放电的倾向，肌强直时，肌纤维在接收电或机械刺激后纤维的后放电现象增多和延长。因此，一般认为，肌强直的发生直接与肌细胞膜结构和运动功能异常有关。若患者同时存在低血钾和低血钙时，肌强直症状消失。苯妥英钠、普鲁卡因酰胺等作用于肌细胞膜，通过抑制反复的后放电，在服药以后强直症状均可减轻。

肌强直是肌肉疾病的一组症状，除肌肉本身疾病之外，许多药物可引起肌肉强直，称为肌强直综合征。最主要的仅为下列数种：①强直性肌营养不良症；②先天性肌强直；③先天性副肌强直症；④症状性肌强直症。

【治疗要点】

因这类疾病为基因遗传病，目前尚无特效的治疗方法，仅能采取对症处理。关于肌强直症状的处理，由于多数患者此方面症状表现较轻，一般无须治疗；若症状明显时，可对症应用药物。

【处方】

1. 膜系统稳定药，可促进钠泵活动，降低膜内钠离子浓度，提高静息电位，改善肌强直状态，有心脏传导阻滞患者忌用普鲁卡因胺和奎宁。

（1）苯妥英钠：为首选用药。成人常用量：开始时 100mg，每日 2 次,1～3 周增加至 250～300mg,分 3 次口服,极量 1 次 300mg,一日 500mg。由于个体差异及饱和药动学特点,用药需个体化。应用达到控制发作和血药浓度达稳态后,可改用长效(控释)制剂,一次顿服。小儿常用量:开始每日 5mg/kg,分 2～3 次服用,按需调整,以每日不超过 250mg 为度。维持量为 4～8mg/kg 或按体表面积 250mg/m²,分 2～3 次服用,如有条件可进行血药浓度监测。本药不良反应常见牙龈增生,儿童发生率高,应加强口腔卫生和按摩牙龈,长期服用后或血药浓度达 30μg/ml 可能引起恶心、呕吐甚至胃炎,饭后服用可减轻。神经系统不良反应与剂量相关,常见眩晕、头痛,严重时可引起眼球震颤、共济失调、言语不清和意识模糊,调整剂量或停药可消失。常见巨幼细胞性贫血,可用叶酸加维生素 B₁₂ 防治。小儿长期服用可加速维生素 D 代谢造成软骨病或骨质异常。

(2)普鲁卡因胺:1g,每日 4 次。

(3)奎宁:0.3g,每日 3 次。

2. 钙离子通道阻滞药或其他解痉药可能有效,可试用皮质类固醇和 ACTH。

3. 肌萎缩可试用苯丙酸诺龙治疗,加强蛋白质合成代谢,灵芝制剂有一定的疗效。康复治疗对改善肌无力、保持肌肉功能有益。合并其他系统症状患者应给予对症治疗,成年患者应定时检查心电图和眼部疾病。苯丙酸诺龙注射液:成人剂量:一周 25～50mg,深部肌内注射;同时需摄入充足的热量和蛋白质。高血压、孕妇及前列腺癌患者禁用。

【注意事项】

目前尚无有效方法阻止肌肉萎缩的发展。适当开展多种形式的康复治疗,有助于改善肢体功能和减少病残的发生。对合并其他系统症状者应给予对症治疗。对于本节各个疾病的治疗方案基本相同,不再一一分别叙述。

第三节　进行性肌营养不良

肌营养不良症是一组具有遗传背景,原发于肌肉的慢性、进行性肌肉疾病。临床上具有任何年龄均可发病,缓慢进展和伴有肌肉萎缩等特征。本病有多种遗传方式,其临床表现各有不同的特点,因而形成许多类型。

【诊断要点】

肌营养不良症的诊断过程中,需要回答是否是肌营养不良症和何种类型的肌营养不良症两个问题。首先,依赖于临床病史的缓慢起病,进行性加重的临床过程;非神经支配分布的肌肉萎缩,肌无力;肌原性损害的肌电图改变,伴或不伴血清肌酶(CPK、LDH、GPT、GOT、醛缩酶)的升高及肌肉活组织检查可以诊断为肌营养不良症。可以根据发病年龄及受累肌群分布、遗传形式、血清酶升高的程度和肌肉活检、免疫组化染色结果等予以鉴别。表 11-1 可供参考。

表 11-1　肌营养不良症的鉴别诊断表

	假性肥大型	肢带型	面肩肱型	强直性肌营养不良	远端型	眼肌型
遗传形式	X 连锁隐性遗传	常染色体隐性	常染色体显性	常染色体显性	常染色体显性	不清
发病年龄	5 岁之前	青春期	青春期	或早或迟	40—50 岁	20 岁左右
首发部位	盆带肌	盆带肌	肩带肌	远端手及足	远端手足	眼外肌
假肥大	明显	轻度	轻度	无	无	无
早期无力部位	近端	近端	近端	远端	远端	

（续　表）

	假性肥大型	肢带型	面肩肱型	强直性肌营养不良	远端型	眼肌型
进展速度	快,常在青春期前不能走	快、慢不定	慢	慢	慢	慢
面肌无力	无	无	明显	偶有	无	无
眼肌肌咽喉肌无力	无	无	无	偶有	无	常有
肌强直	无	无	无	伴有	无	无
心肌损害	晚期常有	无	无	常有	无	无
伴发病	部分智能减退	无	无	脱发、性腺萎缩、白内障	无	无
血清酶	很高	轻度或不升高	轻度或不升高	轻度或不升高	轻度或不升高	不高
发病率	最多	其次	较少	少见	甚少见	少见

【治疗要点】

肌营养不良症治疗的首要任务是做好遗传咨询、产前检查、携带者的家谱分析和检查是预防本病发生的重要措施,目前尚无有效治疗措施。

【处方】

1. 小剂量泼尼松　长期服用对延缓病情进展有一定作用。泼尼松 0.75mg/(kg·d),由于严重的不良反应如体重增加、Cushing 病样外观、行为异常及胃肠道障碍,常需减量。

2. 肌生注射液　400～800 mg,肌内注射,每 1～2 次,1 个月为 1 个疗程。部分病例可以改善临床症状。

3. 别嘌醇　可使 Duchenne 型的临床症状不同程度的改善、CK 水平有所下降,可能由于防止供肌肉收缩的高能化合物分解而缓解病情。用量为 50～100 mg，每天 3 次口服，3 个月为 1 个疗程。年龄小者疗效较好。主要不良反应为常伴食欲缺乏和恶心。治疗中应定期检查白细胞，<3×10^9/L 应停药。

4. 奎宁　0.3～0.6g/d 口服，必要时 0.3g，每日 3 次，有轻微类箭毒作用，作用于运动终板缓解肌强直症状。有时达到有效剂量前可出现轻度中毒症状如耳鸣，有些患者感觉不良反应较肌强直本身更严重，宁愿不服药。心脏传导阻滞患者禁用。

5. 膜系统稳定药　可缓解肌强直，如苯妥英钠 0.1g，每日 3 次；普鲁卡因胺 0.5～1.0g，每日 4 次，可减慢房室结传导，心脏传导阻滞患者禁用，即使带起搏器仍很危险。

6. 其他　三磷酸腺苷、肌苷、肌生注射液、甘氨酸、核苷酸、苯丙酸诺龙及中药等可试用。

【注意事项】

肌营养不良症，除 Duchenne 型外，多数不影响其寿命。晚期患者，可因严重肌肉萎缩而出现肢体挛缩和畸形。适当体育活动、按摩、体疗有助于改善肢体功能、延缓残疾时间。卧床不起者应注意预防压疮、继发肺部感染等并发症。

第四节　炎症性肌病

炎症性肌病是最常见的一类骨骼肌疾病，呈急性、亚急性或慢性起病，表现为肌肉疼痛、肌无力和肌肉萎缩，具有多种病因和发病机制。肌纤维、纤维间和肌纤维内常有炎性细胞浸润，但在某些病例中可能并不明显。多发性肌炎、皮肌炎和包涵体肌炎是临床上常见的三种炎症性肌病。

一、多发性肌炎和皮肌炎

多发性肌炎（PM）是多种病因引起的骨骼肌炎性疾病，以骨骼肌间质性炎症细胞浸润和肌纤维坏死、变性、再生为主要病理特征,临床上主要表现为对称性四肢近端肌肉和肢带肌、颈和咽喉部肌肉无力。若病变同时累及皮肤并伴有特征性皮疹时称为皮肌炎(DM)。病因和发病机制尚不清楚。

【诊断要点】

1. 临床表现　任何年龄均可发病。女性略多于男性。临床的起病形成、进展速度、伴随症状等个体差异很大。成年人多发性肌炎主要临床表现为急性或亚急性起病。在数周至数月内逐步加重的肩胛带或下肢带肌肉无力,出现上楼、起蹲困难,两臂举高不能等,颈部肌群无力则抬头困难。数月后,逐步累及周身肌肉,伴关节和肌肉疼痛,重则出现吞咽和构音困难。少数患者还可因呼吸肌受累而主诉胸闷、呼吸困难和发音困难。单纯多发性肌炎者一般无皮肤损害,少数病例有皮疹和雷诺现象。单纯皮肌炎患者常在肌肉损害前出现皮肤损害,睑皮红肿、面颊和前额出现水肿性红斑等。晚期患者皮肤变硬,酷似硬皮病而被称为硬皮病性皮肌炎。多发性肌炎合并红斑狼疮、关节炎及其他结缔组织病者为复合性结缔组织病和重叠综合征。有 10%～20% 患者可能伴发恶性肿瘤。52%～75% 的患者伴发心电图异常,表现为QT 延长、ST 段降低。消化道受累时出现恶心,呕吐、痉挛性腹痛及腹泻与便秘交替等症状。呼吸肌瘫痪和咽肌瘫痪时,可伴发肺不张和吸入性肺炎。肾损害时出现蛋白原、管型和红细胞,伴发红斑狼疮时可发生肾功能衰竭。

2. 辅助检查

(1)实验室检查:周围血白细胞数一般正常,急性期可见白细胞数增多。50%患者血沉加快,血清酶活性(LDH、CPK、GOT、GPT)等明显增高,尤以 LDH 更为敏感。血清白蛋白正常,γ 球蛋白增高。24h 尿肌酸增高,部分患者可见肌红蛋白尿。

(2)肌电图检查:可见自发纤颤电位和正尖波。轻收缩时可见多相、短时程运动单位。多相电位增加。因此,肌原性和神经原性损害肌电图改变常可伴存。肌肉活组织检查见到肌纤维变性、坏死、再生、炎细胞浸润,血管内皮细胞增生等。

【治疗要点】

治疗的主要目的是阻止肌肉的进一步损害和肌无力的进一步加重,改善肌肉的功能,消除患者在疾病活动期的不适症状。治疗主要依靠类固醇皮质激素和免疫抑制药。药物的剂量、是否联合用药和治疗持续的时间由病情的轻重来决定。

1. 一般治疗 急性期应注意卧床休息,适当进行一些肌肉活动和锻炼以防止肌肉挛缩,并有助于已损害肌肉的自身修复。激素治疗期间应采用低钠高蛋白饮食。DM 的皮肤病变,必须避免直接日光照射。对重叠综合征患者应加强对全身症状的治疗,并同时使用针对 PM/DM 的治疗方案。

2. 药物治疗 目前常规应用类固醇皮质激素、免疫抑制药、免疫球蛋白甚至血浆置换治疗。

【处方】

1. 类固醇皮质激素 为治疗 PM/DM 的首选用药。泼尼松:按 1mg/(kg·d),分 3 次口服,也可每日早晨 1 次顿服,或隔日双倍剂量服用以减少其不良反应。待病情好转及稳定后可逐渐减量,每 2～3 周减 5mg,减至每日 7.5～20mg 的剂量时作为维持量,维持治疗时间需 1 年左右或更长。过早停用可引起复发,复发后治疗更加困难。在急性期或病情危重的病例,首次大剂量甲泼尼龙冲击治疗,即 500～1000mg 2h 内静脉滴注,每日 1 次,连用 3～5d,可提高治疗成功率。急性期激素静脉滴注一段时间后,改为口服用药。也可在口服泼尼松起效前临时应用。要取得最佳疗效用药须足量,初始治疗剂量要大,减量不宜过快,可根据肌力改善及血清肌酸激酶变化调整药量,治疗有效时肌酸激酶先降低,然后肌力改善,无效者肌酸激酶继续升高。对患者采取低盐饮食、补钾、补钙及使用 H_2 受体阻断药等方法会减轻其不良反应。

儿童血管炎性 PM/DM 主要采用泼尼松,剂量为 2mg/(kg·

d)。由于激素会影响儿童的生长发育,应尽快减量。

2. 免疫抑制药　近年来逐渐被公认有效的药物是硫唑嘌呤。开始治疗前必须做白细胞和血小板计数及肝功能检查。治疗从小剂量开始,然后逐渐增大剂量并同时检测血常规和肝功能。用量加到有效剂量时[通常为 $2.0\sim3.0mg/(kg\cdot d)$],白细胞计数可能会降低,中性粒细胞或血小板计数若低于正常时应考虑减少剂量或停药。硫唑嘌呤至少应用 2 年,通常于第 2 年要减量。治疗初期每周检测 2 次血常规,达到相对稳定的剂量后可以 1 周或 2 周检测 1 次。肝功能应每个月检测 1 次。有些患者服用硫唑嘌呤可出现胃肠道不适伴恶心、呕吐、发热和肝功能异常等不良反应,停药后这些反应会消失。若不能肯定是否由硫唑嘌呤引起者可给予 25mg 的试验剂量,约 1h 后症状重新出现者可确定,泼尼松和硫唑嘌呤两者联合用药比单用效果好,因为两者应用剂量都有所减少。如果患者不能耐受硫唑嘌呤,也可以选用环孢素 A、环磷酰胺或甲氨蝶呤之类的免疫抑制药,但治疗效果并不比硫唑嘌呤好,而且多数药物的不良反应更多。

3. 免疫球蛋白　少数患者对激素或硫唑嘌呤等免疫抑制药产生抗药性或不能耐受,可以用大剂量静脉滴注人免疫球蛋白,$0.4g/(kg\cdot d)$,连续 5d 为 1 个疗程。每个月可进行 1 个疗程。尽管费用很高,但效果很好,常见不良反应有血管舒缩障碍、头痛、皮疹、白细胞减少和发热等。

【其他治疗】

1. 血浆置换　难治性 PM/DM 可试用血浆置换或采用全身放射治疗,也有一定效果。

2. 可全身放疗或淋巴结照射　抑制 T 细胞免疫活性,对药物治疗无效的难治性 PM 病例可能有效,不良反应较大。

3. 支持疗法和对症治疗　包括注意休息、高蛋白及高维生素饮食、适当体育锻炼和理疗等。重症卧床患者肢体可被动活动,以防关节挛缩及失用性肌萎缩。恢复期患者应加强康复治疗。

【注意事项】

本病预后随泼尼松应用以后而逐步改善。若不能及时治疗者,将继发肌肉萎缩、活动受限或瘫痪,严重者可因心、肺、肾等并发症而死亡。只要及时应用激素或免疫抑制治疗,单纯多发性肌炎、皮肌炎者可望预后良好。伴发恶性肿瘤和多种结缔组织病者预后较差。

二、包涵体肌炎和肌病

包涵体肌炎(IBM)是一种常见于 50 岁以上炎症肌病。其有散发性和遗传性两种,前者为炎症性,后者为遗传性。散发性包涵体肌炎的发病原因至今不清。患者肌纤维的胞质内有特征性的镶边空泡,电镜下可见肌质和肌核内有管状细丝包涵体,因此于 1971 年被命名为包涵体肌炎。

【诊断要点】

本病好发于 50 岁以上的男性患者。男女之比约为 3∶10,缓慢隐袭起病。主要表现为不对称性的远端重于近端的肌无力,患者可以出现持续性屈腕、屈指和伸膝的无力,并逐步出现肱二头肌、三角肌、胸大肌、股四头肌等肌肉萎缩,出现肢体近端活动受累,上肢出现举臂、梳头困难;下肢带肌肉受累后出现严重步行困难,上、下楼梯无力或不能。脑神经支配肌受累时可出现表情差,屈颈力弱和吞咽困难等,但眼外肌一般不受累及。40%～70% 的患者出现手指精细运动不能。约 1/3 的患者伴发全身其他自身免疫性疾病,如糖尿病、周围神经病、单克隆 γ 轻链病及结缔组织病等。

遗传性包涵体肌病,呈常染色体隐性遗传,偶有显性遗传,一般在少年起病。患者表现为四肢远端和近端肌肉萎缩无力,但股四头肌影响极少。脑 MRI 检查可见脑白质脑病,但没有中枢神经症状和体征。

IBM 患者的实验室检查很少有异常发现。周围血淋巴细胞正常,血清 CPK、LDH 正常或轻度升高。肌电图检查可见肌原性损害为主,并在神经原性肌电图改变,出现纤颤电位,长时程和高振幅的巨大电位,或有中短时程的多相运动电位,运动、感觉神经传导速度正常。免疫学检查可以测抗 JO-1 抗体阳性。肌肉活检则可见肌纤维坏死、变性,肌纤维空泡样变,以及 CD8$^+$ 细胞浸润和 DR3 子细胞表面标记阳性等特征性改变。

【治疗要点】

类固醇皮质激素治疗通常无效。偶尔有的患者,特别是那些肌肉中有炎症反应的患者,应用激素治疗后病情有所改善并相对稳定。多数患者使用激素治疗后病情未见改善,有的反而加重。因此,对某些颇似 PM 的难治性病例应想到 IBM 的可能性。硫唑嘌呤和其他免疫抑制药亦未证明有效。大剂量免疫球蛋白静脉滴注及血浆置换疗法,疗效均不确定。有临床适应证者可早期进行腱移植术,或采取足下垂支架等姑息治疗方法,或物理疗法。

三、感染性肌病

(一)病毒性肌炎

许多 DNA 和 RNA 病毒能引起人类的急性肌病,它们包括:①急性良性肌炎,由流感病毒 A、B,副流感、腺病毒-α 等所引起;②急性横纹肌溶解症,由流感 A、B,柯萨奇-Bs、腺病毒-21、单纯疱疹病毒、EB 病毒等感染引起;③流行性肌痛,由柯萨奇-Bs、B1、B3、B4 等病毒所致。这些病毒感染所产生的症状可以是局部的自限性疾病(如流行性肌痛),亦可以是全身严重的疾病,如急性横纹肌溶解症等。

【诊断要点】

1. 流感后肌炎　流感后肌炎为急性流感发病后第 1 周内发生的严重的肌肉疼痛、压痛和偶伴肿胀的症状群,腓肠肌受累最重,大腿和其他部位肌肉亦可受累。临床症状常在 1 周左右自行缓解。急性期患者的血清 CPK、LDH 可以增高。肌电图提示多灶性肌病证据。本病为流行或散发,儿童患者常有流行趋势;散发病例见于儿童和成年。偶有反复发作。本病与流感 A 和 B 病毒的暴发流行有关。散发病例除与流感病毒有关外,还与副流感病毒有关。然而,本病是否由流感病毒直接侵入肌肉引起尚不清楚。急性期肌肉活检显示肌肉纤维坏死等病变。

本病预后良好,多数患者在 1 周左右自行恢复。解热镇痛和非特异性消炎药物仍可应用。

2. **急性横纹肌溶解症** 是病毒性疾病急性发热期发生的一种严重并发症。流感病毒、Reyes 病毒、柯萨奇病毒-Bs、ECHD-B4、腺病毒-21、单纯疱疹病毒、EB 病毒及肺支原体等感染均可为本病之病因。但从患者肌肉、血清、脑脊液中很少分离出病毒。因此,病毒感染是否是本病的病因尚不清楚。

临床主要表现为急性发热后 2～3 周出现严重的弥漫性肌肉疼痛、压痛,明显肌肉无力和肌红蛋白尿。腓肠肌、股四头肌、肢带肌等均有明显疼痛,以致活动明显受限。血清 CPK 明显增高。肌肉活检可见严重的肌肉坏死。尿中肌红蛋白阳性。严重患者可因继发少尿性肾衰竭或因并发肺动脉栓塞等并发症而死亡。

对症处理和预防并发症是本病的主要治疗措施。本病预后良好,多数在 2～4 周恢复。少数病例可持续肌无力数月之久,极少数则因肾衰竭或肺部并发症而死亡。

3. **流行性肌痛** 系由许多不同株的柯萨奇病毒感染所引起。散发或小规模流行均有可能。春、秋季节发病较多。儿童较成年人更为常见。

临床主要特征为突起的胸、腹和肩胛部疼痛或全身不适,少数患者病前有头痛等前驱症状。急性发病时胸部肌肉压痛,呼吸、咳嗽时加重。部分患者累及肩胛肌和上臂肌。体检时可见局部皮肤感觉过敏,但无肋骨运动障碍;约有 1/4 患者可听见胸膜摩擦音。少数病例可继发或伴发病毒性脑膜炎、心肌炎等。少数病例血清和脑脊液中分离出病毒。肌肉活检证实为炎性改变。

本病预后良好,多在 3～10d 自行缓解。可以应用对症治疗。

4.病毒后疲劳综合征　于病毒感染后主诉无力、极易疲劳和肌肉疼痛,是一种常见的症状,特别是流感、传染性单核细胞增多症和肠道病毒感染后为多见。有些患者上述症状在急性感染后可持续数周至数月之久,因此,在某些国家称为肌痛性脑脊髓炎。虽然这些患者的肌肉没有炎性肌病的临床和实验室证据,但在病毒、支原体感染患者中某些肌酶、肌肉收缩的能力降低,肌纤维超微结构、肌电图及神经肌肉传递功能均发生改变,提示这些患者在急性感染后发生的肌无力综合征不是功能性的,而是由于病毒感染后所致之代谢异常所致。

【治疗】

1.一般治疗:发热患者物理降温,帮助患者活动肢体、肌肉按摩,防止肌肉萎缩、关节僵硬,翻身拍背,避免压疮形成。

2.有呼吸困难和缺氧时,应及时吸氧,必要时给予人工辅助呼吸或气管切开。

3.对症治疗:抗病毒治疗药阿昔洛韦,静脉滴注,一次滴注时间在 1h 以上。

(二)细菌性肌炎

系指急性化脓性肌炎,见于热带、亚热带地区。我国南方低洼潮湿地区发生率较高,以 7－9 月份盛暑季节尤为多见。金黄色葡萄球菌、肺炎双球菌、链球菌及厌氧菌、雅司螺旋体等均可为致病病原。我国以葡萄球菌感染最为常见,占 70％～93％。肌肉感染可为全身葡萄球菌感染血源扩散或局灶性脓肿的邻近扩延。儿童患者常与败血症、化脓性骨髓炎等相伴发。肌肉活检可见受累骨髓肌有许多炎细胞浸润,早期以淋巴细胞为主,晚期则以中性多形核细胞为主。肌纤维坏死、溶解伴有吞噬现象。晚期可见肌纤维再生。

临床上表现为亚急性起病,常在数天或数天内发生化脓性肌肉损害。四肢、背部等深处出现一处或多处疼痛。疖肿、痈肿等伴发的化脓性肌炎见于臀、背部。血源性化脓性肌炎常以深部肌群，如内收肌、腓肠肌、臀肌、三角肌、骶棘肌等最常受累。筋膜下脓肿，一般范围不大，很少在一束肌肉内蔓延。严重感染者可以同时累及多组肌群，亦可因机体抵抗力降低而广泛蔓延，累及皮下组织和皮肤而成为脓肿或败血症。少数患者呈急性起病，有高热、寒战、周围血白细胞增多等急性感染症状。血清 CPK、LDH 增高。

化脓性肌炎的治疗在于选择适当抗生素。大剂量青霉素、头孢菌素、罗红霉素等均可选用，剂量酌情而定。早期大剂量抗生素应用，常可阻止化脓性肌炎的发展。已化脓的肌炎在应用抗生素同时，还需做脓肿切开引流。

若能及时诊断和足量抗生素治疗，本病预后良好，极少发生肌肉萎缩。若不及时诊断治疗，则可并发败血症、细菌性心内膜炎、转移性脓肿等，导致严重残废或死亡。

(三)寄生虫性肌炎

寄生虫性肌炎系由寄生虫直接侵入肌肉引起的肌肉疾病。

(四)囊虫病性肌炎

系由生食有猪绦虫感染的猪肉后，使猪肉中的囊尾蚴经肠道穿过肠壁进入血液，然后至全身各处骨骼肌肉。蚴虫早期侵入以后产生发热，受累肌肉疼痛、触痛、活动不便。蚴虫侵犯肌肉处肌纤维肿胀、增粗，有时可扪及结节，结节处有触痛。周围血中嗜酸粒细胞增多。

血清 CPK、GOT、LDH 等酶活性可以增高。肌肉活检可见肌纤维间炎性细胞浸润，以淋巴细胞为主，间质区结缔组织增生，并可找到包膜完整的囊尾蚴的囊。病理活检可以明确诊断。

囊虫性肌炎的治疗按囊虫病治疗。应用吡喹酮治疗有效。

(五)旋毛虫病性肌炎

系由食用未煮熟的感染有旋毛虫病的猪肉所引起。我国湖北、云南、西藏等地曾有流行。人类食用含有旋毛虫蚴虫后，经消化道进入肠黏膜,经淋巴管和血液到达全身各部位。到达肌肉后继续发育为成虫。受累肌纤维胞质呈嗜酸性。感染附近有大量淋巴细胞、浆细胞等浸润,还可见到坏死的肌纤维和死亡的蚴虫。存活 6 周以后的蚴虫形成梭形囊包,其长轴与肌纤维平行。囊包内有 1～2 条蚴虫。蚴虫在囊内可生存数年至 30 年,但亦可死亡并钙化。

1. 临床表现 食用未煮熟的感染旋毛虫病猪肉后的早期有轻度胃肠道症状,其后 1～4 周出现发热,周身肌肉疼痛、无力和压痛,以腓肠肌、三角肌、三头肌、股四头肌和眼部肌肉受累最为常见。吞咽肌、呼吸肌受累较为少见,一旦受累则可出现吞咽和呼吸困难。蚴虫血行播散期,可以阻塞心脏、脑部血管而出现严重并发症。这种急性症状一般在 6～7 个月完全恢复。轻型患者可不出现任何症状。

2. 辅助检查 周围血嗜酸性粒细胞及淋巴细胞增多。旋毛虫抗原皮肤试验阳性以及血清抗体沉淀试验、间接荧光抗体试验等阳性。肌肉活检中见到旋毛虫和感染后 6 个月的肌肉 X 线片中,见到钙化可为本病诊断提供依据。

3. 治疗措施 不吃未煮熟的猪肉是预防本病的重要措施。急性感染期应卧床休息,防止心力衰竭和其他并发症。口服或静脉滴注肾上腺皮质固醇类激素可以抑制肌肉中的抗原-抗体反应。噻苯达唑每日 50mg/kg,分次口服,连服 5～7d,必要时可给第 2 疗程。

4. 预后 本病预后多数良好,极少因并发症死亡。

(六) 弓形虫病

弓形虫病是由弓形属原虫引起的人兽共患的传染病,是一种急性或亚急性发病的全身性感染性疾病。

1. 临床表现 大部分感染者可无症状,但部分有发热及不同程度的皮肤、淋巴结、心肌、肝脏、脑部等受累。骨骼肌受累相对较少。

2. 治疗　磺胺嘧啶联合乙胺嘧啶或三硫嘧啶治疗可改善肌肉症状、降低血清 CPK 水平,但同时应辅加叶酸。

四、其他炎症性肌病

(一)肉芽肿性肌炎

肉芽肿性肌炎是一种进行性近端肌无力伴有肌肉肉芽肿的慢性病,常为结节病肌肉损害的表现之一。可为单独肌肉损害或与全身性结节病伴存。有些病例还可伴发周围性神经病。此外,肉芽肿性肌炎还可与节段性回肠炎(Crohn 病)伴发,偶与结节性多动脉炎、心肌炎、重症肌无力和胸腺瘤等同时伴发。亦可由于肌内注射氯丙嗪、破伤风抗毒素等引起。

肌肉活组织检查为本病的主要诊断手段。电镜检查中可见肌纤维中淋巴细胞浸润,提示本病之肌肉损害与细胞介导的免疫机制有关。类固醇皮质激素治疗多数有效。

(二)嗜酸性筋膜炎

嗜酸性筋膜炎又称嗜酸细胞增多性弥漫性筋膜炎或 Shulman 综合征。本病多见于 30—60 岁的中年患者,男女比例约为 2:1。起病隐袭或突发,长因剧烈活动而诱发。

1. 临床表现　起初可有低热和肌肉酸痛,随之出现逐渐进展的肢体肌腱肿胀、疼痛、皮肤和皮下组织变硬,关节屈曲挛缩,活动受限。常以对称性四肢远端开始,累及上肢手、腕、肘关节及前臂;下肢累及踝膝关节;影响背肌时不能弯腰拾物。肌无力一般较轻,伴或不伴有压痛,无感觉障碍。极少并发内脏器官受累及雷诺现象。

2. 辅助检查　血液中嗜酸细胞增多,一般占白细胞总数的 20%~50%,但也有正常的,此与病程长短及有否应用激素等有关。血清 γ 球蛋白增高。肌电图正常或呈轻度肌源性损害。肌活检见深筋膜明显增厚,镜下可见胶原组织增生、肥大,伴有明显的淋巴细胞、浆细胞、嗜酸细胞浸润,皮肤组织早期无明显改变,晚期可出现萎缩。大部分病例肌纤维有不同程度的变性、萎缩。

3. 治疗 类固醇皮质激素对本病有较好疗效。常用泼尼松每日 1.0～1.5mg/kg,出现疗效后应维持 3 个月,再逐渐减量,以后小剂量维持较长一段时间,有的甚至长达数年之久。减量过早过快易于复发。用药的同时应避免劳累引起复发。关节挛缩一旦形成不能改变,影响生活者,应采用外科筋膜切除治疗术。

第五节 内分泌性肌病

内分泌系统的甲状腺、垂体及长期应用糖皮质固醇类激素均可产生骨骼肌肉疾病,其中以甲状腺疾病伴发骨骼肌肉疾病最为多见。

甲状腺疾病包括甲状腺功能亢进(甲亢)和甲状腺功能减退(甲减),均可伴发骨骼肌疾病,以前者为常见。

(一)慢性甲状腺亢进症性肌病

甲状腺亢进症性肌病分为急性和慢性两型,急性甲状腺亢进症性肌病临床上罕见,发生于严重甲亢的患者。慢性甲状腺亢进症性肌病临床上较常见,发病机制目前尚未阐明,目前主要认为与循环中甲状腺素的浓度增加有关。

【诊断要点】

1. 临床表现 本病多在中年发病,男女均可发病,但男性多见。大多数患者的肌病症状与甲状腺亢进症同时发生或在其后出现,仅少数患者的肌病表现先于甲状腺亢进症。一般起病隐袭,进展缓慢,历时数周至数月后才引起注意。全身肌肉均有一定程度的累及,通常为双侧对称,偶见有一侧性的。肢体近端肌无力较远端为重,伸肌较屈肌为重,其中骨盆带和大腿肌群肌无力的程度最重。而肌萎缩却以肩胛带肌和手部肌肉最为明显。肌肉收缩时可出现颤动和痉挛。腱反射检查大多正常或活跃,但少数患者可减退。

2. 辅助检查 血清 CPK 一般不升高,有的反而降低。肌电图是确定肌病是否存在的较敏感指标。其表现为时限短、波幅低、多相的运动单位电位;肌肉松弛时常无纤颤和正相电位;一般在甲状腺亢进症治疗之后,肌电图多可恢复正常。肌肉活组织检查呈非特异性病理变化。

【治疗要点】

本病的治疗关键在于控制甲状腺功能亢进症。原发病甲状腺功能亢进症得到治愈后,肌无力可逐渐恢复,肌萎缩亦趋于好转。

(二)突眼性眼肌麻痹

系指 Graves 病患者并发眼外肌麻痹和突眼,而瞳孔括约肌和睫状肌通常未见损害。突眼的原因为眼眶内容物体积增加和眼外肌及泪腺和结缔组织内淋巴细胞、浆细胞浸润;细胞间液内黏多糖、黏蛋白增加而致肌纤维萎缩及功能障碍。

【诊断要点】

1. 临床表现 亚急性起病。主要临床表现为眼外肌无力及眼肌瘫痪,常累及一侧,亦可累及两侧,伴眼球疼痛、复视。眼球上视、内收等活动受限,伴眼球突出、球结膜水肿、眼睑下垂、角膜溃疡、视神经萎缩、视力减退等。

2. 辅助检查 通过眼眶超声、CT 和 MRI 检查均可发现这些肿胀的眼外肌。

【治疗要点】

本病常出现在甲状腺功能亢进症治疗基本稳定之后,亦见于甲状腺功能正常的患者。发病机制仍不清楚。突眼性眼肌瘫痪进展极慢,常在数年后稳定。本症无特殊治疗方法。采用药物来保持甲状腺功能的正常状态是可取的。如果突眼症状很轻,仅需局部应用肾上腺受体阻断药(如 5% 胍乙啶滴眼剂)以防止角膜干燥。严重突眼及眼外肌麻痹可应用大剂量类固醇皮质激素治疗。使用皮质激素可使许多患者度过甲亢危象,同时避免严重突眼和手术风险。突眼有损害角膜或致盲可能时需进行睑缝合术或行眶后减压术以挽救视力。

(三)甲状腺功能亢进症性周期性瘫痪

本病发病机制目前尚不十分清楚,多认为与钾代谢失调有关。

【诊断要点】

1. 临床表现 本病多见于青壮年男性,临床表现与家族性周期性瘫痪相似,均表现为发作性四肢肌及躯干肌轻至重度的肌无力,双侧对称,一般近端重于远端,下肢重于上肢,通常头面部肌肉不受影响,很少累及呼吸肌。肌无力多在数分钟至数小时内达高峰,持续半天或更长时间。

2. 辅助检查 化验血钾低于正常,甲状腺功能异常。

【治疗要点】

控制和治愈甲状腺功能亢进症是本病治疗最重要的一点。在肌无力发作期间,除补充钾盐外,需同时使用抗甲状腺药物,以控制发作;恢复期仍需继续治疗甲状腺功能亢进症,以防复发。

【注意事项】

某些因素,如大量摄入糖类、饮酒、过量运动、暴露于寒冷环境、精神紧张、感染、外伤等可诱发本病,应注意避免。

(四)甲状腺功能减退性肌病

甲状腺功能减退可发生于任何年龄,但伴发肌肉疾病者不多。成年人甲状腺功能减退症伴发肌病称为 Hoffmann 综合征,儿童甲状腺功能减退症伴发肌病称为 Kocher-Debre-Semelaigne 综合征,以儿童较严重。甲状腺功能减退症性肌病的主要原因为肌纤维缺乏甲状腺素作用的结果。

【诊断要点】

1. 临床表现 甲状腺功能减退症性肌病的主要临床表现为肌肉无力、酸痛、肌肉收缩与松弛均迟缓。有时肌肉发生僵硬,出现假性肌强直,但肢体肌肉增粗,呈假性运动员体魄。

2. 辅助检查 肌酶测定正常或增高。腱反射降低,反应迟缓。肌电图可见运动单位零乱,时程缩短、多相波增加等。

【治疗要点】

口服甲状腺素片后上述症状可以好转。甲状腺素疗程为1～2年。治疗中断时病情又可复发。

(赵红英)

第12章

运动神经元病

肌萎缩侧索硬化

肌萎缩侧索硬化是人类运动系统的一种特发性严重的神经变性病,选择性累及脊髓前角细胞、脑干运动神经核及锥体束,亦即以上、下运动神经元损害同时并存为特征。肌萎缩侧索硬化临床表现自肢体远端开始的非对称性肌无力和肌萎缩,是成人运动神经元病最常见的类型。

肌萎缩侧索硬化的病因和发病机制迄今不明,可能与以下因素有关,遗传因素、免疫因素、中毒因素、慢病毒感染等。

【诊断要点】

美国弗吉尼亚 Airlie House(1998)肌萎缩侧索硬化诊断标准如下。

1. 诊断标准

(1)必须有的:①临床、电生理或神经病理的下运动神经元变性证据;②临床检查证实上运动神经元变性;③通过病史或检查发现在一个区域内或从一个区域到另一个区域的逐渐进展的症状。

(2)同时不应有的:①可由其他疾病的电生理和病理证据解释的下运动神经元和(或)上运动神经元变性体征;②其他疾病的神经影像证据可解释的临床和电生理特征。

2. 临床诊断研究　病史、体检和神经系统检查须在中枢神经系统 4 个区域(脑干、颈、胸和腰骶髓)查出上、下运动神经元损伤临床证据,根据临床提示做神经电生理、神经影像学和临床实验室等检查,除外其他的疾病。

(1)临床确诊的肌萎缩侧索硬化:仅根据临床证据确定全身 4 个区域(脑、颈、胸和腰骶神经支配区)中有 3 个区域存在上、下运动神经元症状和体征。

(2)临床拟诊的肌萎缩侧索硬化:仅根据临床证据确定至少有 2 个区域上、下运动神经元症状和体征。

(3)实验室支持拟诊的肌萎缩侧索硬化:仅 1 个区域有上运动神经元和下运动神经元损伤的临床特征,或 1 个区域仅存在上运动神经元体征而至少两个肢体存在下运动神经元损伤体征的肌电图(EMG)诊断标准,并通过神经影像学和临床实验室检查除外其他疾病。

(4)临床可疑的肌萎缩侧索硬化:仅 1 个区域同时出现上运动神经元和下运动神经元损伤体征,或 2 个以上区域仅出现上运动神经元损伤体征;或先于上运动神经元出现下运动神经元损伤体征,但不能通过临床资料结合神经电生理、影像学或实验室检查证实临床拟诊或实验室支持的肌萎缩侧索硬化诊断。必须除外其他的疾病。

3. 电生理诊断　临床诊断肌萎缩侧索硬化患者需电生理检查:①在临床损害区域确定下运动神经元功能障碍;②在临床未发现损害区域检测下运动神经元功能障碍电生理证据;③除外其他病理生理学过程。

4. 神经影像学检查　除外貌似散发性,其他可引起上运动神经元和(或)下运动神经元损害体征的疾病。

5. 神经病理学研究　生存患者肌活检可支持或除外散发性肌萎缩侧索硬化。

【治疗要点】

肌萎缩侧索硬化是一种累及运动神经元的病因不明的致残性神经变性疾病,虽然近年来对其发病机制的理解已有进步,但自1996年美国FDA批准利鲁唑应用以来,目前尚未新的有效疗法,仍以对症治疗和支持治疗为主,包括保证患者足够的营养、呼吸支持及改善全身状况等多元化医疗,对提高患者的生活治疗,延长生存时间有重要作用。

1. 利鲁唑 可减少中枢神经系统内谷氨酸释放,减低兴奋毒性作用,延缓病情进展伴延长延髓起病患者的存活期,是迄今唯一经循证医学症状支持有一定疗效的药物,但此药不能逆转病情,也不能改善患者的运动功能和肌力。利鲁唑早期使用适用于轻、中症患者,对中晚期患者无明显效果。该药耐受性好,常见不良反应有恶心、乏力和谷丙转氨酶升高。

2. 物理治疗 可延缓肌萎缩的进展,预防关节挛缩。

3. 营养支持 延髓麻痹导致吞咽困难的患者,应将食物切成小块食用,避免进食干燥食品,如饼干、稠粥等类似食品是较好的选择。最终几乎所有患者都需要留置胃管,吞咽功能障碍时应及时插胃管或行胃造口手术,保证营养供应,避免呛咳导致的吸入性肺炎。

4. 其他

(1)发生呼吸困难时应行气管切开,机械通气。对劳累性呼吸困难的患者可给予间歇性正压辅助呼吸,此种辅助呼吸器材体积小,操作方便,可随身携带,患者容易接受。

(2)对有痛性痉挛或严重痉挛状态的患者,可给予卡马西平或巴氯芬。

【处方】

1. 利鲁唑 50mg,每日2次,口服,疗程为1～1.5年。

2. 其他 痛性痉挛或严重痉挛状态的患者,卡马西平0.1g,每日3次;或巴氯芬,初始剂量为5mg,每日3次,以后每3天增加 5mg,有效剂量范围为 30～75mg,最大剂量可达 100～120mg。

【注意事项】

利鲁唑可用于确诊的肌萎缩侧索硬化、拟诊的肌萎缩侧索硬化、可能的肌萎缩侧索硬化及疑诊的肌萎缩侧索硬化,并应常规检测肝功能障碍、中性粒细胞减少及其他严重的不良反应。

（张惠芳）

第13章

神经系统变性疾病

第一节　多系统萎缩

多系统萎缩（multiple system atrophy，MSA）是由 Graham 和 Oppenheimer 于 1969 年首次命名的一组原因不明的散发性成年起病的进行性神经系统变性疾病，主要累及锥体外系、小脑、自主神经、脑干和脊髓。

本综合征累及多系统，包括纹状体黑质系及橄榄脑桥小脑系，脊髓自主神经中枢乃至脊髓前角、侧索及周围神经系统。临床上表现为帕金森综合征，小脑、自主神经、锥体束等功能障碍的不同组合，故临床上可归纳为 3 个综合征：主要表现为锥体外系统功能障碍的纹状体黑质变性（SND），主要表现为自主神经功能障碍的 Shy-Drager 综合征（SDS）和主要表现为共济失调的散发性橄榄脑桥小脑萎缩（OPCA）。

实际上，这些疾病之间常常难以截然划分。Graham 和 Oppenheimer 总结文献中具有类似临床症状和体征的病例，提出这 3 个综合征是不同作者对神经系统一个独立的变性疾病的分别描述和命名，它们之间仅存在着受累部位和严重程度的差异，在临床上表现有某一系统的症状出现较早，或受累严重，其他系统症状出现较晚，或受累程度相对较轻。

神经病理学检查结果证实各个系统受累的程度与临床表现

的特征是完全一致的。目前,在 MEDLINE 数据库中,散发型 OPCA、SDS 和 SND 均归类在 MSA 中。

多系统萎缩发病年龄多在中年或老年前期(32-74 岁),其中 90%在 40-64 岁,明显早于特发性帕金森病,病程 3~9 年,无特效疗法,一般用支持及对症治疗。

【诊断要点】

由于该病发病率和患病率均较低,疾病的病程中以神经系统不同部位受累的临床表现为首发症状,经常以某一系统损害为突出表现,其他系统损害的临床症状相对较轻,或者到晚期才出现,使早期明确临床诊断比较困难。

1999 年美国密歇根大学 Gilman 等提出了 MSA 的 4 组临床特征和诊断标准。

1. 临床特征

(1)自主神经功能衰竭和(或)排尿功能障碍。

(2)帕金森综合征。

(3)小脑性共济失调。

(4)皮质脊髓功能障碍。

2. 诊断标准

(1)可能 MSA:第 1 个临床特征加上 2 个其他特征。

(2)很可能 MSA:1 个临床特征加上对多巴胺反应不佳的帕金森综合征或小脑性共济失调。

(3)确诊 MSA:神经病理检查证实。

【治疗要点】

多系统萎缩无特效疗法,一般用支持及对症治疗。

【处方】

1. 直立性低血压的治疗　周围 α_1 肾上腺素能受体激动药米多君(盐酸米多君)是一种有效的药物,可增加直立性低血压患者的外周血管阻力,提高患者的收缩期血压,改善因循环血容量不足出现的头晕和直立性低血压;可给予 2.5mg,每日 2 次口服;具有很好的生理耐受性。主要不良反应为心率减慢,竖毛反应、尿潴留和卧位时血压升高。

氟氢可的松(9α-氟氢可的松),开始几天每天 0.1mg,逐渐加至 0.3～1.0mg,根据血压变化及血浆容量改变来调整剂量。应仔细监护患者,避免水分滞留及血压过高。左旋-苏-3,4-双氢苯基丝氨酸也可能对直立性低血压有效。

Diamond 等给予富含酪胺的食物(如干酵母 9～18g/d 和啤酒 500ml/d)及口服单胺氧化酶抑制药(如异烟肼,0.6g/d,口服或静脉滴注;或呋喃唑酮 0.3g/d),促使交感神经末梢去甲肾上腺素的释放和抑制交感神经末梢的重吸收来治疗本病。

近年采用扎莫特罗(Xamoterol)治疗,67%减少直立性低血压发作,尤其能提高舒张压,值得一试。吲哚美辛(消炎痛)和β肾上腺素能阻断药如普萘洛尔(心得安)等药也可以试用。

2. 帕金森综合征的治疗

(1)可给予多巴胺替代治疗、单胺氧化化酶-B 抑制药或多巴胺受体激动药,但大多数患者反应不佳,或疗效只能维持短时间。

(2)对症治疗。

(3)控制感染;对发生夜间呼吸暂停等症状者,设法改善通气,严重患者可行气管切开手术。

(4)其他:维生素 E、三磷腺苷(ATP)、胞磷胆碱(胞二磷胆碱)、毒扁豆碱等可缓解症状。

【注意事项】

截至 1995 年国外文献共有 300 例经神经病理学检查证实的 MSA 患者,其中 200 例的存活时间为 5～6 年,最长生存 10 年。

1. 常合并有晕厥并发头颅或全身外伤、抑郁症、精神行为异常、不同程度的痴呆和脂溢性皮炎等。

2. 病程进展中因帕金森综合征导致肢体活动受限,日常生活不能自理。

3. 晚期患者因咽喉肌麻痹致饮水呛咳和吞咽困难而发生误

吸或吸入性肺炎,长期卧床者合并压疮、肺部感染和泌尿系统感染。

4. 疾病晚期因咽喉部肌肉麻痹出现睡眠呼吸暂停、夜间喘鸣且随时可发生发绀、呼吸道阻塞,也可突发中枢性呼吸、心搏骤停,或慢性中枢性呼吸衰竭,累及生命。

5. 因心血管功能障碍发生心律失常或心搏骤停,所有患者均因合并症或意外事件死亡。

第二节 局灶性皮质变性病

皮质基底节变性(cortical basal ganglionic degeneration,CB-GD)是一种罕见的慢性进展性变性疾病,又称为神经色素缺失性皮质齿状核黑质变性。由 Rebeiz(1968)首先描述。临床上以不对称性局限性肌强直、肌张力障碍、静止性和(或)运动性震颤、皮质性肌阵挛、皮质性感觉缺损、肢体异己征(alien limb phenomenon,ALP)等为特征。

【诊断要点】

多在 60-80 岁发病,呈散发性,男性略多于女性,多无家族史。起病隐匿,病程 6～10 年。常见的首发症状是受累肢体震颤、肌强直、失用和皮质性感觉缺失。

1. 基底节症状 震颤为姿势性或运动性震颤,速度较快(每分钟 6～8 次),节律不规则,紧张、激动时加重,类似帕金森病,最终发展成刺激敏感性或动作性阵挛。肌强直早期表现为受累肢体或手的灵活性减退,以后逐渐发展成运动迟缓,运动不能。当肢体自主运动逐渐缓慢和笨拙,许多患者将会发展成一种特征性的强直姿势:肩内收、肘及腕关节屈曲及部分手指屈曲成抓握状,有时伴一个或多个手指呈伸直状。

2. 大脑皮质症状

(1)失用:是 CBGD 常见而突出的症状之一,常为早期症状且病程早期便可致残。表现为随意动作和模仿动作困难,或不能完成原来能熟练完成的动作。若累及下肢,可出现行走困难,步态障碍,易向后跌倒。若累及眼球运动肌,可出现眼球扫视运动和追随运动障碍。

(2)肢体异己征(ALP):为最常见症状,表现为由运动诱发的、有节律的自主运动行为,范围较广,或无目的的强握摸索动作,有时可越过中线而干扰对侧肢体的运动,也可视患肢为外人的肢体。

(3)肌阵挛:多于发病后 6 个月至 5 年出现。开始表现为受累肢体有节律的肌阵挛发作,类似震颤。肢体运动或某种姿势可使之加重,通常表现为患肢反射性屈曲,因此称之为刺激敏感性肌阵挛。

(4)皮质性感觉缺失:是 CBGD 的早期症状,部分患者以此为首发症状。最常见的是感觉缺失和关节位置觉受损。

3.其他症状　尚可出现手足徐动、反射性睑痉挛、口舌运动障碍、言语不清、吞咽困难、强握反射、腱反射增高及锥体束征阳性。部分患者在疾病晚期可出现轻度痴呆。

当 CBGD 进展至非对称性额顶叶皮质萎缩或双侧皮质萎缩时,可以在受累的皮质下白质出现异常信号。PET 和 SPECT 检查显示有些患者受累肢体的对侧大脑半球葡萄糖和氧代谢率下降,纹状体摄取多巴胺功能下降。脑电图(EEG)检查早期正常,但当疾病进展时,会出现非对称性慢波,疾病晚期,EEG 上会出现双侧慢波。加速计和肌电图可对震颤进行评价,与 PD 的静止性震颤($4\sim6Hz$)相比,CBGD 的震颤频率更快($6\sim8Hz$),且不规则。

【治疗要点】

目前尚无特效治疗方法,只能采取一些对症治疗。

【处方】

左旋多巴制剂对部分患者有轻度疗效,DR 激动药等其他抗

PD 药物治疗均无效。氯硝西泮对运动性震颤和肌阵挛效果较好。抗胆碱能药物无效，且耐受性较差。普萘洛尔对早期运动性震颤有效，但后期特别当震颤变成肌阵挛时疗效较差。立体定向丘脑和苍白球射频治疗和脊神经根切断术可减轻患者严重的肢体肌张力增高和疼痛。

【注意事项】

本病预后较差，在 3～5 年出现肢体僵硬、不能活动，5～10 年死亡。

第三节　进行性失明综合征

Leber 遗传性视神经病变（Leber hereditary optic neuropathy，LHON）属母系遗传（maternal inheritance）或称线粒体遗传，由线粒体 DNA11778、14484 或 3460 等位点突变引起。它是遗传性视神经病变的常见类型，由德国学者 Leber 于 1871 年首先报道。主要为男性发病，但未见可直接遗传其后代者。女性为遗传基因携带和传递者而本身发病较少。母亲将其线粒体 DNA 传递给子女，但只有女儿能将此线粒体 DNA 传递给下一代。此病发病机制一般认为是由于线粒体 DNA 点突变导致 NADH 脱氢酶活性降低，使线粒体产能下降，因而对需要能量多的视神经组织损害最大，久之导致视神经细胞退行性变，直至萎缩。

Leber 遗传性视神经病变的病因一直未能阐明，遗传方式长期有争议。既往多认为属伴性隐性遗传，因为该病的传递方式不符合孟德尔遗传规律。由于在受精时精子只有头部进入卵细胞，而细胞质不进入卵细胞；亦有人认为与精子进入卵子时其线粒体退化有关，所以父亲体内的线粒体不能进入受精卵而传给下一代，线粒体基因病表现为母系遗传，母亲有病子女可能得病，父亲患病与否与子女无关。至今尚未发现男性患者可将此病传递给后代，均是通过女性垂直传递的，提示本病是与母系遗传有关的细胞质遗传,但一直未找到有力的证据。直到 1988 年 Wallace 等到首先发现该病是由于线粒体脱氧核糖核酸(mtDNA)第 11778 核苷酸发生突变引起的,即鸟嘌呤(G)→腺嘌呤(A),此突变使呼吸链上 NADH 脱氢酶亚单位 4 中(ND4)基因编码的第 340 位氨基酸由精氨酸变为组氨酸。虽然它们均为碱性氨基酸,但这一位置的精氨酸是高度保守的。由于突变可能降低电子流动效率影响酶的活性,从而减少视神经细胞 ATP 的产生,细胞功能逐渐丧失,从而导致患者视力受损。该位点突变已被国外学者所证实。该病为人类首先证实为线粒体 DNA(mtDNA)缺损的一种遗传病。线粒体 DNA 突变引起的疾病,称线粒体病。然而,单一的 mtDNA 遗传模式不能解释 LHOH 患者男性占优势,外显率逐渐减少,女性患者发病年龄较晚和视神经受累等。

Leber 遗传性视神经病变至今尚无有效的治疗方法。有些患者在病程中视力可以自然恢复。

【诊断要点】

Leber 遗传性视神经病变遗传共性为母系遗传和倾向于男性发病,临床上一般可分临床前期、急性期和亚急性期、慢性萎缩期。其特征呈无痛性视神经病变,急性期视力可急剧下降至仅见指数。视力虽不同程度减退,大多数(占 98%)在 0.1 左右,很少有全盲者。自发视力恢复可存在,特别是见于儿童期发病,更与不同位点突变有关。视盘充血,盘周有毛细血管扩张及神经纤维肿胀,视网膜动静脉不同程度纡曲扩张。视野异常可有各种类型,以中心暗点和旁中心暗点最多见。色觉障碍常见为后天获得性,病情好转,色觉障碍也随之好转,常以红绿色盲多见。对家系中未发病者,如检查发现色觉障碍,视力虽无变化也应随访。LHON 早期是视网膜受累,其后继发视神经病变,称为视神经网膜病(neuroretinopathy)。VEP 检查有助于了解视功能的状况,对亚临床或隐匿性病例更有特殊诊断价值。

1. 显性遗传性视神经萎缩　显性遗传性视神经萎缩(domi-

nant optic atrophy)较为少见,是一种视神经的生活力缺失(abiot-rophy)。多发生于 10 岁以前,多数在 4－6 岁开始发生双眼中等程度的视力障碍,约 40％的患者视力在 0.3 以上,仅 15％视力损害较重,低于 0.1 以下。据统计未见有视力降至手动及光觉者。

外眼及眼前节正常。眼底表现为视盘颞侧轻微苍白,少数视力障碍严重者,可伴有眼球震颤。视野检查可查见中心、旁中心或哑铃型暗点。白色周围视野正常,但因患者有蓝色盲,因此蓝色周围视野反较红色视野为小。利用图形及闪光 VEP 检查,可查出患者的 VEP 振幅较低,峰潜时延长。

2. 隐性遗传性视神经萎缩 隐性遗传性视神经萎缩(reces-sive optic atrophy)更为罕见,多在出生后或 3－4 岁以前发病,因此,又称为先天性隐性遗传性视神经萎缩。50％以上的患者父母有血缘关系。患者视力多有严重损害或完全失明,并有眼球震颤。如果能查视野,可见视野缩小及旁中心暗点。眼底表现视神经全部萎缩、凹陷和视网膜血管变细。因此,有时易与毯层视网膜变性相混淆,但 ERG 可作鉴别:本病 ERG 正常,而毯层视网膜变性者 ERG 熄灭。

LHON 家系成员可表现有其他的神经异常,如外周神经病变、头痛、偏头痛、智力障碍、震颤、癫痫、耳聋、脊髓后柱受累、小脑性共济失调、运动失调、肌张力障碍、膀胱无力征等,其他尚可见心脏传导障碍,多发生在 11778 位点突变;3460 位点突变者易患预激综合征。在 LHON 家系中可见有类似多发性硬化的脱髓鞘疾病。临床上有报道,在发生视神经病变的同时,可见与多发性硬化(MS)相符的症状和体征。这些患者的脑脊液及磁共振成像检查可发现多发性硬化的典型表现,人群调查中未显示在多发性硬化患者中 mtDNA 突变发生率有所增加,看来该两病之间并不一定有联系,但可合并发生。MS 患者如合并 LHON 位点突变,其视神经炎的预后会更差。尚可见有些合并严重神经系统异常的 LHON,被称为 Leber 综合征。如视神经病变尚有运动失调、痉挛、精神障碍、骨骼肌异常、急性婴儿脑病发作。

有人认为该病原发于视网膜血管的改变,而称为"毛细血管扩张性微血管病变",此种微血管病变在发病前即可出现,因此对该病家族成员应仔细地追踪检查眼底。Smith 认为早期可有视盘周围毛细血管扩张性微动脉血管改变,视盘周围视网膜神经纤维层肿胀和视盘无渗漏三联征。慢性期则逐渐视盘色淡甚至苍白。

【治疗要点】

Leber 遗传性视神经病变至今尚无有效的治疗方法。因为有些患者在病程中视力可以自然恢复,所以对任何治疗效果的评价均应慎重。目前此病被作为基因治疗的重点研究对象之一。

为减少对视神经的毒性损害,应告诫患者戒烟和戒酒。虽然临床有使用神经营养药物治疗,但并无肯定的疗效。

【处方】

日本目前对于急性期病例使用血管扩张药艾地苯醌(Idebenone)联合维生素 B_2、维生素 C、泛癸利酮(辅酶 Q_{10})和前列腺素类的降眼压药异丙乌诺前列酮(Isopropyl unoprostone),旨在缩短视力恢复的时间。

【注意事项】

有些 Leber 遗传性视神经病变患者,在视力减退数月甚至数年以后,视力可以部分甚至全部恢复。这种视力部分或全部恢复的病例,据统计可分别为 29% 及 12%。视力一旦有所恢复,通常很少会再减退。

戒烟、戒酒或许有效,对女性患者如已证实为女性携带者,应进行产前检查,以利优生。

第四节　进行性耳聋综合征

进行性耳聋(Usher)综合征,又称遗传性耳聋-色素性视网膜炎综合征、视网膜色素变性-感音神经性耳聋综合征、聋哑伴视网膜色素变性综合征等,是以先天性感音神经性聋、渐进性视网膜色素变性而致视野缩小、视力障碍为主要表现的一种常染色体隐性遗传性疾病,具有遗传异质性。1858 年 Von Graefe 首先发现聋哑合并视网膜色素变性病例;1914 年英国眼科学家 Charles Usher 调查了视网膜色素变性人群中耳聋的发病率,首次提出耳聋-视网膜色素变性与遗传因素有关。1972 年 Holland 等将该病正式命名为 Usher 综合征。

Usher 综合征并不罕见。Usher 综合征发病率在瑞典为 3/100 000,芬兰为 3.5/100 000,美国为 4.4/100 000。在先天性重-深度神经性聋患者中 Usher 综合征发生率为 0.6%～28%,在视网膜色素变性患者中重-深度神经性耳聋占 8.0%～33%。在美国 16 000 聋盲人中 50% 以上患有 Usher 综合征。

Usher 综合征可导致聋哑,眼部病变可发展至完全失明,应引起高度重视。

【诊断要点】

为便于各国研究者之间的协作,1991 年成立国际 Usher 综合征委员会(International Usher syndrome Consortium)。1994 年公布 Usher 综合征临床诊断标准和 US Ⅰ 型、US Ⅱ 型临床分型标准,见表 13-1、表 13-2。

表 13-1　Usher 综合征诊断标准

试验	US I	US II
Bruninks-Oseretsky 试验	不能完成	完成
冰水试验	无眼震	短暂眼震
听力	重至深度感音神经性聋	轻至重度感音神经性聋,非进行性
眼底镜*	色素变性	色素变性
视网膜电图	视网膜萎缩	视网膜萎缩

* 眼底镜未发现视网膜色素变性时,必须做视网膜电图

表 13-2　Usher 综合征 Ⅰ 型、Ⅱ 型分型标准

临床表现	US Ⅰ	US Ⅱ
听力损失	重至深度	中至重度
前庭反应	无反应	正常
视网膜色素变性	有	有

　　典型的先天性感音神经性耳聋,伴进行性视网膜色素变性即可诊断 Usher 综合征。其中进行性视网膜色素变性是确诊 Usher 综合征所必须的。根据听力损害情况,前庭反应不同,将 Usher 综合征临床分 3 型,前庭反应不同是区别 Ⅰ、Ⅱ 型最可靠的标准。而视网膜色素变性发生年龄和诊断年龄在 US Ⅰ 和 US Ⅱ 有重叠,不能作为鉴别 Ⅰ、Ⅱ 型的指标。观察发现几乎所有的 Usher 综合征患者在婴儿期以后视网膜都有弥漫性色素增加、色素减少或二者共存。眼底镜检查未发现视网膜色素变性时,必须做视网膜电图,视网膜电图应表现为与视网膜营养不良一致的视网膜反应降低。数个作者观察均表明 2—3 岁的 Usher 综合征患者在其眼底镜尚未发现异常时视网膜电图已不正常。临床上高度怀疑 Usher 综合征时,学龄前儿童视网膜电图即使正常也能不完全排除 Usher 综合征,应于 6~12 个月后复查视网膜电图,随着视网膜营养不良的发展,视网膜电图逐渐记录不到。如果眼底镜检查和视网膜电图均未发现视网膜变性时,不能做出 Usher 综合征诊断。

　　【治疗要点】

　　本病目前尚无有效治疗方法。US Ⅰ 型重深度耳聋,可选配适宜助听器。确定突变基因,是未来一切干预手段的关键。目前英国已开展了筛查 MYOV Ⅱ A 基因的工作,以期对遗传咨询和产前诊断起到一定的指导作用,对患儿未来教育也具有指导意义。

(赵元平)

第 14 章

自主神经系统和下丘脑疾病

第一节　间脑综合征

间脑综合征(diencephalic syndrome,DS),由 Russell 于 1951 年首次报道,也称 Russell 综合征。DS 是以发育停滞、严重消瘦、运动过度、欣快、呕吐、眼震等为临床特征的一种非常罕见的神经功能障碍。多见于婴幼儿,也有成人发病的报道。DS 主要由下丘脑及视交叉部位的低级别胶质瘤引起,其发病机制尚不清楚。治疗主要包括手术治疗、化疗治疗及放射治疗。长期预后不佳。

【诊断要点】

1. 婴幼儿发病,多在 12 个月内出现临床症状。

2. 常见的特征性表现是出现不能解释的发育迟滞、极度消瘦、运动过度、欣快、高度警觉、呕吐、眼震等。其中眼震出现较早,是早发现、早诊断 DS 的重要线索。神经系统体征较少。

3. 辅助检查

(1)实验室检查:泌乳素、生长激素水平升高,促肾上腺皮质激素可升高。皮质醇正常或稍高,甲状腺功能正常,血糖多偏低。

(2)腰椎穿刺检查:脑脊液检查可见蛋白升高,有报道显示脑脊液蛋白可>60mg/dl,脑脊液病理学检查可见肿瘤细胞。

(3)影像学检查:脑 CT,蝶鞍上、下丘脑(前部)、视交叉等部位可见等密度或稍高密度病灶,边界不清,增强扫描可有或无强化,偶见钙化和囊变;有时可见第三脑室增大、脑积水。脑 MRI,显示边界清楚肿块,T_1WI 为低信号、T_2WI 为高信号,增强扫描可见均匀一致强化。

(4)组织活检:可通过 CT 或 MRI 立体定向技术引导下行穿刺活检或肿瘤切除后活检,以明确肿瘤性质。可见脑室扩大。

【治疗要点】

DS 是少见病,目前对于此病的研究尚不足,疾病的发病机制未明,因此没有明确的治疗方案。外科手术是最好的治疗方法,然而,手术后的预后取决于肿瘤的切除范围。因为肿瘤通常位于蝶鞍之上,周围有丰富的神经及血管,十分复杂,故多不能被完全切除,对大部分病例来说,化疗和放疗是重要的辅助疗法。

【处方】

若以嗜睡为主要症状时,应给予口服中枢兴奋药如氯酯醒、哌甲酯、苯丙胺或咖啡;尿崩为主要表现时,可应用抗利尿激素替代治疗;若临床症状表现为腺垂体功能减退者,可补偿周围内分泌腺分泌不足,并加用激素治疗;患者表现为间脑性发作时,可采用抗癫痫药物治疗。

【注意事项】

由于颅内肿瘤不容易被发现,经常被延迟诊断和播散。DS 的存活时间,在不同的病例报道中变化很大。未经治疗的 DS 患者,平均存活时间通常短于 12 个月,也有报道约为 6 个月到 2 年。经治疗后生存期为 8 个月到 12 年。儿科、胃肠科医生,可能是最早接触这些没有明确原因的极度消瘦的婴幼儿的医务人员,一定要引起重视。

第二节　夏伊-德雷格综合征

夏伊-德雷格(Shy-Drager)综合征(SDS),又称进行性自主神经功能衰竭(progressive autonomic failure)、特发性直立性低血压、神经原性直立性低血压（neurogenic orthostatic hypotension），系 Shy 和 Drager 于 1960 年首次报道尸检病例，提出本病是神经系统变性病的观点。本病是包括自主神经系统在内的中枢神经系统广泛变性的一种少见的疾病，患者均为散发性。临床表现除直立性低血压外，尚有发汗障碍、阳痿等其他自主神经功能障碍及锥体系、锥体外系、小脑性共济失调等躯体神经系统的症状为特点。有学者认为 OPCA 如伴有自主神经症状，如直立性低血压、头昏或晕厥、阳痿、大小便失禁等，即被认为是夏伊-德雷格综合征。目前认为，本病属于多系统萎缩（MSA）的一种类型。

【诊断要点】

本病是以自主神经功能症状为突出表现的多系统受累的变性病，临床上突出表现为直立性低血压及其他自主神经功能紊乱，并伴小脑、基底核或脊髓运动神经元变性所引起的神经异常。

本病起病隐袭，可从数月至数年，长者可达 10 年以上，由中老年起病，发病年龄平均 55 岁。约 65％为男性，无家族史。病程为进展性，自主神经症状常首先出现，数月或数年后方见躯体神经症状。也有少数患者躯体神经症状早于自主神经症状。

1. 直立性低血压　临床早期表现为突然起立或站立过久时出现头晕，患者常有视物模糊和易疲劳感，患者常因直立性晕厥就诊。由于自主神经的广泛变性，压力感受器反射弧被阻断，直立时不能产生反射性心率增加和周围小动脉收缩，而出现直立性低血压。直立性低血压是最常见症状，卧位血压正常，也有高于正常者，直立时血压显著下降（收缩压下降超过 30～50mmHg），立位与卧位血压在 2min 内常常相差 30/20mmHg。由于交感神经张力低下使患者站立时脉率无改变，没有面色苍白、恶心、呕吐多汗等症状。据统计在直立性低血压患者中占 11％。

2. 其他自主神经功能障碍　如膀胱、直肠括约肌障碍引起排尿、排便障碍，包括尿频、尿急、尿潴留或失禁，腹泻和便秘交替。性欲障碍可以在其他神经系统症状出现前数年即有。出汗异常，可先为多汗,后为少汗或皮肤干燥、无汗。另外可有少见的皮温异常、霍纳综合征、虹膜萎缩等。本病多从骶髓开始,逐渐向上发展,故出现症状顺序是首先出现阳萎、性欲减退、排尿障碍,后出现头晕、眼花、晕厥、直立性低血压等自主神经功能障碍症状,最后出现小脑性共济失调、脑干损害症状及锥体束等症状。

3. 小脑功能障碍　如意向性震颤,肢体、躯干共济失调,轮替动作差,眼震,言语不清,构音障碍。

直立性低血压、自主神经功能障碍及小脑症状三主征是临床核心症状。

4. 其他　也可合并由于锥体外系、基底核或脊髓运动神经元变性引起的躯体神经异常。晚期可有锥体束损害,如肌张力增高、腱反射亢进、病理征阳性等;在肢体远端可有肌萎缩和肌束颤动,肌电图显示前角细胞变性改变;也可由于黑质受累表现帕金森综合征。也可有脑神经瘫痪等。

夜间发生喉哮鸣(laryngeal stridor),是由于喉外展肌力弱造成的,并可伴有呼吸暂停。相当一部分患者发生吞咽困难。晚期可因自主神经功能极度衰竭,可在睡眠中呼吸暂停死亡。在疾病后期常见情绪不稳、抑郁,晚期可表现精神衰退甚至痴呆、卧床不起。

【治疗要点】

寻找致病因素并做病因治疗。

【处方】

1. 交感神经兴奋剂治疗　如服用麻黄碱盐酸麻黄素,每次25mg,每日 3～4 次;或服用苯丙胺,每次 10～20mg,每日 2～3次,但疗效不稳定。也可用吲哚美辛(消炎痛)抑制前列腺素合成,减少血液在外周血管中积聚,每次 25～50mg,每日 2～3 次。

2. 肾上腺皮质激素治疗　严重者可试服泼尼松等,如 9α-氟氢可的松(fludrocortisone)内服,每天量 0.1～1mg,从 0.1mg 开始,直立时不出现体位性低血压或体重明显增加时减量维持。卧位高血压型者宜严密观察。

3. 左旋多巴/苄丝肼（美多巴）与单胺氧化酶抑制药合并治疗

左旋多巴/苄丝肼（美多巴）可改善锥体外系症状，每次开始剂量为 125mg，逐渐增加至每次 250mg，每日 3～4 次，随时根据患者的反应调整剂量。单胺氧化酶抑制药（MAOI），如异烟肼、呋喃唑酮等口服，促使交感神经末梢去甲肾上腺的释放和抑制交感神经末梢的重吸收，服用后常使血压增高；严重病例亦可同时应用富含酪胺（tyramine）食物治疗。但治疗期间，每天早晚测量血压。

【注意事项】

起病数年后，可出现躯体神经系统功能的进行性损害表现，如眼球震颤、构音困难、步态不稳、共济失调、全身乏力、腱反射亢进、锥体束征阳性、震颤麻痹及精神异常等。

第三节　自主神经功能失调

自主神经功能失调，又称神经症或官能症。自主神经功能失调是一种非器质性精神障碍的功能性疾病，根据个人不同的表现症状和不同的情况，产生的反应症状也不相同。它的临床特点，主要症状表现是以非器质改变做基础的焦虑，强迫症状，癔病性症状和躯体或自主神经系统症状，不具有幻觉、妄想等精神病的症状，患者对疾病状态存在自知力，人格一般没有损害，患者通常并不会把自己病态的主观体验和想象的东西与外界现实相混淆。西医学称为自主神经功能紊乱，中医学称为神经官能症。自主神经功能失调是一种非器质性精神障碍的功能性疾病，根据个人不同的表现症状和不同的情况，产生的反应症状也不相同。症状是由于自主神经调节血管收缩舒张功能失调所致。主要表现为因各种躯体或精神不适感，或强烈的内心冲突，或不愉快的情感体验而苦恼，伴有头晕、失眠、记忆力下降、纳食、全身乏力。

它是因功能障碍而造成的感觉、运动异常导致的。特点是：

①常因不健全的个性与心理、社会因素共同作用而起病;②可表现为精神和躯体症状,但检查不能发现器质性病理形态变化;③除部分癔症患者外,一般意识清楚,患者与外界没有失去联系;④患者对疾病状态有自知力,要求治疗,人格一般没有障碍,也不会把自己病态的主观体验和想象的东西与外界现实相混淆,行为虽可有改变,但一般仍然可以保持在社会许可的范围之内。这组疾病可急可缓、症状多样,病理体验持续存在或反复出现。患病后给工作、学习、生活、社交等方面常常带来不同程度的影响。所以一旦发现需要及时治疗。

【诊断要点】

自主神经不受人的意志支配,直接或间接调节内脏器官的功能活动。当自主神经功能紊乱时:①呼吸系统可出现呼吸深度和频率的变化;②心血管系统可出现阵发性高血压、周期性低血压、窦性心动过速或过缓,以及类似心肌梗死的表现;③消化系统可出现胃肠功能及消化液分泌障碍;④泌尿系统可出现尿频、尿急、排尿困难,甚至尿失禁或尿潴留;⑤如症状为发作性,可表现为面部潮红、出汗异常、瞳孔扩大或缩小、心动过速或过缓、流涎、寒战、腹痛等,其他尚可产生性功能紊乱、睡眠障碍等;⑥有不同程度的失眠、多梦、思想不集中、记忆力下降、头晕、头痛、胸闷痛、疲劳、倦怠、自汗、眩晕、喉头异物感、神经性喘息等症状。

【治疗要点】

主要是调节自主神经及对症处理。

【处方】

1. 调整自主神经功能 药物常用谷维素 20～50mg,每天3次。

2. 对症治疗 心悸时用普萘洛尔及地西泮;出汗过多可用中成药玉屏风颗粒剂或牡蛎散;神经性尿频用中成药缩泉丸或三金片;胃肠功能紊乱可用复合维生素 B 溶液、胃蛋白酶或多酶片;睡眠障碍者可在睡前服用地西泮 5mg 或氯氮 10mg;其他尚可酌情选用地西泮 5mg,每天 2 次;阿普唑仑 0.25mg,每日 3 次;艾司唑仑 1～2mg,每日 2～3 次;依普福辛,每日 0.15g,连用 7～30d。

【注意事项】

1. 按时睡觉,按时起床,养成良好的作息习惯。

2. 尽量保持心情愉快,一般自主神经功能紊乱患者很难保持心情愉快,让患者尽量保持心情愉快。

3. 按医嘱规律服药。

第四节　雷诺病

雷诺(Raynaud)病是指肢端动脉阵发性痉挛,常于寒冷刺激或情绪激动等因素影响下发病,表现为肢端皮肤颜色间歇性苍白、发绀和潮红的改变,一般以上肢较重,偶见于下肢。

【诊断要点】

应注意与其他以皮肤颜色改变为特征的血管功能紊乱性疾病相鉴别。

1. **手足发绀症**　是自主神经功能紊乱所致的血管痉挛性疾病,多见于青年女性,手足皮肤呈对称性均匀发绀,寒冷可使症状加重,常伴有皮肤划痕症或手足多汗等自主神经功能紊乱现象,其病理改变是肢端小动脉持续性痉挛及毛细血管和静脉曲张,需与雷诺综合征鉴别,手足发绀症患者无典型的皮肤颜色改变,发绀范围较广泛,累及整个手和足,甚至可涉及整个肢体,发绀持续时间较长,寒冷虽可使症状加重,但在温暖环境中常不能使症状立即减轻或消失,情绪激素和精神紧张一般不诱发本病。

2. **网状青斑**　多为女性,因小动脉痉挛,毛细血管和静脉无张力性扩张,皮肤呈持续性网状或斑点状发绀,病变多发生于下肢,偶可累及上肢,躯干和面部,患肢常伴发冷、麻木和感觉异常,寒冷或肢体下垂时青斑明显,在温暖环境中或抬高患肢后,斑纹减轻或消失,临床上可分为大理石样皮斑,特发性网状紫斑及症状性网状青斑三种类型。

3. **红斑性肢痛症**　病因尚不清楚,病理变化为肢端对称性,阵发性血管扩张,多见于青年女性,起病急骤,两足同时发病,偶可累及双手,呈对称性阵发性严重灼痛,当足部温度超过临界温度(33～34℃)时,如足部在温暖的被褥内,疼痛即可发作,多为烧灼样,也可为刺痛或胀痛,肢体下垂、站立、运动时均可诱发疼痛发作,抬高患肢、休息或将足部露在被褥外,疼痛可缓解,症状发作时,足部皮色呈潮红充血,皮温升高伴出汗,足背和胫后动脉搏动增强,根据本现特征,易与雷诺综合征相似,少数红斑性肢痛症可继发于真性红细胞增多症或糖尿病等。

【治疗要点】

雷诺病治疗的最重要方面当是针对原发病治疗。本病的对症治疗分为药物疗法、生物反馈和手术,依据患者具体情况加以选用。

1. **药物疗法**　见处方部分。此外,局部涂擦 205 硝酸甘油软膏,每日 4～6 次,经临床使用能明显减少雷诺征发作次数,麻木和疼痛显著减轻。

中药、针灸等对本病的治疗有一定价值,但有待于临床进一步研究,加以发展。

2. **生物反馈疗法**　生物反馈疗法是将机体正常情况下非知觉的或难以知觉的生物信息利用设备进行探查、放大,并通过记录和显示系统转变成信号,让患者感觉到这些功能变化,从而使其能把自己的某些感觉与躯体功能联系起来,并在某种程度上调节这些功能。Jacobson 在 1973 年报道应用生物反馈治疗雷诺病20 例。方法是 20 例分为 2 组,每组 10 例。第一组使用连接灯光指示系统的温度仪每 15 秒测定一定皮肤温度,当温度上升或稳定时,指示系统的温度仪温度下降时不发光。这样患者就接受了一反映皮肤温度的视觉刺激。第二组接受自我控制训练。训练时通过录音告诉他们深吸收、放松,然后回想愉快温暖的经历如沐浴着温暖的阳光,躺在松软沙滩上、周围海浪轻轻地拍打着沙滩。每次治疗进行 1h。第 1 个月每周 3 次;第 1 个月每周 2 次,第 3 个月每周 1 次,并嘱患者每天在家进行 15min 的相同训练。两组治疗疗效相似。治疗后的患者进入 3.3℃ 寒冷室内时,皮肤温度保持在 21.4℃(正常人为 22.2 ~23.0℃),而在治疗前平均下降至 19.5℃。生物反馈疗法是近 10 年开展临床研究的新疗法,其方法简单,对患者没有任何痛苦和不良反应,文献报道有一定疗效,值得进一步探索。

近年来,某些学者应用血浆交换疗法和诱导血管扩张疗法,取得比较满意的疗效,有待进一步研究。

3. 外科疗法 绝大多数(80%~90%)雷诺病患者,经内科治疗后可使症状缓解或停止进展,仅少数患者经足够剂量和疗程的药物治疗无效、病情恶化,症状严重影响工作和生物,或指端皮肤存在营养性改变者,可考虑施行交感神经节切除,但手术前应进行血管舒缩反应测定,如果血管舒缩指数不足,则交感神经节切除术就不能获得预期的效果。据报道术后症状能改善者仅占 40%~60%,但症状缓解时间不长,往往术后 2 年症状复发;对伴有动脉闭塞性病变的患者疗效的肯定;对伴有结缔组织病的患者疗效不佳。

影响术后疗效的因素:①寒冷:本症的重要诱因,可影响术后疗效。②局部血管病变的程度:指端动脉无器质性病变者疗效较好,反之效果不佳。③交感神经节切除不完全或再生:由于解剖变异或手术技术上因素致交感神经节切除不完全,影响疗效;多数学者认为交感神经节切除术后,神经组织能再生,因而影响疗效。

【处方】

1. 普里斯科耳(Priscol) 又名妥拉苏林(Tolazoline),口服,每次 25~50mg,每日 4~6 次,饭后服用。局部疼痛剧烈和形成溃疡的,每次剂量可增至 50~100mg。肌内注射、静脉或动脉内注射剂量每次 25～50mg，每日 2～4 次。某些患者可引起潮热、晕厥、头眩、头痛、恶心、呕吐和鸡皮肤等不良反应。

2. 利血平（Reserpine）　因其具有去儿茶酚胺和去血清素作用，是治疗雷诺病历史较久、疗效较好的药物。为许多作者受举荐。口服剂量相差很大。Kontos 报道口服 1mg/d，疗程为 1～3 年，可使症状发作次数减少、程度减轻。

1967 年 Abboud 等首先报道应用动脉内注射利血平治疗雷诺综合征，获得满意疗效，近年来，许多学者相继报道直接穿刺肱动脉，然后缓慢注入利血平（0.25～0.5mg 加入 2～5ml 生理盐水）可使症状明显改善，作用时间维持 10～14d。间隔 2～3 周需要重复注射，因有损伤动脉之危险，故限制了此法的应用。但不少学者认为对合并肢端溃疡的严重病例，仍值得试用。

静脉阻滞后注射利血平是一种局部给药途径。方法是先在肘关节上置止血带，穿刺远端静脉后，止血带气囊内注入空气使压力维持在 250mmHg，然后将 0.5mg 利血平溶于 50ml 生理盐水内缓慢注入静脉内，使药物反流到肢端。此法操作较动脉内注射法简单，而治疗效果相似。疗效一般维持 7～14d。

3. 硝苯地平（Nifedipine）　硝苯地平是一种钙通道阻滞药，它通过降低肌细胞膜上钙离子贮存部位的贮钙能力或与钙结合能力，使动作电位形成和平滑肌收缩受阻，从而使血管扩张。口服 20mg，每日 3 次，疗程 2 周至 3 个月，临床研究表明可明显改善中、重度雷诺病的临床症状。

4. 胍乙啶（Quanet-hidine）　具有类似利血平的作用，口服每次 5～10mg，每日 3 次；也可与苯氧苄胺（phonoxy-benzamine）合用，每日剂量 10～30mg，约 80% 的患者有效。

5. 甲基多巴（Methyl dopa）　每日剂量为 1～2g，大多数患者可收到预防雷诺病发作的效果。用药时需注意血压。

6. 其他　近来，一些专家报道下述药物治疗雷诺病也获得良好疗效。①前列腺素：前列腺素 E1（PGE_1）和前列环素（PGI_2）都具有扩张血管和抑制血小板聚集的作用。对手指感染坏疽的雷诺病疗效满意。静脉输注 PGE_1 10ng/min，共 72h。输注 PGI_1 [7.5ng/(kg·min)，连续 5h]每周 1 次，共 3 次。疗效一般持续 6 周。②司坦唑醇(Stanozol)：是一种具有激活纤维蛋白溶解酶作用的同化类固醇激素，据报道其能溶解沉积于指动脉的纤维蛋白以及降低血浆黏稠度。口服 5mg，每日 2 次，共 3 个月。

【注意事项】

雷诺病的预防：包括避免寒冷刺激和情绪激动；禁忌吸烟；避免应用麦角胺、β受体阻滞药和避孕药；明显职业原因所致者(长期使用震动性工具、低温下作业)尽可能改换工种。细心保护手指免受外伤，因轻微损伤容易引起指尖溃疡或其他营养性病变。日常生活中饮少量酒类饮料可改善症状。如条件许可可移居气候温和、干燥地区，更可减少症状发作。同时解除患者精神上顾虑，保持乐观都是预防中的一项重要措施。

第五节　红斑性肢痛症

红斑性肢痛症(Erythromelalgia)是一种原因不明的末梢血管舒缩功能障碍性疾病，临床特征为肢端皮肤红、肿、痛、热，多发生于双足。1878 年 Mitchell 首先报道以指端皮肤红、肿、热、痛为特征的一种疾病，并命名为红斑性肢痛症。1964 年 Babb 等将此病分为原发性和继发性两类。1995 年王嘉桔教授将主要发生在我国南方的一类具有流行性特点的红斑性肢痛症，定义为特发性红斑肢痛症。

【诊断要点】

本病主要累及肢端，双足和两小腿最常见。发作时主要表现为手掌、足底或指(趾)阵发性皮肤发红，伴有烧灼性疼痛及皮肤温度升高，浸入冷水中可暂时缓解。常因周围温度升高或运动而激发。晚间入睡时足部常因温暖而发生剧痛，遇冷或抬高患肢则疼痛减轻或缓解。发作呈阵发性,可持续数分钟或数小时,甚至数天。

本病可持续多年。原发性者常见于年轻人,多两侧对称发病,病损主要侵犯手足尤以两足常见。继发性者常见于中年人,多单侧发病,甚至仅累及一个手指或足趾,不会因降温而缓解,且常常发展成缺血性坏疽,同时有其原发病表现。

【治疗要点】

1. 一般疗法　避免环境过于温暖,以防止发作。若发作时可用冷却皮肤的方法如置冰块或冷湿敷加以处理。

2. 病因疗法　应尽快查明原因,若系继发性者应针对原发的疾病进行积极的治疗。

3. 全身疗法　见处方部分。

4. 中医疗法　见处方部分。

5. 局部治疗　用新鲜马齿苋捣烂如泥,调如意金黄散外敷。

6. 其他　顽固病例可试用普鲁卡因静脉滴注封闭疗法、放血术、腰神经节切除术、周围神经阻滞或切除术。

【处方】

小剂量阿司匹林 0.3g/d,可使症状显著减轻。二甲麦角新碱为 5-羟色胺拮抗药,剂量 2mg,每日 3 次,可获得完全缓解。其他药物如酚苄明(苯苄胺)、麻黄碱或肾上腺素也可应用。

食疗方:薏苡仁羹。薏苡仁 15～30g,白糖适量,薏苡仁煮烂,放白糖,每日 1 碗,有健脾消斑之功。

治法:清热利湿,活血解毒止痛。方药:金银花 20g,蒲公英 20g,地丁 10g,木瓜 10g,防己 10g,赤芍 10g,鸡血藤 10g,鬼箭羽 10g,乳香 3g,没药 3g,黄柏 10g。亦可选用犀黄丸、活血止痛散、活血消炎丸、六神丸、醒消丸等。

【注意事项】

1. 患者适宜吃高热量、富营养、易消化的流质或半流质食物。

2. 患者禁食刺激性食物以免刺激口腔溃烂;禁用鱼、虾、牛奶等易过敏的食物,防止发生再过敏而诱发皮疹。

第六节　神经血管性水肿

荨麻疹和血管性水肿(urticaria and angioedema)又称风疹块和血管神经性水肿,二者可分别出现或同时发生;表现为皮肤非指压痕性的水肿,有时还累及上呼吸道或胃肠道黏膜。荨麻疹仅损害皮肤表层,表现为红色匐行边缘、中央苍白的团块皮疹,有时可融合为巨大风团,血管性水肿的病变累及皮肤深层(包括皮下组织),出现容易识别的局限水肿。这些表现均可一时性迅速出现和消失,反复发作不超过6周者属急性,反应属慢性。

【诊断要点】

可发生于任何年龄,以中青年为多见,荨麻疹表现为皮肤上突然发生风团,于数分钟或数小时后即可消退,一般不超过24h,成批发生,有时一天反复出现多次,呈鲜红色和浅黄色,红色者血管渗出较轻,白色者由较广泛的渗出压迫毛细血管产生贫血所致,风块大小不等,大者可达10cm直径或更大,有时表面可出现水疱,疏散排列,邻近损害能互相融合,形成特殊的圆形、环形、地图形等,可泛发全身,消退后不留痕迹,有剧痒、烧灼或刺激痛感,一般急性型经数天至1～2周停发,也有反复发作,病程缠绵1～2个月以上,有的经年不断,转为慢性;血管性水肿,发生皮下组织较疏松部位或黏膜,呈局限性短暂性大片肿胀,边缘不清,不痒,通常累及眼睑、唇、舌、外生殖器、手和足,常和荨麻疹一起发生,若累及上呼吸道,可能会阻塞咽喉而危及生命;如累及胃肠道,可能出现腹痛,有的还伴有恶心、呕吐,以至进行不必要的外科探查,一般都在2～3d消失。

此外,某些类型的荨麻疹-血管性水肿尚有一些特殊的临床表现。

1. 寒冷性荨麻疹分遗传性和获得性两种,前者从婴儿开始,症状随年龄增长而减轻,常持续一生,在全身受冷后数小时发疹,损害为不超过 2cm 直径的红斑性丘疹,可伴发热、畏寒、关节痛、肌痛和头痛等,可持续 48h;后者常从儿童发病,皮肤暴露寒冷后即可发病,吸入冷空气或进食冷的食物或饮料偶尔黏膜发生肿胀,除去暴露部位发生风块外,患者可发生全身性症状,如潜入冷水后发生知觉丧失,甚至淹溺,症状在数月事消失,但亦有持久不愈者。

2. 胆碱能性荨麻疹在精神紧张,运动和热后发生,损害为 1～2cm 大风团,外绕较大红晕,有时仅有瘙痒而无风团,可伴流涎、出汗、腹痛和腹泻,持续数月至数年。

3. 日光性荨麻疹,暴露日光后数分钟发病,局限于暴露部位,持续 1～2h。

4. 蛋白胨性荨麻疹:在饕餮者,精神激动或同时饮酒情况下,食物蛋白分解的蛋白胨经肠黏膜吸收而致病,表现为皮肤发红充血有风块,伴头痛乏力,在 1～4h 消失,有时可持续 1～2d。

【治疗要点】

首先应找寻病因并加以祛除。治疗上可应用抗组胺药物及糖皮质激素。

【处方】

对症治疗常采用抗组胺受体 H_1 拮抗药,如羟嗪每次 25～50mg,每日 3 次,对慢性荨麻疹尤其是物理性荨麻疹有较好效果,赛庚啶每次 4mg,每日 3 次;或氯他啶每次 1mg,每日 4 次,对寒冷性荨麻疹效佳;羟嗪治疗精神性和胆碱能性荨麻疹有良效,这些药物都有嗜睡作用。

近年来新一代抗组胺药物不断问世。它们只轻度或不具有抗胆碱作用及通过血-脑屏障能力低,因而不产生口干和嗜睡作用。如阿伐斯汀(新敏乐,Acrivastine),每次 8mg,每日 1 次;特非那定(Terfenadine),每次 10mg,每日 1 次;又如西替利嗪(Certirizine),每次 10mg,每日 1 次,它能抑制组胺介导的早期反应,又能抑制炎症细胞特别是嗜中性粒细胞嗜睡酸性粒细胞向过敏部位移行、积聚，从而抑制后期过敏反应的作用，Juhlin 报道它有抑制组胺、缓激肽、血小板活化因子等的作用。玻璃玛朗（Primalan，Mequitazine），每次 10mg，每日 2 次，它具有阻断肥大细胞脱颗粒，阻断组胺，花生四烯酸和血小板活化因子等致炎介质对 H_1 受体作用，能调节迷走神经紧张性，从而阻止慢性症状的发展。

对顽固的、应用抗组胺受体拮抗药无效的患者，可合并应用抗组胺受体 H_1 拮抗药如西咪替丁（甲氰咪胍）或兰替丁，有时可取得满意效果。酮体芬亦可合并使用。

拟交感神经药物主要用于急性荨麻疹和（或）神经性水肿，尤其是喉头水肿患者，应用 0.1% 肾上腺素 0.5～1ml 皮下注射，对严重急性过敏性反应可每 20～30 分钟注射 0.5ml；发作频繁病例可试用长效制剂如肾上腺素油剂。

皮质类固醇应用于急性严重病例如过敏性休克、血清病性荨麻疹或伴发于坏死性皮肤血管炎的荨麻疹，对慢性病例效果不著。

抑肽酶（Aprotinin）静脉注射治疗慢性荨麻疹有一定疗效，10 次为 1 个疗程，每例可采用 2～3 个疗程。慢性荨麻疹患者还可试用静脉注射普鲁卡因，肌内注射组胺蛋白，口服羟氯喹、利血平、维生素 K 等。氨茶碱与 β 肾上腺能药物可使细胞内环磷酸腺苷的含量增高而使组胺释放减少，钙制剂有改善毛细血管通透性作用。对精神因素引发的，尚可采用地西泮等镇定药。

抗生素和磺胺类制剂，适用于胃肠道或呼吸道有明显或隐伏性感染引起的荨麻疹患者。

以活性减弱的雄性激素（attenuated androgens）如达那唑（Danazol）、司坦唑醇（Stanozolol，康力龙）、羟甲烯龙（Oxymetholone，康复龙）等治疗先天性 C1INH 缺陷，可纠正其生化缺损并有预防发作的效用，但不能用于小儿和孕妇，后者只能用抗纤维蛋白溶酶药物如 6-氨基己酸，每日 6～8g，有时可控制自然发作,对部分病例可预防发作。

对呼吸道特别是喉部发作水肿,必要时应进行气管切开或插管,以保持呼吸道畅通,外用可搽止痒洗剂如 1% 樟脑、1% 薄荷炉甘石洗剂,一日多次。

【注意事项】

日常生活禁忌如下。

1. 不要去抓　一般人对于皮肤痒的直觉反应都是赶紧用手去抓,可是你可能不知道,这个动作不但不能止痒,还可能越抓越痒,主要是因为对局部抓痒时,反而让局部的温度提高,使血液释出更多的组胺(过敏原),反而会更恶化。

2. 不要热敷　有些人痒会想到用热敷,虽然热可以使局部的痒觉暂时不那么敏感,但其实反而是另一种刺激,因为热会使血管扩张,释出更多的过敏原,例如浸泡在过热的温泉或是澡盆中或包在厚重的棉被里保暖过度,都很有可能引发荨麻疹。

3. 其他　避免吃含有人工添加物的食品,多吃新鲜蔬果;油煎、油炸或辛辣类的食物较易引发体内的热性反应,应少吃。

第七节　进行性面偏侧萎缩症

进行性面偏侧萎缩症(progressive hemifacial atrophy)也称之为 Parry-Romberg 综合征,为一种进行性单侧面部组织的营养障碍性疾病,少数病变范围累及肢体或躯体,称为进行性半侧萎缩症。其临床特征是一侧面部局灶性的皮下脂肪及结缔组织的慢性进行性萎缩,肌纤维并不受累,严重者侵犯软骨及骨骼。多数学者认为,本病与交感神经功能障碍有关,各种原因所致交感神经受损,引起面部组织神经营养障碍,最后导致面部组织萎缩。其他学说牵涉局部或全身感染、损伤、三叉神经炎、结缔组织病、遗传变性等。病程发展的速度不定。大多数病例在进行数年至十余年后趋向缓解,但伴发的癫痫可能继续。

【诊断要点】

1. 好发于 20 岁前的青少年,偶见 1 岁内发病,女性多见。起病隐袭,缓慢进展,萎缩过程可以在面部任何部位开始,多为一侧面颊、额等处,以眶上部、颧部较为多见。起始点常呈条状,略与中线平行;皮肤干燥、皱缩,毛发脱落,称为"刀痕"。病变缓慢地发展到半个面部,严重者出现前额、眼眶、耳部、颧部、颊部、舌部、牙龈等组织萎缩。偶尔可波及对侧面部、头盖部、颈部、肩部,或累及身体其他部位。部分以面颊部疼痛或感觉障碍起病,少数起病表现为癫痫发作。

2. 病区呈局限性皮下脂肪和结缔组织萎缩,皮肤萎缩、皱褶,常伴脱发、色素沉着、白斑,毛细血管扩张,汗分泌增加或减少,唾液分泌减少,颧骨、额骨等下陷,与正常皮肤有明显的分界线。

3. 部分病例并呈现瞳孔变化、虹膜色素减少、眼球内陷或突出、眼球炎症、继发性青光眼、面部疼痛或轻度病侧感觉减退、面肌抽搐,以及内分泌障碍等,可随病程进展。面偏侧萎缩与局灶脂肪萎缩症者,也常伴有身体某部位的皮肤硬化。累及病变侧肢体和躯干时,出现肢体变细变短、乳房变小、腋毛变稀少、脏器变小等,但肌力正常。有的萎缩侵及对侧肢体,称为交叉偏侧萎缩。

【治疗要点】

目前无有效治疗方法,本病通常呈自限性,治疗尚限于对症处理。

【处方】

樟柳碱(氢溴酸樟柳碱)5ml 与生理盐水 10ml 混合,做面部穴位注射,对轻症可获一定疗效。

【注意事项】

本病通常呈自限性,病情发展至一定程度后,便不再进展。

第八节　面偏侧或偏身肥大症

偏身肥大症（hemihypertrophy）亦称一侧肥大症，是指身体半侧肢体和躯体渐行肥大不对称，常最早累及颜面部称为面偏侧肥大症（hemifacial hypertrophy）。

【诊断要点】

主要为婴幼儿发病，进展缓慢，至青年期自行停止发展，成年人起病更罕见。偏身肥大主要侵犯软组织，表现为肥大部位皮肤变厚、色素沉着，毛发增多，出汗增多，毛细血管扩张而皮肤潮红。肢体、躯干可以出现骨骼增生肥大，严重者呈巨指症、并指、多指、脊柱侧弯、骨盆异常和弓形足。

偏身肥大症确切病因尚不清楚，它可以分为两类，一类为先天性（原发性）偏身肥大，其全身器官左右两侧均不对称，可能为受精卵分裂成两个不同大小细胞所致；另一类为后天性（继发性）偏身肥大，其同一侧可有血管瘤或血液循环、淋巴系统的局部变化，如动脉间发生病理性沟通，因血流量增加而引起。有学者认为本病与内分泌紊乱及自主神经功能紊乱有关，也有学者认为本病与未成年阶段的偏向教育有关。

【治疗要点】

所有患者在病情发展至一定程度后可以自行中止。

【处方】

本病无特殊治疗方法，但是，因过度肥大骨质产生压迫症状时，可行减压术。

第九节　进行性脂肪营养不良

进行性脂肪营养不良（progressive lipodystrophy）是罕见的以脂肪组织代谢障碍为特征的自主神经系统疾病，临床及组织学特点为缓慢进行性双侧分布基本对称的、边界清楚的、皮下脂肪组织萎缩或消失,有时可合并局限的脂肪组织增生、肥大。由于脂肪萎缩的范围不同,可分为局限性脂肪营养不良(Simons 症或头胸部脂肪营养不良)和全身性脂肪营养不良(Seip-Laurence 综合征)。

【诊断要点】

1. 多数患者在 5—10 岁前后起病,女性较常见,起病及进展均较缓慢。病初患者多出现面部或上肢脂肪组织消失,以后向下扩展,累及臀部及股部,呈大致对称性分布。病程持续 2～6 年可自行停止。患者面部表现为两侧颊部及颞部凹入,皮肤松弛,失去正常弹性,面颊、眼眶周围脂肪消失使患者呈现特殊面容。部分患者臀部、髋部可出现明显的皮下组织增生、肥大,但手足常不受影响。

2. 患者可表现为脂肪组织消失、特殊肥胖及正常脂肪组织等三者并存,以不同方式结合成本病的基本特征。根据结合方式不同可表现为下述类型:①上半身正常,下半身肥胖型;②上半身消瘦,下半身肥胖型;③单纯性上半身消瘦型;④上半身肥胖型;⑤下半身消瘦型;⑥全身消瘦型;⑦半身肥胖型。

3. 患者可合并皮肤湿度改变、发汗异常、多尿、糖耐量降低、心动过速、血管运动不稳定、血管性头痛、腹痛、呕吐、皮肤及指甲营养性障碍等自主神经功能紊乱表现,个别病例可合并内分泌功能障碍,如生殖器官发育不良、甲状腺功能异常、肢端肥大症和月经失调等。一般在发病后 5～10 年症状渐趋稳定。

4. 患者的肌肉、骨质、毛发、乳腺及汗腺均正常,无肌力障碍,多数患者的体力不受影响,病程进展期躯体及精神发育也不受影响。最近报道可并发霍奇金病、硬皮病。

5. 新生儿或婴幼儿患者多出现先天性全身性及多脏器病变,除累及头部、面部、颈部、躯干及四肢在内的全身皮下及内脏周围脂肪组织外,还可伴有高血脂、糖尿病、肝脾肿大、皮肤色素沉着、心脏及肌肉肥大等。

【治疗要点】

目前本病尚无特效疗法。

【处方】

可试用纯胰岛素针剂直接注入萎缩区,有些患者可逐渐出现局部脂肪组织增长,恢复正常形态。

【注意事项】

本病起病及进展均较缓慢,通常呈自限性,持续 2～6 年可自行停止。

第十节　交感神经链综合征

交感神经链综合征(sympathetic chain syndrome)是多病因导致长期隐性存在的临床综合征。本病可发生于任何年龄,两性均可发生,临床上并不少见,因在晚期才出现典型症状,使临床诊断率较低。当神经节损害严重及代偿能力削弱时出现典型症状,常被延误诊治,多在尸检中偶然发现。因受损的交感神经节不同,临床表现不尽相同,但都有共同的临床症状。如疼痛、感觉障碍、血管功能障碍等。

【诊断要点】

1. 一般表现　交感神经链综合征可发生于任何年龄,两性均可发生,临床上并非少见,因在晚期才出现典型症状,使临床诊断率较低。多为亚急性或慢性起病,亦可急性起病,通常有转为慢性迁延、时起时伏的趋势。局部交感神经链病变的基本特征是:具有节段性不对称性及强烈扩散性和周期性加重等特点,因受损的交感神经节不同,临床表现不尽相同,但都有共同的临床症状。

2. 疼痛及感觉障碍　交感神经链综合征的疼痛呈发作性或持续性,伴发作性加剧,夜间较重,情绪波动、体力劳动、天气变化及寒冷刺激等因素均可使疼痛加重,范围较弥散,有广泛扩散趋势。受损交感神经节的体表投射区可出现压痛,如发现压痛点常有助于定位诊断。可出现各种各样的感觉异常,如麻木、蚁走样感等,客观感觉障碍较主观症状轻,多为痛觉异常,温度觉异常较少见,触觉及深感觉障碍更少见。

3. 皮肤及附属器改变　皮肤可出现刺激性症状,如出汗增多及立毛反射亢进;亦可表现为功能缺失症状,如皮肤导电性能减低、出汗减少及立毛反射减弱等。此外,皮肤还可出现营养障碍、干燥萎缩、毛发脱落及指(趾)甲变脆等。

4. 血管功能障碍　血管功能障碍主要表现为小动脉和毛细血管痉挛,亦可出现血管张力减退,甚至发生麻痹,以及躯体神经功能障碍。

【治疗要点】

急性期及慢性期急性发作患者需卧床休息,受损部位应避免较多的活动,可针对致病因素尽早采取相应的措施。

【处方】

药物治疗主要是对症治疗及改善新陈代谢。目前认为交感神经节封闭疗法是治疗交感神经链综合征最有效的方法之一,可用于急性及亚急性期。可应用各种维生素治疗,大剂量维生素B_{12},1000μg/d,肌内注射,通常可缓解疼痛。

【注意事项】

提高临床医生对交感神经链综合征的认识,早期诊断治疗,可以有效的缓解临床症状。

第十一节　肢端发绀症

肢端发绀症(acrocyanosis)亦称手足紫绀症、手足紫蓝症,是一种原因未明的,以手足对称性、持续性皮色发绀为特征的末梢血管功能性疾病。发病年龄多在 20 岁左右,以青年女性为多见,很少见于男性。至中年后症状趋于缓解,亦有持续存在者。精神异常患者中发病率较高。

【诊断要点】

患者较瘦弱，常诉周身怕冷，双手足皮肤呈发绀色，皮肤温度明显降低（触之冰冷），手发胀，此症在寒冷季节和肢体下垂时加重，在温暖季节和双手上举时减轻，按摩双手双足可使发绀色减轻或恢复正常肤色，偶有皮肤感觉轻度迟钝，严重者在天气寒冷时易发冻疮，手指轻度肿胀，如连年冻疮则手背出现慢性冻疮的特点，如团块状硬结，色素沉着，冷时疼痛，热时瘙痒，溃疡及愈后瘢痕。

【治疗要点】

本病无须特殊治疗，可通过消除精神负担，锻炼身体，防寒保暖，自我按摩双手等方法，使病情改善。

【处方】

病情重者可用妥拉唑林 80mg，每日 2 次，口服；利舍平 0.25～0.5mg，每日 3 次，口服；已酮可可碱 100～200mg，每日 3 次，口服。必要时，用山莨菪碱（654-2）肱动脉注射。

【注意事项】

1. 预后　手足发绀症是良性功能性血管疾病，虽然有时可有相当的不适感和病变，尤其是合并有手指肿胀和发硬现象者，但并无严重后果。一般来说，病情在成年后可以慢慢减轻，但也可终身有持续性皮色改变。无肢体营养障碍及溃疡、坏疽发生，肢体及生命预后良好。

2. 预防

（1）应加强体格锻炼，增强体质。戒烟、避免饮茶和咖啡。

（2）解除思想负担，坚持自我按摩；防寒保暖，防治冻疮。

第十二节　网状青斑

网状青斑（livedo reticularis）是一种由于皮肤局部血管舒缩

功能紊乱,致使细小动脉痉挛和细小静脉扩张,血液淤滞而出现的皮肤局限性紫蓝色网状青斑。分为原发性与继发性,原发性网状青斑多发生在正常儿童和青年女性,网状青斑多出现在肢体外露的部位,如手、前臂、踝部和小腿,亦可累及整个肢体,少数患者也可发生于颜面和躯干。患者怕冷,发作时肢体冷感,发胀和感觉异常,在寒冷季节发作频繁,温热季节发作少见,肢体下垂时花斑明显,上举或用手抚摸时,斑纹减轻或消失。不伴有全身症状。

【诊断要点】

本病在临床上常分为两类:间歇性网状青斑多见于婴幼儿,在受寒时皮肤出现紫红色纹理较细的网状斑纹(大理石花纹样网状青斑),肢体末梢发凉,遇热后花纹消退,无周身不适症状;持续性网状青斑,紫红色花纹明显,范围较广,在温热环境中不易完全消失。继发性网状青斑不如原发性网状青斑那样典型和容易消失,青斑皮肤常有轻度疼痛,水肿和浸润,甚而高出皮肤表面呈条索状,同时伴有某一种原发性病的临床表现。

根据特有的皮肤紫红色或紫蓝色网状花斑及遇寒冷明显,遇热减轻或消失的变化,即可诊断,原发性无全身不适,继发性则同时伴随某一种疾病。

【治疗要点】

原发性网状青斑症状无须特殊治疗,注意防寒保暖,解除患者顾虑。继发性网状青斑症的治疗,主要是治疗原发病,对网状青斑可适当保暖,避免用刺激性药物。

【处方】

必要时用血管扩张药(妥拉唑林、烟酸)、降低血液黏滞度药(蝮蛇抗栓酶,右旋糖酐-40、曲克芦丁、山莨菪碱等),以及活血化瘀中药。

【注意事项】

1. 预后 网状青斑症多呈慢性过程,以寒冷后极易复发。一般患者的生命预后及肢体预后良好。

2. 预防

(1)解除患者思想顾虑,注意防寒保暖。对于伴发小腿及踝旁溃疡者和症状明显者,应卧床休息或限制活动,以促进愈合。

(2)应局部保温防护,防止受凉。

(3)对于继发性网状青斑症除给予治疗外,应积极防治原发病。

第十三节　多汗症

多汗症(hyperhidrosis)是多种病因导致的自发性多汗,表现为阵发性局限性或全身性出汗增多,常为两侧对称性,但也可见偏身多汗。

【诊断要点】

正常人在生理情况下排汗过多,见于运动、高温环境、情绪激动以及进食辛辣食物时。另一类为自发性出汗,见于炎热季节。这种出汗多为对称性,且以头颈部、手掌、足底等处为明显。本节介绍的自发性多汗症,是指并非在上述情况下发生的异常出汗过多。

根据多汗的部位多汗症可分为:①全身型,多为功能性或躯体病变引起;②偏身型,多为中枢性病变,特别是间脑病变所致;③传导束型,多为中枢性病变,特别是间脑病变所致;④节段型,多为脊髓侧角或交感干病变所致;⑤末梢型,表现为手掌、脚掌和腋下多汗等,多为体质性;⑥局部型,多为反射性,如食用刺激性食物。

局限性多汗症,常始于儿童或青春期,男女两性均可发生,有的有家族史,可以持续几年,至 25 岁以后有一个自然减轻的倾向。生理性髓内多汗症,有家族遗传倾向。

【治疗要点】

保持皮肤清洁,治疗上以药物外涂为主。

【处方】

1. 局限性多汗症的治疗　首先应注意皮肤清洁,腋部可于清洁后扑粉以保持干燥。手足多汗可用 5％甲醛溶液外搽,每天 2次。也可用 1％甲醛溶液、0.5％醋酸铝溶液、5％明矾溶液或 5％鞣酸溶液浸泡或涂擦掌跖部。20％氯化铝无水乙醇溶液睡时搽于手或足上,盖上 1 层不通气的聚乙烯,手可戴上手套固定 4～8h,次晨可以洗涤,连续两夜,以后每 3～7 天搽 1 次。在腋窝用 6.25％氯化铝,搽后盖上 1 层聚乙烯再固定,疗效据说较好。

内服药物治疗常用阿托品、溴丙胺太林(普鲁本辛)、颠茄合剂,具有暂时性效果。但有口干等不良反应,故较少使用。现有学者用中药桑叶 30g,薏米汤 700ml,大火煎 15min,取汁 600ml,分 3 次服用,疗程 1～5d,有一定疗效。镇静安定药如溴剂、苯巴比妥等对精神性多汗有效。外科手术切除交感神经会造成无汗,故不宜采用。X 线照射局部有一定疗效,但汗腺属于皮肤深部组织,对 X 线不敏感,若破坏过度,可引起皮肤过分干燥和萎缩,甚至引起放射性皮炎,故除对严重的掌跖多汗症可考虑使用外,一般不使用。

2. 皮层性多汗症治疗

(1)掌跖多汗症治疗:①放松情绪,心理治疗。②颈、胸或腰交感神经切除术可改善,但可导致代偿性热力性多汗症(以躯干为主)。③10％戊二醛溶液,每周数次直至获得理想效果;10％鞣酸(70％酒精配制),每天外搽 1 次;乌洛托品凝胶外用,20％氯化铝无水乙醇溶液在睡前封包数小时;或 3％～5％甲醛(福尔马林)外搽;手足多汗药水;0.5％醋酸 5％明矾溶液湿敷。④中医治疗:健脾利水,可内服除湿丸。外用药:苍肤水或干葛水煎外洗。

(2)腋窝多汗症(axillary hyperhidrosis)治疗:①除精神疗法外,可口服地西泮(安定)药及镇静药。②非活动期时在汗腺处外用 20％氯化铝无水乙醇溶液,用塑料薄膜封包,翌日晨去掉塑料薄膜,清洗腋窝。③手术切除:a. 选择性切除腋窝活动过度的汗腺;b. 全腋窝汗腺层切除。

(3)下丘脑多汗症治疗:积极治疗霍奇金病(Hodgkin disease),糖尿病。放松情绪,心理治疗。颈、胸或腰交感神经切除术可改善。

(4)髓性多汗症治疗:本病只有少数人需要治疗。3%～5%东莨菪碱霜和20%氯化铝无水乙醇溶液外用,耳颞神经周围乙醇注射可使症状消失数月,鼓室神经(舌咽神经分支)切断和筋膜间置术可获持久疗效。

3. 非神经性多汗症代偿性多汗症(compensatory hyperhidrosis)治疗 根据不同病因做相应治疗,应用镇静安定药如地西泮、苯巴比妥、氯丙嗪、利舍平。

【注意事项】

保持皮肤清洁干燥。

第十四节 唇舌水肿及面瘫综合征

唇舌水肿及面瘫综合征又称 Melkersson-Rosenthel 综合征,发病较迅速,面舌肿胀并伴肿胀侧面肌瘫痪,常可见舌面肿起或有较深纵向裂沟的舌体,为本综合征的特征性表现。本综合征由 Melkersson(1928)首先描述,之后 Rosenthel(1930)发现除面、唇部肿胀伴面肌麻痹外,尚有舌面纵向裂沟,似阴囊皮肤皱纹。

【诊断要点】

1. 多在青少年发病,无性别差异。发病较迅速,常以口唇肿胀开始,有时可扩散到面颊、头皮,无自觉疼痛,出现肿胀侧面肌瘫痪,有时伴味觉减退及听觉过敏。上述临床表现一般持续数天,面舌肿胀可自然消退,周围性面神经麻痹也会逐渐好转,但舌面纵向裂沟仍将存在。症状可在数周、数月后再次出现,但复发时病变侧不定。

2. 检查时除周围性面神经麻痹及口唇肿胀外,常可见舌面肿起或有较深纵向裂沟的舌体。这种舌面裂沟为本综合征的特征性表现。

【治疗要点】

本病目前尚无有效的根治方法,对症治疗以改善局部循环,消除炎症、水肿为主。症状可自行消退。也可使用中医药治疗及理疗。

【处方】

近年来国外报道,发病之初应用大剂量甲泼尼龙(甲泼尼松龙)1.0g/d,静脉滴注,连续5~7d,面部肿胀及周围性面神经麻痹可迅速好转,可维持较长时间不复发,疗效较好。

【注意事项】

1. 多以清淡食物为主,注意饮食规律。

2. 根据医生的建议合理饮食。

3. 早期综合治疗,减轻并发症。有家族因素者进行遗传咨询。预防措施,包括避免近亲结婚、携带者基因检测。

(赵元平)

第15章

系统性疾病所致神经系统并发症

第一节　心血管疾病

一、心搏骤停的神经系统并发症

急性缺血、缺氧性脑病常因心搏骤停引起,患者经心肺复苏后通常处于无反应状态,脑干反射消失,仅维持心搏和血压,EEG无电位活动。

【诊断要点】

1. 临床特点　临床可分3个阶段。

(1)昏迷期:严重缺血、缺氧使脑皮质功能高度抑制,患者处于昏迷状态,抑制达到皮质下、脑干昏迷加深,深浅反射消失,病理征(＋),生命体征改变。

(2)去皮质状态:昏迷持续数日至数周生命体征趋于平稳,皮质下功能和脑干反射逐步恢复,肌张力增加,腱反射亢进,患者无意识睁眼闭眼和眼球活动,喂食可无意识地吞咽,但无自发性动作,尿便失禁。治疗后进入恢复期或长期处于此状态,最终因并发症或全身衰竭死亡。

(3)恢复期:意识逐渐恢复,出现不同程度精神错乱、视觉性认识不能、不自主活动等。患者可完全恢复,亦可遗留后遗症如痴呆或认知功能障碍、Korsakoff记忆缺失、视觉障碍、小脑性共济失调和肌阵挛等,常为几种症状重叠出现。

2. **辅助检查** 检测血氧分压及血氧饱和度具有诊断价值。重症患者 EEG 呈静息状态,脑干诱发电位对判断昏迷程度及预后有意义。

【治疗要点】

1. 病因治疗

(1)立即解除呼吸道阻塞,保证呼吸道通畅,必要时行气管插管或切开。

(2)迅速脱离缺氧环境,持续给氧或加压给氧;一氧化碳中毒和严重高山反应可采用高压氧治疗。根据缺氧病因不同,给氧方法及疗效不同,如氧疗对低张性缺氧效果较好,窒息导致缺氧应首先使呼吸道通畅,低血压脑灌注不足应输液输血。

(3)心搏骤停应行心脏按压及人工心肺复苏,维持脑灌注压,使平均动脉压维持在 80mmHg 以上,应注意不要急骤升高血压。

2. 纠正酸中毒,解除二氧化碳潴留,控制脑水肿和降低颅内压,稳定血压,可用右旋糖酐-40 等降低血黏滞度,改善脑血液循环。

3. **亚低温疗法**:降低脑代谢率和耗氧量,增加缺血缺氧耐受性,减轻自由基损伤。通常维持 3～7d,直至病情稳定。

(1)巴比妥类:常用硫喷妥钠 10～20mg/kg,静脉滴注,可降低体温和脑代谢,预防迟发性脑病。应注意呼吸抑制,重症缺氧性脑病患者合用低温疗法疗效更佳。

(2)心搏骤停早期亚低温配合改善脑血流措施(提高血压、血液稀释)及钙通道阻滞药,可延长脑复苏治疗时间窗。在患者生命体征平稳后可应用促进脑功能恢复药,如胞磷胆碱、能量合剂、B 族维生素等,辅以高压氧治疗,减轻后遗症。

4. 对症及支持疗法,如控制癫痫发作、预防感染、维持内环境稳定和保证营养等,并加强护理。

二、心肌梗死的神经系统并发症

心肌梗死(MCI)是冠状动脉粥样硬化引起血管闭塞,严重持久缺血导致部分心肌坏死。心肌梗死神经系统并发症发病率为9.29%～37.3%,常见脑循环障碍引起脑、脑干、脊髓、周围神经及自主神经损伤。

【诊断要点】

1. 心肌梗死神经系统并发症的临床表现

(1)脑梗死:左心室附壁血栓脱离所致脑栓塞或脑血栓形成,有时较难区别。常见头痛、偏瘫、失语、偏盲、复视、肢体麻木、意识障碍及抽搐等。脑栓塞起病突然,常见抽搐发作,多有心律失常。

(2)晕厥:高血压病或老年急性心肌梗死患者常发生晕厥,晕厥发作后可出现心前区疼痛,多为数秒钟,可出现抽搐、面色发绀;也可在心前区疼痛后出现晕厥,与心肌梗死导致全脑血流量减少有关。

(3)短暂性缺血发作(TIA):见于约 1/3 的患者,多为颈内动脉短暂性缺血发作,表现发作性一侧肢体无力、感觉障碍及失语等;个别为椎基底动脉短暂性缺血发作,常见眩晕、复视及吞咽障碍等,通常在数分钟至数小时内缓解。

(4)出血性脑梗死:较少见,因严重脑缺血导致脑小动脉通透性增加,引起片状或弥漫性点状出血。出现头痛、头晕、呕吐、嗜睡和抽搐,甚至昏迷,预后不良。

(5)脊髓供血不足:较少见,多见于老年、严重动脉硬化和脊椎骨质增生患者。脊髓前动脉侧支循环差,易受累,与血压下降及全身血流量不足有关。出现神经根痛、双下肢无力和感觉障碍,有时出现尿便障碍,严重者发作痉挛性截瘫。

(6)肩-手综合征:又称 Steinbrocker 综合征、反射性(交感神经)营养不良综合征。约 5% 的患者在心肌梗死恢复期出现肩痛或手痛,左侧多见,可为双侧。肩关节营养改变或肩关节周围炎症状,伴左肱部肌萎缩、左上肢疼痛沿肩肱部向前臂扩散至手腕和指,可伴手麻胀、发绀及出汗障碍等自主神经症状。因心肌梗死瘢痕刺激交感神经纤维,冲动传入颈髓引起反射性血管收缩,导致局部骨骼、关节营养不良及疼痛,反射性肌痉挛及长期失用可引起肌萎缩。症状持续数月,预后良好。用镇静药、体疗及交感神经节封闭等可改善症状。

2. 辅助检查　如心电图可见 MCI 图形及演变过程,如病理性 Q 波、ST 段呈弓背形抬高及 T 波倒置等。心肌酶如 CK、LDH 和肌钙蛋白增高。CT 及 MRI 可见颈内动脉供血区脑梗死或脑出血。

【治疗要点】

1. 心肌梗死治疗　尽早抗凝治疗,以减少新附壁血栓形成,但出血性梗死禁用。如肝素、双香豆素等,后者应用较多,疗效确切,出血并发症少。改善心肌缺血,纠正心力衰竭、低血压或休克、严重心律失常,可避免附壁血栓脱落。

2. 防治脑循环障碍　可用溶栓药如尿激酶、重组组织型纤溶酶原激活剂(rt-PA)等,抗血小板药阿司匹林、氯吡格雷等。脑水肿应用脱水药和皮质激素。血管扩张药根据病情应慎用,可适当选用脑代谢剂、脑细胞活化剂。

三、急性心源性脑缺血综合征

急性心源性脑缺血综合征是各种心脏疾病引起心排血突然减少或暂停,导致急性脑缺血并引发晕厥、抽搐发作,可能源于心律失常、心脏排血受阻、心肌缺血或损伤等。不论何种病因,如治疗及时症状可迅速缓解,不留后遗症,反复发作可使病情恶化,甚至遗留脑功能障碍。

病因包括:①严重心律失常,如完全性房室传导阻滞、窦性停搏、室性心动过速、心室颤动等,导致心室率突然减慢或心室骤停收缩,心脏排血量锐减。②心腔内占位性病变或心瓣膜扩张受限,心脏排血发生急性机械性梗阻,使心排血量突然减少。③急性心肌炎因心肌弥漫性水肿变性,可导致心肌收缩无力。④心脏停搏 5～10s 可出现晕厥;停搏＞15s 发生抽搐。停搏＜100s 意识可在数十分钟内恢复,不留后遗症;停搏＞5min 可发生不可逆性脑损害。

【诊断要点】

1. 临床特点

(1)晕厥先兆:为短暂意识模糊状态,伴恶心、面色苍白、出冷汗、眩晕及站立不稳等,为某些晕厥(如血管迷走性晕厥)的起始症状,处理及时发作可立即停止,处理不及时可出现意识丧失。某些类型晕厥(如左心房黏液瘤所致)可无任何先兆而突发意识丧失,有时患者仅有晕厥样感觉而不发生晕厥。

(2)晕厥:患者意识丧失,历时数秒或数分钟,伴面色苍白、大汗、心音及脉搏微弱、血压降低或测不到,全身肌张力松弛,瞳孔散大、光反射减弱或消失,双侧病理征(＋),尿便失禁等。

(3)痫性发作:意识丧失＞120s 时出现,多为强直性发作,持续数秒至数十秒,时间长提示病情严重。

2. EEG 检查 可诊断心脏病伴心律失常;EEG 可见广泛慢波或棘-慢综合波。

【治疗要点】

1. 采取措施预防和控制发作。完全性房室传导阻滞可用阿托品皮下、肌内或静脉注射。疗效欠佳或确诊病态窦房结综合征可安装心脏起搏器,严重心律失常可视情况处理。急性心肌炎所致应加用皮质激素及抗心力衰竭治疗。

2. 出现先兆应立即令患者平卧、保暖、饮温水,一般可避免发作。发作时可针刺人中、合谷等穴位。

3. 晕厥持续时间长、恢复较慢可静脉推注 50% 葡萄糖液40～60ml。须纠正低血压和改善脑循环,可用改善脑代谢药。

四、细菌性心内膜炎的神经系统并发症

细菌性心内膜炎临床上分为急性型和亚急性型,多在心脏原有病损的基础上发生,尤其风湿性心脏病及先天性心脏畸形。急性型由毒力较强的化脓菌引起,毒血症明显;亚急性型由毒力较弱的细菌引起。亚急性细菌性心内膜炎的神经系统并发症十分常见。

【诊断要点】

1. 临床表现 细菌性心内膜炎可能有感染性全身症状,如发热、进行性贫血、杵状指、脾大等,以及心脏杂音和神经系统外栓塞的表现。神经系统并发症如下。

(1)脑栓塞:临床较常见,多见颈动脉系统或大脑中动脉闭塞症状。临床征象可因栓子大小与数目不一而复杂多样,大量微栓子可引起脑表面或脑膜化脓性感染,单一的较大栓子可栓塞较大的血管,出现局灶性症状、体征和脑水肿表现,突然出现意识丧失、呕吐、偏瘫和抽搐等。因栓子带菌可发展为细菌性动脉炎、感染性动脉瘤或脑脓肿等。

(2)出血性卒中:因感染性动脉瘤多位于脑表面,破裂可引起蛛网膜下隙出血,表现为颅高压症状和脑膜刺激征。脑内小动脉瘤破裂也可发生脑内血肿,多位于额叶及颞叶,产生相应的局灶症状。

(3)脑脓肿:大量细菌性栓子进入脑内可形成脑脓肿,若细菌毒力强,小动脉周围脑组织和形成多发性小脓肿,细菌毒力弱可发展为单发性脓肿。

(4)化脓性脑膜炎:软脑膜血管内散在的细菌性栓子可使周围脑膜及脑组织发生炎性改变,临床表现为颅内压增高征、脑膜刺激征及脑局灶性损害症状。

(5)其他:尚可发生感染性中毒性脑病、脊髓炎病变及周围神经病变等。

2. 辅助检查

(1)血液检查:外周血白细胞数增多,进行性贫血,血沉明显增快;70%～80%的患者血培养可获阳性结果。

(2)脑脊液检查:压力可增高,细胞数增多,蛋白增高,糖及氯化物降低,有助于化脓性脑膜炎、脑脓肿等诊断。

(3)心脏彩超检查:可发现原发性心脏病及瓣膜的细菌性赘生物。

(4)CT 或 MRI 检查:可见脑内梗死灶、出血灶、动脉瘤及脓肿灶等。

3. 细菌性心内膜炎的诊断标准　符合下述标准之一者即可诊断:①血液细菌培养阳性,出现新的心脏杂音或原有杂音发生改变或伴栓塞征象;②先天性心脏病或有瓣膜损害的患者出现新的杂音或原有杂音发生改变,伴栓塞征象或持续性发热、贫血及脾大。

并发神经系统损害的诊断:如出现神经精神症状、体征,并有脑脊液、CT 或 MRI 等辅助检查依据者可以确诊。

【治疗要点】

1. 细菌性心内膜炎的治疗　治疗越早治愈率越高,原则是首选抗生素治疗。在获得血培养报告前,先按临床推测最可能的致病菌选择用药,待取得血培养结果后再根据致病菌培养及药敏情况选用有效的抗生素,临床上常将大剂量青霉素或苯甲异噁唑青霉素、氨苄西林及阿米卡星合用,要求药量足,用药时间充分,效果不佳可改用头孢曲松或其他抗生素。另外应及时补充营养,纠正贫血及低蛋白血症,内科治疗无效者可考虑施行瓣膜置换术。

2. 神经系统并发症的治疗　对脑病变应根据病变性质及特点采取相应的治疗措施。除一般对症处理,须应用易透过血-脑屏障的抗生素。脑脓肿体积较大时应及时行脓肿抽吸或手术切除,脊髓炎及周围神经病变可在治疗原发病的基础上,加用神经细胞代谢药改善神经功能。

3. 原发性心脏病的治疗 应及时纠正心房颤动、心功能不全,预防栓子形成与脱落。细菌性心内膜炎治愈 6 个月后可考虑行先天性心脏病或风湿性心脏病手术,避免心内膜炎再发。

五、充血性心力衰竭的神经系统并发症

充血性心力衰竭是各种心脏代偿功能不全的共同表现,早期可分为左心衰竭或右心衰竭,后期则常为全心衰竭,临床上易合并神经系统损害的症状和体征。

发生充血性心力衰竭时心肌收缩力减低,特别是心室肌收缩力减低更明显,从大静脉回流的血液不能由心脏正常排出,导致全身各部组织器官血液淤积,脑循环障碍可导致脑动脉及静脉系统血栓形成,临床出现神经系统损害症状和体征。

【诊断要点】

1. 临床特点

(1)充血性心力衰竭患者出现发绀常提示脑缺血缺氧,可有头晕、头晕、乏力、失眠等,严重者出现晕厥或癫痫发作。如出现偏瘫、失语及偏身感觉障碍等应考虑脑梗死,如有颅内压增高应考虑颅内静脉窦血栓形成,CT 或 MRI 可确诊。

(2)喉返神经损害:左侧心力衰竭时左肺动脉扩张,压迫左侧喉返神经可引起声音嘶哑。

(3)精神症状:心力衰竭代偿功能不全患者可出现意识模糊、梦样状态伴显著焦虑或谵妄,情绪紧张,幻听、幻视、妄想及精神运动性发作等,夜间症状严重。

2. 辅助检查 心电图显示心肌肥厚和劳损,X 线检查可见心脏增大,CT 或 MRI 检查可发现脑梗死。

【治疗要点】

本病的治疗要点主要是控制心力衰竭及改善脑部血液循环。

1. 控制心力衰竭包括减轻心脏负荷及加强心肌收缩力两方面,可应用强心剂、利尿剂,增加心排出量与减少回心血量,减轻

全身及脑部水肿、淤血,可预防脑栓塞和脑血栓形成的发生。

2. 发生缺血性脑血管病变时治疗原则与缺血性卒中的一般原则相同,但因脑部淤血、缺氧,扩血管药应用要慎重,一般不用溶栓及抗凝药。应用甘露醇脱水时需注意可能加重心脏负担,进一步加重心力衰竭,应严格控制用药剂量;也要防止因利尿过度导致水、电解质紊乱和心律失常。

3. 出现精神症状是脑缺氧综合征的表现,轻者通过纠正心力衰竭、吸氧可得到缓解,重者可酌情使用抗精神病药物。

六、血栓闭塞性脉管炎的神经系统并发症

血栓闭塞性脉管炎又称 Buerger 病,是一种慢性闭塞性血管炎,可导致相应的组织、器官缺血,甚至坏死。病变可侵及全身中、小动脉甚至静脉,主要影响四肢的周围血管,以下肢动脉受累多见,偶可影响脑血管。病因不明,多倾向血管过敏反应学说。长期大量吸烟、寒冷刺激可能为诱因。

【诊断要点】

1. 神经系统表现

(1)本病好发于 20－40 岁男性,渐进性起病,首发症状为下肢动脉缺血表现,初期可有间歇性跛行伴无力,约 2% 的病例累及脑血管,一般在肢体症状几年后出现,但少数病例可与肢体症状同时出现。

(2)早期常表现阵发性头痛、易疲劳、工作效率降低、记忆力减退及失眠等。随疾病进展,约 50% 的患者出现脑缺血综合征,表现眩晕发作、短暂性偏盲、偏身麻木及无力,以及瘫痪、言语障碍、局灶性或全身性癫痫发作等。初期症状可在数小时至数日缓解,类似 TIA,后期症状体征持续存在,出现瘫痪、失语、假性延髓性麻痹、精神症状等。

(3)病变可呈小灶多发性梗死,临床表现类似动脉硬化性皮质下脑病,出现渐进性记忆障碍、性格变态、表情淡漠、反应迟钝、

智能逐渐减退,理解、计算、分析及判断力丧失。部分患者有抑郁或妄想、强哭强笑等,与假性球麻痹相似。

(4)约 30%的患者可出现假脑瘤症状,常突然起病,症状渐进性加重,局限性神经体征,伴颅内压增高症状,颇似颅内占位性病变,CT 及 MRI 检查可鉴别。

(5)神经影像学检查:CT 或 MRI 可显示脑内梗死灶,多位于颈内动脉支配区,亦可为广泛的皮质或皮质下散在病灶。

2.诊断标准

(1)青、中年男性有吸烟史。

(2)在肢体慢性缺血症状基础上出现神经系统症状和局灶性定位症状,多普勒超声及动脉造影可确诊。

(3)神经影像学检查证实脑梗死灶可诊断神经系统受累。

【治疗要点】

1.一般处理　戒烟,防止受冷、受潮和外伤,也要避免过热,以免组织需氧量增加。对疼痛的处理可用吲哚美辛和布桂嗪等药物,哌替啶等易致成瘾性药物应尽量少用。应进行患肢锻炼,如采取 Buerger 运动法,每日数次,以促使侧支循环的建立。

2.药物治疗　临床常用且疗效较肯定的药物包括扩血管药物、抗血小板聚集药、免疫抑制药、中医中药等。

(1)扩血管药物:常用 α 受体阻滞药和 β 受体兴奋药,如妥拉苏林,烟酸、罂粟碱、前列环素、地巴唑及硫酸镁溶液等亦有较好的扩血管作用。

(2)抗血小板聚集药:包括阿司匹林、氯吡格雷及双嘧达莫等,右旋糖酐-40 亦有防止血栓进展和改善微循环作用。

(3)免疫抑制药:急性期可用糖皮质激素。

(4)中医中药:中药四妙勇安汤加减有一定疗效,毛冬青、复方丹参及过山蕨等药物能改善微循环,促进侧支循环,并有一定的抗凝、消炎和止痛作用。

【处方】

急性期可用糖皮质激素:地塞米松 10～20mg,静脉滴注,或泼尼松 30～40mg 口服,每天 1 次,2～3 周为 1 个疗程,视具体情况减至维持量。

第二节　　肺性脑病

肺性脑病是指由于各种原因引起的肺通气和(或)换气功能严重障碍,导致缺氧和二氧化碳潴留,从而引起脑部弥漫性损害。临床表现头痛、烦躁及不同程度意识障碍等神经精神症状。原发病多为慢性阻塞性肺疾病、重症肺结核、支气管炎、肺源性心脏病及肺间质纤维化等。

【诊断要点】

1. 临床表现

(1)一般症状:患者最初表现头痛、头晕、耳鸣、恶心、呕吐、轻度兴奋、反应迟钝、注意力不集中及视力减退等,继而出现烦躁不安、智力减退、定向障碍,甚至精神错乱、谵妄或嗜睡等。头痛早期较轻,晚期为剧烈顽固性头痛,夜间及早晨加重,可伴呕吐,多见于颅内压增高而意识清晰的患者。约 50% 的肺性脑病患者出现精神症状,常与意识障碍伴发。

(2)震颤及其他不自主运动:早期常出现以双上肢为主的快速、粗大、不规则的静止性震颤,有时呈典型扑翼样震颤,也可见肌束震颤。少数病例有肌阵挛、手足徐动等。

(3)偏瘫失语:4%～5% 的患者出现偏瘫或单瘫,也可表现一过性轻偏瘫,许多患者可见跖反射减弱或病理征阳性;如优势半球受累可出现失语症。

(4)癫痫:约 30% 的肺性脑病患者可出现发作性肢体无力、感觉异常、部分或全身性癫痫发作等,可因脑缺氧、二氧化碳潴留及脑水肿等导致脑皮质的激惹状态。

(5)眼部及自主神经症状:20%～25%的患者可发生视盘水肿,约 1/3 的病例有一过性或较持续的视力减退。若颅内压增高明显,可见球结膜充血水肿。继发脑干损害的患者可见瞳孔改变、眼球震颤以及面神经、舌咽、迷走与舌下神经损害症状;部分患者有多汗、水肿等自主神经症状。

(6)肺性脑病可出现其他系统损害症状,如血液系统的红细胞增生、血液黏滞性及外周阻力增加;消化系统的肝功能损害及上消化道出血;泌尿系统可见血尿素氮升高,尿蛋白、红细胞与管型等;消化系统可致肺动脉高压及右侧心力衰竭等。

2. 辅助检查

(1)外周血红细胞数及血红蛋白含量增高。动脉需求分析高碳酸血症等,如 PCO_2 升高、pH 降低(通常＜7.25)或 $PaCO_2$ 相对降低而 HCO_3^- 增高,或 CO_2 结合力、标准碳酸氢盐(SB)和剩余碱(BE)显著升高,pH 相对增高或正常。

(2)脑脊液检查:通常脑压增高(200mmHg 以上),红细胞增多[(200～400)×10^6/L],白细胞数及生化指标正常或轻度增高。脑脊液 $PaCO_2$ 可增高及 pH 降低。

(3)脑电图表现为弥漫性慢波异常,有时呈阵发性发作。

(4)CT 及 MRI 检查有助于判断脑损害部位、性质和程度。

3. 肺性脑病分为 3 型(全国第 2 次肺源性心脏病专业会议,1980)

(1)轻型:神志恍惚、淡漠、嗜睡、精神异常或兴奋多语,无神经系统异常体征。

(2)中型:浅昏迷、谵妄、躁动和肌肉轻度抽搐,语无伦次,反应迟钝,光反射迟钝,无上消化道出血或弥散性血管内凝血等并发症。

(3)重型:昏迷或出血痫性发作,对各种刺激无反应,反射消失或出血病理征,瞳孔扩大或缩小;可合并上消化道出血、弥散性血管内凝血或休克等。

4. 全国第 3 次肺心病专业会议(1980)修订的肺性脑病诊断标准

(1)有慢性肺部疾病伴呼吸功能衰竭,出血青紫、明显发绀等缺氧和二氧化碳潴留的临床表现。

(2)有意识障碍、精神症状、神经症状和某些定位性神经系统体征。

(3)可以排除其他原因引起的神经精神障碍,如酒精中毒、癔症等。

(4)血气分析支持肺功能不全和高碳酸血症等,如 $PaCO_2$ 升高、pH 降低,或 $PaCO_2$ 相对降低而 HCO_3^- 增高,或 CO_2 结合力、标准碳酸氢盐(SB)和剩余碱(BE)显著升高,pH 相对增高或正常。

根据上述 4 项即可作出诊断,前 3 项是诊断肺性脑病的主要临床标准。

【治疗要点】

1. 病因治疗　积极治疗原发病,如慢性支气管炎、支气管哮喘、阻塞性肺气肿及肺源性心脏病等,注意避免和消除肺性脑病的诱发因素如肺感染,迅速有效地控制肺部感染是抢救肺性脑病的关键之一。

2. 改善缺氧　保持呼吸道通畅,解除支气管痉挛,应用氧疗及呼吸兴奋剂等改善患者的脑缺氧状态,缓解临床症状。

(1)通畅呼吸道:随时清除口腔及呼吸道痰液,在明显意识障碍的患者,若气管内有大量痰液难以排出可适当考虑气管插管,并给予加压辅助呼吸来增加通气量;对插管 3～5d 病情无改善者应行气管切开,并辅助机械通气。

(2)解除支气管痉挛:支气管痉挛患者应采用支气管解痉药,首选氨茶碱扩张支气管,还可兴奋呼吸中枢、降低肺动脉压力强心利尿。其次可选用 β_2 受体激动药,如异丙肾上腺素、沙丁胺醇等口服或气雾剂。

（3）氧疗：常用双腔鼻管、鼻导管或鼻塞吸氧。一般宜采用低流量、低浓度、持续鼻导管吸氧，以 1～2L/min 流量、25％～30％浓度为宜。Ⅰ型呼吸衰竭患者给氧浓度不限，Ⅱ型呼吸衰竭应限制给氧，使 $PaCO_2$ 维持在 6.66～8.0kPa，＜6.66kPa 则组织缺氧，＞8.0 kPa 可反使 $PaCO_2$ 升高而加重呼吸衰竭。

（4）中枢性呼吸兴奋药：常用尼可刹米，兴奋呼吸中枢、增加通气量并有促醒作用，首次剂量 0.375g，静脉注射，继以 1.875～3.75g 加入 500ml 液体中间断静脉滴注，必要时合用洛贝林、二甲弗林或哌甲酯等呼吸兴奋药。

（5）改善细胞内缺氧：试用光量子自血充氧回输疗法提高红细胞携氧量，改善组织细胞供氧。如细胞色素 C 等。

3. **纠正酸碱失衡及电解质紊乱**　二者既是肺性脑病的重要诱因，也是主要并发症与致死原因。

（1）肺性脑病加重可产生高碳酸血症与失代偿性呼吸性酸中毒，轻症患者经抗感染等综合治疗一般可改善，不必应用碱性药物。严重失代偿呼吸性酸中毒或合并代谢性酸中毒患者补充 5％碳酸氢钠虽可使 pH 暂时升高，但因其后反可使通气量减少而加重二氧化碳潴留，因而补碱性药物要适量和不宜过快。

（2）在肺性脑病治疗中，常因人工呼吸应用不当过度通气产生呼吸性酸中毒，或因补充碱性药物和快速利尿促使排钾、排氯过多，导致低钾、低氯性碱中毒。在尿量不少于 500ml/d 时补钾治疗。如有低钙血症或低镁血症导致手足抽搐，可给予 10％葡萄糖酸钙或 10％硫酸镁肌内注射，忌用碱性药物。

4. **脱水降颅压与控制脑水肿**　肺性脑病常见高颅压症状，对明显高颅压症状或视盘水肿患者需用脱水药降低颅内压，常用 20％甘露醇快速静脉滴注。用药过程应注意肾功能变化及避免加重心脏负荷。糖皮质激素只在合并严重感染及毒血症或中毒性休克，以及肾上腺皮质功能不全、严重支气管痉挛合并肺水肿，顽固性右心衰竭而一般平喘药无效情况下适量应用。

5. 对症治疗　肺性脑病合并频繁癫痫发作或持续状态可用氯硝西泮静脉注射控制发作,并给予丙戊酸钠、苯妥英钠等抗癫痫药口服;有精神症状者一般不宜用镇静药,因可抑制呼吸并加重或诱发意识障碍,若患者极度兴奋、躁动不安,可选用小剂量奥氮平口服;对脑梗死及多脏器损害应积极治疗。

【处方】

1. 尼可刹米　首次剂量 0.375g,静脉注射,继以 1.875～3.75g 加入 500ml 液体中间断静脉滴注。

2. 细胞色素 C　240～480mg 加入 5％葡萄糖注射液 500ml 中,静脉滴注,每天 1 次。

3. 低钾、低氯性碱中毒　在尿量不少于 500ml/d 时,可用氯化钾 1g 口服,每天 3 次,或氯化钾 4.0～6.0g/d,静脉滴注。

4. 低钙血症或低镁血症　可给予 10％葡萄糖酸钙或 10％硫酸镁 10ml,肌内注射,忌用碱性药物。

5. 脱水降颅压与控制脑水肿　常用 20％甘露醇 125ml,每 6 小时 1 次,快速静脉滴注。

6. 其他　患者极度兴奋、躁动不安,可选用小剂量奥氮平 5mg,口服。

第三节　肝性脑病

肝性脑病(hepatic encephalopathy,HE)又称为肝性昏迷,是严重肝病的代谢紊乱引起中枢神经系统功能失调综合征,主要表现意识障碍或行为改变。

肝性脑病可分为门体分流型脑病和亚临床或隐性肝性脑病两型,前者主要由于门静脉高压,门、腔静脉间侧支循环使胃肠道氨等有害物质未经肝代谢解毒直接经体循环入脑所致。

肝性脑病分类:①急性肝性脑病,多见于急性重型肝炎、严重中毒性肝炎及晚期肝癌,常无前驱期,起病数日迅速进入昏迷、死亡。②慢性肝性脑病,多因门体侧支循环和肝功能衰竭所致,表现慢性反复发作性木僵和昏迷,起病缓慢,意识障碍逐渐加深以至死亡。

【诊断要点】

1. 临床特点　肝性脑病临床分 4 期。

Ⅰ期(前驱期):历时数日至数周,可见情绪低落、淡漠寡言、欣快激动、举止反常、行为失态、无目的游荡和表情怪异等儿童样幼稚轻率动作。睡眠颠倒,定向力、判断力及理解力轻度障碍,吐字不清。可见扑翼样震颤,EEG 多为正常。

Ⅱ期(昏迷前期):表现意识错乱、行为失常、睡眠障碍及智能障碍,严重行为失常。睡眠颠倒明显,幻觉、躁狂。体征可见齿轮样或铅管样肌张力增高、腱反射亢进及 Babinski 征,扑翼样震颤,舞蹈-手足徐动。EEG 可见特征性异常。

Ⅲ期(昏睡期):表现昏睡,常有精神错乱、幻觉及躁动。仍有扑翼样震颤、锥体束征阳性,脑电图异常波形。

Ⅳ期(昏迷期):意识完全丧失。四肢肌张力减低,腱反射及病理反射消失,呈弛缓性瘫;扑翼样震颤消失;眼球无目的浮动,瞳孔散大;可出现全身抽搐发作。脑电图明显异常。

2. 辅助检查

(1)血氨测定:正常空腹血氨 $40\sim70\mu g/dl$。血氨升高程度与肝性脑病严重性不完全一致,慢性肝性脑病尤其门体分流型血氨多增高,急性肝性脑病血氨多正常。

(2)凝血酶原时间延长。血清总胆固醇、胆固醇酯、胆碱酯酶水平下降。血钾、钠、钙降低。

(3)脑电图检查:典型节律变慢,出现普遍每秒 4~7 次 θ 波或三相波,或每秒 1~3 次 δ 波。出现 δ 波时患者多有严重意识障碍,临床无明显意识障碍出现 δ 波称潜伏性昏迷,积极治疗可恢复。

(4)CT、MRI 检查:门体分流型肝性脑病患者可见轻度脑萎缩。

(5)血浆氨基酸测定:芳香族氨基酸(AAA)浓度可增高,支链氨基酸(BCAA)浓度减低,BCAA/AAA 比值明显减低。

【治疗要点】

1. 避免及消除诱因　如应用安眠、镇静药,避免大量快速放腹水,及时控制各种感染等。

2. 饮食营养　肝性脑病开始数日完全禁食蛋白质,热量不少于 5.0~6.7kJ/d,以糖类为主,适当补充多种维生素,辅以少量脂肪,不能口服者应鼻饲。慢性肝性脑病发作期蛋白质摄入量应<20g/d。可食用植物蛋白,因其芳香族氨基酸含量较少并含较多食用纤维素,可增高 BCAA/AAA 比值。

3. 减少肠腔内氨生成和吸收

(1)灌肠和导泻:常用生理盐水或弱碱性溶液如 1% 白醋,每日 1 次,保留灌肠,肠道弱酸环境有利于血液中 NH_3 从肠黏膜逸入肠腔,形成 NH_4^+ 从粪便排出。便秘可用硫酸镁 20g 口服或 50% 甘油 60ml 灌肠。

(2)调整肠道菌群状态:肝性脑病常发生肠道菌群失调,双歧杆菌明显减少,大肠埃希菌明显增多,使氨生成增加。口服乳酶生等嗜酸性乳酸杆菌或双歧杆菌活菌制剂可调整肠道内菌群生态平衡,减少氨生成和吸收。也常用新霉素 2~4g/d,分次口服,或 1% 新霉素溶液 100ml 保留灌肠,但不宜超过 1 周。

4. 促进有毒物质清除,纠正氨基酸代谢紊乱

(1)谷氨酸钾(6.3g/20ml)或谷氨酸钠(5.75g/20ml):与血中过多氨结合生成无毒的谷氨酰胺从肾排出。此过程需要 ATP 和镁离子,可适量补充。

(2)γ-氨基丁酸(GABA)/苯二氮草(BZ)复合受体阻滞药:GABA 受体阻滞药为荷包牡丹碱,不良反应大,不适用于临床。BZ 受体阻滞药为氟马西尼,可迅速改善肝性脑病昏睡、昏迷,但作用时间短。

（3）苯甲酸钠：可与甘氨酸结合生成马尿酸；苯乙酸可与谷氨酰胺结合生成苯乙酸谷氨酰胺，二者从尿中排出，降低血氨浓度。

（4）纠正 BCAA/AAA 比例失调：常用六合氨基酸 250ml 与等量 10％葡萄糖注射液混合静脉滴注，每日 2～4 次。也可用 14-氨基酸注射液-800 和 19-复合氨基酸等。

5. 拮抗假性神经递质　可用美多。DA 与假性神经递质竞争有助于恢复脑正常生理功能，合用 DA 受体激动药溴隐亭可增强 DA 作用。

6. 对症治疗　纠正水、电解质和酸碱平衡失调，防止脑水肿等。

【处方】

1. 谷氨酸钾（6.3g/20ml）或谷氨酸钠（5.75g/20ml）　4 支加入 5％葡萄糖注射液静脉滴注，每日 1～2 次。

2. 氟马西尼　1～2mg，静脉注射。

3. 苯甲酸钠　7～15g 加入 10％葡萄糖注射液中，每日 1 次，静脉滴注；也可以 10g/d，口服。

4. 拮抗假性神经递质　可用美多巴 0.25g，口服，每日 3 次。

第四节　尿毒症的神经系统并发症

由于肾衰竭，代谢产物不能排出，在体内蓄积中毒引起氮质血症、水电解质及酸碱平衡紊乱等临床综合征，可导致尿毒症性脑病、周围神经病和肌病。

【诊断要点】

1. 尿毒症性脑病诊断要点

（1）肾慢性病变：如慢性肾小球肾炎、肾盂肾炎、高血压性肾动脉硬化、先天性多囊肾、肾盂积水、结缔组织病等病史、症状体征及实验室检查所见。

（2）肾功能不全证据：血非蛋白氮、血尿素氮及肌酐增高，血浆蛋白含量降低,血钙、磷、钾、钠等离子紊乱和酸中毒等。

(3)神经、精神症状:通常血尿素氮>35.7mmol/L时出现。可见易疲劳、注意力不集中、记忆力减退、情绪不稳、性功能减退等脑皮质功能低下症状,后出现淡漠、呆滞,定向、感知、记忆障碍,欣快、抑郁、幻觉等精神症状或意识浑浊、昏睡等。随着肾衰竭加重出现扑翼样震颤、肌阵挛或癫痫发作,早期为阵挛或单纯部分性发作,晚期为全面性强直-阵挛发作,高峰期可引起额叶癫痫综合征,包括梦样状态、梦游、知觉障碍和自动症,发作性嗅、味、视、触及痛觉障碍。可有舞蹈-手足徐动、肌张力增高、反射亢进、锥体束征,出现强握,最终出现瘫痪、去皮质或去大脑强直状态及昏迷。与肾功能不全程度和进展速度不完全一致。

(4)肾衰竭可合并脑出血或脑梗死,表现脑神经受损、失语、肢体瘫、感觉缺失及共济失调等。

(5)脑电图多见弥漫性高波幅慢波,额-顶占优势。EEG异常与意识状态和脑损害程度一致。不同程度颅压高,CSF细胞数或蛋白可轻度增高。

2. 尿毒症性周围神经病诊断要点

(1)肾病和尿毒症的常见并发症。早期临床症状可表现两种不同类型:①不宁腿综合征:静息尤其夜间就寝时,发生小腿深部对称性虫爬样、瘙痒等异常不适感、按摩小腿或不停地活动可使症状缓解。②烧灼足综合征:10%的患者双足轻度水肿、血管扩张、烧灼样疼痛,神经传导速度减慢。随病情进展出现手套、袜子样感觉障碍,深感觉极少受累,下肢肌力减退,轻、中等度肌萎缩,腱反射减弱或消失。常见于严重进食不良患者。

(2)部分病例脑神经受损,通常为轻度暂时性。嗅觉、视觉障碍较多见,瞳孔改变、隐性斜视和眼震亦可见。

(3)周围神经传导速度减慢。血中红细胞转酮酶活性抑制物增高,维生素 B_1 依赖酶-转酮酶活性降低,中分子物质增多。

(4)血液透析可使神经症状及神经传导速度改善。

3. 尿毒症性肌病诊断要点

(1)较少见。患者有肾病和尿毒症史,肾性骨病如骨软化、骨发育不良、纤维性骨炎等常见。

(2)早期可见肌痛和肌阵挛,腓肠肌为主,常发生在晚间。

(3)临床特征为四肢近端及骨盆带、肩胛带肌无力,肌张力减低,肌萎缩,个别病例可有肌痛和压痛,伴肌束震颤和活动后痛性肌阵挛,常与肾性骨病并存。

(4)肌电图示肌源性损害。

【治疗要点】

1. 治疗原则是积极治疗基础疾病,避免诱发或加重神经精神症状的诱因。

2. 早期透析疗法可改善症状,延缓病情进展。血尿素氮 $35.7mmol/L$,肌酐 $884\mu mmol/L$ 应透析,血钾高达 $6.5mmol/L$ 以上或急性肺水肿应立即透析,应注意勿使尿素氮过快降低,以免引起透析性脑病。

3. 透析无效可肾移植。对症治疗如抽搐可用地西泮、苯巴比妥及苯妥英等抗痫药,自主神经症状可用 B 族维生素等。给予维生素 D 可改善尿毒症性肌病,使肌力进步。

第五节　透析治疗的神经系统并发症

尿毒症透析治疗引起神经系统损害称为透析性脑病,分类包括急性透析性脑病和透析性痴呆。

1. 急性透析性脑病　由于透析时血内尿素氮迅速下降,脑内尿素氮因存在血脑屏障而下降缓慢,出现脑内外尿素梯压差,引起水分向脑内转移导致或加重脑水肿,故又称失平衡综合征或尿素逆转综合征。

(1)多发生在首次透析 $3\sim4h$,以血液透析治疗常见。

(2)表现头痛、呕吐、兴奋躁动,易激动或谵妄,全身抽搐发作,重者昏迷。

(3)透析停止后一般在 24～48h 可恢复到透析前状态。

2. 透析性痴呆　与脑内铝慢性聚积有关,又称为脑铝聚积性脑病。铝聚积可改变体内一些重要的酶系统,亦可影响钙、磷代谢。

(1)多发生在长期反复透析的患者。

(2)起病慢,初期症状波动,进行性加重,临床症状与铝积聚量和时间有关。

(3)出现渐进性意志衰退,思维和记忆力下降,口吃,严重时出现呆滞、痴呆,震颤或扑翼样震颤,肌阵挛,构音不清及全身性抽搐发作等。

(4)目前尚无有效疗法,增加透析次数或行肾移植也无效。

第六节　内分泌代谢疾病

一、糖尿病性神经系统病变

糖尿病代谢障碍及小动脉、毛细血管病变可引起多发性神经病、自主神经病、脊髓病和脑部病变,多累及周围神经和自主神经系统。

1. 对称性多发性神经病　最常见,见于四肢远端,特别是下肢。见于 1 型胰岛素依赖型和 2 型非胰岛素依赖型糖尿病。包括:

(1)感觉性多发性神经病,可分为麻木型、疼痛型和麻木-疼痛型。麻木型表现肢体远端对称性麻木、蚁走感等。疼痛型表现肢端自发性灼痛、闪电样疼痛等,难以忍受,夜间寒战,或抚摸可加重;检查可见对称性"手套、袜子型"感觉障碍;若病程长且常有皮肤发凉、色素沉着、干燥等营养障碍。严重者可合并溃疡、缺血性坏疽及神经源性关节病。

(2)感觉运动性多发性神经病,如感觉异常,伴肌力减退、肌萎缩(四肢远端明显)、腱反射减弱或消失。腓总神经感觉及运动传导速度低于正常值。

(3)急性或亚急性运动性多发性神经病,四肢远端,尤其下肢肌无力和肌萎缩,可伴轻微的感觉性多发性神经病表现。

2. 单神经病　起病较急,受累神经支配区突发疼痛、肌力减退和感觉障碍。

(1)肢体或躯干单神经病:多累及坐骨神经和股神经,正中神经、尺神经、桡神经和臂丛神经。

(2)脑神经病:老年人多见,如单侧动眼神经麻痹,其次为展神经、面神经、三叉神经,偶见舌咽、迷走和副神经。双侧或多发性脑神经受累少见,可有复发。

(3)近端运动神经病(糖尿病性肌萎缩):中年以上患者多见。特征为下肢近端不对称性肌萎缩,膝反射减弱或消失。股部肌肉疼痛,感觉障碍不明显,上肢近端肌萎缩少见。极少数患者 CSF 蛋白质含量增高。受累肌肌电图示神经源性损害,神经传导速度延迟。

3. 自主神经病　较常见。

(1)瞳孔和泪腺分泌障碍:瞳孔缩小,光反射迟钝,泪腺分泌减少。偶见 Argyll-Robertson 瞳孔。

(2)心血管功能障碍:血管运动反射减低,遇冷皮肤血管持续痉挛,四肢发凉,两足严重。广泛性血管张力不全可发生直立性低血压和晕厥。正常人站立时心率短暂加快,以后恢复,患者这种反应不明显。足部水肿亦与自主神经病有关。

(3)胃肠功能紊乱:咽肌收缩及食管蠕动收缩减弱,出现吞咽困难、腹胀、胃张力减低、排空时间延长,间歇性夜间或清晨腹泻,不伴腹痛或腹泻与便秘交替。

(4)泌尿生殖系统紊乱:男性患者可有阳痿、早泄、性欲减退,女性月经不调。无感觉性神经源性膀胱导致滴沥性尿失禁,逼尿肌无力,残余尿增多,易发生尿路感染。

(5)汗液分泌障碍:常见腰部以下少汗或无汗,上半身代偿性多汗。

(6)关节病与营养障碍:常见踝关节、趾/指关节慢性肿胀,偶累及膝关节及脊椎关节。足部肿胀,营养障碍,长期受压摩擦可发生慢性溃疡。

4. 脊髓病变　糖尿病性脊髓性共济失调(糖尿病性假性脊髓痨)较常见。后索、后根变性为主,深感觉障碍,感觉性共济失调,步态不稳,踩棉花感,闭眼与黑暗处不敢行走。肌张力及腱反射减低。常合并排尿障碍、阳萎等。

5. 脑部病变

(1)脑血管病变:糖尿病患者血黏度高,凝血机制障碍,常伴高脂血症和高血压,易发生短暂性缺血发作、脑梗死或脑出血,缺血性卒中较常见。糖尿病和加重卒中后脑损害。

(2)糖尿病性昏迷:较常见的是糖尿病性昏迷和糖尿病非酮症性高渗性昏迷(详见二、三小节)。

(3)糖尿病慢性脑损害:①糖尿病引起血脑屏障(BBB)对葡萄糖及其他非葡萄糖糖类转运率减低,酮体转运增加,对 Na^+、K^+ 转运降低;②脑内神经递质改变,如丘脑下部多巴胺含量增加。③或者认知功能障碍,如学习、记忆、解决问题能力下降,注意力不集中,语言学习、抽象思维和复杂心理活动能力降低。常见抑郁和焦虑。

【治疗要点】

1. 主要针对原发病治疗　包括纠正代谢紊乱、改善微循环、营养神经、镇痛及调节自主神经功能紊乱等。醛糖还原酶抑制药是纠正代谢紊乱较理想的药物,可提高神经传导速度,改善感觉与运动神经功能,缓解麻木、自发性疼痛等症状,主要药物有托瑞司他、依帕司他和菲达瑞斯。

2. 对症治疗　轻度疼痛科用非甾体抗炎药。抗癫痫药是治疗严重神经痛的一线药物,如卡马西平 100mg,口服,每天 3 次;或用加巴喷丁或拉莫三嗪,也可选用 5-羟色胺和去甲肾上腺素再摄取抑制药度洛西汀和文拉法辛。重度疼痛科用阿片类镇痛药如曲马朵或羟考酮等,但因不良反应和成瘾性仅作为二线药物。直立性低血压可用盐酸米多君 2.5mg,每天 2～3 次。碳酰胆碱可改善膀胱排空功能,定时进行排尿训练,控制尿路感染均有助于膀胱功能改善。在有排尿障碍者可试用交感神经 α_1 受体亚型 α_{1A} 的特异阻断剂盐酸坦洛新 0.2mg,每天 1 次。有直立性低血压者慎用。

3. 其他 对于足部应注意保护和保暖,勤修趾(指)甲,穿着较宽松的软底鞋或布鞋。防止外伤、冻伤和烫伤。一旦有溃疡及时治疗,溃疡常为晚期并发症,常可引起截肢,甚至死亡。

二、糖尿病酮症酸中毒的神经系统并发症

糖尿病酮症酸中毒主要生化异常是高血糖、高血酮及代谢性酸中毒,病情严重、各种代谢紊乱进行性加重出现糖尿病酮症酸中毒昏迷。

最常见于 1 型糖尿病感染时,手术、外伤、饮食不当、妊娠分娩、治疗中断或药物剂量不足、呕吐或腹泻等诱因。2 型糖尿病较少见。

【诊断要点】

1. 临床特点 发病早期因机体代偿能力减退,症状加重失代偿,分 3 个阶段。

(1)早期(代偿期):仅表现糖尿病症状加重,口渴、多尿、多饮和无力等,精神萎靡,多食不明显,持续数小时至数日。

(2)失代偿期:食欲减退、恶心、呕吐,多尿多饮明显,尿量显著增多,呼吸加深加快,呼气有丙酮(烂苹果)味,伴头痛、烦躁、嗜睡和定向力障碍。

(3)昏迷期:严重失水,多尿转为少尿,皮肤黏膜干燥、眼球下

陷、声音嘶哑、血压下降、脉细和四肢厥冷、呼吸由深大转为浅弱，意识障碍进行性加重可出现癫痫发作、偏瘫、失语、偏身麻木、幻觉和上肢震颤等。

2. 实验室检查　尿糖、尿酮呈强阳性，后期肾衰竭时尿糖、尿酮可减少。血糖多为 16.6～27.3mmol/L，有时可达 33.3～55.5mmol/L，血酮＞3mmol/L 有诊断意义。血渗透压轻度增高，应按 2[Na$^+$（mmol/L）＋K$^+$（mmol/L）]＋血糖（mmol/L）计算。患者精神状况与血渗透压密切相关，与血糖关系不大。

【治疗要点】

1. 治疗原则是补液，纠正组织脱水，促进酮体排出，改善组织灌注，用胰岛素抑制脂肪分解和肝糖释放，增加组织的糖利用，纠正高血糖，减少酮体产生，补充电解质钾、钠等。

2. 纠正血糖及水、电解质紊乱勿操之过急，防止纠正过程中水、电解质及渗透压急剧改变引起肺水肿或脑水肿。记录病情、液体出入量、胰岛素用量，每 1～2 小时查血和尿糖、尿酮、K$^+$、Na$^+$、pH、HCO$_3^-$ 或 CO$_2$ 结合力，及时调整治疗。

3. 补液是治疗糖尿病酮症酸中毒的关键，用生理盐水快速扩充细胞外液容量。扩充细胞外容量后血 Na$^+$ 仍＞155mmol/L，血渗透压＞330mmol/L，可给予 0.45％氯化钠低渗液。

4. 小剂量持续静脉补给胰岛素，5～10U/h，通常首次负荷剂量 10～20U，继以 5～10U/h，静脉滴注，使胰岛素维持较高均匀水平。患者多在 5～6h 血糖降至 15mmol/L，血糖虽降至 13.9mmol/L 仍需继续用胰岛素，同时输注葡萄糖液，过早、过快减少胰岛素用量可使酸中毒恶化。

三、糖尿病非酮症性高渗性昏迷的神经系统并发症

糖尿病非酮症性高渗性昏迷以严重脱水、不同程度精神症状和肾前性尿毒症为临床特征，以高血糖（＞33.3mmol/L）、高血浆渗透压（＞350mmol/L），无明显酮症及酸中毒为生化特点。

多见于 50－70 岁 2 型糖尿病患者,少数见于 1 型糖尿病并发酮症酸中毒,不少患者无可靠糖尿病史。常见诱因包括感染、创伤、脑卒中、腹泻和高热,使用脱水药或利尿药,口服大量含糖饮料或输注葡萄糖液,应用苯妥英、糖皮质激素和噻嗪类利尿剂等。

本病可因胰岛素不足和胰岛素抵抗,血糖明显增高导致渗透性利尿、失水及血容量不足,失水大于失钠使血钠增高、血浆渗透压增高、细胞内脱水。

【诊断要点】

1. 多尿、烦渴、多饮、畏食、呕吐、脱水和进行性意识丧失为特征性症状,起病缓慢,数日至数周出现意识障碍。意识障碍与血糖和血渗透压升高成正比,可出现幻觉、躁动不安、语言错乱、震颤、失语、瘫痪、偏身麻木、癫痫发作和病理征等神经系统受损表现。有些患者不知晓患糖尿病,可导致误诊与漏诊。

2. 患者严重脱水,体重下降,皮肤和口唇黏膜干燥,皮肤弹性差,眼球塌陷,体温升高,心率加快,低血压甚至休克,晚期少尿或无尿。

3. 血糖＞33.3mmol/L,血浆渗透压≥350mmol/L,血 pH≤7.35,血 HCO_3^-≥15mmol/L,酮体阴性或弱阳性可确诊。

【治疗要点】

1. 纠正失水、低血容量及高渗状态　补液量不宜过多,纠正血浆渗透压不宜过快,以防脑水肿。最初 1～2h 输入等渗氯化钠注射液 1000ml/h,以后减速,第 1 日补液量约为估计失水量一半左右(失水量一般为原体重的 10%～15%),其余在以后 1～2d 内补足。休克应尽快输入等张盐水与胶体溶液,患者无休克、血糖＞33.3mmol/L、血钠＞155mmol/L 或血浆渗透压明显升高可输注 0.45%氯化钠注射液。

2. 应用小剂量胰岛素[0.1U/(kg·h)]降血糖　一般不用负荷剂量,血糖降低过快可导致血渗透压急剧下降,血容量下降使病情恶化。血糖＜16.7mmol/L 应改用 5%葡萄糖加适量胰岛素与钾盐,降至 13.3mmol/L 胰岛素应减量或暂停观察。

3. 补钾是治疗成功的关键　通常开始补钾 0.5~1.0g/h,以后根据血钾水平调整,防止补钾不足或过量,病情好转后口服补钾 5~7d。

4. 其他　处理诱发及防止并发症。

四、甲状腺功能亢进神经系统并发症

甲状腺功能亢进是多种原因引起甲状腺激素分泌过多,导致机体的神经、循环、消化系统兴奋性增高和代谢亢进为主要表现的疾病。本病可发生于任何年龄,青年与中年女性多见,近年来发病率有上升的趋势。

【诊断要点】

1. 神经系统并发症的临床特点

(1)精神症状:①多见兴奋症状,如欣快、易激动、躁狂状态等。②神经症表现,注意力不集中、易疲劳、失眠、淡漠、恐惧、焦虑或抑郁等。③部分患者发生听幻觉或视幻觉、迫害妄想及自罪妄想等类精神分裂症。约 5%的患者可出现严重精神错乱等急性精神病。患者出现谵妄常预示甲状腺危象。

(2)急性甲状腺功能亢进症性肌病:①较少见,急性起病,常在数周内出现吞咽困难、发声不清,可并发延髓肌麻痹、呼吸机麻痹甚至危及生命。②可合并甲状腺功能亢进症危象。可侵犯眼肌及其他脑神经支配肌,出现舞蹈样指划动作、精神错乱、嗜睡甚至昏迷等,称为甲状腺毒性脑肌病。③查体可见肌无力和肌萎缩,腱反射减弱或消失,一侧咽反射消失对本病有诊断意义。

(3)慢性甲状腺功能亢进症性肌病:①较常见,22—62 岁发病,中年以上多见,男性多于女性。②主要表现轻重不等的肌无力或肌萎缩,肌病症状多与甲状腺功能亢进症症状同时出现或在其后出现,约 5%的病例发生在甲状腺功能亢进症症状前,不易早期诊断。③肌无力呈进行性加重,以近端为著,如不控制原发病则肌无力可逐渐缓慢进展到完全性瘫。④肌萎缩通常为对称性，最易影响肩胛带肌，其次是骨盆带肌、髂腰肌和股四头肌等近端肌，严重病例有明显的手与前臂肌群萎缩，偶见肌肉痛性痉挛现象，一般无感觉障碍。⑤多数腱反射正常，严重者腱反射减弱或消失，10%～40%的患者出现肌束震颤。慢性甲状腺功能亢进症性肌病患者的手指震颤通常较一般甲状腺功能亢进症患者明显，有时出现明显的粗大肌束震颤或腓肠肌痉挛，甲亢的其他症状可不明显。

(4)甲状腺功能亢进症合并重症肌无力(MG)：①临床少见，甲状腺功能亢进症与 MG 的症状同时出现或在数月内相继出现，偶有相隔几年。起病缓慢，多在 20－50 岁发病，青壮年女性多见。②患者有典型甲状腺功能亢进症表现，MG 的肌无力症状休息后减轻、疲劳后加重。多为眼肌型，表现一侧或双侧眼睑交替性下垂、复视、斜视，严重者眼球可完全固定；其次为延髓型，表现咀嚼及吞咽困难、饮水呛咳、发声困难等；全身型少见，表现四肢无力，提腿抬臂困难，严重者出现呼吸困难为肌无力危象。

(5)甲状腺功能亢进症合并周期性瘫痪：①多在 20－40 岁发病，大多为男性。诱因为高糖类饮食、劳累、精神紧张、寒冷、注射葡萄糖、合用胰岛素或糖皮质激素等。②主要表现肢体近端与躯干对称性软瘫发作，瘫痪始于下肢，向上发展，颈部较少受累，面肌一般不受累。每次发作瘫痪程度不一，严重时累及呼吸肌甚至危及生命。每次发作一般持续 6～24h，可长达一周。发作时神志清楚，检查见完全或不完全性瘫痪，肌张力明显减低，腱反射减低或消失，无感觉障碍，不出现病理征。

(6)甲状腺突眼性眼肌麻痹：①多在 40 岁后发病，男性较多。表现眼球突出及眼外肌麻痹伴眼痛。②分为非浸润性(良性)和浸润型(恶性)突眼。大多数属前者，突眼不明显，仅见眼裂增宽、上睑挛缩及凝视。浸润型突眼占本病的 5%～10%，突眼度＞19mm，男性多发，亚急性起病并逐渐进展。③两眼突眼程度常不等,也可单侧受累,可伴眼内异物感、畏光、流泪、结膜充血水肿及眼睑肥厚等。④上直肌及外直肌麻痹多见,眼球活动受限和复视。可见视神经萎缩、视力下降甚至失明,角膜干燥、溃疡。突眼度、眼肌麻痹程度与甲状腺功能亢进症程度常不平行。

(7)自主神经症状:①可见多汗、心悸、心动过速、顽固性腹泻、性欲减退、阳痿及月经失调等。②体检常见双手轻微震颤、皮肤红斑、慢性荨麻疹及皮肤划痕症。

(8)其他:①约 3% 的患者有癫痫发作,常同时出现或发生在甲状腺功能亢进症症状后不久,偶在甲状腺功能亢进症控制后出现。一般认为甲状腺功能亢进症并非癫痫发作的真正原因,而仅起到扳机点作用。经治疗基础代谢率恢复正常后,癫痫发病亦相应减少或消失,机制尚待研究。②偶有甲状腺功能亢进症并发偏瘫、中脑损害及假性延性麻痹的报道。

2. **辅助检查**

(1)血生化检查:甲状腺功能亢进症伴周期性瘫痪血清钾可降低,慢性甲状腺功能亢进症性肌病可见血肌酸明显增高。

(2)心电图检查:甲状腺功能亢进症伴周期性瘫痪可见 ST 段及 T 波低下,Q-T 间期延长,出现高大 U 波等低钾改变。

(3)肌电图检查:甲状腺功能亢进症性肌病可见平均动作电位时限明显缩短、动作电位波幅降低及多相电位增多等肌病型改变。甲状腺功能亢进症合并 MG 可见动作电位衰减,开始检测电位正常,以后波幅与频率渐减,提示神经肌肉接头病变。

(4)肌活检:慢性甲状腺功能亢进症性肌病患者肌肉超微结构线粒体形态失常,可见巨大线粒体,内含不平行排列的嵴及横管扩张,肌纤维内微观聚积等。

(5)新斯的明试验:甲状腺功能亢进症合并 MG 患者肌无力明显缓解,甲状腺功能亢进症伴周期性麻痹患者无反应。

【治疗要点】

1. *治疗原发病*　应用抗甲状腺激素药物,必要时使用碘剂可减轻甲状腺激素过多的症状。

2. 对症治疗 合并精神症状可适当选用镇静药,如苯二氮䓬类;吞咽困难应注意补液与纠正水、电解质紊乱;呼吸麻痹者应及早使用辅助呼吸设备。

(1)甲状腺功能亢进症合并重症肌无力:一般采用糖皮质激素治疗,必要时可用静脉滴注甲泼尼龙冲击疗法或静脉注射免疫球蛋白治疗。

(2)甲状腺功能亢进症伴周期性麻痹:原则上口服氯化钾,对重症可静脉滴注联合口服补钾,并监测血清钾浓度和心电图。

(3)甲状腺功能亢进症伴浸润性突眼:目前尚无满意的疗法。可试用糖皮质激素、免疫抑制药、眶后放射治疗等。应注意低盐饮食,戴墨镜避免强光刺激,用抗菌消炎眼药及利尿药等。

五、甲状腺功能减退神经系统并发症

甲状腺功能减退是由于各种原因的甲状腺素合成、分泌或生物效应不足所致的一组临床综合征。

甲状腺功能减退患者体内物质与能量代谢减慢和紊乱,存在其他内分泌功能障碍,引起机体一系列继发性变化,包括神经系统损害。本病可分为呆小症、幼年型甲状腺功能减退及成年型甲状腺功能减退。

【诊断要点】

1. 神经系统并发症临床特点

(1)一般症状:表现为智力低下、记忆力差、反应迟钝、易疲劳及嗜睡等,重者出现晕厥、痴呆、昏睡及癫痫等。

(2)大脑损害:①有人将甲状腺功能减退引起的精神障碍称为黏液水肿性癫狂,精神障碍可见于 $5\% \sim 37.5\%$ 的病例。表现形式多样,最常见淡漠、缺乏主动性、情绪低落、抑郁和焦虑,多伴失眠、困倦、食欲缺乏、性欲减退和怕冷等。②慢性严重病例可出现人格改变、精神错乱、谵妄状态、妄想与幻觉,幻觉以人物形象多见,幻听较少,妄想多为固定的迫害、跟踪等内容。③可发生脑性瘫痪,舞蹈-徐动样不自主动作。常有慢性头痛,可能因眶下水肿所致。

(3)脑神经损害:①视神经较常见,如视力减退、视野缺损及球后视神经炎灯光,视神经萎缩可导致视力丧失。可能因继发垂体代偿性肿大压迫视神经所致。②听力障碍是本病特征性症状之一,神经性、传导性及混合性耳聋均可出现,混合性耳聋占 15%～31%。神经性耳聋可能与神经活动性减低有关,传导性耳鸣因半规管黏膜黏液水肿样变化,也可能与听神经、迷路或小脑损害有关。③少数病例出现三叉神经病及面神经麻痹等。

(4)周围神经病变:①常见四肢末端异样麻木感、烧灼感,头痛,手套袜子型感觉减退,肌力减弱,腱反射减弱或消失。②腕管综合征:腕管受到黏液水肿压迫正中神经所致。

(5)小脑损害:常发生在黏液水肿之前,导致小脑性共济失调,表现眼震、暴发样或吟诗样语言、小脑性步态、手动作笨拙及意向性震颤等。

(6)脊髓损害:较少见,可发生截瘫、感觉障碍和尿便功能障碍等。

(7)甲状腺功能减退性肌病:分为甲状腺功能减退性肌无力、甲状腺功能减退性假性肌强直及混合型。①肌无力见于 30%～40% 的甲状腺功能减退患者,发生于任何年龄。与甲状腺功能减退程度密切相关,表现肌肥大、四肢近端肌力减退和动脉缓慢,肌肉酸痛,痉挛发僵。②全身或局部肌肥大,股四头肌、腓肠肌和舌肌较明显,肌萎缩不明显。症状缓慢进展,可持续数月之久。③常有假性肌强直,表现手握紧后不能立即松开,肌肉扣之坚实可有压痛,肌肉收缩和松弛缓慢,叩击肌腹时肌球耸起,可持续 2s 以上,三角肌、股四头肌和舌肌明显。跟腱反射迟缓。④儿童起病的甲状腺功能减退性肌病称为 Kocher-Deber-Seme-Laigne 综合征,成人期称为 Hoffmann 综合征。均具有肌肥大、动作缓慢、肌力减退及甲状腺制剂治疗有效等特点,但 Hoffmann 综合征患者常见痛性痉挛及假性肌强直,跟腱反射迟缓,时间明显延长对本病有重要诊断价值。

2. 辅助检查

(1)甲状腺功能检查:基础代谢率、血清甲状腺激素水平及甲状腺吸碘-131 率降低,血清促甲状腺激素及胆固醇升高。

(2)肌电图检查:显示静止状态下电活动消失、动作电位时程缩短、运动单位电位幅度减小及多相波增加,肌肉强收缩时电位幅度迅速降低;运动传导速度减低,减低程度与肌肉受累程度有关。

(3)肌活检:可见肌纤维变性、硬化与萎缩等,伴部分肌纤维代偿性肥大。

具有甲状腺功能减退的临床表现及实验室证据,出现抑郁、淡漠、焦虑、人格改变及谵妄状态等精神症状,神经系统损害的临床表现,结合辅助检查不难确诊。跟腱反射迟钝、恢复期延长有重要的诊断意义。

【治疗要点】

1. 积极治疗原发病 选用甲状腺干粉制剂或左甲状腺素片,症状越重,起始剂量应越小。如甲状腺素治疗初期出现精神症状应立即停药,待病情稳定后重新从小剂量开始替代治疗。

2. 对症治疗 如兴奋不安者,可给予地西泮等。

六、原发性醛固酮增多症的神经系统并发症

原发性醛固酮增多症是肾上腺皮质本身病变导致醛固酮分泌过多、水钠潴留、血容量扩张、肾素-血管紧张素系统活性受抑制产生的综合征。可因特发性醛固酮增多症、醛固酮癌、原发性肾上腺增生、肾素反应性腺瘤及皮质激素可治性醛固酮增多症等引起,引起神经系统损害机制尚不清。成人多发,占高血压患者的 $0.4\% \sim 2.0\%$。

【诊断要点】

1. 高血压最为常见,可见于本病任何阶段,临床表现头晕、头痛、耳鸣、眼花、乏力、厌食、烦躁及睡眠障碍。血压突然增高可出现高血压脑病,表现剧烈头痛、恶心、呕吐、视物模糊及痫性发作,严重时出现意识障碍。若经恰当处置症状通常在数小时内缓解,如血压始终保持在较高水平可发生脑卒中。

2. 周期性瘫痪较常见,常有劳累或服用排钾利尿药的诱因。表现四肢软瘫,程度可轻可重,肌无力常由双下肢开始,再延及双上肢,两侧对称,以近端为重。血钾越低,肌无力越重。病情严重时可发生呼吸及吞咽困难,较少见。查体可见肌张力减低,腱反射减弱或消失;束臂加压征(Trousseaus 征)及面神经叩击征(Chvostek 征)阳性。每次发作持续 6～24h,可长达 1 周。补钾治疗有效,但易复发。

3. 80%～90% 的患者发生自发性低钾血症,表现周期性瘫痪、失钾性肾病、心律失常等。严重低钾时神经肌肉的应激性减低,手足搐搦却可变得明显。

同时存在高血压与低钾血症的患者应疑诊原发性醛固酮增多症,螺内酯试验证实醛固酮分泌增高和血浆肾素-血管紧张素活性下降可确诊。确诊后根据患者的神经系统症状与体征,结合辅助检查可考虑原发性醛固酮增多症神经系统并发症可能。

醛固酮(螺内酯)试验:先用普通饮食,后口服螺内酯 300mg,每日 3～4 次,连服 5～7d。测定服药前、后两日血 Na^+、K^+、CO_2 结合力和尿 pH。原发性醛固酮增多症血 K^+ 上升,血 Na^+ 下降,CO_2 结合力下降,尿 pH 变为酸性,血压下降,肌无力症状改善。

【治疗要点】

1. 外科治疗　手术切除腺瘤治疗原发病效果较好,不能手术或特发性增生性患者宜用螺内酯治疗,ACTH 依赖型可用地塞米松治疗。

2. 对症治疗　如控制血压,周期性瘫痪可补钾治疗。

七、桥本甲状腺炎的神经系统并发症

桥本甲状腺炎是自身免疫性甲状腺疾病中最常见的类型,在疾病进程中可能发生中枢神经系统损害,累及脑组织称之为桥本脑病。

【诊断要点】

1. **临床表现** 桥本甲状腺炎好发于女性,年龄 8－86 岁,平均 46 岁,临床表现复杂多变,可急性起病,亦可隐袭起病与慢性进展,癫痫样/卒中样发作和智能精神异常是典型症状。

(1)意识障碍发生率约为 54%,包括意识水平与意识内容变化,可伴幻觉、行为异常与躁动。部分患者表现焦虑、抑郁、兴趣下降、记忆力下降等。

(2)癫痫发作约占 66.1%,表现为复杂部分发作、局灶性运动发作、肌阵挛发作、强直发作及全身强直阵挛发作。最常见为复杂部分发作后继发全身强直阵挛发作。

(3)约 26% 的患者出现反复的脑卒中样发作,表现偏瘫、失语、偏身感觉减退等症状。

(4)锥体外系统症状以不自主运动多见,最常见为肌阵挛,其次是震颤,见于双上肢远端。少数患者出现斜视性眼阵挛、节律性肌阵挛、软腭震颤和眼睑痉挛。

(5)少数患者出现发热、听觉过敏、神经痛性肌萎缩及脱髓鞘性周围神经病。

2. **辅助检查**

(1)绝大多数患者血清 TPOAb 和 TGAb 明显升高。甲状腺功能可正常减低和亢进。脑脊液压力一般正常,蛋白多增高,细胞数正常,部分可检出寡克隆区。

(2)约 90% 以上的桥本脑病患者脑电图异常,对为非特异性表现,如弥漫性或局灶性慢波,以额叶和颞叶为主,尤其颞叶内侧可出现三相波、痫性波。脑电图异常常与疾病的临床过程相关,可反映疾病的进展。

（3）脑 MRI 检查并无特异性，病变可累及皮质、皮质下、基底核、脑干和脊髓。多侵及颞叶内侧为主的边缘系统。

3. 诊断　采用 Peschen 等（1999）提出的诊断标准：对难以解释的反复发作肌阵挛、癫痫大发作、神经心理精神异常，至少有下列 5 点中之 3 点可诊断桥本脑病：①脑电图异常；②甲状腺自身抗体升高；③脑脊液蛋白升高或出现寡克隆带；④糖皮质激素治疗有效；⑤不明原因的脑 MRI 异常。

【治疗要点】

桥本脑病是一种神经系统自身免疫性疾病，主要的治疗为免疫调节。

1. 目前较为公认的一线治疗是糖皮质激素，多数患者疗效显著。急性期治疗类似多发性硬化，减量速度应比多发性硬化慢，一般在 6 个月内将激素减完。

2. 不能应用激素或疗效不佳的患者可用丙种球蛋白或血浆置换，亦可用硫唑嘌呤、环磷酰胺等免疫抑制药。

第七节　血　液　病

一、白血病的神经系统并发症

白血病是起源于造血或淋巴干细胞的恶性增生性疾病，白血病细胞髓外浸润的发生率约为 10%，常见于单核细胞系白血病亚型。白血病可累及神经系统的任何部位，中枢神经系统白血病是白血病的并发症之一，发生率 8.6%～52.4%，多发生于血液病的缓解期。

中枢神经系统白血病是髓外白血病，随着化疗药物及方案的完善，白血病的缓解率逐渐增高。随着白血病疗效不断提高，患者的生存时间得以延长。因化疗药物不能透过血-脑屏障，白血病细胞在中枢神经系统不断繁殖导致中枢神经系统白血病的发生率增高。

【诊断要点】

1. 中枢神经系统白血病可发生于急性白血病的任何时期及任何类型的白血病,以急性淋巴细胞白血病发生率居高。

2. 包括有神经系统症状的中枢神经系统白血病和无神经系统症状的中枢神经系统白血病,前者多表现颅内压增高及神经受累症状;后者无神经系统症状和体征,多在脑脊液检查时发现。

3. 颅内出血是白血病脑损害的主要表现,约占全部后者的50%。

4. 根据受累部位不同,临床表现也不同,如脑实质受浸润可类似脑瘤表现,但较少见;脑膜受浸润类似脑膜炎;脑神经受浸润出现视力障碍、面肌麻痹等。

5. 脊髓亦可同时受累,有时与视神经脊髓炎难以鉴别。神经根及周围神经损害极为罕见。

【治疗要点】

1. DIC 继发的脑出血　建议立即采取以下疗法。

(1)常规抗凝治疗:常用肝素、低分子肝素,抑制凝血活酶及凝血酶生成,减少凝血因子和血小板消耗,延缓微血栓形成和继发性纤溶发生。

(2)应用抗凝血酶-Ⅲ(AT-Ⅲ)制剂:DIC 过程中消耗过多的 AT-Ⅲ也是出血的原因,AT-Ⅲ活性降低至≤70%应给予补充,提高至 80%~120%才能充分发挥肝素的抗凝作用。

(3)应用抗纤溶药:可用氨甲苯酸(PAMBA),氨甲环酸(AM-CA)及氨基己酸(EACA)等药物。

2. 脑实质、脑膜与脊髓受累　应尽早鞘内注射化疗药物。

(1)急淋性中枢神经系统白血病治疗:目前主张每周 1~2 次鞘内注射,直到确定脑脊液中无原始细胞后减少鞘注频率,同时采用全身化疗。

（2）急性非淋巴细胞性中枢神经系统白血病发病率较低，预防性鞘内注射不能降低中枢神经系统白血病发生率与复发率，也不能延长生存时间，因此不建议常规预防治疗。如确定颅内占位性病变者建议行颅脑放疗后继续行鞘内注射。

【处方】

1. AT-Ⅲ　首次剂量为 1000U，每天 1 次，第 2～5 天为 500U，每天 1 次，一个疗程为 5d，每日或隔日测 1 次 AT-Ⅲ 活性或调节用量；AT-Ⅲ 剂量计算公式如下：

所需用量＝（期望达到活性－检测的实际活性）×0.6×体重（kg）。

2. 抗纤溶药　氨甲苯酸（PAMBA）600～800mg，静脉滴注或分次静脉注射，每天 1 次；氨甲环酸（AMCA）500～700mg，静脉滴注，每天 1 次；氨基己酸（EACA）4～10g，静脉滴注，每天 1 次。抑肽酶 4 万～8 万 U，静脉滴注，每天 1 次。

二、缺铁性贫血的神经系统并发症

缺铁性贫血是贮存铁缺乏、血红素合成量减少导致小细胞低色素性贫血。缺铁可引起神经、内分泌及免疫系统等多系统受损。

缺铁性贫血导致脑动脉血栓形成的机制不清。可能由于：①铁缺乏刺激骨髓干细胞向巨核细胞转化，导致血小板生成显著增加，血小板计数高达（55～85）×10^9/L；②严重贫血时血流速度增加、血黏度下降，大动脉常出现血液湍流损害血管内皮，使增多的血小板聚集。缺铁性贫血导致脑静脉系统血栓形成可能也与血小板数量异常增高有关，部分可能为慢性持久失血导致血液高凝状态。

【诊断要点】

1. 临床表现

（1）缺铁性贫血导致脑动脉系统血栓形成，好发于中青年妇女或儿童期。卒中之前无脑血管疾病常见的危险因素,如高血压、心脏病、糖尿病及口服避孕药等。

(2)发生脑卒中时血红蛋白多低于 60g/L,中重度缺铁性贫血与血小板增高是导致脑动脉系统血栓形成的两个血液学特征。几乎每例发病者都伴血小板计数增高。缺铁性贫血导致的脑动脉血栓形成的临床症状及体征与动脉硬化性脑血栓形成相同。

(3)缺铁性贫血脑静脉系统血栓形成与脑静脉和脑静脉窦血栓的症状相同,可发生于上矢状窦、横窦及皮质静脉等,临床表现头痛、癫痫、颅内压增高、视盘水肿、双眼外展麻痹及相应部位中枢性运动和(或)感觉障碍等。患者的血小板计数多在正常范围。

2. 辅助检查

(1)实验室检查:周围血象为缺铁性或小细胞低色素性贫血特征,血红蛋白降低,平均红细胞容积(MCV)降低,铁代谢指标异常,如血清铁下降、血浆转铁蛋白饱和度下降及总铁结合力升高等,多数缺铁性贫血的脑动脉血栓形成患者发病时血小板计数常 $>60 \times 10^9 /L$。

(2)神经影像学检查:CT 或 MRI 显示的病灶应与脑卒中的神经功能缺失一致,多数患者 DSA 显示颈动脉闭塞性病变。脑静脉系统血栓形成 CT 可见脑梗死或出血性梗死灶,MRI 能清晰地显示静脉窦与大静脉闭塞。

【治疗要点】

缺铁性贫血的卒中后一般采取综合治疗措施,如补铁、抗凝(肝素或华法林)、抗血小板聚集(阿司匹林)、降低颅内压、输血与输氧等。治疗原发病,如纠正营养不良、子宫肌瘤切除术等亦很重要。

三、多发性骨髓瘤的神经系统并发症

多发性骨髓瘤是最常见的浆细胞恶性肿瘤,包括意义不明的单克隆丙种球蛋白血症、浆细胞瘤及浆细胞性白血病等,是代表浆细胞单克隆增殖及相应临床表现的一组疾病。

骨髓瘤细胞大量增生,分泌破骨细胞活动因子,可引起溶骨性破坏。受侵犯塌陷的椎骨及硬膜外肿瘤组织可压迫脊髓,孤立的浆细胞瘤肿块也可直接压迫脊髓或神经根,导致严重根痛、脊髓受累症状及影像学改变。

多发性骨髓瘤常侵犯颅骨,骨性穹隆内病损或浆细胞白血病的转移均可造成脑组织受累,在极少数情况下孤立的骨髓瘤体可直接侵及脑组织和(或)脑膜,引起脑部及脑神经症状与体征。

【诊断要点】

1. 临床表现

(1)多发性骨髓瘤最常见的症状是骨痛,见于 80％的病例,其中 60％位于下背部,尤其腰骶部;20％的患者出现根痛,20％的患者有脊髓或神经根受压,IgA 型多发性骨髓瘤最常见,胸髓最常受累。

(2)多发性骨髓瘤常侵犯颅骨,极少累及脑组织。颅内骨髓瘤的症状、体征取决于病灶部位,可表现颅高压、视盘水肿及意识障碍等。如骨髓瘤侵犯颅底脑神经孔、蝶骨或岩骨等可引起脑神经压迫移位,展神经、视神经、三叉神经、面神经及听神经最易受累。

(3)多发性神经病在多发性骨髓瘤不常见(约 5％)。感觉运动性神经病最常见,也有纯感觉性及缓解复发型者。多逐渐发病,也可急性或亚急性起病,上肢较下肢多见,偶累及脑神经。全身性淀粉样变性可有体位性低血压、阳痿、疼痛、腕管综合征或分离性感觉缺失。组织活检可以确诊。

2. 辅助检查

(1)脑脊液检查:脑膜受累可见脑脊液细胞数和蛋白显著增高。

(2)神经传导速度和神经活检可发现轴索变性,偶有脱髓鞘,活检可见受累神经呈浆细胞浸润或淀粉样变。

（3）MRI 检查早期确诊脊髓受压，避免出现永久性运动或感觉功能缺失。

【治疗要点】

治疗主要针对原发病，可适当给予神经营养药物及 B 族维生素。脑膜受累导致意识障碍或脑神经体征者，提示预后不良。

四、Waldenstrom 巨球蛋白血症的神经系统并发症

巨球蛋白血症是淋巴细胞和浆细胞失控性增生，产生过多的的循环单克隆 IgM，脊髓呈广泛的淋巴细胞和浆细胞浸润。

【诊断要点】

1. 临床表现　本病可表现虚弱乏力、口鼻出血、视觉损害、精神错乱及多发性神经病等，呼吸困难、充血性心力衰竭可很明显，并有肝、脾及淋巴结肿大。

2. 神经系统并发症　①脑出血及蛛网膜下隙出血，因 M 蛋白干扰凝血机制及血小板形成障碍，患者可有出血倾向，突然发生局灶性脑出血或蛛网膜下隙出血。②脑病-高黏综合征，表现眩晕、头痛、听力丧失、共济失调、震颤、锥体束征、昏睡、器质性精神病及昏迷等中枢神经系统症状，许多病例出现出血、水肿、渗出及视盘炎等视网膜病变，病理研究发现与高黏血症及血管通透性改变有关。③脊髓病，较少见。表现痉挛性截瘫或四肢瘫，可能与高黏血症及脊髓骨性压迫或细胞浸润有关。④感觉运动性神经病：较少见。

【治疗要点】

血浆交换或血浆交换合用化疗适于治疗高黏综合征，但改善多发性神经病症状不确定。

（张惠芳）

第16章

颅内肿瘤

颅内肿瘤有起源于颅内各种组织的原发性肿瘤和由身体他处转移到颅内的继发性肿瘤两大类。从它的生物学特性又可分为生长缓慢、具有较完整包膜、不浸润周围组织及分化良好的良性肿瘤，以及生长较快、没有完整包膜和明确界限、呈浸润性生长、分化不良的恶性肿瘤两类。但不论肿瘤是恶性还是良性，由于它生长于人体的要害部位，引起机体各部分功能及生命的危害是不可忽视的。无论颅内肿瘤的病理特性如何，在颅内的致病机制及治疗有很多相同处，在此对颅内肿瘤的发病机制及治疗做一个综合性论述。

【诊断要点】

1. 发病原理　颅内肿瘤可因它的占位性引起颅内压增高而发病，也可因它侵犯或压迫脑的局部产生症状。成人由于颅缝已闭合，如果发生颅内肿瘤，会使颅内压增高。在瘤初起时因它的体积不大，通过正常生理调节可以暂时适应而不出现症状，随着瘤的不断增大，生理调节作用趋于衰竭，于是就出现各种症状。病情的发展速度取决于下列因素。

（1）肿瘤生长的速度：生长迅速的肿瘤，症状出现就快，恶性肿瘤要比良性肿瘤出现症状要快。引起症状的主要机制有二：其一是肿瘤挤压血管，使局部暂时失去血液供应而发生功能障碍，称为生理性障碍。如果治疗及时，血供得以恢复，功能障碍可逐渐恢复。另一种是肿瘤侵犯了神经组织，使之在结构上遭到毁坏,称为解剖性功能障碍。虽将肿瘤切除,但已丧失的功能难以恢复。

(2)肿瘤生长的部位:颅后窝及中线的肿瘤,容易引起静脉窦的回流障碍和脑脊液循环通路的阻塞,造成脑脊液的积聚,较早出现颅内压增高症状。大脑半球肿瘤及鞍内肿瘤,很少引起脑脊液通路阻塞,因此颅内压增高症状出现较晚。但定位症状常较明显。

(3)伴脑水肿的程度:脑膜瘤、转移癌及其他发展迅速的恶性肿瘤,都伴有明显的脑水肿,因此有较明显的颅高压症状。

(4)患者的全身情况:妊娠、毒血症、呼吸道感染、颅脑损伤等都能促使颅高压症状及同灶症状早日出现。

2. 临床表现

(1)颅内压增高的症状:①头痛;②呕吐;③视盘水肿。

(2)局灶性症状:根据患者不同症状表现和神经系统定位体征,结合影像学检查可发现不同部位局灶病变。

3. 辅助检查

(1)脑脊液检查:对有颅内压增高的患者做此检查应谨慎,因有促使脑疝的危险。检查包括脑脊液压力、细胞计数及生化测定。脑脊液内细胞数增高,以炎症病变可能为大;红细胞增多,以出血性病变可能为大。细胞数正常而蛋白质含量增高则较符合脑室内或脑表面肿瘤及神经鞘瘤。脑脊液做沉淀细胞检查有助于发现肿瘤的脱落细胞。在髓母细胞瘤、室管膜瘤、脉络丛乳头瘤及脑转移瘤等病例中可得到阳性结果。

(2)脑电图检查:对大脑半球的肿瘤具有较正确的定位价值,但对于中线、半球深部和幕下肿瘤较难诊断。

(3)脑诱发电位记录:在被检查者做特定刺激的同时,记录其脑相应区的电信号。在脑肿瘤的诊断方面常用的诱发电位记录有:①视觉诱发电位,用以诊断视觉通路上的肿瘤;②听觉诱发电位,又称脑干电位活动(BAEP),用以诊断脑桥小脑角及前庭(听)

神经肿瘤。

（4）颅骨 X 线片：可反映累及颅骨的病变，可显示颅内压增高、松果体钙化及移位、异常钙化、骨破坏或增生、内听道扩大、蝶鞍扩大或局限鞍底骨质破坏。

（5）CT 脑扫描：可显示颅内肿瘤所含的钙化斑、骨骼、脂肪和液体，显示肿瘤的为目前应用最广的无损伤脑成像技术。对颅内毗邻解剖关系。CT 对比增强可了解肿瘤血供及血-脑屏障破坏，利于显示肿瘤和定性。

（6）磁共振成像（MRI）：具有优良的软组织分辨力，可行水平位、冠状位、矢状位成像，使病变定位更准确，血管流空效应及多种成像方法与脉冲序列技术使之成为颅内肿瘤诊断的金标准。MRI 可清晰显示脑肿瘤，包括垂体瘤、脑干肿瘤和小脑肿瘤等，肿瘤继发坏死囊性变、出血及其毗邻结构的关系，在一定程度上可提示肿瘤性质。磁共振波谱（MRS）利用 MR 成像分析体内生化物质结构及含量，如脑胶质瘤一般表现 Cho 峰升高、Cr 降低、NAA 峰明显降低，NAA/Cr、NAA/Cho 比值降低、Cho/Cr 比值升高。弥散加权像（DWI）有助于脑肿瘤的定性诊断。

（7）神经核素检查：PET 可在分子水平检测与识别在疾病状态下与新陈代谢有关的组织细胞内生理及生化改变，可先于 CT和 MRI 解剖学图像改变之前诊断脑肿瘤，还可区分良恶性肿瘤、术后残余肿瘤或瘢痕。SPECT 可根据脑肿瘤对示踪剂摄取情况判断肿瘤生长活跃性及恶性程度。

（8）功能影像指导的立体定向活检术是颅内肿瘤标准的活检技术，从不同部位获取多个标本进行系列活检，尽量避免肿瘤的不均一性造成的诊断误差，提高活检诊断的准确性。

（9）中枢神经肿瘤的标记物：①甲胎蛋白（AFP）：有肝细胞癌的患者 AFP 血清浓度可超过 $1000\mu g/L$ 且持续存在。AFP 亦见于颅内生殖细胞瘤患者，特别是内胚窦瘤及胚胎癌。在内胚窦瘤中只有 AFP 升高，在胚胎癌中除 AFP 外，还有人绒毛膜促性腺

激素 β 亚单位(βHCG)的增高。此外,除血清 AFP 阳性外,CSF 中也可检测到 AFP。②人绒毛膜促性腺素(hCG),hCG 高除妊娠外,亦出现于子宫绒癌、卵巢癌、葡萄胎及男性睾丸癌患者的血清中。有颅内绒癌及胚胎癌时也有 hCG 出现。除血清外脑脊液浓度亦呈阳性。③胎盘碱性磷酸酶(PLAP),可见于颅内胚胎性生殖细胞瘤(GE)。④α_1-抗胰蛋白酶及 α_1-抗糜蛋白酶,脑小胶质细胞瘤中可表达此两种酶,可作为小胶质瘤的一种非特异性标记物。⑤上皮细胞膜抗原(EMA),在脊索瘤、室管膜瘤、脉络丛乳头瘤、脑膜瘤、绒癌、不成熟的畸胎瘤及神经内分泌肿瘤中可有表达。可作为非特异性标记物供辅助性诊断之用。

【治疗要点】

良性肿瘤可用显微外科手术及放疗等综合治疗,恶性胶质瘤采用常规手术、放疗及化疗等疗效均不满意。

【处方】

1. 降低颅内压　颅内肿瘤常伴颅内压增高,尤其晚期体积巨大的恶性肿瘤,常可危及生命,降低颅内压的根本方法是切除肿瘤。但有些肿瘤无法全部切除而需进行放疗和化疗,化疗和放疗也可加重脑水肿,暂时不能手术或术中采取降颅压治疗都十分必要。

(1)脱水治疗:①渗透性脱水药,常用 20% 甘露醇(成人0.5~1g/kg,每日 3~4 次,快速静脉滴注,作用维持 4~6h)及50%甘油盐水、30%尿素和 50%葡萄糖等;②利尿性脱水药,常用呋塞米(20~40mg,每日 1~2 次,静脉或肌内注射)以及氢氯噻嗪、依他尼酸、氨苯蝶啶等,与激素合用可增强降颅压效果。需注意强力脱水应密切注意患者水、电解质平衡,肾功能不全患者慎用。

(2)脑脊液外引流:颅内肿瘤引起梗阻性脑积水和严重颅内压增高,需紧急脑室穿刺排放脑脊液,迅速降低颅内压。

(3)其他措施:①合理体位,头高 15°~30°,避免颈部扭曲和胸部受压,利于颅内静脉回流,适于大多数术中患者;②预防脑缺氧,缺氧可加重脑水肿,保持呼吸道通畅对缓解高颅压有益;③限制摄入量,严格限制患者每日水、钠摄入量在最低所需限度内,以防水、钠潴留引起脑水肿;④冬眠亚低温疗法,可有效降低脑耗氧量,改善脑血管及神经细胞膜通透性,减轻脑水肿,冬眠持续时间不宜过长,一般 3～5d;⑤皮质类固醇,可改善血-脑屏障功能、降低毛细血管通透性,减轻脑肿瘤引起脑水肿,地塞米松首次 10mg 静脉滴注,每 6 小时 5mg,1 周后逐渐停药,儿童 0.5～1.0mg/kg,每日 3～6 次。甲泼尼龙效果强,不良反应轻微。

2. **放射治疗** 中枢神经系统恶性肿瘤手术往往不能彻底清除,放疗是重要的辅助治疗。适应证是手术不能切除又对放射线敏感的脑肿瘤,恶性肿瘤术后复发者。

3. **化学药物治疗** 化疗药敏感的肿瘤细胞多为多倍体,染色体异常愈显著,细胞对化疗药愈敏感。血-脑屏障(BBB)通常可阻碍水溶性离子化药物及分子量＞200KD 药物通过,化疗药突破BBB 和 BTB(血-肿瘤屏障)进入瘤组织是有效化疗的关键。常用的化疗药物包括:①亚硝脲类,为高脂溶性,分子量较小,包括卡莫司汀(BCNU)、环己亚硝脲(CCNU)、司莫司汀(meCCNU)及尼莫司汀(PCNU)等。BCNU 和 CCNU 通过 BBB 率较高,脑脊液浓度可达血浓度的 50％,是脑胶质瘤化疗的首选药物;不良反应有迟发性骨髓抑制、肺纤维化及肝功损害等;②顺铂(DDP),为小分子量水溶性药,不良反应为肾毒性、耳毒性及周围神经病等;③长春新碱(VCR),抑制细胞增殖,是脑胶质瘤常用化疗药;④替尼泊苷(VM-26),为脂溶性,中等分子量,不良反应为骨髓抑制;⑤羟基脲(HU),水溶性,分子量极小,可迅速通过 BBB,不良反应为骨髓抑制及消化道症状;⑥氟尿嘧啶(5-FU),水溶性,分子量小,与 BCNU 有协同作用;⑦丙卡巴肼(PCZ),分子量小,不良反应为消化道症状和骨髓抑制。

4. **联合化疗** 临床选择胶质瘤化疗药的三原则:①脂溶性

高、分子量小、非离子化和易通过 BBB；②不同作用机制、作用周期；③毒性不同。目前国际最常采用的化疗方案是 PCV：在疗程第 1 日口服环己亚硝脲（CCNU）110mg/m²；疗程第 8～21 日口服丙卡巴肼（PCZ）60mg/m²；疗程第 8、29 日静脉滴注长春新碱（VCR）1.4mg/m²。

5. 给药途径　①口服，不常应用；②静脉给药为常规方法，需注意长期大量应用化疗药可引起化学性静脉炎；③动脉灌注给药，从供瘤动脉给药可有效提高肿瘤内药浓度，延长药物对肿瘤作用时间，减轻全身毒性反应；④术中采用选择性注药如颈内动脉眼动脉近心端，超选择性注药如颈内动脉眼动脉远心端肿瘤主要滋养血管内，BCNU、DDP 及 VCR 等适于此法灌注，不良反应为眼部不适、视网膜炎或失明；⑤鞘内注射：用刺激性较小的化疗药如 MTX、塞替哌和阿糖胞苷等，适于蛛网膜下隙播散的恶性肿瘤；不良反应有癫痫、发热等。

（赵红英）

第17章

神经系统损伤

第一节　头皮损伤和颅骨骨折

一、头皮损伤

头皮损伤是颅脑损伤中最多见的一种。其重要性一般不在头皮损伤本身，而在于：①头皮损伤往往合并有不同程度的脑组织损伤，而脑组织损伤的处理和预后与头皮损伤截然不同；②头皮损伤的部位，指示头部遭受暴力打击的着力方向和位置，有助于颅内伤情的判断。

头皮分为5层：表皮层、皮下层、帽状腱膜层、帽状腱膜下层及颅骨外膜层。

【诊断要点】

1. 擦伤　是表皮层的损伤，可有少量渗血或渗液。

2. 挫伤　损伤延及皮下层，可见皮下组织肿胀或瘀血。

3. 裂伤　头皮组织断裂而出现裂口。帽状腱膜完整者，裂口小而浅；帽状腱膜受损者，裂口深达颅骨外膜。锐器致伤者创缘整齐，钝器伤或撞击伤时创缘可呈不规则形，并往往伴有挫伤。

4. 头皮血肿　根据血肿所在的解剖层次不同可分为3种。①皮下血肿：一般范围较小，质地坚硬。②帽状腱膜下血肿：最为常见，可以蔓延全头，质软而有明显波动。③骨膜下血肿：多见于婴幼儿,局限于骨缝之间,张力较高。触诊时头皮血肿中央凹陷而边缘隆起,易误诊为颅骨凹陷骨折,应加鉴别。

5. 撕脱伤　大片头皮自帽状腱膜下部分或全部撕脱,甚至整个头皮连同额肌、颞肌、骨膜一并撕脱。撕脱伤创面常有大量出血而发生休克;暴露的颅骨可因缺血导致感染或坏死,后果严重。

【治疗要点】

1. 头皮损伤时出血不易自止,但小的裂伤亦常需缝合。缝合时应将帽状腱膜包括在内,并警惕出血性休克的可能。

2. 头皮表皮层易藏匿细菌,清创要彻底。由于头皮抗感染能力较强,一期缝合的时限可较身体其他部位延长,一般在48h、甚至72h内,只要清创彻底,结合后仍有一期愈合可能。

3. 头皮血肿除非过大,一般皆可加压包扎,待其自行吸收。血肿巨大,且长时间不吸收者,可行血肿穿刺抽除积血,并加压包扎;必要时可反复穿刺,但需严格无菌操作,谨防继发感染。一旦感染,则应尽早切开引流。

4. 部分性头皮撕脱蒂部有动脉供血者,可在清创后进行原位缝合。完全性撕脱伤若创面污染不严重,可采用显微外科技术进行小血管吻合、头皮原位缝合,或用转移皮瓣覆盖创面。对于污染严重的创面需先行清创包扎,待创面肉芽形成后植皮;如果颅骨裸露,则可在颅骨外板上行多处钻孔,待形成肉芽后植皮。

二、颅骨损伤

颅骨骨折大多无须特殊处理,故骨折本身多数并不重要,但应重视以下3点。①颅骨骨折的存在通常表明所受暴力相对强大,容易并发脑膜、血管、脑组织和脑神经损伤。若骨折线跨越脑膜血管沟或静脉窦者,应警惕颅内血肿的发生。②开放性颅骨骨折可继发颅内感染。③凹陷骨折可引起局部脑受压,成为肢体瘫痪和癫痫发生的原因。

颅骨骨折按部位可分为颅盖骨折和颅底骨折两类。

【诊断要点】

1. **颅盖骨折** 依骨折形态可分为：①线形骨折，最为常见，以颞顶区最为多见，其次为额区和枕区。骨折线多为单条，也可为多条。线形骨折通常无特殊表现，多需摄 X 线片确立诊断。②凹陷骨折，多为颅骨全层向颅内凹入，偶可仅为内板凹入颅内。凹陷骨片的边缘可有环形骨折线，也可呈星形或不规则形碎裂，成为粉碎性凹陷骨折。婴幼儿骨板较薄且富有弹性，可以仅有凹陷而无骨折线，在生长发育过程中并有自行复位之可能。凹陷骨片可刺破局部硬脑膜，导致脑皮质损伤，甚至血肿形成。凹陷骨片能使脑受压，在功能区者可产生相应神经功能障碍，如偏瘫、失语。若凹陷范围广泛，可因颅腔空间减缩而引起颅内压增高。在运动区附近的凹陷骨折还是引起外伤性癫痫的原因之一。凹陷骨折以发生在额部及顶部者最为多见，局部触诊可触及骨质下陷，但确诊多依赖 X 线摄片。伤处切线位摄片不仅能确定诊断，并能清楚显示凹陷深度。③粉碎骨折：颅骨单纯粉碎骨折较为少见，多因头颅遭受钝性打击致伤，常伴有明显头皮挫伤和血肿。

2. **颅底骨折** 颅底骨与硬脑膜粘着紧密，骨折时易致硬脑膜撕裂，加之颅底孔道众多，骨折线又常累及鼻窦，可造成蛛网膜下隙与外界沟通，故颅底骨折多属开放性质，被称为内开放性骨折。颅底骨折的临床表现为相应部位的软组织出血、脑神经损伤、脑脊液漏和脑损伤。颅前窝、颅中窝和颅后窝的解剖结构不同，骨折后临床表现也各具特点。

3. **各部位颅底骨折的特点**

（1）骨折部位：软组织损伤、脑神经损伤、脑脊液漏、脑损伤。

（2）颅前窝：眼睑青肿、球结膜下瘀血，视、嗅神经损伤，鼻腔流出血性脑脊液，额极底部损伤。

（3）颅中窝：颞肌下瘀血及压痛，面神经、听神经损伤，展神经损伤（岩尖骨折）少见。由耳道流出血性脑脊液，颞叶底部及额尖损伤。

(4)颅后窝:乳突皮下及胸锁乳突肌处瘀血,颈肌坚硬及压痛,偶有第9～12脑神经损伤,脑脊液外溢至乳突处皮下,小脑及脑干损伤,偶可损伤延髓,并有额极颞尖的对冲性损伤。

【治疗要点】

1. 单纯线形骨折　一般无须特殊处理。唯骨折线通过脑膜血管沟或静脉窦者,应提防并发硬脑膜外血肿的可能。

2. 凹陷骨折　除凹陷不深(<0.5cm)或婴幼儿无脑受压症状者,无须特殊处理外,一般均需手术整复或去除塌陷骨片。但若骨折位于静脉窦表面,除非有脑受压表现,否则手术应在病情稳定、并做好充分输血准备后审慎施行,以防大量出血时措手不及。凹陷骨折手术目的为解除脑受压、预防癫痫和整形以消除心理负担。

3. 粉碎骨折　多条骨折线之间可有游离碎骨片。骨片无错位或凹陷者无须手术处理。骨片如明显下陷可按凹陷骨折处理。若为开放性骨折,清创时应将污染和游离骨片去除,刺破的硬脑膜需加修复,并要警惕合并硬脑膜下和脑内血肿的可能。

4. 颅底骨折　颅底骨折本身无须特殊处理,治疗重点是预防感染,可适当应用抗炎药物。有脑脊液鼻漏、耳漏者禁忌填塞,制止擤鼻,减少喷嚏或咳嗽。要保持耳道、鼻孔清洁,但忌行冲洗。腰椎穿刺可造成脑脊液逆流而增加感染概率,亦应避免。合并脑损伤者按脑损伤原则处理。

第二节　脑震荡和脑挫裂伤

一、脑震荡

脑震荡是颅脑损伤后出现暂时性脑功能障碍。通常头部受轻度暴力打击后发生短暂意识丧失,随即清醒,可有近事遗忘,无神经系统器质性改变。

【诊断要点】

1. 临床表现

(1)意识障碍在伤后立刻发生,一般程度较轻,昏迷持续时间不超过 0.5h。

(2)近事性遗忘:清醒后不能叙述受伤经过,伤前不久之事亦不能忆及,但往事仍能清楚回忆。

(3)其他症状:醒后常诉头痛、头晕、畏光、耳鸣、失眠、健忘等症状。一般不十分严重,多能在短期内逐渐消失。

(4)神经系统检查无阳性体征,脑脊液压力及成分正常。

2. 辅助检查　神经系统和脑脊液检查正常。

【治疗要点】

1. 适当卧床休息。

2. 严密观察病情变化,必要时进行 CT 检查。

3. 对症治疗,给予镇痛和镇静药物。

4. 进行耐心解释工作,消除患者思想顾虑。

二、脑挫裂伤

暴力作用于头部,造成脑组织的器质性损伤,称为脑挫裂伤。临床表现与脑震荡相似而程度较为严重,可出现脑损伤的局灶性症状,常伴有外伤性蛛网膜下腔出血。

一般说来,脑挫裂伤的严重程度与所受暴力的大小成正比,而损伤的部位则不一定与受力部位一致。脑挫裂仍可发生在暴力打击点的下方及其附近,产生着力点损伤;亦可出现在远离打击点的部位,特别是其对冲部位,造成对冲性损伤。着力点损伤主要由外力对脑组织的直接接触作用所引起,对冲性损伤则与脑的惯性负荷有关。

根据头部受力的位置,可以推测对冲性脑挫裂伤的发生部位。常见情况如下:①枕部正中受力,可发生双侧额极、额底和颞尖挫裂伤。②枕顶部偏于一侧受力,可产生对侧额极、额底和颞尖挫裂伤。③头部侧方受力,可导致对侧颞尖和颞叶凸面挫裂伤。④顶部受力时,如外力方向朝前,可产生对侧额底和颞尖挫裂伤;外力方向朝后一般不产生枕叶损伤。此外,垂体柄、嗅神经、视神经等相对固定的结构也可因脑在颅内运动而受到牵扯,导致远离打击点的损伤。

【诊断要点】

1. 临床诊断

(1)昏迷一般持续数小时,严重病例可达数日、数周,甚至数月数年,直至死亡。少数对冲性严重脑挫裂伤患者意识进行性恶化,出现颞叶沟回疝症状,难与颅内血肿鉴别。

(2)颅脑损伤当时可有短暂的脉搏细速、血压偏低和呼吸缓慢等,多可迅速恢复正常,提示轻、中度损伤,如不恢复常提示严重脑干损伤或合并其他损伤。伴头皮或其他部位创伤时疼痛可使呼吸、心率加快,蛛网膜下腔出血吸收期常有体温轻度升高。

(3)精神症状多见于额颞叶广泛挫裂伤病例,多表现无目的的喊叫、躁动、易怒、拒食、甚至打人毁物等,有的表现痴呆或欣快感。

(4)癫痫发作在儿童最常见,多为全身性痫性发作,局限性发作有定位意义;皮质挫伤、水肿、出血或凹陷骨折压迫等可引起癫痫发作。

(5)脑膜刺激征是外伤性 SAH 所致,伤后即出现头痛、畏光、颈项强直及 Kernig 征阳性等,腰穿脑脊液血性。

(6)症状由脑组织损伤部位决定,位于非功能区时可仅有一般症状,位于功能区时出现瘫痪、感觉障碍、失语等。

2. 辅助检查

(1)脑 CT:脑挫裂伤 CT 扫描的典型表现为不规则的片状低密度水肿区内有斑点状高密度出血灶;如果病变较广泛,则可有明显占位效应,侧脑室因受压而缩小或消失,中线向对侧移位。合并有蛛网膜下隙出血时,表现为脑基底池或纵裂内有高密度影。

（2）DSA：是幕上血肿较可靠的诊断方法之一，可显示血管移位，硬膜外或硬膜下血肿有特殊性无血管区。DSA 是损伤性检查，不适用于急性期重症患者，亚急性、慢性血肿症状较轻，CT 提示等密度影时可选用，但目前颅脑脑损伤后颅内出血诊断很少需要血管造影。

（3）脑 MRI 检查：显示亚急性及慢性硬脑膜下血肿、脑水肿优于 CT，MRI 可显示弥漫性轴索损伤脑干、大脑白质挫裂伤及缺血灶；但成像时间较长，患者需完全制动配合，不适于急性期重症创伤性脑损伤患者。

【治疗要点】

对任何伤者的诊治，需要建立在综合评估患者的临床表现、影像学检查结果及其他神经监测结果的基础上。

1. 局灶性脑挫裂伤的伤员应卧床休息，严密观察病情，48h 内定期监测血压、脉搏、呼吸，并注意意识和瞳孔变化。

2. 病情稳定后，清醒患者可及早进食。意识清醒者，静脉输液总量限制在 2000ml。

3. 伴颅内压增高可给予脱水药物或激素。伤后 48h 颅内出血稳定后，对合并 SAH 者可腰穿释放脑脊液，每次 5～10ml，放液后注入等量生理盐水、过滤空气或氧气，有助于血液吸收减少粘连。

第三节　弥漫性轴索损伤

弥漫性轴索损伤（DAI）是一种脑实质的弥漫性损伤。在显微镜下，几乎所有不同伤情脑损伤患者的脑组织中均可发现轴索损伤这一病理形态学改变，而且轴索损伤的程度与脑损伤的伤情相关，伤情越重轴索损伤也越重。轴索损伤既可单独发生，也可与其他脑损伤合并存在。

此种损伤主要是在头部加速运动时发生,因而多因车祸而致伤,高处坠落时也可发生。在锐器伤患者中则少见。一般认为,当头部加速运动时,脑组织因受瞬时产生的坚硬力和张力作用而发生应变,使神经轴索、毛细血管和小血管损伤。受损部位多见于脑的中轴,常发生在不同组织结构之间,如大脑半球的灰质和白质交界处、胼胝体、基底节核团附近、透明隔和脑干等处。

依据神经组织病理学变化,DAI 可分为 3 期。①早期(<1周):以轴索撕裂、轴索断端轴浆聚集,退缩于近端,形成轴索球为特征。轴索球在伤后 6~24h 形成,重伤者 2h 即可出现。球状物过大可引起髓鞘断裂,远端神经纤维退行性变性。②中期(2~3周):轴索球被大量吞噬性微胶质簇替代,不能辨认。轴索、髓鞘碎裂,胶质细胞广泛增生。③慢性期(>3周):脑白质弥漫性退行性变性,以内侧丘系、锥体束、内囊退行性变最为明显。大脑半球容积缩小,韧性增加,胼胝体变薄,脑沟变宽,脑室普遍或局限性扩张。

【诊断要点】

1. 临床特点　与重型脑挫裂伤相似,通常患者伤后立即昏迷,且程度深,持续时间长,一般无中间好转期,常出现瞳孔变化,表现为双侧瞳孔不等、单侧或双侧瞳孔散大、光反射消失,还可出现同向凝视或眼球分离。

2. 辅助检查　CT 扫描和 MRI 虽不能直接显示轴索损伤,但可显示两侧大脑半球弥漫性肿胀,灰质和白质界限不清,脑室脑池受压,蛛网膜下隙及脑沟变浅或消失;基底节区及脑干上端背外侧等处还可见多发性点片状出血。部分患者可有脑室内少量出血及硬脑膜外、硬脑膜下薄层血肿。少数患者 CT 扫描可表现正常,尤其是在伤后数小时之内;如能在 1~2h 后复查或行薄层 CT 扫描可提高阳性率。MRI 分辨率比 CT 更高,常能发现更小或更轻微的病灶,诊断价值优 CT 扫描。脑干诱发电位对弥漫性轴索损伤的诊断亦有重要价值,并能用于进行监测。脑干诱发电位的主要表现是潜伏期延长。

【治疗要点】

DAI患者致死率和致残率高,需严密监测患者生命体征、颅内压、血氧饱合度变化,维持体液和电解质平衡,保持呼吸道通畅,必要时行气管切开和呼吸机辅助呼吸。

1. **控制脑组织水肿**　根据颅内压增高程度及脑水肿表现处理:①过度换气降低 $PaCO_2$ 使血管收缩,控制早期脑水肿,因可减少脑血容量,只能短时间应用;②20％甘露醇静脉滴注与呋塞米合用,延长脑组织脱水时间;③脑室外引流:使脑组织内液体向脑室分流,可显著降低颅内压和控制脑水肿。

2. **冬眠及亚低温疗法**　适用于脑深部结构严重损伤、深昏迷及生命体征不稳定的中重型患者。①冬眠Ⅰ号(哌替啶＋氯丙嗪＋异丙嗪)或Ⅵ号(哌替啶＋异丙嗪＋乙酰丙嗪)可降低全身及脑组织代谢,发挥脑保护作用;②亚低温(32～34℃)疗法对格拉斯哥昏迷指数(GCS)5～7分及 ICP(颅内压)在 20～40mmHg 的患者疗效好,用药 0.5h 迅速降温,注意寒战处理,必要时可应用肌松药。

3. **清除内源性损伤因子**　如维生素 C 和维生素 E 清除神经组织自由基,甲泼尼龙和 21-氨基类固醇等抗脂质过氧化反应,超氧化物歧化酶(SOD)减轻 BBB 通透性,拉莫三嗪拮抗兴奋性氨基酸保护神经组织等。轴索损伤时轴索细胞膜肿胀,细胞内钙超载,激发多种酶促反应和病理级联反应,钙拮抗药尼莫地平可减轻细胞内钙超载,改善轴索及细胞微循环代谢,缩短昏迷时间。

4. **神经细胞保护剂**　碱性成纤维细胞生长因子可促进轴索和神经细胞修复再生;神经节苷脂可促进脑细胞线粒体氧化磷酸化功能恢复,保护膜结构钠泵、钙泵活性,维持膜内外离子平衡;胞磷胆碱、能量合计可不同程度发挥神经保护作用,促进神经功能的恢复。

5. **手术治疗**　对于一侧大脑半球肿胀和水肿引起脑中线结

构移位,出现一侧瞳孔散大时应及时去骨瓣减压。

【注意事项】

DAI属重型或特重型脑损伤的范畴,死亡率及致残率高。导致DAI患者预后不良的因素包括:年龄>50岁;入院GCS评分<8分;入院时瞳孔改变,出现明显的颅内压增高;合并脑深部出血;伴其他脏器复合伤。

第四节　硬脑膜外血肿

硬脑膜外血肿(EDH)是外伤后血肿积聚于颅骨与硬脑膜间。硬脑膜外血肿与外伤着力点关系密切,大多位于头部遭受外力打击部位的下方。90%的硬脑膜外血肿系因颅骨骨折伤及血管(特别是硬脑膜血管)所致。出血来源:①脑膜中动脉;②静脉窦;③颅骨板障静脉。

【诊断要点】

1. 硬脑膜外血肿一般由外力直接作用引起,往往合并有颅骨骨折,且血肿大多与颅骨骨折部位一致。

2. 由于出血来源大多数为动脉或静脉窦,因而发病急骤,病程多属急性或亚急性,慢性硬脑膜外血肿少见。

3. 多见于成年人。婴幼儿脑膜血管较细,颅骨内板血管沟尚未形成,颅骨骨折或变形时不易受损,婴幼儿颅骨内板和硬脑膜黏着又较为紧密,可以阻止硬脑膜从内板剥离,因而在2岁以下的婴幼儿中硬脑膜外血肿相对少见。但在产伤导致颅骨过度变形时也可发生。

4. 硬脑膜外血肿患者原发性脑损伤往往较轻,在病程中常有较为明显的中间清醒期。

5. 血肿部位与出血来源有密切关系。大多数血肿是在颞部及其邻近区域,这与硬脑膜血肿的主要出血来源是脑膜中动脉有关。脑膜中动脉末梢部分出血可形成顶枕部血肿。上矢状窦出血产生的血肿位于额顶部矢旁,可为单侧或双侧。横窦或窦汇出血导致枕部幕上或幕下血肿,亦可为单侧或双侧,尚可表现为同时波及幕上、幕下的骑跨型血肿。

6. 硬脑膜外血肿:CT 扫描的典型表现是在颅骨内面和脑表面之间出现凸透镜形或弓形密度增高影,并可显示脑室受压和中线结构移位。

【治疗要点】

硬脑膜外血肿除非合并其他严重损伤,否则只要早期诊断、及时手术,预后多属良好,甚至完全康复。但硬脑膜外血肿病情发展往往迅速,如果不能获得及时处理,后果也十分严重。硬脑膜外血肿合并硬脑膜下血肿者为数不少,其发生率在全部硬脑膜外血肿中接近 40%。这一情况的重要性在于:①使临床表现变为复杂,为诊断增加困难;②病情往往严重,从而影响疗效和预后,因而应给予重视。对于术前未进行 CT 检查而直接钻颅探查的患者,在清除硬脑膜外血肿之后应切开硬脑膜进行探查,必要时还要在对冲部位钻颅探查,以免遗漏合并存在的硬脑膜下和脑内血肿。

1. 手术治疗

(1)手术指征:①临床症状体征进行性加重;②无明显症状,但血肿厚度>1cm;③CT 检查幕上血肿量>30ml,颞部>20ml,幕下>10ml,中线移位>1cm,有急性颅内压增高和占位效应。硬脑膜外血肿不易吸收,手术指征可适当放宽。

(2)手术方法:包括骨窗开颅硬膜外血肿清除术,适用于病情危急已出现脑疝,来不及 CT 检查,直接送手术室抢救患者。钻孔探查和扩大骨窗清除血肿,在瞳孔散大侧翼点附近钻孔可发现60%~70%的硬脑膜外血肿。其次是骨折线附近或着力部位,额极、顶结节或枕部钻孔,骨孔直径 3cm,以防遗漏;若血肿清除后硬脑膜张力仍高或呈蓝色,应切开探查,以免遗漏硬脑膜下或颅内血肿;术毕硬脑膜外置胶管引流,分层缝合头皮,颅骨缺失待

2～3个月后择期修补。

骨瓣开颅硬脑膜外血肿清创术适用于血肿定位明确,根据CT检查成形骨瓣开颅;钻孔穿刺清除硬脑膜外血肿适用于紧急抢救,锥孔或钻孔排出部分液态血肿,暂时缓解颅高压,赢得时间;小脑幕游离缘切开基底池外引流术适用于硬脑膜外血肿发生脑疝的严重病例。

术后患者进入 ICU 观察意识、瞳孔、颅内压及生命体征,监测液体出入量、电解质、血糖、血气和肝、肾功能等,术后 24～48h 拔除引流;保持呼吸道通畅,昏迷患者及早气管切开,以防低氧血症;适量使用脱水利尿药,维持水电解质及酸碱平衡;预防感染,防止肺炎、尿路感染及压疮及其他对症治疗。

2. 非手术治疗 指征:①意识清楚,无进行性意识障碍或GCS≥14 分;②无脑受压症状体征和视盘水肿;③CT 检查幕上血肿量<30ml,幕下血肿量<10ml,中线移位<0.5cm,无明显占位效应者;④非颞部或后颅窝血肿。严密观察病情变化,合理应用降颅压药,CT 监测血肿吸收情况,若病情恶化可立即手术。

第五节　硬脑膜下血肿

硬脑膜下血肿位于硬脑膜下腔,是颅内血肿中最为常见的一种,约占颅内血肿的 40%。根据血肿症状出现的时间,硬脑膜下血肿可分为急性、亚急性和慢性三种。

一、急性硬脑膜下血肿

血肿症状在伤后 3d 内出现,是硬脑膜下血肿中最多见的一种,约占硬脑膜下血肿总数的 70%。患者多半合并存在其他不同类型的脑损伤,如脑挫裂伤、原发性脑干损伤或弥漫性轴索损伤,因而临床表现复杂多变,病情发展迅速,处理也较困难,至今仍是颅脑损伤死亡的主要原因之一。

出血来源:①皮质小静脉和小动脉;②桥静脉。

【诊断要点】

1. **意识障碍严重** 脑挫裂伤及继发性脑水肿多同时存在,脑挫裂伤较重、血肿形成速度较快,脑挫裂伤昏迷与血肿导致脑疝昏迷重叠,意识障碍进行性加深,无中间清醒期或意识好转期。

2. **颅内压增高明显** 急性硬脑膜下血肿多为复合型损伤,可见头痛、喷射性呕吐、躁动、脉率慢、呼吸慢及血压升高等。病情常急剧恶化,一侧瞳孔散大后不久,对侧瞳孔也散大,出现去大脑强直和病理性呼吸,患者迅速处于濒危状态。局灶症状多见脑挫裂伤和血肿压迫可引起中枢性面瘫和偏瘫,局灶性癫痫发作,神经体征进行性加重等。

3. **辅助检查** CT 检查是首选,可见脑表面新月形高密度,内缘可不整齐,相对皮质内有点片状出血灶,脑水肿明显,脑室受压变形,向对侧移位。

【治疗要点】

1. **手术治疗指征** 急性硬脑膜下血肿病情发展迅速,一经诊断应尽早手术治疗。

2. **手术治疗** ①钻孔冲洗引流术适于病情稳定,脑损伤较轻,CT 确诊大脑凸面单纯型硬脑膜下液态血肿。一般在运动前区、后区和颞部钻 2～3 个孔,切开硬膜,生理盐水反复冲洗,引出积血低位留置引流管,持续引流 24～48h,分层缝合头皮。②骨窗或骨瓣开颅血肿清除术适于血肿定位明确,钻孔血肿呈凝血块,难以冲洗排出,钻孔冲洗,清除血肿后脑组织迅速膨起,颅内压升高;原则是充分清除血肿及锉碎糜烂脑组织,妥善止血。③颞肌下减压术或去骨瓣减压术,适于急性硬脑膜下血肿伴严重挫裂伤、脑水肿和脑疝形成患者,若无其他血肿,颅内压仍高可行颞肌下减压术或去骨瓣减压术。

3. **非手术治疗指征** 患者神志清楚,生命体征正常,病情稳定,逐渐减轻,无局灶性神经功能受损表现,CT 检查脑室、脑池无显著受压,血肿量 40ml 以下,中线移位不超过 1cm,颅内压监测压力 25～30mmHg。

【注意事项】

急性硬脑膜下血肿病情危重,死亡率高达 50％～90％,入院 GCS 评分和 CT 表现是判断预后的主要指标。老年人对冲性急性硬脑膜下血肿,血肿量小,病情可很重,预后极差。

二、亚急性硬脑膜下血肿

亚急性硬脑膜下血肿在伤后 3 日至 3 周出现症状,占硬脑膜下血肿的 5％。致病原因及病理变化与急性硬脑膜下血肿相似,原发性脑损伤较轻,出血速度稍缓,血肿形成及脑受压较缓慢,颅内容积可代偿,常有中间清醒期,神志恢复不及硬膜外血肿明显。

亚急性硬脑膜下血肿如能及时确诊,尽早手术清除血肿,预后较好。

三、慢性硬脑膜下血肿

慢性硬脑膜下血肿在伤后 3 周以上出现症状,占颅内血肿 9.39％,病因及发病机制尚未完全明确。

【诊断要点】

1. 病史　常见于老年人和 6 个月以内婴儿,常有头部轻微外伤史,老年人轻度头部外伤史本人或家人易忽略或忘记,起病隐袭,受伤至发病时间为 1～3 个月。

2. 临床表现　慢性颅内压增高症状,头痛、恶心、呕吐、复视及视盘水肿等,头痛突出。神经功能缺失症状如病变对侧轻偏瘫、锥体束征、失语和癫痫发作、患侧瞳孔散大等。精神障碍轻症病例表现注意力不集中、记忆力减退、烦躁易怒等,重者出现痴呆、寡欲,甚至木僵。婴幼儿表现前囟膨隆、头颅增大、骨缝分离、眼球下转(落日征)和头皮静脉怒张等,前囟穿刺可吸出硬脑膜下血肿。

3. CT 检查　　可见血肿密度直接征象,脑室、脑池、脑沟受压间接征象,病程愈短,血肿密度越高,可能与血肿内血红蛋白破坏吸收有关。等密度血肿诊断困难,可借助脑室、脑池、脑沟等受压间接征象判断,增强 CT 显示血肿内侧边缘弧形线状高密度影。MRI 显示等密度慢性硬脑膜下血肿,早期血肿 T_1WI 和 T_2WI 均为高信号;后期 T_1WI 低信号高于脑脊液,T_2WI 为高信号。

　　【治疗要点】

　　1. 手术治疗　　患者有症状应尽早手术治疗。包括:①钻孔或锥孔冲洗引流术为首选方法,安全简单,无严重并发症,疗效满意,治愈率达 95%;根据血肿部位及大小选择前后两孔(一高一低),或在血肿中心钻一孔,抽出积血后留置引流或持续负压引流,引流时间根据引流量多少及颜色,一般术后 3~5d 拔除,适于血肿包膜未形成钙化的多数成人患者,术后血肿复发率 5%~33%。②骨瓣开颅慢性硬脑膜下血肿清除术:额、颞、顶部开颅术彻底清除血肿,尽量切除血肿囊,利于术后脑膨起;适用于血肿晚期已机化或钙化、少数钻孔引流术失败患者。③前囟侧角硬脑膜下穿刺术适于早期血肿及囟门未闭婴儿。④脑室内镜术适于分隔型慢性硬脑膜下血肿,内镜直视下显微手术切除血肿内多囊性包膜,利于彻底冲洗引流血肿。

　　术后并发症包括:①颅内压过低、脑膨起不全引起头晕呕吐,可静脉输注低渗溶液等;②术后血肿腔顽固性积液,多因清除血肿后脑萎缩不能复张,必要时去骨瓣缩小颅腔,消灭血肿腔;③血肿复发常见于老年脑萎缩患者。

　　2. 非手术治疗　　适于无临床症状或症状轻微,颅内压 200mmH$_2$O 以下,CT 无中线移位、呈低密度影像者,合并凝血功能障碍及出血倾向者,如白血病、肝硬化和恶性肿瘤,病情允许可首选非手术治疗。可卧床休息、应用维生素类及止血类药,脑水肿可适当脱水。

【注意事项】

慢性硬脑膜下血肿治疗及时,多数预后良好。

第六节　颅内血肿

一、颅后窝血肿

颅后窝血肿较少见,多因横窦损伤所致,硬脑膜外血肿多见,多为亚急性和急性,慢性少见。

【诊断要点】

1. 颅后窝血肿多因枕部直接受力导致枕骨骨折,损伤横窦、窦汇、乙状窦及椎动脉分支脑膜后动脉,多位于一侧,少数延伸至对侧。横窦损伤可引起颅后窝-枕极骑跨性硬脑膜外血肿。硬脑膜下血肿少见,常伴小脑、脑干损伤,出血主要来自小脑皮质血管或静脉窦及导静脉,多为单侧,病情发展迅速。小脑半球挫裂伤导致小脑内血肿罕见。枕部受力可导致后颅窝血肿,伴幕上对侧额、颞部对冲性脑挫裂伤、硬脑膜下血肿和(或)颅内血肿。颅后窝硬膜外血肿延伸至幕上压迫导水管导致闭塞,小脑挫裂伤和(或)小脑内血肿使第四脑室正中孔和侧孔闭塞,小脑扁桃体疝及中枢性呼吸循环衰竭,病情险恶。

2. 任何年龄均可发生,15岁以下儿童多见,可能与颅骨板障、硬脑膜血管丰富及枕部骨折发生率较高有关。临床表现取决于血肿量、部位及形成速度,合并脑干伤、脑积水或脑挫裂伤等,可见枕部着力点头皮挫裂伤或头皮血肿,枕下或乳突后皮肤瘀斑,急性血肿患者伤后意识障碍时间长,进行性加重,少数有中间清醒期。表现剧烈头痛、喷射样呕吐、躁动不安和血压升高等进行性颅内压增高症状,早期出现小脑体征,如眼震、共济失调和肌张力低下等。本病特征性表现颈强或强迫头位,Kernig征(一)。双侧瞳孔不等大,光反射消失,可能颅后窝压力增高引起小脑幕切迹上疝,压迫动眼神经所致;脑干症状明显,出现同侧后组脑神经瘫痪,如周围性面瘫、声音嘶哑及吞咽困难,对侧肢体瘫痪。

3. 首选 CT 检查,可显示高密度血肿及范围,为手术治疗提供依据。颅骨 X 线侧位和额枕前后位 X 线片,86％以上病例可见枕骨骨折和(或)骨缝分离。DSA 可显示小脑后下动脉、椎基底动脉受压前移和(或)局限性无血管区。

【治疗要点】

手术治疗:高度怀疑颅后窝血肿、确诊血肿量 10ml 以上及颅内压进行性增高,应手术清除血肿或钻孔探查。

1. 单侧颅后窝探查术　适用单侧颅后窝血肿清除,幕上与幕下骑跨型硬脑膜外血肿需向幕上扩大骨窗彻底清除,硬脑膜下及小脑内血肿应切开硬脑膜清除血肿及锉碎脑组织,血肿清除后颅内压不缓解,需行枕下减压术及脑室穿刺引流,应考虑额、颞前端对冲伤。

2. 双侧颅后窝探查术　适用双侧颅后窝血肿,若血肿清除后颅内压仍高,应切除枕骨大孔后缘及寰椎后弓,敞开硬脑膜,行枕下减压术。

二、多发性颅内血肿

多发性颅内血肿是颅脑损伤形成两个以上不同部位或类型的颅内血肿,常伴发严重脑挫裂伤。

【诊断要点】

1. 多发性颅内血肿如不同类型在同一部位,多为对冲性脑挫裂伤伴急性硬脑膜下血肿及脑内血肿,或着力部位硬脑膜外血肿伴局部硬脑膜下血肿和脑内血肿。如同一类型在不同部位,常为双侧硬脑膜下血肿,多为额部或枕部减速性损伤,偶为双侧硬脑膜外血肿,多因挤压伤导致双侧颞骨骨折所致。如不同类型在不同部位,见于着力部位硬脑膜外血肿和(或)脑内血肿伴对冲部位硬脑膜下及脑内血肿,有时枕部减速性损伤引起枕骨骨折,可引起颅后窝硬脑膜外血肿,伴对冲部位硬脑膜下和(或)脑内血肿。

2. 多发性颅内血肿症状较单发性急性颅内血肿严重,多有持续昏迷或急骤意识变化,易早期出现小脑幕切迹疝及双侧锥体束受损体征。

3. 首选 CT 检查,可明确血肿部位及类型,可选择合理治疗。脑血管造影可显示无血管区,大脑前动脉未向对侧移位或移位程度不到血肿厚度 1/2,血肿甚小而中线移位过大,超声波探测未发现中线波移位或稍有偏移,与临床症状不符时,应考虑多发性血肿可能。X 线片可提示,跨越静脉窦或血管压迹的骨折线。

【治疗要点】

手术治疗指征:①神经定位体征进行性恶化;②颅内压>30mmHg;③中线移位>5mm;④中线移位不明显,但轴性移位明显;⑤颅内血肿量>40ml。

【处方】

1. 同一部位不同类型血肿清除术　常见额颞前部对冲性脑挫裂伤所致急性硬脑膜下血肿伴脑内血肿,属同一部位混合性血肿,可在同一术野清除;硬脑膜外血肿伴硬脑膜下血肿和(或)脑内血肿,需切开硬脑膜探查硬脑膜下或脑穿刺证实后清除。

2. 不同部位同一类型血肿清除　多见双侧额、颞前部或额、顶凸面硬脑膜下血肿,双颞部硬脑膜外血肿较少见;急性双侧血肿应先在脑疝侧或血肿较大侧行骨窗开颅清除血肿,另侧钻孔引流或扩大钻孔至适当骨窗清除血肿;亚急性双侧血肿可双侧骨瓣开颅一次清除或按血肿大小分次剖开清除;双侧慢性硬脑膜下血肿用双侧钻孔引流术。

第七节　脊髓损伤

脊髓损伤是直接暴力和间接暴力作用于脊柱和脊髓组织所致。脊髓切断伤或严重挫裂伤后功能难以恢复,脊髓损伤治疗一直是医学的一大难题。避免损伤部位引起二次损害或是可逆性损伤获得迅速恢复,预防并发症及进行康复训练可使治疗效果明显提高。

原发性脊髓损伤按脊髓损伤程度可分为:脊髓震荡、脊髓挫裂伤、脊髓压迫。而继发性脊髓损伤的原因包括脊柱损伤不稳定性,脊髓缺血,伤后神经递质变化、水肿及能量代谢紊乱,后期脊髓及软脊膜损伤形成瘢痕、蛛网膜粘连及囊肿形成等。

【诊断要点】

1. **临床表现**

(1)脊髓休克:是脊髓受到外力打击以后,在损伤平面以下立即发生的完全性弛缓性瘫痪,各种反射、感觉、括约肌功能都消失的一种临床现象。在脊髓轻度损伤如脊髓震荡时,这一现象可于数小时内恢复,不留后遗症。但在大多数较重的损伤如脊髓挫伤或横断性损害时,这种现象将持续很久,需待 3～6 周才逐渐出现损伤水平以下的脊髓功能活动。一般认为脊髓休克的时间越长表示脊髓损伤的程度越重,预后也越差。

(2)感觉障碍:脊髓完全性损伤者自损伤平面以下各种感觉均丧失。脊髓部分损伤者如伤后不发生脊髓休克,则视损伤程度在损伤平面以下将保存部分感觉。发生脊髓休克的患者,需在脊髓休克恢复后感觉才会逐渐部分恢复。

(3)运动功能:脊髓横贯性损伤者,在脊髓休克期消失以后,损伤平面以下的运动功能仍完全消失,但肌张力增高,反射亢进。脊髓部分损伤者,在脊髓休克期过去以后,可逐步出现肌肉的自主活动,甚至可以达到自己行走的程度。但相当于损害节段所管辖的肌肉可表现为肌肉松弛、萎缩,相应的腱反射消失等。

(4)反射活动:在脊髓休克期过去以后,瘫痪肢体的反射由消失逐渐转为亢进,两下肢的张力由弛缓转为痉挛。

(5)膀胱功能:各种类型的神经源性膀胱可在不同程度和不同时期的脊髓损伤中见到。在脊髓休克期中表现为无张力性神经元性膀胱。当脊髓休克逐步恢复,表现为反射性神经源性膀胱和间歇性尿失禁。当脊髓恢复到反射出现时,刺激下肢皮肤即可产生不自主的反射性排尿。晚期表现为挛缩性神经源性膀胱。膀胱功能的恢复除与脊髓损伤的节段与范围有关外,尚与尿路感染有关。

(6)自主神经系统功能紊乱:脊髓损伤后尚可见下列自主神经系统症状:阴茎异常勃起,颈交感神经麻痹(Horner)综合征,内脏功能紊乱,立毛肌反应及出汗反应,血压下降等。

2. 辅助检查

(1)X线检查:凡疑有脊髓损伤的病例,应尽可能做脊柱的 X 线摄片,以区别有无脊椎骨的损伤。

(2)CT 检查:脊柱 CT 扫描能做出损伤的精确定位,判断椎体及其附件的骨折,显示脊髓受压之碎骨片和椎间盘等的移位情况。

(3)MRI 检查:脊髓 MRI 更能直观地显示脊髓、脊柱损伤;脊椎骨的损伤情况与脊柱的稳定性,椎管的形态与大小,脊髓的损伤程度与水肿、出血和空洞等继发改变,以及有否蛛网膜下隙梗阻和脊髓受压等情况,对于制订正确的治疗方案有极大帮助。

(4)诱发电位检查:脊髓是脑部以下运动及感觉纤维总通路,脊髓损伤可引起皮质和脊髓诱发电位变化。目前在脊髓损伤诊断与治疗中,诱发电位已成为预测脊髓损伤严重程度及判断预后的重要指标。

【治疗要点】

由于脊髓损伤机制及再生修复的深入研究,改善脊髓损伤病理变化、促进再生修复是近年来脊髓损伤研究的热点。脊髓损伤治疗包括手术治疗、药物疗法和康复疗法。脊髓损伤初期治疗原则是保护脊柱,因脊髓损伤常与脊柱损伤合并发生,脊柱损伤可加重脊髓损伤,确保脊柱稳定性和支持性,保护及维持脊髓残存功能至关重要。脊髓损伤初期尤其 3d 内合理治疗,对决定神经功能恢复及预后至关重要。

1. **手术治疗**　原则是尽量保证脊柱稳定性,维持脊柱支持作用,保护脊髓残存功能,如脱臼整复、骨折处理等,椎间盘突出或骨棘压迫应行脊髓减压术。

(1)手术适应证:①脊椎复杂性骨折,椎管内有骨折片,通往椎管的穿通性外伤,脊髓受压症状进行性加重;②脊椎需要整复及固定,如急性撕脱性骨折脱臼、脊椎关节脱臼不能整复、胸腰椎骨折脱臼不能整复等;③脊髓蛛网膜下隙闭塞;④急性脊髓前部综合征;⑤脊椎圆锥或马尾神经损伤;⑥重要功能的神经根损伤症状,需减压者。

(2)不宜手术者:①伤后立即出现完全性、无反射的截瘫或四肢瘫,做腰穿证明脊髓蛛网膜节腔畅通,没有脊髓受压证据者。②急性颈脊髓中央损伤综合征。③悬吊性骨折,常见于机动车祸中,其特点为 C_2 椎弓的撕脱性骨折,伴有 C_2 椎体的向前移位,齿突保持完整,伴或不伴有高位脊髓损伤。这种损伤只需用牵引复位,不需手术。④有延-颈髓分离综合征者,虽其他情况符合手术指征亦不宜手术。⑤患者一般情况差,有损伤性休克,同时合并胸、腹和颅脑损伤者。⑥医院条件不具备者。⑦有波动性截瘫或四肢瘫者,表明有血管性因素存在,应查明原因加以对症处理,不做手术治疗。⑧经非手术治疗后神经系统状态逐步好转者。⑨脊髓损伤已 2～3 年以上者。

(3)手术方法:手术治疗分椎板切除减压、脊椎骨折脱位的整复、椎管探查脊柱融合及椎间盘切除等。手术时应尽量避免牵拉脊髓,勿随意烧灼脊髓血管。在发现脊髓已有中央灰质出血性坏死时,可做脊髓后索正中切开术,切口应超过损伤区 2～4 个节段,并用大量生理盐水冲洗脊髓。如脊髓压迫来自前方,除椎板充分减压外,在可能的情况下应加做两侧齿状韧带切断,以增加减压的实际效果。如脊髓损伤位于胸段以下,还可考虑做损伤平面以上两个节段的双侧脊神经后根切断。神经根切断只限于胸段脊神经根,并应越早越好。

2. **非手术治疗** 非手术治疗的目的在于稳定及保持脊柱的对位,缓解损伤反应,促进康复。在骨折脱位取得稳定的基础上对脊髓损伤部分可采用下列措施。

(1)脱水治疗:应用甘露醇、甘油果糖等对消除脊髓损伤性水肿有效,可以保护部分脊髓神经元免遭毁坏。

(2)低温治疗:可以减低神经组织中酶的活力,降低神经元的代谢率及氧耗量,因此是一种有效的脊髓损伤治疗措施。低温亦可明显影响损伤脊髓内神经递质的代谢。

(3)激素治疗:糖类皮质激素可使损伤后血管的完整性及细胞膜的通透性保持正常,从而减少伤后神经组织的水肿,抑制儿茶酚胺的代谢及积储,因此对治疗急性脊髓损伤是有效的。强调伤后8h内用药。

(4)神经节苷脂(GMI):是细胞膜中一类糖鞘酯,由带有唾液酸寡糖链及神经酰胺组成,GMI参与神经元生长、分化及再生过程,可促进神经轴突和树突增生、侧突形成、减轻华勒变性、加强神经细胞营养、减少损伤胞体死亡及改善神经功能恢复等,外源性GMI具有保护膜结构功能。

(5)钙通道拮抗药:脊髓损伤可通过多种途径引起钙超载、ATP下降及钙泵失活,钙离子不能排出细胞外,钠离子-钙离子泵失活,钠离子-钙离子交换,细胞膜通透性增加,钙离子浓度梯度改变均可使钙离子大量内流,细胞外钙离子水平迅速降低,导致钙中毒性细胞损伤或坏死。钙通道拮抗药能改善脊髓血流自动调节,提高脊髓血流量,促进损伤脊髓神经功能改善。须注意该类药物在提高脊髓血流量同时常引起平均动脉压下降,必要时可全身输血或同时应用血管收缩药,使平均动脉压维持在95~120mmHg,保证局部灌注。

(6)抗氧化剂:即自由基清除剂。实验表明,脊髓损伤后内源性抗氧化剂减少,脊髓损伤前给予维生素E或维生素C可明显减轻脊髓损伤,但研究证明必须事先用药才有效,限制了此类药物的临床应用。

(7)二甲亚砜(DMSO):可减轻脑水肿即细胞损害,可治疗缺血性脑损害。DMSO 兼有脂溶性和水溶性,能快速透过血-脑屏障,具有强极性,能迅速与水、蛋白质、酶、糖类及核酸等结合发挥生物效应。

(8)阿片类拮抗药:内源性内啡肽被认为是脊髓继发损伤的主要因素,脊髓损伤后血中 β 内啡肽反应明显增强。应用大剂量阿片肽受体拮抗药纳洛酮可提高血压,增加脊髓血流量,改善细胞能量代谢,减少组织缺血坏死,促进脊髓功能恢复。但最近也有人认为纳洛酮治疗脊髓损伤无效。

(9)一氧化氮合酶(NOS)抑制药:实验研究证实,NO 参与继发性脊髓损伤,它虽有扩张血管、增加血流作用,但产生过量有细胞毒性,应用 NOS 抑制药可减少脊髓损伤后 NO 合成,明显减少神经细胞死亡。目前认为,选择性抑制神经细胞 NO 抑制药 7-硝基吲唑(7-Ni)是治疗脊髓损伤的理想药物。

3. 康复治疗 通过康复训练和应用矫形器等,可帮助截瘫患者获得生活自理能力,有可能回归家庭和社会。

【处方】

甲泼尼龙,30mg/kg,静脉滴注,15min 内滴完;之后用 54mg/kg,维持 24h。

【注意事项】

颅脑损伤患者至少有 10% 伴有脊髓损伤,由于患者意识不清,不能诉述症状,必须根据损伤方式仔细检查四肢的运动、感觉、反射及脊柱等情况,以免遗漏诊断。

伴有身体其他部位的合并损伤时必须兼顾,不能将所有症状都归咎于脊髓损伤,而忽略了更危急的内脏伤、内出血等。脊髓损伤患者由于失去内脏感觉,腹腔或盆腔内空腔器官穿孔可无腹痛症伏,尤其是腹腔的开放性损伤,应借助 X 线检查、腹腔穿刺等步骤来确定。

应用激素治疗时,有活动性结核病、消化性溃痛病、高血压及动脉粥样硬化者均应禁用。

（赵红英）

第18章

酒精中毒及相关神经精神疾病

第一节 韦尼克脑病

Wernicke 脑病（WE）或 Wernicke-Korsakoff 综合征是慢性酒精中毒常见的代谢性脑病，是维生素 B_1 缺乏导致的急症。

维生素 B_1 缺乏通常与营养缺乏有关，最常见于慢性酒精中毒，可也见于剧烈的妊娠呕吐和癌症。

【诊断要点】

1. WE 的发病年龄为 30—70 岁，平均 42.9 岁，男性稍多。

2. 主要表现为突然发作的神经系统功能障碍，典型表现为眼外肌麻痹、精神异常及共济失调等三组特征性症状。

（1）眼外肌麻痹：常见双侧展神经麻痹和复视，其他眼症状可有眼球震颤、睑下垂、视盘水肿、视网膜出血及瞳孔光反射迟钝或消失，眼震早期出现，以水平和垂直性为主，常伴前庭功能试验异常，眼肌麻痹如及时治疗常在 24h 内恢复，眼震需 1~2 周恢复。

（2）精神异常：表现注意力、记忆力和定向力障碍，精神涣散、易激惹、情感淡漠和痴呆等，有时与戒酒状态难以区别，常称为泛发的浑浊状态；常伴 Korsakoff 综合征，以近事遗忘、学习不能、虚构、淡漠和定向力障碍为特点，多伴意识模糊、嗜睡或昏迷。

（3）共济失调：以躯干和下肢为主，上肢较少见，站立、行走困难，需 2 周或更长时间才能恢复。

3. CT 可见间脑及脑室周围区对称性低密度异常,可有增强效应。MRI 可见间脑、中脑及脑室周围区 T2W 信号增强。

【治疗要点】

1. 病因治疗最重要,慢性酒精中毒患者胃肠吸收不良,B 族维生素口服或肌内注射作用不大,应立即静脉滴注维生素 B_1,开始治疗的 12h 内维生素 B_1 静脉滴注的安全剂量可达 1g。人体内维生素 B_1 约 30mg,血清正常参考浓度为 $1.5\sim6.0$ng/L。在 WE 的发病初期,快速非肠道补充维生素 B_1 可完全恢复。

2. 体内维生素 B_1 贮备不足时,补充大量糖类可诱发典型的 WE 发作,是葡萄糖代谢耗尽体内的维生素 B_1 所致。伴意识障碍的慢性酒精中毒、营养不良、低血糖和肝病等患者,静脉输入葡萄糖前应通过非肠道补充维生素 B_1,防止可能诱发 WE。慢性酒精中毒所致的 WE 患者可伴镁缺乏,在依赖维生素 B_1 代谢的几个生化过程中镁是辅助因子,镁缺乏可降低维生素 B_1 的作用,使维生素 B_1 缺乏的病情恶化,应适度补镁。

【处方】

维生素 B_1 100mg,立即静脉滴注,持续 2 周或至患者能进食为止。

第二节　酒精中毒性精神障碍

酒精中毒是大量饮酒导致的精神和躯体障碍,是长期反复过度饮酒达到影响健康、人际关系和生活方式的程度,属于慢性行为障碍疾病。

酒精中毒通常是以下 4 种情况的不同组合:①超量饮酒,指每日或每周饮酒量超过特殊定量;②与乙醇有关的病残,即超量饮酒导致精神、躯体或社会性病残;③问题饮酒,指超量饮酒导致与乙醇有关的病残,但未发展到酒依赖的程度;④酒依赖,一旦停止饮酒或戒断会出现精神和躯体综合征。

一、急性酒精中毒

急性酒精中毒又称为醉酒,是一次大量饮酒或酒类饮料急骤出现精神障碍症状,严重程度常与血液乙醇浓度呈正相关,但存在个体差异,一般短时间可完全恢复正常,不残留后遗症状。按精神病理性质及严重程度可分为单纯性、复杂性和病理性醉酒。

(一)单纯性醉酒

单纯性醉酒又称为普通醉酒状态,是一次过量饮酒出现的急性中毒症状。绝大多数醉酒状态属此种情况,为正常反应,有共同的临床特征,是乙醇作用于中枢神经系统所致,症状与血液乙醇含量和代谢速度密切相关。

【临床表现】

1. 兴奋期　自饮酒开始逐渐出现情绪兴奋、欣快、无疲劳感、爱交际、说话滔滔不绝,对陌生人无拘束,或喜或怒,或悲或忧,有时出现敌对或攻击情绪或行为异常,如原有性格改变、判断力受损,以致自信能力增强;少数表现为激情与抑郁混合,发泄平时的压抑情绪和不满,在愤怒发作的同时可出现悲哀、伤感和厌世等。伴心率加快、颜面和全身皮肤潮红,呼吸急促及反射亢进等。此前血乙醇浓度一般在 $500\sim1000\mathrm{mg/L}$。

2. 共济失调期　患者出现动作笨拙,不能保持身体平衡,步态蹒跚,言语含糊,语无伦次,并可伴眼球震颤、复视、视物模糊,以及恶心、呕吐等。此时血乙醇浓度一般在 $1500\sim2000\mathrm{mg/L}$,若开车极可能发生危险。

3. 抑制和昏迷期　当血乙醇浓度达到 $2500\sim4000\mathrm{mg/L}$,患者即进入抑制期。患者情绪变得温和,对周围不关心,活动欲望降低,定向力可保持到入睡,醉酒者大体记忆当时的情况,极少数由于意识混浊有明显的记忆缺失或完全遗忘。醉酒程度加深可转入嗜睡、昏睡或昏迷,面色苍白、皮肤湿冷、口唇微紫,瞳孔散大或正常,呼吸缓慢有鼾声,脉率加速,可呈木僵和昏迷状态,若延髓中枢受抑制可致呼吸麻痹死亡。除重症者一般能自然恢复,无后遗症。

急性中毒后尚可有较长时间的不适,称为延续效应。乙醇对脑和胃有强烈的毒性,醛类化合物的毒性作用更强。一次醉酒之后有较长时间的头痛、头晕、失眠、震颤、胃部不适和恶心,有时伴精神迟钝和轻度共济失调。这些症状一般历时短暂,严重者可持续较长时间。

(二)复杂性醉酒

复杂性醉酒通常在脑器质性损害或严重脑功能障碍的基础上发生,由于对乙醇耐受下降出现急性酒中毒反应,饮酒量一般不大,但意识障碍明显,病程短暂,常遗忘发病情况。复杂性醉酒是介于单纯性醉酒与病理性醉酒之间的中间状态,与单纯性醉酒相比是"量的异常",醉酒过程较单纯性醉酒激烈,患者多有饮酒史或单纯性醉酒史,一般均有脑器质性疾病史,或患影响乙醇代谢的躯体疾病如癫痫、脑血管病、颅脑外伤、脑炎和肝病等。

【临床表现】

1. 发生复杂性醉酒的饮酒量超过以往醉酒量,随饮酒量逐渐增多,意识障碍迅速加深,极速出现强烈的精神运动性兴奋,持续时间较长。

2. 麻痹期延长,正常礼仪紊乱,不像单纯性醉酒可"保持自我"。

3. 与单纯性醉酒的区别是症状强烈、时间持久、礼仪丧失,与平时的性格或行为判若两人,对环境保持粗略定向力,多可保持概念记忆。

4. 复杂性醉酒兴奋与单纯性醉酒欣快性精神运动兴奋不同,是在不愉快情绪背景上出现的严重运动性兴奋,易激惹和冲动,多见激惹性报复行为。

5. 患者处于较深的意识混浊状态和强烈的运动性兴奋,可有妄想而伤人,攻击和报复行为多见,偶见无目的重复或刻板动作。

6. 严重麻痹期出现口齿不清,步态蹒跚,可因环境刺激再兴奋,与单纯性醉酒进入麻痹期后兴奋即刻消失有明显区别。

7. 也可见极端抑郁状态,频繁出现号啕大哭或激烈的绝望暴怒发作,自责自罪,易有自杀行为,但与单纯性醉酒的醉前准备自杀不同。

8. 发作常持续数小时,醒来后患者对经过部分或全部遗忘。

(三)病理性醉酒

病理性醉酒是乙醇引起的特异质反应,主要发生于乙醇耐受性很低的人,往往在少量饮酒后突然出现意识障碍、极度兴奋、攻击和危害行为等,被害妄想也较常见。发作一般持续数小时或1日,常在深睡后结束发作,醒后对发作经过完全不能回忆。

【临床表现】

1. 病理性醉酒是小量饮酒引起的精神病性发作,大多数人饮用此量不会发生中毒,患者对乙醇耐受性极低,过度疲劳或长期严重失眠可促使病理性醉酒的发生。

2. 与单纯性醉酒不同,患者无言语增多、欣快及明显中毒性神经系统症状。

3. 患者表现为饮酒后急骤出现环境意识障碍及自我意识障碍,多伴片段恐怖性幻觉和被害妄想,表现为高度兴奋,极度紧张惊恐,患者在幻觉及妄想支配下常突然出现攻击性暴力行为,如毁物、自伤或攻击他人等。

4. 醉酒状态一般持续数分钟、数小时甚至一天,随患者进入酣睡状态结束发作,清醒后患者对发作过程不能回忆。

5. 病理性醉酒的常见类型为朦胧型和谵妄型。①朦胧型:意识范围显著缩小和狭窄,伴意识清晰度降低,自我意识几乎完全丧失,但内在精神活动存在某些联系,对外部刺激可有部分感知和反应,内在行为协调性存在,如简单寒暄、通过障碍物等;可有较严重的意识和定向力障碍,可伴妄想、幻觉等体验,常有焦虑不安和抑郁、运动性兴奋带有激惹紧张性,行为无目的且不可理喻;

多出现完全性遗忘或岛性记忆，瞳孔光反射迟钝或消失、腱反射减低或消失等。②谵妄型：患者表现为震颤、谵妄，内在精神活动完全崩溃，丧失关联性，出现强烈而杂乱无章的运动性兴奋，事后完全遗忘。

二、慢性酒精中毒

（一）酒依赖

酒依赖是长期过量饮酒引起的特殊心理状态。酒依赖患者的饮酒史多在 10 年以上，女性的进展过程较男性快，青少年机体未发育成熟，出现酒依赖的进程更短，最快者连续饮酒 2 年极可能形成。

【诊断要点】

1. 临床表现

（1）患者常有 10 年左右的长期大量饮酒史，每日饮酒量（以普通白酒折算）多在 250g 以上，常有普通醉酒史。

（2）表现为无法控制对酒的渴求，不间断饮酒的强迫感，固定的饮酒模式，必须在固定的时间饮酒而不顾场合，需依赖饮酒支持精神生活和身体良好感受，缓解戒断症状。

（3）酒成为生活中的必需品，不可一日或缺，饮酒已成为一切活动的中心，明显地影响工作、家庭生活及社交活动。成瘾不久或程度较轻者一旦停饮，感到若有所失、空虚惆怅，饮酒后心情愉快、精神振奋，心理获得满足。

（4）耐受性增高是依赖性加重重要标志，但在依赖形成后期耐受性下降，少量饮酒也会导致身体损害。

（5）停止或减少饮酒及延长饮酒间隔，因体内乙醇浓度下降反复出现戒断症状，常见手、足、四肢和躯干震颤，共济失调，情绪急躁，易激惹，常有惊跳反应，或心情郁闷、思维停滞、反应迟钝和不想说话，可有全身无力、胃部不适、心慌、多汗、食欲缺乏、失眠多梦、恶心呕吐等，并可出现短暂错觉、幻觉和视物变形，发声不清,如及时饮酒戒断症状迅速消失。

(6)严重者相对或绝对戒断后可出现痫性发作、意识混浊、震颤和谵妄,经一夜睡眠血液乙醇浓度明显下降,故戒断症状多出现于清晨,多数患者需"晨饮"缓解戒断症状引起的不适,晨饮对酒依赖的诊断有重要意义。

(7)酒依赖常呈复发与缓解模式,停止饮酒表现为心理和生理戒断症状,近半数酒精滥用或依赖者有精神异常,最常见的包括焦虑症、反社会人格和情感障碍等。

(8)酒依赖较轻者经戒断治疗和改变生活习惯往往能够控制,严重酒依赖患者经过一段时间戒断后如重新饮酒,可在数日内恢复酗酒状态,会比以前更快地出现酒依赖症状。

2. 酒依赖根据 ICD-10 诊断标准　通常需要在过去 1 年的某些时间内体验或表现出下列至少 3 条:①对饮酒的强烈渴望或冲动感;②对饮酒行为的开始、结束及剂量难以控制;③当饮酒被终止或减少时出现生理戒断状态;④因饮酒行为而逐渐忽视其他的快乐或兴趣,在获取、使用酒或从其作用中恢复过来所花费的时间逐渐增加;⑤耐受的依据,如必须使用较高剂量的酒才能获得过去较低剂量的效应;⑥固执地饮酒而不顾其明显的危害性后果,如过度饮酒对肝的损害、周期性大量饮酒导致的抑郁心境或与酒有关的认知功能损害。

(二)慢性酒中毒综合征

慢性酒中毒是长期(如数年至数十年,通常 10 年以上)酗酒出现多种躯体和精神障碍,甚至不可逆性病理损害,如酒中毒性心肌炎、肝功能损害或肝硬化、多发性周围神经病、中枢神经系统变性或脑萎缩等。

【临床表现】

1. 慢性酒中毒患者表现震颤、谵妄、幻觉、嫉妒妄想、柯萨可夫综合征和痴呆等,如出现精神症状,称为慢性酒中毒性精神障碍。

2. 停止饮酒后精神病样症状可较快消失，躯体症状往往难以痊愈。慢性酒中毒可伴或不伴酒依赖。

3. 我国的慢性酒中毒概念着重强调过度饮酒导致器质性精神障碍，社交功能、职业功能和社会适应能力严重损害。

(三)戒断综合征

戒断综合征是指对乙醇形成的躯体依赖，一旦戒断、减少酒量或延迟饮酒间隔，由于体内乙醇浓度下降可出现躯体和精神症状，如震颤、幻觉、癫痫发作、意识混乱和精神活动增多，经常以组合方式发生。由于精神和生化状态的变化，患者对轻微戒断症状也极敏感，晚上痛饮后翌日晨起血乙醇浓度降低，也可出现戒断症状，患者通常饮用相当于纯乙醇50g的酒后，30～60min后戒断症状可减轻或消除。

【诊断要点】

1. 早期戒断症状　患者出现焦虑、抑郁情绪，伴恶心、呕吐、食欲缺乏、恶寒、出汗、心悸、脉率不整和高血压等，可有睡眠障碍如噩梦、睡眠浅和入睡困难等，震颤是乙醇戒断的典型症状，常见于停酒后7～8h，慢性酒中毒患者常晨起时手指及眼睑震颤，活动或情绪激动时出现或加重，安静时减少，饮一定量的酒数分钟后减轻或消失，是与其他震颤的鉴别点；严重者不能咀嚼和站立不稳，需要晨饮；症状加重或早晨连续重现时，通常会狂饮数日或1～2周，但常出现反复震颤和呕吐加剧，停止狂饮24～36h，可出现轻微的时间定向障碍，但无严重的精神错乱。

2. 后期戒断症状　表现为震颤性谵妄，是短暂中毒性意识障碍状态，常见于长期持续大量饮酒突然停饮或减少酒量后，或由躯体疾病或精神刺激所诱发；发作前数日多有失眠、焦虑、紧张、情绪低落和食欲减少等前驱症状；发作早期意识混浊，对外界刺激有反应，但因注意力涣散出现时间、地点定向力障碍。可出现幻视、幻听，受幻觉体验支配可出现精神运动兴奋、恐怖等，会在强烈不安、躁动和幻觉影响下可出现攻击行为，幻觉明显时知觉可由暗示增强是另一特征。患者可出现职业性谵妄,如患者是司机可出现驾驶动作等。谵妄可因明显的光线或护理者细心照顾而减轻,在暗处或深夜加重。

检查可见躯干、手、舌及全身粗大震颤,以及发热、大汗、心动过速、血压升高、瞳孔散大、腹泻或便秘、恶心和颜面潮红等自主神经症状。严重时出现癫痫大发作,称为乙醇性癫痫,多发生在大量饮酒或戒酒24~48h,发作前可有震颤、出汗、谵妄等戒断症状。在多数情况下,癫痫发作每天2~6次,偶可更多;患者对刺激敏感,出现广泛肌阵挛或抽搐发作;在癫痫发作活动期,脑电图通常异常,即使患者继续进展为震颤性谵妄,但是数日内仍会转为正常。静脉注射地西泮对治疗反复的乙醇性癫痫发作非常有效。震颤性谵妄发病急骤,昼轻夜重,持续3~5d,常用脱水和电解质紊乱,常在深睡后症状消失,发作严重或处理不及时可有伤人或自伤危险,患者可因极度精神运动性兴奋导致心力或体力衰竭死亡。

3. 根据DSM-Ⅳ,戒断综合征的诊断标准 ①曾大量长期饮酒,现停止或减少饮酒。②停饮或减少饮酒后数小时或数日出现下列2项以上:a. 自主神经功能亢进,如出汗或每分钟心率>100次;b. 手震颤加重;c. 失眠;d. 恶心或呕吐;e. 一过性视幻觉、触幻觉或听幻觉或错觉;f. 精神运动性激越;g. 焦虑;h. 癫痫大发作。③由于②的症状产生了临床上明显的痛苦烦恼或在社交、职业或其他重要方面的功能缺损。④这些症状并非由于一般的躯体疾病所致,也不可能归于其他的精神障碍。

震颤性谵妄的诊断标准:①有酒依赖史;②乙醇戒断或饮酒量显著减少或躯体疾病数日后出现;③意识清晰度下降;④错觉或幻觉或感知综合障碍;⑤片段被害妄想或惊恐、激动或冲动性行为;⑥肢体粗大震颤,可伴发热、瞳孔扩大、心率增快、共济失调等躯体症状、体征;⑦病情恢复后对病中的情况全部或部分遗忘。

(四)酒中毒性幻觉

酒中毒性幻觉是长期饮酒引起的幻觉状态,大多数患者在突然减少或停止饮酒1～2d内出现大量丰富鲜明的幻觉,但并非醉酒状态由于不同意识状态变化产生的错觉、幻觉或妄想。由于其他戒断症状的掩盖,幻觉常被推迟发现,也可能作为一个独立的症状持续几个小时后消失。

【诊断要点】

幻觉是慢性酒中毒患者在意识清晰状态下出现,可为视幻觉、触幻觉、嗅幻觉和视物变形等,以幻听最多见,可持续数日、数周、数月消失,超过半年以上者极少。

1. 临床分型 根据酒中毒性幻觉症的临床特征分为以下4型。

(1)原始性幻觉型:饮酒中断后数小时出现一过性听幻觉体验,持续数分钟,为枪声、敲门声等,导致被威胁感和焦虑不安,声音逐渐变成耳鸣而消失或发展成谵妄状态。

(2)急性幻觉症:饮酒减少或中断后先出现不眠、出汗、震颤等戒断症状,继而出现幻觉,持续数周消失。

(3)慢性幻觉型:多发生于震颤性谵妄后,幻听可持续3个月以上,病前无精神分裂症样人格,初期有类似症状,缓解后多留下记忆力、计算力减退,不能恢复病前的社会及职业功能。脑电图及MRI检查常见显著皮质萎缩和脑室扩大。

(4)症状性幻觉型:具有精神分裂症样人格的慢性酒中毒患者,常有命令性幻听和被控制的体验,大量饮酒后幻听变化不明显,戒酒1个月时症状明显,长期观察有精神分裂症样人格改变及症状明显化,与精神分裂症难于鉴别。

2. 诊断 根据ICD-10诊断标准:①有长期饮酒史;②有大量幻觉,如单纯性或言语性幻听,原始性幻觉或各种小动物幻视;③意识清晰,无自主神经功能亢进;④病程不超过6个月;⑤排除精神分裂症躯体疾病所致的精神障碍。

(五)酒中毒性妄想症

酒中毒性妄想症是长期饮酒引起的妄想状态。以往也称为酒中毒性嫉妒妄想,是酒中毒性精神障碍常见的临床类型。有学者认为,与长期饮酒引起性功能降低、阳痿、性生活不能满足有关;也有研究发现,嫉妒妄想患者并非都有性功能低下,仅 76% 的性功能低下患者有嫉妒妄想,也被认为与患者病情的人格及夫妻关系不平衡等因素有关。

【诊断要点】

1. 慢性酒中毒的妄想状态是患者在意识清晰状态下出现嫉妒或被害妄想,前者多见。患者无端怀疑配偶不贞,常引起夫妻矛盾,与精神疾病的嫉妒妄想类似,男性多见。早期患者与妻子或想象中的第三者保持相持状态,正常进行社会活动,症状严重时对妻子进行盯梢、控告和打骂,可有强烈攻击或暴力行为。晚期随着脑器质性病变的加重,嫉妒妄想更加荒谬,如怀疑妻子与青年男子或少年相爱等。

2. 根据 ICD-10 诊断标准:①有长期饮酒史;②持久性妄想,如嫉妒妄想等;③意识清晰,无自主神经功能亢进症状;④排除精神分裂症或躯体疾病所致的精神障碍。

第三节　柯萨可夫综合征

柯萨可夫综合征又称柯萨可夫精神病,多数患者在一次或多次震颤性谵妄后发生,可为酒中毒性幻觉症的后遗症,也可在饮酒 10 年以上营养缺乏的基础上缓慢起病。病因为严重的维生素 B_1 缺乏引起间脑损伤和语言回忆及记忆障碍,乙醇的直接神经毒性作用导致广泛脑皮质和皮质下萎缩,造成全面智能损害。

柯萨可夫综合征主要表现为严重近记忆障碍、遗忘、错构及虚构和定向力障碍等。本病呈慢性病程,常经久不愈,也有患者在数月中完全恢复正常。

【诊断要点】

1. 顺行性遗忘主要表现为近事记忆障碍,特别是容易遗忘近期接触过的人名、地点和数字,为填补记忆空白,患者常无意地编造经历与情节或远事近移,出现错构和虚构。患者学习和记忆新知识困难,需经过数周或数月重复指导,才能记住自己的床位或医师或护士的姓名。也可发生逆行性遗忘,可能为继发性。

2. 患者意识清晰、思维明显障碍,可有欣快、情绪活跃和感觉运动性失调等。视知觉及解决问题能力缺损,表现为数字-符号替换、在图中辨认事物或概念形成测验成绩明显下降。患者可伴程度不等的多发性神经炎、肌萎缩或肌无力、腱反射减弱,多数患者无明显的即刻记忆障碍、意识障碍及广泛认知功能损害。

3. 根据 CCMD-Ⅱ-R 诊断标准:①有长期饮酒史;②缓慢起病,常在一次或多次震颤性谵妄发作后发生;③记忆障碍,近记忆障碍明显,伴错构或虚构,可有欣快、幼稚、懒散和定向障碍等;④严重者智力减退,常伴周围神经病症状和体征;⑤社会功能和处理生活能力减退或丧失。

4. 急性及慢性酒中毒的精神障碍鉴别诊断:

(1)急性酒中毒精神障碍应与以下情况鉴别:①某些脑器质性疾病急性发作,如癫痫、脑卒中、颅脑外伤及低血糖等引起的意识障碍;②躯体疾病引起的谵妄状态;③精神活性物质所致的精神障碍;④情感性精神障碍的躁狂发作。详细追问患者的饮酒史,确定饮酒与症状的关系是鉴别的要点。

(2)慢性酒中毒性精神障碍的鉴别:①震颤性谵妄须与各种症状性谵妄,如感染中毒引起的谵妄状态鉴别;②酒中毒性幻觉症须与精神分裂症区别,前者常发生于酒依赖患者饮酒后不久,病程短暂,预后良好,极少见单纯性幻觉为主者应追踪观察,根据病程变化鉴别;③酒中毒性痉挛发作应与原发性、外伤性癫痫等鉴别;④酒中毒性妄想症应与精神分裂症、更年期偏执性精神病鉴别;⑤柯萨可夫精神病应与重症感染中毒、代谢障碍、脑创伤及脑血管疾病等器质性疾病引起的类似综合征鉴别;⑥酒中毒性痴呆及人格改变,应与其他原因引起的认知功能障碍鉴别。前者有酒依赖或戒断史是鉴别的要点。

【治疗要点】

1. 重视社区全科医师在改变饮酒行为中的作用　如向酒依赖者提供忠告和简单的医疗干预,进行治疗及观察治疗反应等。Prochaska 等描述的戒断过程 6 阶段模式,可评估患者的状态。①拒绝:尽管医师循循善诱,患者仍拒绝接受诊断;②观望:对干预治疗不感兴趣;③观察:通过医师的接触,帮助患者克服抵触心理,开始考虑自身行为的严重性;④决定:患者接受忠告和支持,决心戒酒;⑤行动:开始戒酒,需监护患者生理症状和心理体验,给予必要的处理;⑥维持:戒酒成功,需监测复发的表现。这一评估对采取针对性阶段性干预是有益的。

2. 危险饮酒的简短干预措施　FRAMES 策略包括以下内容。①反馈:回顾乙醇经历的问题及痛苦;②责任:改变饮酒是患者本身的责任;③建议:减量或戒酒;④方法:提供改变行为的意见;⑤移情:移情方式的应用;⑥自我效用:鼓励对行为改变采取乐观态度。

3. 酒依赖的强化治疗　虽然戒酒是最佳目标,但酒依赖者完全和持久的戒断并非易事,达到戒断、减量、健康及社会能力改善均属好的结果。治疗可能需持续数年,一旦症状复发须给予强化治疗,但高度 78% 的终身酒依赖者未经正规治疗获得缓解,一旦戒酒应给予必要的心理及药物治疗,预防复发,对某些人可建议继续中度或少量饮酒。

4. 急性酒中毒治疗

(1)饮酒量较大的昏睡患者可用 1% 碳酸氢钠溶液或盐水洗胃。

(2)目前尚无迅速降低血液中乙醇浓度的有效办法,以对症和支持疗法为主,采用保温、静脉输液等;呼吸抑制者吸入含 5%

二氧化碳的氧气,肌内注射尼可刹米 0.375g 或洛贝林 10mg;休克者应抗休克治疗;严重中毒可静脉注射 50% 葡萄糖注射液 100ml 和胰岛素 20U,肌内注射维生素 B_6 和烟酸各 100mg,加速乙醇氧化和促进患者清醒。用盐酸纳洛酮可缩短病程,促进清醒,降低死亡率。兴奋和攻击行为者可用苯二氮䓬类或小量抗精神病药控制。恢复后建议终止饮酒,防止再发。

5. 慢性酒中毒治疗

(1)戒酒:是慢性酒中毒唯一的治疗方法和成功的关键,多数轻微戒断症状(如清晨震颤)的患者不需要治疗,轻至中度症状的患者可门诊治疗,中至重度症状宜住院治疗,住院期间应杜绝酒的来源。目的是预防和处理严重戒断症状如痫性发作和谵妄,促使戒断成功,取得较好的远期预后。可用修订的乙醇戒断评估临床协会标准(CIWA-Ar)评估戒断症状的严重性、症状进展及治疗反应,根据患者酒依赖的严重程度灵活掌握戒酒的进度。轻者可尝试一次性戒酒,重症者可用于乙醇交叉依赖的镇静药或抗焦虑药如苯二氮䓬类替代,然后再递减替代药,以免替代药依赖;地西泮的药效短,由肾排出,适于伴肝病的患者。递减戒断法适于慢性酒中毒伴严重躯体症状者,避免出现严重的戒断症状。临床均应密切观察监护,尤其戒酒后第 1 周,注意患者的体温、脉搏、血压、意识状态和定向力,及时处理可能发生的戒断反应。

(2)药物治疗

①苯二氮䓬类:是治疗戒断最安全有效的药物,临床常用的药物见表 18-1。该药可减少癫痫和谵妄性震颤的发生率,氯氮䓬、地西泮、劳拉西泮和奥沙西泮等美国住院治疗患者最常见的药物。长效苯二氮䓬类可使戒断缓和进行,有效预防痫性发作。短效制剂对肝功能障碍者较安全。采用固定剂量、负荷剂量和个体症状激发疗法服药均有效。地西泮的负荷剂量为 20mg,必要时可追加剂量,每 20~30 分钟重复 1 次或 2 次,直至患者安静。

表 18-1　酒戒断及复发预防的药物疗法

治疗期及药物种类	举例	作用
酒戒断		
苯二氮䓬类	氯氮䓬	减轻戒断症状的严重程度,稳定生命
	地西泮	体征,预防痫性发作和谵妄型震颤
	奥沙西泮	
	劳拉西泮	
β受体阻滞药	阿替洛尔	改善生命体征,减轻上瘾
	普萘洛尔	
α受体激动药	可乐定	减轻戒断症状
抗癫痫药	卡马西平	减轻戒断症状严重性,预防痫性发作
复发的预防		
乙醇致敏物	双硫仑	减少复发患者的饮酒量
阿片类	纳曲酮	增强戒酒,减少每日的饮酒次数
Homotaurine	阿坎酸	增强戒酒

　　②目前尚无有效的戒酒药,临床试用纳洛酮和纳曲酮可能有效,作为常规使用仍需积累资料。作用于去甲肾上腺素和 5-羟色胺系统的戒酒药还处于研制阶段。

　　③戒断的辅助治疗:可用 β 受体阻滞药阿替洛尔,可明显改善戒断症状,也可用可乐定和卡马西平。有报道戒断症状明显者,冬眠疗法可取得较好疗效,小剂量氯丙嗪 25～50mg 肌内注射,每天 2 次,14d 为 1 个疗程。

　　④防止复发:以心理治疗为主,药物治疗为辅。心理治疗可用换位条件反射疗法,让患者把嗜酒不良癖瘾与自己经历过或耳闻目睹的事件相联系,如酒后驾车招致车祸的惨状,弱化或纠正不良癖好,警诫自己,抑制嗜酒欲望。

　　目前美国 FDA 已批准两种药物。①双硫仑:最后 1 次饮酒后 24h 开始口服 250mg 或 500mg,每天 1 次,3～5d 为宜,不可长期使用;可抑制乙醇脱氢酶,减轻脸红、恶心、呕吐和腹泻等不良反应,如服药期间饮酒,数分钟可使乙醛在体内聚积,引起恶心、头痛、焦虑、胸闷和心率加快等,建立对饮酒的厌恶反射,一般服药1次5d左右不能饮酒,应提醒大量饮酒产生严重乙醛综合征有生命危险;由于该药有一定毒性,应在监护下服药,心脏病、严重肝病、急性中毒状态禁用,宜在认真选择的能接受忠告的患者中使用。②纳曲酮(环丙甲羟吗啡酮):每日50mg可阻断酒依赖者的乙醇快感和成瘾性,减少乙醇摄入,帮助成功戒断,需配合心理治疗;已报道存在剂量依赖性和肝毒性,急性肝炎和肝功能衰竭患者不宜使用。③Voegtlin用阿扑吗啡和催吐剂进行厌恶疗法,约2/3的人戒酒有效,皮下注射阿扑吗啡后让患者闻酒味,产生恶心欲吐时立即给患者饮一杯酒,如此每日1次或隔日1次,连续10~30次后形成对酒的呕吐反射,对酒产生厌恶导致戒酒。

(3)支持疗法:慢性酒依赖患者常以酒代餐,导致营养不良和维生素缺乏,应大量补充营养和B族维生素,维持水、电解质平衡每天至少应用生理盐水1500~2000ml,根据实验室指标给予相应的电解质,同时给予促神经营养药。如血清钠水平极低,在补充血清钠时需警惕发生脑桥中央髓鞘溶解症。合并胃炎或肝功能障碍者可用治胃炎药和保肝药。胰岛素低血糖疗法对改善酒依赖者的营养,减轻中毒及戒断症状有较好的疗效。

(4)对症治疗:及时治疗戒断症状及慢性酒中毒的躯体及神经系统并发症。①酒中毒性幻觉症及妄想症可给予小剂量抗精神病药,无效时改用苯二氮䓬类可能有效;②抑郁状态可用抗抑郁药如西酞普兰20mg/d、氟西汀20mg/d等,紧张、焦虑、恐怖和失眠等可用抗焦虑药如地西泮30~60mg/d;③戒断所致的痉挛发作可用地西泮10~20mg,缓慢静脉注射,每2~4小时重复给药;④震颤性谵妄应使其安静,给予对胃无刺激的流质、多种维生素,纠正水、电解质失衡;⑤幻觉、妄想迁延为慢性,可短期使用小剂量抗精神病药。

（5）康复治疗：是避免复发的重要措施，患者回归社会后应消除借酒消愁的不利因素，改善环境，鼓励患者参与各种社会活动，激发患者的戒酒愿望，促进社会适应及职业康复。

总之，酒依赖是生物、心理及社会等复杂因素导致的后果，戒除酒瘾无特效疗法，治疗酒依赖仅靠单纯生物学治疗很难取得满意效果，须采取药物治疗、心理支持和社会干预等综合措施，经不懈努力才能取得疗效。

（张惠芳）

第19章

其他中毒性神经系统疾病

第一节　金属及其化合物中毒

一、铅中毒

铅中毒是一种由于铅的累计吸收而导致的非传染性慢性病，典型的症状性儿童铅中毒并不常见，多数儿童虽然没有出现大脑病变的体征，但却存在着持久的行为和认知问题，严重影响健康和学习。表现为易怒、没有食欲、性格改变、腹绞痛等症状时，其血铅含量一般在$2.4\mu mol/L(50\mu g/dl)$左右，已经属于重度铅中毒，但是这些症状很容易被认为是其他原因引发的。如果在该阶段没有被意识到，血铅很容易升高到$4.8\mu mol/L(100\mu g/dl)$以上，这时儿童表现的症状通常为颅内压升高，引起喷射性呕吐、知觉改变、痉挛等；这是极重度铅中毒。成人在血铅浓度为$2.4\sim2.88\mu mol/L(50\sim60\mu g/dl)$时如果继续铅中毒，会导致肾衰竭、反应迟钝、周围神经系统病症、痛风等。铅毒不易治愈，其对人体的危害即使在血铅含量降低后还会持续很长的时间。

【诊断要点】

1. 急性中毒　由消化道或呼吸道进入大量铅化合物后数日内，口中可有金属味、恶心、呕吐、便秘、腹泻及顽固的腹绞痛，重症患者还可出现肝病变、周围神经病变，溶血性贫血和高血压等。

儿童可发生中毒性脑病,出现昏迷、惊厥、及时治疗可迅速恢复。

2. 慢性中毒　长期接触低浓度铅尘或铅烟引起的职业性铅中毒多为慢性中毒,目前由于劳动条件的改善,患者多为轻症。

(1)轻度中毒:①神经衰弱综合征。症状出现较早,也比较常见,有头痛、头晕、乏力、肢体酸痛。②消化不良。患者口中有金属味,腹部隐痛、便秘、少数患者牙龈缘黏膜内可见硫化铅点状颗粒沉积形成的"铅线",呈深灰色或蓝色的带状或不规则的斑块,往往见于少数口腔卫生较差者。

(2)中度中毒:①腹绞痛。发作时腹痛剧烈难忍,在脐周、下腹部或其他部位,疼痛具绞痛性质,腹痛阵阵发作,每次持续数分钟至数小时,腹痛发作时面色苍白,出冷汗,烦躁不安,压痛部位不固定。②贫血。可有轻度贫血,面色明显苍白。③周围神经病变。大多数为多发性神经病变,肢体有闪电样疼痛,麻痹、麻木、肢体末梢部位感觉障碍、无力。

(3)重度中毒:①瘫痪。主要累及伸肌,在上肢表现为垂腕,在下肢表现为垂足。②脑病。开始有感觉、记忆力、情绪的轻度障碍,在数月、数周内出现嗜睡、谵妄、躁狂、共济失调,最后出现震颤、昏迷、惊厥、目前此种情况已属罕见。

3. 辅助检查　人体内铅的测定

(1)血铅:是近期前吸收指标,血铅正常值上限为 $2.4\mu mol/L$（$50\mu g/dl$）。

(2)尿铅:可反映铅吸收情况,尿铅正常值上限为 $0.39\mu mol/L$（$0.08mg/L$）。

(3)诊断性驱铅试验:其尿铅 $1.45\mu mol/L$（$0.3mg/L$）为正常值上限,尿铅超过 $3.86\mu mol/L$（$0.8mg/L$）或 $4.82\mu mol/L$（$1mg/d$）者,可诊断铅中毒。

(4)尿中粪卟啉(尿棕色素):尿中粪卟啉增多也见于血卟啉病、肝病及酒精中毒和巴比妥类中毒,尿中粪卟啉半定量（＋＋）为阳性。

(5)红细胞游离原卟啉(FEP)、红细胞锌原卟啉(ZPP):两者是反映铅吸收的敏感指标,ZPP用血液荧光计测定,操作迅速,便于现场检查,FEP 的正常值上限为 $0.72 \sim 1.78\mu$mol/L(40~100μg/dl)。ZPP 的正常值上限为 $0.9 \sim 1.79\mu$mol/L(4.0~8.0μg/gHb)。两者的增高也见于缺铁性贫血。

(6)红细胞 ALAD:ALAD 活力降低是反映铅接触十分灵敏的指标,有时血铅在正常范围内,ALAD 活力已明显降低,因而不能作为诊断指标。

(7)血红蛋白、红细胞计数:慢性铅中毒发生贫血多为轻度,属低色素型贫血,急性铅中毒可有溶血性贫血。

(8)网织红细胞和碱性点彩红细胞 这两种红细胞在铅中毒贫血时可明显增多,但并非铅中毒所特有,也见于其他类型贫血,此类细胞在健康普查时检出率不高,但对诊断重症铅中毒有参考值,正常值上限点彩红细胞 300 个/百万红细胞,或 10~15 个/50个视野。

【治疗要点】

1. 一般治疗 口服应查出毒物来源,立即停止食入,职业性铅中毒患者应暂时脱离接触,并进行治疗,神经衰弱综合征可用镇静药。腹绞痛发作时,最有效的疗法是驱铅疗法,周围神经病可用维生素 B_1、维生素 B_6、维生素 B_{12} 及加兰他敏、地巴唑等,但主要是早期用螯合剂驱铅治疗。

2. 驱铅疗法 用螯合剂驱铅可迅速改善症状,可选用 Co-No、EDTA、DMSA 或 Na-DMS 等。

3. 预后 铅重度治疗效果好,一般预后良好,腹绞痛或贫血经驱铅治疗后可迅速好转,但重症周围神经病和中毒性脑病恢复较慢。

【处方】

1. 杜绝铅毒继续进入 在轻症中毒患者,断绝铅的来源,已能遏制危重的症状。对误服大量含铅药物而致中毒的病儿,首先必须导吐(可用吐根糖浆),并用 1‰硫酸钠或硫酸镁洗胃,继之向胃内注入硫酸钠或硫酸镁 15～20g,使形成不溶性硫化铅,然后再次洗胃,以清除沉淀出的硫化铅。以后服用较大量牛乳或生蛋白,可使剩存铅质成为不易溶解的盐类,并可保护胃黏膜;再用盐类泻药 1～2 次以导泻。

2. 促进铅的排泄　目前常用的驱铅疗法是将依地酸二钠钙 $Na_2Ca\ EDTA15\sim25mg/kg$ 加于 5％葡萄糖注射液内配为 $0.3％\sim0.5％$ 溶液,静脉滴注或缓慢静脉注射,使成无毒的依地酸铅盐由尿排出。

其每日总量一般不超过 50mg/kg,在 6～12h 内静脉滴注,或分 2 次静脉缓注,持续 2～3d,间歇 5～10d 为 1 个疗程,一般可连续应用 3～5 个疗程,以后根据病情,间隔 3～6 个月再行驱铅治疗。静脉用药可能引起肾损害,故在治疗过程中须经常检查尿常规及肾功能,如有肾功能异常或无尿,应即停药。儿童进行此项疗法,最好先用小量,即以 0.2g 溶于 5％葡萄糖注射液 200ml 中,在 1h 以上的时间内徐缓地滴入静脉,如 4h 内无不良反应,再用上述剂量注射。慢性中毒可用肌内注射方法。此药在胃肠道很少吸收,且可和铅络合成依地酸二钠铅被吸收到体内,增加铅的毒害,故不宜口服。国产解毒药二巯丁二钠治疗铅中毒的效果不亚于依地酸盐。重症病儿或当血铅值超过 $4.83\mu mol/L$ $(100\mu g/dl)$时,可用联合疗法。

药物剂量和用法如下:先用二巯丙醇(BAL),每次 4mg/kg,每 4 小时 1 次,肌内注射;同时或稍后用依地酸二钠钙,每次 12.5mg/kg(最大剂量每日 75mg/kg)静脉或肌内注射(上述二药在不同部位肌内注射)。能口服的病儿尽快口服青霉胺,每日 20～25mg/kg,分 4 次口服,最大日用量 1g,用药前应做青霉素过敏试验。联合治疗 3～5d,血铅浓度降至正常,停用 2d 后再用下 1 个疗程。在重复疗程中,每日用量应酌减少(依地酸二钠钙每日 50mg/kg,二巯丙醇为每日 15mg/kg)。以上药物在应用过程中,均须注意其不良反应,如患儿出现无尿,立即停用依地酸二钠钙。在用二巯丙醇的过程中,勿同时应用铁剂。无尿 4h 以上者应同时做血液透析。患儿血铅值在 $3.84\sim4.83\mu mol/L$($80\sim100\mu g/dl$)时,依地酸二钠钙和二巯丙醇应用 2d,而后口服青霉胺 5d。

若肠道中无铅,可单用依地酸二钠钙 5d 或用二巯丙醇加依地酸二钠钙 3d。血铅值在 $2.88\sim3.84\mu mol/L$($60\sim80\mu g/dl$)者,可用短期依地酸二钠钙或较长期青霉胺治疗。血铅值 < $2.88\mu mol/L$($60\mu g/dl$)的患儿,除有其他铅中毒症状外,一般不需做驱铅治疗。此外,二乙烯三胺五乙酸三钠钙(喷替酸钙钠,Ca-Na_3 DTPA)排铅效果亦好,可酌情应用。每次用量为 $15\sim30mg/kg$,溶于生理盐水中,配成 $0.2\%\sim0.5\%$ 溶液,静脉滴注,用 3d 停 3d 为 1 个疗程。在急性中毒时,也可应用枸橼酸钠,使与铅化合成枸橼酸铅,虽可溶于血内,但因不易游离,故无毒性作用,能由尿排出而不致中毒。每日剂量为 $3\sim8g$(成人量),分数次口服,必要时可用 2.5% 溶液作静脉注射。

3. 治疗急性腹痛 如腹痛剧烈,可选用阿托品、山莨菪碱、维生素 K 等以解除肠道痉挛,并可由静脉徐缓地注射 10% 葡萄糖酸钙 $10ml$,除减轻腹绞痛以外,并促使铅在骨骼内沉着,减低血铅浓度。必要时服用复方樟脑酊,较大儿童可皮下注射少量吗啡。

4. 治疗急性脑症状 一般选用地西泮、副醛、苯巴比妥钠等药物控制惊厥。为了降低颅内压,可由静脉输注 50% 葡萄糖或 20% 甘露醇等以减轻脑水肿。液体摄入量以能供应其基础需要量为度,一般每日需 $40\sim60ml/kg$(相当于 $800\sim1200ml/m^2$),同时调整电解质的失衡。如有呕吐、惊厥、发热等,并需补充其最低的估计损失液量。

【注意事项】

1. 改善生产条件,降低空气中铅浓度 生产设备应做到机械化、自动化,尽量减少铅尘、铅烟的接触,产生铅尘、铅烟的场所应加以密闭,并安装通风装置,控制熔铅温度以减少铅烟的产生,铅尘多的工序可采用湿式作业,开展技术革新,利用无毒的物质代替铅,如油漆中的颜料以钛白代替铅白,以铁红代替铅丹等。采用各种技术措施降低空气中铅浓度,并定期进行检测,使车间空气中铅浓度不超过最高容许浓度,铅烟 $0.03mg/m^3$,铅尘 $0.05mg/m^3$。

2. 加强工人个体防护和医疗监督　铅作业工人工作时应穿工作服,戴过滤式防铅口罩,不得穿工作服进入食堂、宿舍、下班和饭前洗手,不得在车间吸烟、进食,定期进行工人健康监护。

3. 避免意外食进过量的铅化合物　防止食用铅污染的食物和饮料,用含铅药物应严格控制剂量,不得过量。

二、锰中毒

急性锰中毒(manganese poisoning),可因口服高锰酸钾或吸入高浓度氧化锰烟雾引起急性腐蚀性胃肠炎或刺激性支气管炎、肺炎。慢性锰中毒主要见于长期吸入含锰烟尘的工人,临床表现以锥体外系神经系统症状为主且有神经行为功能障碍和精神失常,接触锰机会较多者有锰矿开采和冶炼、锰焊条制造、焊接和风割锰合金及制造和应用二氧化锰,高锰酸盐和其他锰化合物的产业工人。

【诊断要点】

急性锰中毒的诊断并不困难,慢性锰中毒的诊断应根据密切的锰接触史和以锥体外系损害为主的神经和精神的临床表现,参考现场空气中锰浓度测定及尿锰、粪锰等结果,并应与其他病因引起的震颤麻痹、肝豆状核变性等疾病鉴别。

急性锰中毒常见于口服浓于1%高锰酸钾溶液,引起口腔黏膜糜烂、恶心、呕吐、胃部疼痛;3%～5%溶液发生胃肠道黏膜坏死,引起腹痛、便血,甚至休克;5～19g锰可致命,在通风不良条件下进行电焊,吸入大量新生的氧化锰烟雾,可发生咽痛、咳嗽、气急,并骤发寒战和高热(金属烟热)。

慢性锰中毒一般在接触含锰的烟、尘 3～5 年或更长时间后发病,早期症状有头晕、头痛、肢体酸痛、下肢无力和沉重、多汗、心悸和情绪改变;病情发展,出现肌张力增高、手指震颤、腱反射亢进,对周围事物缺乏兴趣和情绪不稳定,后期出现典型的震颤麻痹综合征,有四肢肌张力增高和静止性震颤,言语障碍,步态困难等及有不自主哭笑、强迫观念和冲动行为等精神症状。

锰烟尘可引起肺炎、尘肺,尚可发生结膜炎、鼻炎和皮炎。

【治疗要点】

提高个人自我防护意识,避免误食高锰酸钾溶液。从事接触锰作业的工作者应在通风条件良好的条件下作业,加强卫生防护,作业时宜戴好防护口罩,并勤换衣服、勤洗澡,不随意揪拔、乱剪鼻毛。如发生了锰中毒,在保持良好情绪的同时,及时请医师诊治。

【处方】

1. 催吐、洗胃、导泻　催吐可采用刺激咽后壁,引起反射性呕吐的方式,也可用 2％～4％盐水或淡肥皂水进行催吐。必要时可用 0.5％～1％硫酸铜 25～50ml 灌服。急性口服高锰酸钾中毒应立即用温水洗胃,口服牛奶和氢氧化铝凝胶。应用致泻剂硫酸镁或硫酸钠进行促进毒物排出。

2. 药物治疗　慢性锰中毒的驱锰治疗可用依地酸二钠钙、喷替酸钙钠或二巯丁二钠,近年来用对氨基水杨酸钠(PAS)治疗锰中毒,可使尿锰排出量为治疗前 1.5～16.4 倍。

口服剂量每次 2～3g,每日 3～4 次,3～4 周为 1 个疗程。静脉用药,PAS 6g 加入 5％葡萄糖注射液 500ml,每日 1 次,连续 3d,停药 4d 为 1 个疗程;4～5 个疗程后症状有好转。PAS 不良反应少而小,治疗期间血液、组织、器官中 Zn、Fe、Ca 等微量元素损失较少,对各种金属依赖性酶的影响不大。静脉滴注未见明显不良反应,仅个别患者出现皮疹,但经对症治疗可在短期内恢复。

出现震颤麻痹综合征可用左旋多巴和苯海索等药物。

【注意事项】

根据不同的症状,有不同情况的饮食要求,具体询问医师,针对具体的病症制定不同的饮食标准。

三、钡中毒

钡中毒多为误服引起,胃酸能促进某些钡化合物溶解。钡在各器官有少量沉着,以骨中含量最多,骨中钡有一部分可转变为不溶性的硫酸盐。钡中毒初期有恶心、呕吐、腹泻、腹痛等胃肠刺激症状。以后也可能产生麻痹,并有面部发绀,四肢发冷、出冷汗、肌肉震颤、抽搐、舌肌及咽喉麻痹而发生语言障碍。

【诊断要点】

1. 口服可溶性钡盐　发生的急性中毒,开始出现胃肠道症状,如口腔、咽喉部及食道等处有干燥和烧灼感,恶心、呕吐,腹痛、腹泻,排水样血性大便;以后因肠痉挛而致便秘。同时可伴有头痛、眩晕、复视、耳鸣、口唇周围麻木感、刺痛等,由于频繁呕吐和腹泻,常致脱水、电解质紊乱,甚至休克。多量钡离子被吸收入血液后,对患者全身肌肉细胞产生过度刺激和兴奋作用,致使肌肉发生强烈而持久的痉挛,出现面肌及颈肌紧张、肌肉震颤和抽搐。其他症状尚有心动过速、期前收缩、心律失常、血压升高、精神错乱、血钾降低等。严重中毒可引起心室颤动,甚至心搏骤停。部分患者可因膀胱痉挛而出现尿闭现象。以后并可见进行性肌麻痹、肢体活动障碍、眼睑下垂、瞳孔扩大并失去调节功能、腱反射消失、吞咽障碍、呼吸困难、心率缓慢、血压下降,最后发生昏迷、心力和呼吸衰竭。由于静脉注射发生中毒时,常不出现胃肠道症状而迅速死于心脏病变。

2. 接触反应　出现头晕或头痛,咽干、恶心、轻度腹痛和腹泻等神经及消化系统症状,心电图、血清钾正常,在数小时至两日内可自行恢复。

3. 误服氯化钡中毒 初期有恶心、呕吐、腹泻、腹痛等胃肠刺激症状。以后也可能产生麻痹，并有面部发绀、四肢发冷、出冷汗、肌肉震颤、抽搐、舌肌及咽喉麻痹而发生语言障碍。尚可见呼吸困难、眩晕、耳鸣、视物障碍。中毒患者的神志通常是清醒的。

可溶性钡盐吸收迅速，中毒症状发展较快，并可见有血压升高、血钾降低、心律失常等中毒性心肌损害。

慢性中毒表现极度软弱、呼吸困难、流涎、口黏液炎症、眼结肠炎、消化不良性腹泻、胃出血、心律失常、心动过速、血压升高、排尿障碍。有时还有头发及眉毛脱落现象。经常接触重晶石（$BaSO_4$）粉尘，可能引起"肺尘埃沉着症"。

【治疗要点】

1. 立即脱离现场，皮肤灼伤者用 2％～5％硫酸钠彻底冲洗后再按灼伤常规处理（见 GBZ 51），钡化合物粉尘经呼吸道相消化道进入者，漱口后，口服适量的硫酸钠。

2. 对接触反应者和意外事故的接毒人员应密切监护 48h，同时给予预防性治疗。

3. 特效治疗，首先应及时、足量补钾，在心电图及血清钾严密的监护下进行，直至检测指标恢复正常；然后酌情减量，稳定后停药。同时静脉注射或静脉滴注硫酸钠或硫代硫酸钠。

4. 其他急救措施和对症治疗与内科相同。

【处方】

病因一旦明确，宜尽早洗胃，尽早使用硫代硫酸钠解毒药，使其与钡结合成不溶性硫酸钡从肾排出，此乃特效解毒剂。凡遇类似重症患者，首剂量应为 12～18g 静脉注射，因当时诊断未明确，我们使用剂量偏小。二巯基丙磺酸钠与钡形成络合物，也起解毒作用。纠正低血钾，以防止心律失常及加重呼吸肌麻痹。在心电监护及监测血钾浓度条件下，应大胆增加补钾量。但是补钾时应注意，以防血钾过度升高导致心搏停止。对口服中毒患者，立即探咽导吐；或插入胃管，速将钡剂吸出，并用 2％～5％硫酸钠溶液洗胃(如无呼吸抑制,也可用硫酸镁),直至澄清为止;继而给予牛奶、生蛋清等。同时将硫酸钠(或硫酸镁)10～30g(根据年龄调整剂量)溶于 100～250ml 水中,1 次灌入胃内(或在洗胃前内服 1次),1h 后酌情重复 1 次,使与可溶性钡盐形成不溶性的硫酸钡。严重中毒病例可用 10％硫酸钠溶液 5～10ml 由静脉徐缓注入,每隔 15～30 分钟 1 次,直至症状减退,病情好转时改用 5％硫酸钠100ml 口服,每日 2 次。如无静脉注射的硫酸钠溶液,可用 5％～10％硫代硫酸钠溶液按 10～20mg/kg 静脉注射或肌内注射,每日 1～2 次。解毒药物中还可酌用二巯丁二钠、二巯基丙磺酸钠或青霉胺等,但疗效都不如硫酸钠确切。在中毒过程中,根据缺钾情况,适当补钾甚为重要。必要时供氧和进行人工呼吸。

【注意事项】

1. 生产设备密闭化,建立车间清扫制度,安装通风除尘设备。

2. 严格操作规章制度,工人要有自身防护措施,如佩戴防护面具;培训自救知识,出现症状应迅速脱离现场等。

3. 严格设备检修制度,车间内应有冲洗设备,以备灼伤时及时冲洗,生产设备故障维修时,工人必须佩戴防护用品。

4. 禁止在车间内吸烟、进食、饮水、班后漱口、换工作服。

5. 上岗前要做健康体检,如有神经、肌肉、心血管系统疾病等职业禁忌证者,不得从事钡作业。孕妇及哺乳期妇女应脱离钡作业。

6. 可溶性钡盐要加强保管,容器上要有明显的有毒警告标识,绝对不许与面粉、食用碱等食品放在一个仓库内保管,以杜绝误食。

四、铊中毒

铊中毒(thallium poisoning)大多由于内服铊盐或外用含铊软膏治疗发癣(我国现已不用)所引起,少数病例是由于误服含铊的毒鼠、杀虫、灭蚊药所致。

【诊断要点】

内服大量铊盐的急性中毒患者常在数小时到 24h 内出现症状,如恶心、呕吐、口炎、腹痛、腹泻,可有出血性胃肠炎(或有便秘),皮肤、黏膜出血,心动过速及其他心律失常,血压升高,肝、肾损害,脱发,多发性神经炎症状,部分患者发生急性铊脑炎,出现头痛、嗜睡、精神错乱、幻觉、惊厥、震颤、谵妄、昏迷等,重症患者并有肺水肿,呼吸困难以至呼吸衰竭、休克等,可于数日内死亡,若因长期应用铊盐治疗发癣而中毒,其症状发作缓慢,患者可有疲乏、抑郁、失眠、激动、恶心、呕吐、感觉异常、肢端疼痛、手指震颤、肌肉无力、眼睑下垂、斜视、瞳孔散大、面肌强直、球后视神经炎、视神经萎缩、失明。此外,可有贫血、牙龈炎及牙龈蓝线,脱发,指、趾甲显现苍白痕或脱落,各种皮疹及表皮角化,皮肤有瘀斑或瘀点,肝、肾损害,尿糖等。此外,可有痴呆、甲状腺功能不全、发育迟钝及睾丸萎缩等,轻症可完全恢复,发生球后视神经炎后,视力大都减退,急性中毒病儿约有 50% 出现不同程度的各种后遗症。

【治疗要点】

加强安全生产教育,加强铊盐的管理,防止中毒事件发生。积极做好生产设备的密闭和生产车间的通风。从事铊相关行业者在作业时,应戴防护口罩或防毒面具、手套,穿防护服;工作后进行淋浴。注意个人防护,避免其吸入及与皮肤直接接触。严禁误服铊盐和误用铊盐。

【处方】

1. 催吐、洗胃、导泻、输液 由于口服铊盐发生的急性中毒,应立即采取刺激催吐或用 2%～4% 盐水或淡肥皂水催吐,并用 1% 碘化钾或碘化钠 100～200ml 洗胃,使成不溶性的碘盐,减少自胃肠吸收,随即选用 3% 硫代硫酸钠溶液或清水洗胃。用硫酸盐盐类泻剂导泻,加快毒物排出;并可口服活性炭 0.5g/kg,以减少毒物吸收。以后内服牛奶、生蛋清等。静脉输液可促进排泄并维持体液平衡。

2. 解毒剂　在铊中毒的治疗上并没有真正意义的解毒剂,如依地酸二钠钙、二巯基丙磺酸钠或二巯丁二钠的应用方法同汞中毒,但效果不明显。二硫腙可与铊形成无毒的络合物,由尿排出,剂量为每日 10～20mg/kg,分 2 次口服,5d 为 1 个疗程。并应每天补给 10％葡萄糖溶液 100ml。普鲁士蓝具有离子交换剂的作用,铊可置换普鲁士蓝上的钾随粪便排出。治疗量为每日 250mg/kg,分 4 次服用,每次溶于 15％甘露醇 50ml 中口服,同时给予盐类泻剂和钾盐加速铊的排泄。慢性铊中毒用含硫氨基酸如胱氨酸、半胱氨酸、甲硫氨酸等,可有一定疗效。

3. 其他脱毒方法　血液净化:严重中毒可用透析疗法或换血疗法,能在短时间内降低人体内的铊。皮肤沾染时,可用肥皂水或清水冲洗。

【注意事项】

加强安全生产教育,积极做好生产设备的密闭和生产车间的通风,注意个人防护,避免其吸入及与皮肤直接接触,严禁误服铊盐和误用铊盐。

第二节　类金属及其化合物中毒

一、肠源性发绀症

肠源性发绀症是进食较多含有硝酸盐的蔬菜和苦井水,笼锅水引起的亚硝酸盐中毒。

【诊断要点】

一般在食后 1～3h 起病,短者仅 10～15min,长者可达 20h。

【治疗要点】

预防措施:①蔬菜应妥善保存,防止腐烂,不吃腐烂的蔬菜。②食剩的熟菜不可在高温下存放长时间后再食用。③勿食大量刚腌的菜,腌菜时盐应多放,至少腌至 15d 以上再食用;但现炒的菜,最好马上就吃,不能存放过久,腌菜时选用新鲜菜。④不要在短时间内吃大量叶菜类蔬菜,或先用开水焯 5min,弃汤后再烹调。⑤肉制品中硝酸盐和亚硝酸盐用量要严格按国家卫生标准规定,不可多加;苦井水勿用于煮粥,尤其勿存放过夜。⑥防止错把亚硝酸盐当食盐或碱面用。⑦含亚硝酸盐类植物性食物中毒西医治疗方法。预防肠源性发绀应不食变质陈腐的蔬菜和新近腌制的咸菜。经分析 5～8d 的腌菜中亚硝酸盐含量最高。苦井水、过夜的笼锅水含较多硝酸盐和亚硝酸盐,应严禁食用。

【处方】

治疗用 1% 亚甲蓝溶液静脉注射。成人每次用量为 10～15 ml,儿童 1～2 mg/kg 体重。注射 30 min 后青紫现象如无好转,可再注射 1 次。轻症病例可用口服同上 1 剂量。

【注意事项】

1. 饮食宜清淡,多吃新鲜蔬菜瓜果、豆类、蘑菇类食物。

2. 多喝水、多喝牛奶。

3. 忌烟酒。

4. 不食腌制类食物。

二、砷中毒

砷中毒常称为砒霜中毒,多因误服或药用过量中毒。生产加工过程吸入其粉末、烟雾或污染皮肤中毒也常见,三氧化二砷经口服 5～50mg 即可中毒,60～100mg 即可致死。

【诊断要点】

口服急性砷中毒早期常见消化道症状,如口及咽喉部发干、痛、烧灼、紧缩感、声嘶、恶心、呕吐、咽下困难、腹痛和腹泻等;呕吐物先是胃内容物及米泔水样,继之混有血液、黏液和胆汁,有时杂有未吸收的砷化物小块;呕吐物可有蒜样气味,重症极似霍乱,开始排大量水样粪便,以后变为血性,或为米泔水样混有血丝,很快发生脱水,酸中毒以至休克,同时可有头痛、眩晕、烦躁、谵妄、中毒性心肌炎、多发性神经炎等,少数有鼻出血及皮肤出血,严重患者可于中毒后 24h 至数日发生呼吸、循环、肝、肾等功能衰竭及中枢神经病变,出现呼吸困难、惊厥、昏迷等危重征象,少数患者可在中毒后 20min 至 48h 内出现休克,甚至死亡,而胃肠道症状并不显著,患者可有血卟啉病发作,尿卟胆原强阳性。

砷化氢中毒常有溶血现象,亚急性中毒时出现多发性神经炎的症状,四肢感觉异常,先是疼痛、麻木,继而无力、衰弱,直至完全麻痹或不全麻痹,出现腕垂、足垂及腱反射消失等;或有咽下困难,发音及呼吸障碍,由于血管舒缩功能障碍,有时发生皮肤潮红或红斑,慢性中毒患者多表现为衰弱、食欲缺乏,偶有恶心、呕吐、便秘或腹泻等,尚可出现白细胞和血小板减少、贫血、红细胞和骨髓细胞生成障碍、脱发、口炎、鼻炎、鼻中隔溃疡、穿孔、皮肤色素沉着;可有剥脱性皮炎,手掌及足趾皮肤过度角化,指甲失去光泽和平整状态,变薄且脆,出现白色横纹,并有肝及心肌损害,中毒患者发砷、尿砷和指(趾)甲砷含量增高,口服大量砷的患者,在做腹部 X 线检查时,可发现其胃肠道中有 X 线不能穿透的物质。

【治疗要点】

催吐、洗胃、解毒、透析及对症支持治疗。

【处方】

经口急性中毒,立即进行催吐,用微温水或生理盐水、1%硫代硫酸钠溶液等洗胃(虽已口服超过 6h 或已呕吐,仍应小心地洗胃。以后给服新鲜配制的氢氧化铁解毒剂(12%硫酸亚铁溶液与20%氧化镁混悬液,在用前等量混合配制,用时摇匀),使与砷结合成不溶性的砷酸铁,每 5～10 分钟服一匙,直至呕吐,停止给药。如无此药,可给予药用炭悬液、牛乳或蛋清水等,再用硫酸钠或硫酸镁导泻。必要时应用血液透析。同时迅速选用特效解毒剂,如二巯丁二钠,二巯基丙磺酸钠、二巯丙醇及青霉胺等(剂量及用法同汞中毒)。静脉补液促进毒物排泄并纠正水和电解质失衡。对胃肠道症状,神经炎、惊厥及肝、肾损害等,都应给予对症治疗。如有严重溶血,可以换血。腹部及肌肉剧烈疼痛时,可用葡萄糖酸钙静脉缓注。

慢性中毒可给予青霉胺治疗。用药前收集 24h 尿做尿砷定量,若>66.5μmol(50μg),可连续用药 5d,10d 后依尿砷下降<66.5μmol/24h(50μg/24h)的快慢,再给 1～2 个 5d 疗程。也可给予 10%硫代硫酸钠静脉注射,每日 1 次,每次 10～20mg/kg。其他为对症治疗。

【注意事项】

饮食方面多避免损害肝等食物,可清淡饮食,多食些补血的食物,如大枣、动物肝等,富含维生素及抗氧化的食物。消除患者的焦虑与悲观情绪。多鼓励患者,给予其信心。

第三节 苯系化合物中毒

苯(benzene)是从煤焦油分馏及石油裂解所得的一种芳香烃化合物,系无色有芳香气味的油状液体。挥发甚速,易燃易爆,工业上用作溶剂、稀释剂和化工原料。苯属中等毒类,可引起急性或慢性中毒。

【诊断要点】

急性中毒主要为中枢神经系统抑制症状,轻者酒醉状,伴恶心、呕吐、步态不稳、幻觉、哭笑失常等表现,重者意识丧失、肌肉痉挛或抽搐、血压下降、瞳孔散大,可因呼吸麻痹死亡,个别病例可有心室颤动。

慢性中毒除影响神经系统外,还影响造血系统,神经系统最常见的表现为神经衰弱和自主神经功能紊乱综合征;个别患者可有肢端感觉障碍,出现痛、触觉减退和麻木,亦可发生多发性神经炎,造血系统损害的表现是慢性苯中毒的主要特征,以白细胞减少和血小板减少最常见;中性粒细胞内可出现中毒颗粒和空泡,粒细胞明显减少易致反复感染；血小板减少可有皮肤黏膜出血倾向，女性月经过多；严重患者发生全血细胞减少和再生障碍性贫血；个别有嗜酸性粒细胞增多或有轻度溶血，苯还可引起骨髓增生异常综合征，苯接触所致白血病自 1928 年报道后渐有增多，至 1994 年国内已有 209 例报道，苯引起白血病多在长期高浓度接触后发生，最短 6 个月，最长 23 年，白血病以急性粒细胞白血病为多，其次为急性淋巴细胞白血病和红白血病，而慢性粒细胞白血病很少见。

急性苯中毒诊断并不难，可根据毒物接触史及临床表现做出。慢性苯中毒，除毒物接触史及临床表现外，还要根据血象，骨髓象等有关血液实验室检查，并与其他可引起血液改变的病因鉴别[而对于诊断，尿酚测定有一定参考价值，国内报道尿酚正常值差异很大，$132\sim253\mu mol/L$（$12.4\sim23.8mg/L$）]。

【治疗要点】

用无毒或低毒的物质代替苯，油漆和喷漆使用无苯稀料，使用苯的生产场所要加强密闭通风，合理使用个人防护用品，沾染有苯的口罩和工作服要经常清洗，不用手直接接触苯，以防通过皮肤进入体内，以及对指甲和皮肤产生脱脂和腐蚀作用。常接触苯的人要定期进行体格检查，患有中枢神经系统疾病、精神病、血液系统疾病和肝、肾损害者不宜从事接触苯的工作。在空气中苯蒸气的容许量各国都有不同的规定，从每立方米几毫克到几百毫克不等。

急性苯中毒与一般麻醉气体中毒治疗原则相同，注意呼吸抑制；禁用肾上腺素，以免发生心室颤动。慢性中毒为综合性对症处理，主要对造血系统各系细胞损害给予相应的治疗。

【处方】

对于急性中毒患者，可以立即脱离现场至空气新鲜处，脱去污染的衣物，并用肥皂水或清水冲洗污染的皮肤。口服中毒者，要给患者洗胃。中毒者应卧床静息，并接受对症、支持治疗，可给予葡萄糖醛酸。要注意防止患者出现脑水肿,切记勿给心搏未停者使用肾上腺素。对由于苯中毒引起的再生障碍性贫血症患者,可给予小量多次输血及糖皮质激素治疗。

【注意事项】

对于急性中毒患者,可以立即脱离现场至空气新鲜处,脱去污染的衣着,并用肥皂水或清水冲洗污染的皮肤,口服中毒者,要给患者洗胃,中毒者应卧床静息,并接受对症、支持治疗,可给予葡萄糖醛酸,要注意防止患者出现脑水肿,切记勿给心搏未停者使用肾上腺素,对由于苯中毒引起的再生障碍性贫血症患者,可给予小量多次输血及糖皮质激素治疗。

第四节　卤烃类系化合物中毒

每年约有 25 000 例以上不满 5 岁的小儿因吞下石油蒸馏物(如汽油、煤油、颜料的稀释液)和卤化烃类(如四氯化碳、二氯乙烯)而中毒。死亡原因经常是由于误吞后发生的严重吸入性肺炎。吸入过量的卤化烃类,通常发生在青少年中,可以造成心搏骤停。

黏滞度和表面张力是这些烃类衍生物最重要的物理特性,正是这些特性决定了吸入后的有害程度——少量即能迅速散布于大部分肺的内表面。黏滞度越低,肺吸入的危险性越大,某些添加物还可造成其他毒性作用。重质煤油(家具上光剂类产品)是最危险的黏滞液体,可引起吸入性肺炎。

动物实验表明,烃类物质在呼吸道中的毒性至少是在胃肠道中的 140 倍。假如这一发现适用于人类,在小儿胃中 350ml 可以致死,而在肺中仅 2.5ml 即可致命。

【诊断要点】

主要是呼吸系统、胃肠道和中枢神经系统的症状和体征。最初,受害者有咳嗽、气哽,甚至仅闻一点气味即可能引发呕吐;继之出现发绀、屏气和持续的咳嗽。年长儿童可能主诉胃内灼烧感及出现自发性呕吐。中枢神经系统症状有嗜睡、昏迷和抽搐。这些表现一般与剂量有关，而且摄入轻质油和重质煤油的症状是最严重的。

严重病例会出现心脏扩大、心房颤动和致命的心室颤动。对肾和骨髓的损害已有阐述。因肺炎致死通常发生在 24h 之内。无症状肺炎的消散约需 1 周，而重质煤油引起的肺炎需要 5～6 周。

胸部 X 线是最重要的诊断性检查，最好在摄入后 1.5～2h 得到检查结果，除非有主要症状存在。严重病例在 2h 内即呈现烃类化合物吸入性肺炎的 X 线证据；6～18h，90％ 的有吸入性肺炎病例的 X 线检查有阳性征象；然而，24h 后一般不会再发生新的病例。白细胞计数和分类的异常，尿样的检查有助于判断是否存在继发感染和肾功能损害。血液烃类化合物浓度测定无实际的意义。若有肺部受累，血气分析对诊断和治疗都有帮助。

【治疗要点】

如果患儿没有呼吸窘迫的症状和体征（如呼吸急促、心动过速、咳嗽、肺部啰音），则可以在家中治疗；如果青少年和成人没有心房颤动或心室颤动，也可以同样处理。在家中，应立即脱去被污染的衣服，并清洗皮肤。口服牛奶可以稀释烃类化合物并减少对胃的刺激。

【处方】

严重病例应住院治疗。给予静脉输液和吸氧作为支持性治疗。早期肺炎的性质是化学性的，对抗生素无反应。一般说来，皮质类固醇的治疗也是无效的，并且有人认为皮质类固醇对免疫系统有不良反应。

如果摄入的烃类化合物含有其他有毒物质，必须针对两种物质进行治疗，通过催吐和洗胃以排空胃肠道。

第五节　窒息性气体中毒

一、一氧化碳中毒

一氧化碳为无色、无味、无臭的气体,凡是碳或含碳物质在氧不充分燃烧时,均可产生一氧化碳。在使用柴炉、煤炉时,如通风系统不畅通,尤其是近年来煤气取暖器和煤气热水器使用不当,使一氧化碳中毒大为增加。一氧化碳中毒的体征和症状变化很大,取决于许多因素,如接触浓度、接触时间等。症状特异性不强,可表现为流感样、精神状态改变、抽搐、昏迷、胃肠道症状、气急、过度通气、头痛、心律失常、心绞痛和红细胞增多症。大脑缺氧和中毒的症状体征是一氧化碳中毒的主要表现。轻度脑缺氧可表现为头晕、眼花、头痛、全身疲乏无力、恶心呕吐、胸闷、心悸等。

【诊断要点】

1. 临床表现　一氧化碳中毒的体征和症状变化很大,取决于许多因素,如接触浓度、接触时间等。症状特异性不强,可表现为流感样、精神状态改变、抽搐、昏迷、胃肠道症状、气急、过度通气、头痛、心律失常、心绞痛和红细胞增多症。大脑缺氧和中毒的症状体征是一氧化碳中毒的主要表现。轻度脑缺氧可表现为头晕、眼花、头痛、全身疲乏无力、恶心呕吐、胸闷、心悸等。重度脑缺氧患者表现为昏迷伴有肌张力增高和去皮质强直。循环功能处于代偿状态的患者可能最先出现症状,且最为严重,如冠心病患者,严重中毒后可出现急性心肌梗死。

2. 诊断　急性中毒可根据下列条件诊断:接触史(尤其两人以上出现类似的症状体征),临床表现以中枢神经系统受损为主并排除其他神经系统疾病,必要时可进行血液 $HbCO_2$ 测定。不能据此判断预后或制订方案。临床症状与 HbCO 水平之间也缺乏相关性。动脉血气检查无特别的临床意义。

3. 实验室检查　血浆 HbCO 水平为一氧化碳中毒提供了一个明确的诊断依据。HbCO 只有在中毒后立即测定才具有可靠的临床意义。

其他辅助检查：脑电图，一氧化碳中毒时常出现弥漫性低波幅慢波。

【治疗要点】

一氧化碳中毒的治疗目的是尽快避免继续吸入一氧化碳和将一氧化碳及早排出血液。

治疗的第一步是尽快将患者移至无一氧化碳的地方或打开门窗，吸新鲜空气；如存在暂时困难，抢救者自己戴上面罩然后立即给患者戴上氧气面罩，直到将患者移至安全地点。第二步并且是最重要的步骤为给患者通过鼻导管或面罩（常压氧疗）吸入高浓度氧。将一氧化碳排出血液的最快途径为采用高压氧舱治疗。凡是疑为一氧化碳中毒的患者均应尽快进行高压氧舱治疗，最好在中毒后 6h 内进行。对于有昏迷、心血管疾病或心脏缺血和持续的精神和（或）神经疾病的一氧化碳中毒患者，应定期进行高压氧治疗。高压氧治疗可缩短康复时间和减少迟发性脑病的发生。一氧化碳中毒迟发脑病，病程在 6 个月内者应用高压氧治疗可能有效，1 年内亦应积极争取。最近研究表明：高压氧治疗对于妊娠妇女是安全的。

【处方】

1. 使用能量合剂。

2. 大量使用维生素 C：每次 1～2g 加入液体静脉滴注，每日 1～2 次。

3. 皮质激素类药物可减轻组织反应，与甘露醇合用对脑水肿的防治有效。一般首选地塞米松，10mg 静脉注射，每日 2～3 次。

4. 右旋糖酐-40：尤其在有低血压或休克时可选用。该药不仅对于急性二氧化碳中毒有作用，而且对于迟发脑病亦有作用。

5. 如患者有高热、抽搐、重度脑水肿和中枢性呼吸衰竭,可考虑进行冬眠疗法。

6. 抗感染:如确实存在感染,可进行抗菌治疗。但应注意:体温稍高,外周血白细胞和中性粒细胞略高,可能系机体的应激反应,不必进行抗菌治疗。

7. 纠正酸碱与电解质紊乱:根据动脉血气和同步电解质结果进行判定并采取相应措施。应注意纠正轻度酸中毒不必"积极",以免造成碱中毒加重组织缺氧。

8. 对于昏迷患者,可应用脑活素(脑蛋白水解物)、胞磷胆碱(胞二磷胆碱)进行治疗。氨乙异硫脲(乙胺硫脲)、甲氯芬酯(氯酯醒)等药往往收效不大,甚至引起患者抽搐,慎用。

9. 换血和低温灌注可作为治疗一氧化碳中毒患者的辅助措施。应注意该疗法的利弊。

10. 其他对症疗法。

【注意事项】

1. 预后　轻度、中度中毒者积极治疗后,神经症状恢复良好;严重中毒患者预后与中毒环境、一氧化碳浓度、暴露时间和中毒后治疗是否及时有关。

2. 预防　设立一氧化碳报警器,防止管道漏气,生产场所加强通风,加强个人防护,进入危险区工作时,应戴防毒面具。

二、二硫化碳中毒

二硫化碳(carbon disulfide, CS_2)是工业上应用广泛的化学溶剂,也用于粘胶纤维、四氯化碳、农药生产等。为无色易挥发的液体。

【诊断要点】

急性中毒呈麻醉样作用,多见于生产事故,轻者酒醉状态、步态不稳及精神症状,并有感觉异常,重者脑水肿,出现兴奋、谵妄、昏迷,可因呼吸中枢麻痹死亡,个别可留有中枢及周围神经损害;

慢性中毒主要损害神经和心血管系统,神经系统早期为精神症状,随后出现多发性神经炎、脑神经病变,严重的可有锥体外系损害,精神症状不一,轻者为情绪、性格改变,重者有躁狂抑郁型精神病,多发性神经炎早期呈手套、袜套型,沿桡、尺、坐骨及外腓神经疼痛,以后骨间肌和鱼际肌萎缩,甚至步态不稳、跟腱反射消失,如基底受损可发生震颤麻痹综合征,心血管系统可有脑、视网膜、肾和冠状动脉类似粥样硬化的损害,血液中胆固醇可增高。

测定尿中二硫代物(2-硫代-4-氢噻唑酸)和血清 N-乙酰神经氨酸,可分别作为 CS_2 接触指标及中毒诊断指标,脑电图检查、肌电图测定神经传导速度及荧光眼底摄影,可反映中枢和周围神经系统损害及血管硬化的早期改变。

【治疗要点】

多开窗通风,呼吸室外新鲜空气是关键,加强自身锻炼也是很重要的。

【处方】

1. 对昏迷患者,在吸氧,给呼吸、循环兴奋剂同时,可给予甘露醇、山梨醇或 50% 葡萄糖等脱水药,以减轻脑水肿,促进苏醒。

2. 对躁狂、兴奋、抽搐者,可给地西泮、苯巴比妥等静脉注射,或用水合氯醛灌肠,也可用针灸治疗。

3. 误服中毒者,应尽快给予催吐或洗胃、导泻。

4. 可给予 γ-氨酪酸、能量合剂、细胞色素 C、胞磷胆碱、都可喜等,以促进脑细胞代谢。对视神经炎等周围神经病变,可用维生素 B_1、维生素 B_2、维生素 B_6 和糖皮质激素等治疗。有报道,用泼尼松龙 0.2ml 加普鲁卡因 2ml 做球后封闭,对眼底病变效果较好。

【注意事项】

我国现用的车间空气中 CS_2 最高容许浓度为 $10mg/m^3$,已有一些研究结果提示,这一卫生标准需要修订,以确保作业者的健康,对 CS_2 作业者应给予就业体检和上岗后的定期查体,包括内科、神经科和眼科检查,必要时进行神经肌电图、血脂、心电图等检查,具有器质性神经系统疾病,各种精神病、视网膜病变、冠心病或糖尿病者,不宜从事 CS_2 作业。

第六节　其他化合物中毒

丙烯酰胺中毒

丙烯酰胺中毒,是生产和使用过程中因密切接触丙烯酰胺所致以神经系统改变为主的疾病。其多在生产劳动过程中由于通风不良或发生意外事故,经呼吸道吸入丙烯酰胺粉尘或经皮肤直接接触其水溶液而导致中毒。丙烯酰胺在体内有蓄积作用,主要影响神经系统,可能与神经系统中蛋白质的巯基结合有关。

【诊断要点】

1. 亚急性中毒　密切大量接触可出现亚急性发病,出现嗜睡和小脑功能障碍,表现为眼球水平震颤,言语含糊。指鼻及跟膝胫试验不稳,轮替动作失调,步态不稳等。2周后出现感觉运动型多发性周围神经病,表现为肢体麻木,刺痛,下肢无力。音叉振动觉和跟腱反射减退,具有早期诊断价值。神经肌电图检查显示:远端感觉电位明显降低,有神经源性损害,可伴有较多自发失神经电位。

2. 慢性中毒　低浓度接触数月、数年后,渐出现头痛头晕疲劳、嗜睡,手指刺痛、麻木感,常伴有两手掌发红、脱屑,手掌足心多汗。进一步出现四肢无力、肌肉疼痛、步态蹒跚,易前倾倒,神经系统检查,可见深反射减弱或消失,音叉震动觉和位置觉减退,闭目难立试验阳性等。神经肌电图检查表现与亚急性中毒相似;脑电图可轻度异常。

按中毒程度可分为:

(1)轻度中毒:具有观察对象前两项中任何一项,同时具备以下任何一项者,可诊断为轻度中毒;①肢体远端音叉震动觉或痛觉、触觉障碍,同时伴跟腱反射减弱;②双侧跟腱反射消失;③神经-肌电图显示有神经源性损害。

(2)中度中毒:在轻度中毒基础上,具备以下任何一项者,可诊断为中度中毒:①四肢震动觉或痛,触觉障碍水平达肘,膝以上,同时伴跟腱反射消失;②感觉性共济失调;③肌电图显示神经源性损害,并有较多自发性失神经电位。

(3)重度中毒:具备以下任何一项者,可诊断为重度中毒:①明显嗜睡及小脑功能障碍;②四肢远端明显肌肉萎缩,并影响运动功能。

【治疗要点】

1. 观察对象　一般不调离丙烯酰胺作业,半年复查 1 次,尽可能做神经-肌电图检查。进行动态观察。

2. 轻度中毒　患病期间暂时调离丙烯酰胺作业,经治愈后可恢复原工作,并定期复查。

3. 中度及重度中毒　应调离丙烯酰胺和其他对神经系统有害的作业,经治疗后根据检查结果安排休息或工作。

【处方】

可用 B 族维生素、能量合剂,并辅以体疗、理疗及对症治疗。重度中毒者应同时加强支持疗法。

第七节　农药中毒

一、有机磷农药中毒

有机磷农药(organophosphorus pesticide)种类很多,根据其毒性强弱分为高毒、中毒、低毒三类。我国目前常用有机磷农药的大鼠口服半数致死量(mg/kg)分别如下:对硫磷(1605)为

3.5～15mg；内吸磷（1059）为 4～10mg；甲拌磷（3911）为 2.1～
3.7mg；乙拌磷为 4mg；硫特普为 5mg；磷胺为 7.5mg（以上属高
毒类）。敌敌畏为 50～110mg；甲基对硫磷（甲基 1065）为 14～
42mg；甲基内吸磷（甲基 1059，4044）为 80～130mg（以上属中毒
类），敌百虫为 450～500mg；乐果为 230～450mg；马拉硫磷
（4049，马拉松）为 1800mg；二溴磷为 430mg；杀螟松（杀螟硫磷）
为 250mg（以上属低毒类）。高毒类有机磷农药少量接触即可中
毒，低毒类大量进入体内亦可发生危害。人体对有机磷的中毒
量、致死量差异很大，由消化道进入较一般浓度的呼吸道吸入或
皮肤吸收中毒症状重、发病急；但如吸入大量或浓度过高的有机
磷农药，可在 5min 内发病，迅速致死。

【诊断要点】

有机磷农药中毒症状出现的时间和严重程度，与进入途径、
农药性质、进入量和吸收量，人体的健康情况等均有密切关系，一
般急性中毒多在 12h 内发病，若是吸入，口服高浓度或剧毒的有
机磷农药，可在几分到十几分钟内出现症状以至死亡，皮肤接触
中毒发病时间较为缓慢，但可表现吸收后的严重症状，本类农药
中毒早期或轻症可出现头晕、头痛、恶心、呕吐、流涎、多汗、视物
模糊、乏力等，病情较重者除上述症状外，并有瞳孔缩小，肌肉震
颤，流泪，支气管分泌物增多，肺部有干、湿啰音和哮鸣音，腹痛、
腹泻，意识恍惚，行路蹒跚，心动过缓，发热、寒战等。重症病例常
有心动过速、房室传导阻滞、心房颤动等心律异常及血压升高或
下降，发绀，呼吸困难，口、鼻冒沫甚至带有血液（肺水肿），惊厥，
昏迷，大、小便失禁或尿潴留，四肢瘫痪，反射消失等。可因呼吸
麻痹或伴循环衰竭而死亡，吸入中毒患者，呼吸道及眼部症状出
现较早，口服中毒常先发生胃肠道症状，皮肤接触中毒则以局部
出汗和邻近肌纤维收缩为最初表现，敌敌畏与皮肤接触处多出现
红斑样改变，渐成水疱，患者有瘙痒、烧灼感。

儿童有机磷中毒的临床表现有时很不典型；某些患儿主要表

现为头痛、呕吐、幻视、抽搐、昏迷等神经系统征象；有些则主要表现为呕吐、腹痛、脱水等消化系统征象；另有一些中毒患儿以循环系统征象为主，如心率减慢或增快、血压下降，出现休克现象；也有些主要表现呼吸系统征象，如发热、气喘、多痰及肺部有干、湿啰音，哮鸣音等；偶有中毒患儿仅以单项症状或体征为主要表现，如高热、腹痛、惊厥、肢体软瘫、行路不稳，以致倾跌，全身水肿伴尿常规改变等，因此，临床有时误诊为脑炎、脑膜炎、急性胃肠炎、肠蛔虫病、中毒型痢疾。小儿或新生儿肺炎、肾炎、癫痫、急性感染性多发性神经根炎、药物（如巴比妥类、阿片类、氯丙嗪类、水合氯醛）中毒等。

对可疑病例，必须详尽询问与有机磷农药的接触史，对有关患儿的食（哺乳）、宿、衣着、接触物及游玩场所等均须全面了解；细致检查患儿有无有机磷农药中毒的特异体征，如瞳孔缩小（中毒早期可不出现，晚期瞳孔散大，偶有中毒患儿不出现瞳孔缩小，或在瞳孔缩小前有一过性散大），肌束震颤，分泌物增加如多汗、流涎、流泪，肺部啰音（急性肺水肿），皮肤出现红斑或水疱等，某些有机磷农药具有特殊的蒜臭味或芳香味。

根据实验室条件，酌做以下检查：①检验患者的呕吐物或洗胃时初次抽取的胃内容物，以及呼吸道分泌物，可以证明有机磷化合物的存在。②测定尿中的有机磷分解产物，可以作为接触毒物的指标，有些并可协助早期诊断。③血液胆碱酯酶活力测定，如胆碱酯酶活力降低至正常人的 80% 以下，即有诊断意义，并可据此数值估计中毒程度的轻度及作为用药的参考，轻症患者血液胆碱酯酶活力降至正常人的 50%～70%，中度者达 30%～50%，重度者在 30% 以下，在农村和抢救现场，采用简便适用的溴麝香草酚蓝纸片比色法，可在 20min 内测定胆碱酯酶活性的大致结果。

【治疗要点】

1. 清除毒物，防止继续吸收　首先使病儿脱离中毒现场，尽快除去被毒物污染的衣、被、鞋、袜,用肥皂水、碱水或 2％～5％碳酸氢钠溶液彻底清洗皮肤(敌百虫中毒时,用清水或 1％食盐水清洗),特别要注意头发、指甲等处附藏的毒物。眼睛如受污染,用 1％碳酸氢钠溶液或生理盐水冲洗,以后滴入 1％阿托品溶液 1滴。对口服中毒者若神志尚清,立即引吐,酌情选用 1％碳酸氢钠溶液或 1∶5000 高锰酸钾溶液洗胃。在抢救现场中,如无以上液体,亦可暂以淡食盐水(约 0.85％)或清水洗胃。敌百虫中毒时,忌用碳酸氢钠等碱性溶液洗胃,因可使之变成比它毒性大 10 倍的敌敌畏。对硫磷、内吸磷、甲拌磷、马拉硫磷、乐果、杀螟松、亚胺硫磷、倍硫磷、稻瘟净等硫代磷酸酯类忌用高锰酸钾溶液等氧化剂洗胃,因硫代磷酸酯被氧化后可增加毒性。洗胃后用硫酸钠导泻,禁用油脂性泻剂。食入时间较久者,可做高位洗肠。应用药用炭血液灌流(HPA)可以清除血中有机磷毒物,对抢救小儿重度有机磷中毒有良好效果。

2. 积极采取对症治疗　保持患儿呼吸道通畅,消除口腔分泌物,必要时给氧。发生痉挛时,立即以针灸治疗,或用短效的镇静药,忌用吗啡和其他呼吸抑制药及茶碱、氨茶碱、琥珀酰胆碱、利血平、新斯的明、毒扁豆碱和吩噻嗪类安定剂。呼吸衰竭者除注射呼吸兴奋剂和人工呼吸外,必要时做气管插管正压给氧。及时处理脑水肿和肺水肿,注意保护肝、肾功能。心搏骤停时速做体外心脏按压,并用 1∶10 000 肾上腺素 0.1ml/kg 静脉注射,必要时可在心腔内注射阿托品。在静脉滴注解毒剂同时适量输液,以补充水分和电解质的丢失,但须注意输液的量、速度和成分。在有肺水肿和脑水肿的征兆时,输液更应谨慎。严重病例并用肾上腺皮质激素。在抢救过程中还须注意营养、保暖、排尿、预防感染等问题,必要时适量输入新鲜血液或用换血疗法。

3. 解毒药物的应用　在清除毒物及对症治疗同时,必须应用解毒药物。

【处方】

常用特效解毒药物有以下两类。

1. 胆碱能神经抑制药 如阿托品及山莨菪碱等,能拮抗乙酰胆碱的毒蕈碱样作用,提高机体对乙酰胆碱的耐受性,故可解除平滑肌痉挛,减少腺体分泌,促使瞳孔散大,制止血压升高和心律失常,对中枢神经系统症状也有显著疗效,且为呼吸中枢抑制的有力对抗剂;但对烟碱样作用无效,也无复活胆碱酯酶的作用,故不能制止肌肉震颤、痉挛和解除麻痹等。应用阿托品抢救有机磷中毒,必须强调早期、足量、反复给药,中、重度中毒患者均须静脉给予。在用阿托品过程中,注意达到"化量"指标,即当患者瞳孔散大、不再缩小,面色转红,皮肤干燥,心率增快,肺水肿好转,意识开始恢复时,始可逐渐减少阿托品用量,并延长注射间隔时间,待主要症状消失,病情基本恢复时停药。停药后仍需继续观察,如有复发征象,立即恢复用药。山莨菪碱的药理作用与阿托品基本相同,毒性较小,治疗量和中毒量之间距离较大,其"化量"指标亦和阿托品相同,轻度有机磷中毒单用阿托品或山莨菪碱即可治愈。中度和重度中毒必需配合氯磷定或解磷定治疗。

2. 胆碱酯酶复能剂 如解磷定(PAM)、氯解磷定(PAM-Cl)、双复磷(PMO_4)等能夺取已与胆碱酯酶结合的有机磷的磷酰基,恢复胆碱酯酶分解乙酰胆碱的能力,又可与进入体内的有机磷直接结合,故对解除烟碱样作用和促使患者苏醒有明显效果,但对毒蕈碱样症状疗效较差。虽然它们也有一定程度的阿托品作用,但对于控制某些危重症状如中枢呼吸抑制、肺水肿、心率减慢等不如阿托品的作用快速。解磷定和氯解磷定毒性较小,可任选一种,二者均不可与碱性药物混合使用。其对内吸磷、对硫磷、甲拌磷、碘依可酯、苏化203等急性中毒疗效显著,对敌敌畏、敌百虫等疗效较差,重症中毒时应与阿托品同用;对马拉硫磷、乐果疗效可疑。对谷硫磷及二嗪农无效。故对后几种有机磷农药中毒的治疗,应以阿托品为主,亦可应用双复磷。双复磷复活胆碱酯酶的作用强,较易透过血-脑屏障,并有阿托品样作用,故对有机磷农药中毒所引起的烟碱样、毒蕈碱样及中枢神经系统症状均有效果。对敌敌畏及敌百虫中毒,效果较解磷定好。本品可作皮下、肌内或静脉注射,但其不良反应较多,如剂量过大,尚可引起室性期前收缩、传导阻滞、心室颤动等,偶有中毒性肝炎及癫痫发作。

特效解毒药物的剂量和用法:均应早期、足量应用,并根据病情变化适量增减。治疗期间,应监测红细胞胆碱酯酶活性,＜30%时,必须联合用药。以下剂量和用法可作参考。

(1)轻度中毒:阿托品每次 0.02～0.03mg/kg,口服或肌内注射;或用氯解磷定每次 15mg/kg,肌内注射;或解磷啶每次 10～15mg/kg,加于 5%～25%葡萄糖注射液 20ml 静脉缓慢注射。必要时,阿托品或后二者之一均可每 2～4 小时重复 1 次,至症状消失为止。一般 1～2 次即可。

(2)中度中毒:应以阿托品与胆碱酯酶复能剂合用,阿托品剂量为每次 0.03～0.05mg/kg,每 30～60 分钟肌内或静脉注射 1 次。氯磷啶或解磷啶剂量为每次 15～30mg/kg,静脉注射。每 2～4 小时可重复 1 次(剂量减半),症状好转后,逐渐减少药量及延长用药间隔时间。胆碱酯酶复能剂对谷硫磷和二嗪农等无效,治疗则以阿托品为主,剂量为每次 0.03～0.05mg/kg,每 15～30 分钟 1 次,至病情好转后逐渐减量,并延长间隔时间。

(3)重度中毒:应用阿托品每次 0.05～0.1mg/kg,静脉注射。特别对危重患者,开始应大量突击使用阿托品以挽救生命,首次可用 0.1～0.2mg/kg,静脉注射,每 10～15 分钟一次,以后改为每次 0.05～0.1mg/kg(按首次半量),每 10～20 分钟 1 次,至瞳孔散大,肺部啰音消退或意识恢复时,减量并延长注射时间。同时静脉注射氯磷啶或解磷啶(每次 30mg/kg)。如症状无好转,可于半小时后重复 1 次,剂量减半或 20mg/kg;以后视病情需要,可每 2～4 小时 1 次或改为静脉滴注,每小时 0.4g。如病情好转,逐渐减少阿托品及胆碱酯酶复能剂的用量,延长用药间隔时间,并酌情考虑停止注射(病情好转至少 6h 以后)。待症状基本消失后至少还应观察 24h。此外,有机磷中毒时也可酌情选用山莨菪碱(代替阿托品)及双复磷。山莨菪碱的剂量和用法:轻症中毒每次 0.3～0.5mg/kg,肌内注射或静脉注射;中度中毒每次为 1～2mg/kg,静脉注射;重症中毒每次为 2～4mg/kg,静脉注射。必要时每隔 10～30 分钟可重复给药。双复磷的剂量和用法:轻度、中度中毒每次为 5～10mg/kg;重度中毒每次为 10～20mg/kg。根据病情,每 30 分钟至 3 小时 1 次。

以上所述胆碱能神经抑制药及胆碱酯酶复活剂中的同类药物,每次只能选用一种,不可两种同时应用。

近有报道用军事医学科学院研制的苯克磷(由苯托品、丙环定和双复磷等组成)治疗成人有机磷中毒,具有疗效高、作用快、使用方便等优点,但须密切注意病情变化而相应调整用药方法及适当增加有关药物。

另据报道,药用炭血液灌流抢救小儿重度有机磷中毒为一安全有效的治疗方法。

【注意事项】

有关部门对有机磷农药应健全管理制度,并向群众讲解其用法、用途及毒性;被药物污染的用具和包装品必须彻底清洗后才能移作他用,最好废弃不用;喷洒药物的人员务必按照规定,严格执行用药注意事项;哺乳期妇女尽可能不参加接触有机磷农药的工作;已接触者,哺乳前应脱换衣帽,做好清洗工作,再接触婴儿,喷洒过有机磷农药的瓜果须经过规定时间后方可采食;禁食被有机磷农药毒死的禽、畜、水产品;室内有小婴儿居住者,在用敌敌畏消灭室内蚊、蝇时,须将小儿及其食具移离,绝不能将有机磷农药涂洒于小儿头皮、衣服、被褥以消灭虱、蚤;勿用喷洒过有机磷农药的田土填充"土包裤"及尿垫;教育小儿勿至正在喷洒或喷洒过农药不久的田间玩耍;要向群众说明有机磷农药的早期中毒症状,以便及时发现患者,免致延误治疗。

二、有机氯农药中毒

有机氯农药中毒是指接触过量有机氯农药引起损害中枢神经系统和肝、肾为主疾病。急性中毒有头痛、头晕、视物模糊、恶心、呕吐、流涎、腹痛、四肢无力、肌肉颤动等。

【诊断要点】

1. 轻度中毒　恶心、呕吐、腹痛、腹泻等。

2. 中度中毒　剧烈呕吐、出汗、流涎、视物模糊、肌肉震颤、抽搐、心悸、昏睡等。

3. 重度中毒　呈癫痫样发作、昏迷,甚至呼吸衰竭或心室颤动而致命,亦可引起肝、肾损害。

【治疗要点】

1. 注意维持呼吸、循环功能,必要时进行人工呼吸。

2. 加强护理,注意保暖,保留导尿,保持皮肤清洁干燥,防止压疮。

3. 应补充足量的蛋白质及维生素,特别是补充维生素 C。蛋白质可选择瘦肉类、鱼类、蛋类、豆类、豆制品等。维生素可选择新鲜水果和蔬菜,特别是绿叶蔬菜。这样可加速机体修复,增强肝解毒功能,加速毒物排泄。

【处方】

1. 吸入中毒或经皮肤中毒者,用清水或肥皂水洗皮肤,眼结膜可用 2‰碳酸氢钠溶液冲洗。

2. 口服中毒者用 2‰碳酸氢钠溶液洗胃,洗毕灌入硫酸镁导泻。忌用油类泻剂。

三、有机汞农药中毒

汞为银白色的液态金属,常温中即有蒸发。汞中毒(mercury poisoning)以慢性为多见,主要发生在生产活动中,长期吸入汞蒸气和汞化合物粉尘所致。以精神-神经异常、牙龈炎、震颤为主要症状。大剂量汞蒸气吸入或汞化合物摄入即发生急性汞中毒。对汞过敏者,即使局部涂抹汞油基质制剂,亦可发生中毒。接触汞机会较多的有汞矿开采、汞合金冶炼、金和银提取、汞整流器,以及真空泵、照明灯、仪表、温度计、补牙汞合金、雷汞,颜料、制药、核反应堆冷却剂和防原子辐射材料等的生产工人,有机汞化合物以往主要用作农业杀菌剂,但毒性大,我国已不再生产和使用。

【诊断要点】

急性汞中毒的诊断主要根据职业史或摄入毒物史,结合临床表现和尿汞或血汞测定(明显增高)而确立,慢性汞中毒的诊断,应强调接触史,临床有精神-神经症状、口腔炎和震颤等主要表现,并需除外其他病因引起的类似临床表现,尿汞和血汞等测定值增高对诊断有辅助意义,驱汞试验可用二巯丙磺钠 0.25g,肌内注射;或二巯丁二钠 0.5g,静脉注射;如尿汞排出量明显增高,可作为重要的辅助诊断依据。

1. **急性汞中毒**　主要由口服升汞等汞化合物引起,患者在服后数分钟到数十分钟即引起急性腐蚀性口腔炎和胃肠炎,患者诉口腔和咽喉灼痛,并有恶心、呕吐、腹痛,继有腹泻,呕吐物和粪便常有血性黏液和脱落的坏死组织,患者常可伴有周围循环衰竭和胃肠道穿孔,在 3～4d 后(严重的可在 24h 内)可发生急性肾衰竭,同时可有肝损害。

吸入高浓度汞蒸气可引起发热,化学性气管支气管炎和肺炎,出现呼吸衰竭,亦可发生急性肾功能衰竭。

皮肤接触汞及其化合物可引起接触性皮炎,具有变态反应性质,皮疹为红斑丘疹,可融合成片或形成水疱,愈后遗有色素沉着。

2. **慢性汞中毒**　常为职业性吸入汞蒸气所致,少数患者亦可由于应用汞制剂引起,精神-神经症状可先有头昏、头痛、失眠、多梦,随后有情绪激动或抑郁、焦虑和胆怯及自主神经功能紊乱的表现如脸红、多汗、皮肤划痕症等,肌肉震颤先见于手指、眼睑和舌,以后累及手臂、下肢和头部,甚至全身;在被人注意和激动时更为明显,口腔症状主要表现为黏膜充血、溃疡,牙龈肿胀和出血、牙齿松动和脱落;口腔卫生欠佳者,牙龈可见蓝黑色的硫化汞细小颗粒排列成行的汞线,是汞吸收的一种标记。肾方面,初为亚临床的肾小管功能损害,出现低分子蛋白尿等,亦可出现肾炎和肾病综合征,肾损害在脱离汞接触后可望恢复。慢性中毒患者尚可有体重减轻、性功能减退、妇女月经失调或流产及有甲状腺功能亢进、周围神经病变、眼晶体前房的棕色光反射,认为是汞沉着引起的"汞晶状体炎",在中毒症状消失或脱离汞接触后,这种棕色光反射仍可持久存在,是一种汞吸收的另一标记。

【治疗要点】

1. 预防　汞中毒可用二巯基丙磺酸钠或二巯丁二钠等药物治疗,轻度慢性汞中毒是可以治愈的,患者不必思想顾虑重重。预防方面应采用综合性预防措施,用无毒或低毒原料代替汞,如用电子仪表代替汞仪表,用酒精温度计代替金属汞温度计,冶炼或灌注汞时应设有排气罩或密闭装置以免汞蒸气逸出。及时清除和回收流散残留在桌面、地面、墙壁上的汞。定期测定车间空气中汞浓度。汞作业工人应每年体格检查 1 次,及时发现汞吸收和早期汞中毒患者,以便及早治疗,含汞废气、废水、废渣要处理后排放。

家庭汞泄漏时的处理办法:如果还有液体的话,应该将硫粉撒在上面,让其反应;如果已经挥发,注意室内通风,不能用手直接接触汞,汞会使皮肤过敏。

金属汞长期粘在物体表面,在常温下持续蒸发。因此汞作业车间的墙壁、地面和操作台的表面应光滑无裂隙,便于清扫除毒。车间温度不宜超过 15～16℃。车间空气中汞最高容许浓度为 0.001mg/m³。

2. 急救处理

(1)口服汞中毒者,应及早用碳酸氢钠溶液或温水洗胃催吐,然后口服牛奶、蛋清或豆浆,以吸附毒物,需注意的是,切忌用盐水,否则,有增加汞吸收的可能。

(2)吸入汞中毒者,应立即撤离现场,换至空气新鲜、通风良好处,有条件的还应给氧吸入。

(3)有吞咽困难者,应当禁食,并口服绿豆汤、豆浆水、麻油三种物质混合的液体。注意口腔护理,对抽搐、昏迷者,应及时清除口腔内异物,保持呼吸道的通畅。

(4)汞从伤口处进入人体后,应立即停止使用汞溴红溶液。

【处方】

口服汞化合物引起的急性中毒,应立即洗胃。也可先口服生蛋清、牛奶或活性炭;导泻用 50%硫酸镁。在洗胃过程中要警惕腐蚀消化道的穿孔可能性。常用汞的解毒剂有以下几种。

1. 二巯丙磺钠　其巯基可与汞离子结合成巯-汞复合物,随尿排出,使组织中被汞离子抑制的酶得到复能。急性中毒时的首次剂量为 5%溶液 2~3ml,肌内注射;以后每 4~6 小时 1 次,每次 1~2.5ml。1~2d 后,每日 1 次,每次 2.5ml。一般治疗 1 周左右。必要时可在 1 个月后再行驱汞。常见不良反应有头晕、头痛、恶心、食欲缺乏、无力等,偶尔出现腹痛或低血钾,少数患者出现皮疹,个别发生全身过敏性反应或剥脱性皮炎。

2. 二巯丙醇　其药理作用与二巯丙磺钠相似。首次剂量为 2.5~3.0mg/kg 体重,每 4~6 小时,深部肌内注射 1 次,共 1~2d。第 3 天按病情改为每 6~12 小时 1 次;以后每日 1~2 次。共用药 10~14d。常见不良反应有头痛、恶心、咽喉烧灼感、流泪、鼻塞、出汗、腹痛、肌肉痉挛、心动过速、血压升高、皮疹和肾功能损害等。儿童易发生过敏反应和发热。

3. 乙酰消旋青霉胺(N-Acetyl-D、L-penicil-lamine)　其对肾

的毒性较青霉胺小,每日剂量 1g,分 4 次口服。不良反应有乏力、头晕、恶心、腹泻、尿道排尿灼痛。少数出现发热、皮疹、淋巴结肿大等过敏反应和粒细胞减少。青霉胺用法"铅中毒"。

在急性中毒治疗过程中应注意水、电解质和酸碱平衡并纠正休克。出现有肾功能损害和急性肾衰竭时应避免应用驱汞药物,并应及早进行血液透析或血液灌洗,此时可同时应用驱汞药物,以减少汞对人体的毒性。

慢性汞中毒的驱汞治疗 5% 二巯丙磺钠 2.5～5.0ml,肌内注射,每日 1 次,连续 3d,停药 4d,为 1 个疗程。一般用药 2～3 个疗程。此外,二巯丁二钠和青霉胺亦为常用驱汞药物。硫胺-8-6-乙酰双氢硫辛酸甲酯硫化物,每日口服 400mg,可使尿汞排泄量增加 2～6 倍。间-二巯基琥珀酸 0.5g,每日 3 次,连服 5d,可使尿汞排泄比治疗前增加 8 倍。

【注意事项】

金属汞长期黏附在物体表面,在常温下持续蒸发,因此汞作业车间的墙壁,地面和操作台的表面应光滑无裂隙,便于清扫除毒,车间温度不宜超过 15～16℃,车间空气中汞最高容许浓度为 0.001mg/m³。

四、拟除虫菊酯类农药中毒

拟除虫菊酯类对人类低毒,主要有氯氰菊酯(灭百可)、溴氰菊酯(敌杀死)、杀灭菌脂(速灭杀丁)等。长时间皮肤吸收,口服可引起中毒。通过影响神经轴突的传导而导致肌肉痉挛等。急救措施:清水冲洗或洗胃,去除污染的衣物,并用清水或 1%～3% 碳酸氢钠液彻底清洗被污染的皮肤、指甲和头发等。口服中毒者用清水或 1%～3% 碳酸氢钠液洗胃。

【诊断要点】

1. 急性中毒的潜伏期长短不一,经皮吸收短者 1h,长者可达 24h,平均 6h 左右;经口中毒多在 1h 左右发病。

2. 在中毒发作期间,经皮中毒的全身中毒表现较口中毒轻,但黏膜、皮肤的刺激症状明显,如感觉异常、麻木、烧灼感、瘙痒、刺痛等,并常有面红。

3. 经口中毒则全身症状明显。消化系统主要表现为恶心、呕吐及腹痛。呼吸系统有气促和呼吸困难,也可发生肺水肿。心血管系统一般是先抑制后兴奋,也可出现各类心律失常。

4. 神经系统是这类农药主要的靶组织,可出现头晕、头痛、乏力、多汗、流涎、口唇及肢体麻木、烦躁不安、肌肉颤动和抽搐、意识模糊和昏迷等,其中抽搐常比较突出,可反复发作。

血胆碱酯酶活力正常,尿液中毒物测定有助于诊断。

【治疗要点】

1. 清除毒物,迅速脱离中毒环境,去除染毒衣物,用碱性液体冲洗污染部位,2％碳酸氢钠液洗胃,然后注入硫酸钠导泻。

2. 对症处理,有抽搐、惊厥可用地西泮(安定)5～10mg 肌内注射或静脉注射,流涎、恶心等可皮下注射阿托品 0.1～1mg。静脉输液、利尿以加速毒物排出,糖皮质激素、维生素 C、维生素 B_6 等可选用,维持重要脏器功能及水电解质平衡。

3. 禁用肟类胆碱酯酶复能剂和肾上腺素。

4. 重症患者可考虑血液透析或血液灌流治疗。

【处方】

不能排除有机磷杀虫剂中毒时,可用适量阿托品试验治疗,密切观察治疗反应。对重度拟除虫菊酯中毒出现肺水肿者,可用少量阿托品治疗,但应注意避免过量造成阿托品中毒。控制抽搐对急救该类杀虫剂中毒至关重要,目前国内较多用地西泮或巴比妥类药肌内或静脉注射。抽搐未发作前可预防性使用,抽搐控制后应维持用药,防止再抽搐。剂量视病情而定,抽搐时用量较大,以用地西泮 10～20mg 或异戊巴比妥钠(阿米妥钠)0.1～0.3g 静脉缓慢注射为好,但应注意它们抑制呼吸的不利作用,维持和预防用药则剂量相对较小,可作肌内注射或静脉滴注。

第八节　有毒动物

一、河豚中毒

河豚(puffer fish)在我国产于沿海及长江下游,有很多品种,每种含毒多少及部位不完全一样。一般地说,河豚鱼的卵巢、睾丸、皮、肝及鱼子均有剧毒,以冬春之交生殖繁育期毒性最强。少数品种肌肉也含强毒,鱼体大小与毒力并无关系。河豚鱼的有毒成分主要是河豚毒素和河豚酸,毒素对胃肠道有局部刺激作用,被吸收后迅速作用于神经,使神经末梢和神经中枢传导发生障碍,最后使脑干的呼吸循环中枢麻痹。

【诊断要点】

一般在食后半小时至 3h 发病,首先出现胃部不适,恶心、呕吐,腹痛及腹泻,便血,并伴全身不适,口唇、舌尖及指端发麻;以后全身麻木,四肢无力,眼睑下垂,行走困难,肌肉软瘫,痛觉及腱反射减低或消失,呼吸浅而不规则,随后呼吸困难,面色发绀,血压下降,瞳孔先缩小后散大,最后呼吸麻痹,症状发展迅速,往往在数小时内死亡。

1. 有恶心、呕吐、腹痛或腹泻等症状。

2. 开始可有口唇、舌尖、指端麻木,继而全身麻木、眼睑下垂、四肢无力步态不稳、共济失调等。

3. 严重者可有呼吸困难、血压下降、言语障碍、昏迷,最后死于呼吸,循环衰竭。

【治疗要点】

教育群众河豚有毒,不能食用。市场严禁出售河豚。捕捞的新鲜河豚应集中加工,不新鲜者设法处理,禁止食用。

本病的预防重在加强卫生宣教工作,向群众说明河豚有毒,不要食用。渔业单位、各菜市场均应在出售海杂鱼前,严格检查,将河豚挑出,并送交有关部门集中处理。河豚毒素中毒无特殊解毒剂,但由于毒素存在体内解毒和排泄甚快,如果发病后 8 小时未死亡,多能恢复,因此,一旦发现中毒,应尽快给予各种排毒和对症处理的措施,让患者度过危急期。

【处方】

1. 对发生肌肉麻痹者可酌用 1% 盐酸士的宁 1～3mg(成人量),皮下注射,每日 2～3 次。

2. 应用吸附剂减少毒物的吸收。

3. 补液、利尿,可给予葡萄糖、维生素 C、辅酶 A、ATP 等,促进毒素的排泄。

4. 使用肾上腺皮质激素,如地塞米松,提高组织对毒素的耐受性。

【注意事项】

严禁河豚出售及教育群众河豚有毒,不要食用为主要预防方法。

二、蛇毒中毒

世界上有毒蛇近 500 种,我国至少有 50 种,常见的毒蛇主要有:①眼镜科(眼镜蛇、眼镜王蛇、金环蛇、银环蛇);②蝰蛇科分为蝰亚蛇科(蝰蛇)、蝮亚蛇科(尖吻蝮、竹叶青和蝮蛇);③海蛇科(海蛇)。长江以北以蝮蛇为常见,东南沿海有海蛇。全世界每年被毒蛇咬伤(venomous snake bite)致死者有 20 000～25 000 人。被毒蛇咬伤机会较多的人群为农民、渔民、野外工作者和从事毒蛇研究人员。咬伤部位以手、臂、足和下肢为常见。毒蛇咬伤以夏、秋两季为多见。

【诊断要点】

眼镜蛇科和海蛇科的蛇毒分子小,咬后迅速进入受害者血液循环,因而发病很快;蝰蛇的蛇毒分子较大,缓慢地由淋巴系统吸收后才出现症状。眼镜蛇和烙铁头的蛇毒接触黏膜被吸收后可引起全身中毒。根据蛇毒的主要毒性作用,毒蛇咬伤的临床表现可归纳为以下 3 类。

1. **神经毒损害** 被眼镜蛇咬伤后,局部伤口反应较轻,仅有微痒和轻微麻木、疼痛或感觉消失。1～6h 后出现全身中毒症状。首先感到全身不适、四肢无力、头晕、眼花,继则胸闷、呼吸困难、恶心和晕厥。接着出现神经症状并迅速加剧,主要为眼睑下垂、视物模糊、斜视、语言障碍、咽下困难、流涎、眼球固定和瞳孔散大。重症患者呼吸由浅而快且不规则,最终出现中枢性或周围性呼吸衰竭。

2. **心脏毒和凝血障碍毒损害** 被蝰蛇和竹叶青蛇咬伤后,症状大都在 0.5～3h 出现。局部有红肿、疼痛,常伴有水疱、出血和坏死。肿胀迅速向肢体上端扩展,并引起局部淋巴结肿痛。全身中毒症状有恶心、呕吐、口干、出汗,少数患者尚有发热。美洲尖吻蝮蛇和亚洲蝰蛇咬伤后引起全身广泛出血,包括颅内和消化道出血。大量溶血引起血红蛋白尿,出现血压下降、心律失常、循环衰竭和急性肾衰竭。

3. **肌毒损害** 被海蛇咬伤的局部仅有轻微疼痛,甚至无症状。约 30 分钟至数小时后,患者感觉肌肉疼痛、僵硬和进行性无力;腱反射消失、眼睑下垂和牙关紧闭。横纹肌大量坏死,释放钾离子引起严重心律失常;产生肌红蛋白可堵塞肾小管,引起少尿、无尿,导致急性肾衰竭。海蛇神经毒害的临床表现与眼镜蛇相似。

一些眼镜蛇和蝰蛇蛇毒兼有神经、心脏及止凝血障碍毒等。蝮蛇咬伤后表现与眼镜蛇相似。临床上难以鉴别是哪一种毒蛇咬伤。患者出现面部麻木、休克、肌肉抽搐、血尿、咯血、消化道出血、颅内出血、呼吸困难、心肌炎、急性肾衰竭、DIC 和呼吸衰竭时预后严重。

【治疗要点】

被蛇咬伤,如不能确切排除毒蛇咬伤者,应按毒蛇咬伤观察和处理。密切注意患者的神志、血压、脉搏、呼吸、尿量和局部伤口等情况。要分秒必争抢救，被咬伤者要保持安静，不要惊慌奔走，以免加速毒液吸收和扩散。

1. **绷扎**　被毒蛇咬伤的肢体应限制活动。在伤口上方的近心端肢体，伤口肿胀部位上方用绷带压迫，阻断淋巴回流，可延迟蛇毒扩散。避免用止血带，以免影响结扎远端肢体的血液供应，引起组织缺血性坏死。直至注射抗蛇毒血清或采取有效伤口局部清创措施后，方可停止绷扎。

2. **伤口清创**　为预防蛇毒吸收，将肢体放在低位。在伤口近心端有效绷扎后，局部伤口消毒，将留在组织中的残牙用刀尖或针细心剔除。常用 1:5000 高锰酸钾溶液，净水或盐水彻底清洗伤口。毒蛇咬伤 15min 内，在伤口处用吸引器持续吸引 1h，能吸出 30%～50% 毒液。咬伤 30min 后，伤口切开和吸引有害。不要因绷扎和清创而延迟应用抗蛇毒血清。

【处方】

抗蛇毒血清是中和蛇毒的解毒药，应尽早使用，在 20～30min 内使用更好。如确知何种毒蛇咬伤，首先选用单价抗蛇毒血清。不能确定时，选用多价抗蛇毒血清。抗蛇毒血清用前先做皮内试验，一般用静脉注射，肌内注射疗效差。过敏试验方法：取 0.1ml 抗血清，加 1.9ml 生理盐水稀释 20 倍，取 0.1ml 于前臂掌侧皮内注射，20～30min 注射部位皮丘在 2cm 以内，且周围无红晕和蜘蛛足者为阴性。反应阴性者方可使用。皮内试验阳性患者如必须应用抗蛇毒血清时，应按常规脱敏，并同时用异丙嗪和糖皮质激素。各地所生产的抗蛇毒血清效价不一，通常剂量每次 3～5 支，先用 5% 葡萄糖溶液稀释，每支 10ml，然后加至 500ml 内，静脉滴注。我国精制抗蛇毒血清的一次剂量：精制蝮蛇抗毒血清 8000U，精制尖吻蝮蛇、银环蛇和眼镜蛇抗蛇毒血清均为 10 000U。国外，海蛇抗蛇毒血清 100ml，印度眼镜蛇多价特异抗蛇毒血清 100ml，尖吻蝮蛇多价特异抗蛇毒血清 40ml。抗蛇毒血清注射后见效迅速，患者可见血压逐步升高，神志渐渐清醒，约

30min 到数小时后神经症状和出血有好转。蛇毒的半衰期为 26～95h,因此抗蛇毒血清需用 3～4d。有 3%～54% 患者注射抗蛇毒血清 10min 到 3h 后出现过敏反应。轻者有皮肤瘙痒、荨麻疹、咳嗽、恶心、呕吐、发热、心搏加快和自主神经功能紊乱;重者出现血压下降、气管痉挛、血管神经性水肿或休克。因此,在应用抗蛇毒血清前必须准备好肾上腺素、氢化可的松或地塞米松和抗组胺药物。一旦发生抗蛇毒血清过敏反应时,应立即停止抗蛇毒血清的注射,并肌内注射 0.1% 肾上腺素 0.5ml 或 0.5ml 加入葡萄糖溶液 20ml 内,静脉缓慢注射,10min 注射完毕。同时用琥珀酰氢化可的松 200mg 或地塞米松 10mg 静脉滴注;亦可肌内注射异丙嗪 25mg。

糖皮质激素能抑制和减轻组织过敏反应和坏死,对减轻伤口局部反应和全身中毒症状均有帮助。每日剂量:氢化可的松 200～400mg 或地塞米松 10～20mg,连续 3～4d。

蛇咬伤的伤口已被污染,故应给予抗生素和破伤风抗毒素 1500U。

【注意事项】

预防蛇咬伤,重点应对多蛇地区的居民和被蛇咬伤机会较多的人群进行蛇生活习惯和蛇咬伤防治知识的宣传教育。农民、渔民、野外工作者和毒蛇研究人员要根据情况穿戴防护手套和靴鞋。对住宅周围的杂草、乱石要经常清理,使蛇无藏身之地。并有计划地按有关管理部门规定开展防蛇和捕蛇活动。

三、蝎毒中毒

蝎属节肢动物门,蛛形纲,蝎目。蜇人时,刺蜇器可将毒腺内含有强酸性毒汁注入人体。轻者引起皮炎,重者可引起全身中毒反应。

【诊断要点】

当尾端毒刺蜇入皮肤后,可立即引起剧烈疼痛,继之蜇处皮肤潮红、肿胀甚至形成小疱,偶有坏死。引流区淋巴结肿大。此为溶血性毒素所致。亦可产生全身中毒症状,严重者如不及时抢救,常在数小时内死亡,此为神经毒素所致。

【治疗要点】

治疗主要用对症和支持疗法,国外使用抗毒血清治疗后能降低病死率。

【处方】

1. 清除法　将螫伤皮肤伤口扩大,立即用肥皂水、稀释氨水或 1∶5000 高锰酸钾溶液充分冲洗,然后再用碱性溶液如 5% 碳酸氢钠溶液进行湿敷。

2. 中和法　将毒汁吸出后,局部应立即用 5%～10% 氨水或以乙醇调碱面外涂,以中和酸性毒汁,减轻疼痛。

3. 封闭法　可用 2% 普鲁卡因液注入痛点处,亦可用 1% 盐酸依米丁水溶液 3ml 注射在皮损下或伤口近心端。

4. 中草药　以下几种治疗方法均有消炎、镇痛作用。

(1)取鲜马齿苋或大青叶捣烂后,外敷伤口处。

(2)用鲜猫眼草折断其枝取其白汁外搽患处。

(3)用雄黄、枯矾研末敷于患口处。

(4)将鲜椿树嫩叶捣烂调蛋清外敷。

5. 内用药物　对全身中毒症状应及时处理,可酌情给予抗组胺制剂或糖皮质激素。必要时应及早采取抢救措施。

四、蜂螫伤

蜂螫伤是被蜂尾毒液注入人体或伴刺留皮内所致。局部出现红肿刺痛,甚或有头晕、恶心等症的中毒性疾病。被少数蜂螫,一般无全身症状;若被多数蜂螫,可产生大面积肿胀,偶可引起组织坏死,重者出现恶心、无力、发热等全身症状。甚至出现过敏性休克或急性肾衰竭。大黄蜂螫伤,可导致休克、昏迷、抽搐、心脏和呼吸麻痹等,可致死亡。

【诊断要点】

1. 多发生在暴露部位。

2. 皮损为瘀点、丘疱疹或风团,甚则为一片潮红或肿胀,往往有水疱、大疱形成。

3. 自觉疼痛、瘙痒、灼热。重者可出现发热、头痛、恶心、呕吐,脉细弱、血压下降等全身症状,甚至危及生命。

【治疗要点】

治疗主要为对症性:若出现严重全身性反应,必须抢救。肾上腺素可以兴奋交感神经系统并解除心、肺功能不足。肾上腺皮质激素的作用较慢,但可以对抗出现较迟并较轻的症状。抗组胺药物也时常被用来加强肾上腺素的疗效。

【处方】

1. 野菊花、马齿苋、夏枯草等,捣烂,外敷。

2. 玉露散、季德胜蛇药、南通蛇药片等,凉开水调、外涂。

3. 人乳汁、米醋、香皂水等,外搽。

4. 内服季德胜蛇药、南通蛇药片、解毒消炎丸、牛黄解毒片等。

【注意事项】

被少数蜂蜇,一般无全身症状。若被多数蜂蜇,可产生大面积肿胀,偶可引起组织坏死,重者出现恶心、无力、发热等全身症状。甚至出现过敏性休克或急性肾功能衰竭。大黄蜂蜇伤,可导致休克、昏迷、抽搐、心脏和呼吸麻痹等,可致死亡。

五、蜱中毒

蜱叮咬可引起硬皮病,美国萨尔州立大学医院皮肤科专家Koch 医师说,当患者被蜱叮咬后,在叮咬局部皮肤未见游走性红斑,而在全身出现众多小的继发性皮损时,应疑为包柔螺旋体感染,这主要见于美国。

【诊断要点】

蜱侵入人体后用喙器刺入皮肤吸取血液,吸血时间的长短和蜱的种类有关,有的蜱可在体表停留 1 至数日,开始叮咬时不觉疼痛,叮咬后 24～48h 局部出现不同程度的炎症反应,轻者局部仅有红斑,中央有一虫咬的瘀点或瘀斑,重者瘀点周围有明显的水肿性红斑或丘疹、水疱,时间稍久可出现坚硬的结节,抓破后形成溃疡,结节可持续数月甚至 1～2 年不愈。软蜱刺伤后有时能引起组织的坏死。我国新疆发现的钝喙蜱叮咬后形成多发性坚硬的结节及出血性损害,约经 2 周局部痒痛才达高峰,3 周后才开始消退,它又是回归热的传染媒介。

某些蜱在叮咬人的同时可将唾液(或卵巢)中能麻痹神经的毒素注入宿主体内,引起"蜱瘫痪症",表现为上行性麻痹,最后可因呼吸中枢受侵而死亡,特别多见于儿童,国外报道较多。能引起"蜱麻痹"的蜱种有美洲的安氏距头蜱、澳大利亚的全环蜱、南非的毛蜱、欧洲的篦子蜱。此外,还有不少蜱可引起"蜱咬热",在蜱吸血后 1～2d 患者出现畏寒、发热、头痛、腹痛、恶心、呕吐等症状。

【治疗要点】

蜱咬伤出现的皮炎主要是消炎、镇痒、止痛,给予对症处理。

【处方】

1. 在伤口周围以 2% 盐酸利多卡因做局部封闭,亦有人用胰蛋白酶 2000 U 加生理盐水 100ml 湿敷伤口,能加速伤口的愈合。

2. 出现全身中毒症状要给予抗组胺药或皮质类固醇。出现蜱麻痹或蜱咬热要及时进行抢救。如创面有继发感染要进行抗炎治疗。

【注意事项】

改善环境卫生,采用各种办法消灭蜱。

1. 消灭家畜体表和畜舍的蜱,可用手摘除或喷洒敌百虫、滴滴涕等杀虫剂。住房要通风干燥,填抹墙缝,堵封洞穴,畜棚、禽舍要打扫干净或药物喷洒,以消灭蜱的滋生场所,并捕杀各种野生啮齿动物。

2. 加强个人防护,进入林区或野外工作,要穿长袖衣衫,扎紧腰带、袖口、裤腿,颈部系上毛巾,皮肤表面涂擦邻苯二甲酸丁酯乳剂可防蜱叮咬,并及时洗澡更衣。

第九节 有毒植物

一、野蘑菇中毒(毒草中毒)

毒蘑菇又称毒蕈,是指大型真菌的子实体食用后对人或畜禽产生中毒反应的物种。我国毒蘑菇约有 100 多种,引起人严重中毒的有 10 余种,分布广泛。我国每年都有毒蘑菇中毒事件发生,以春夏季最为多见,常致人死亡。2001 年 9 月 1 日江西永修县有 1000 多人中毒,为中华人民共和国成立以来最大的毒蘑菇中毒事件。多数毒蘑菇的毒性较低,中毒表现轻微,但有些蘑菇毒素的毒性极高,可迅速致人死亡。一种毒蕈可能含有多种毒素,一种毒素可存在于多种毒蕈中。目前确定毒性较强的蘑菇毒素主要有鹅膏肽类毒素(毒肽、毒伞肽)、鹅膏毒蝇碱、光盖伞素、鹿花毒素、奥来毒素。

【诊断要点】

毒蘑菇中毒的类型有不同的划分方法,这里可按中毒的症状分为胃肠类型、神经精神型、溶血型、肝损害型、呼吸与循环衰竭型和光过敏性皮炎型等 6 个类型。

胃肠炎型是最常见的中毒类型。中毒潜伏期较短,一般多在食后 10min 至 6h 发病。主要表现为急性恶心、呕吐、腹痛、水样腹泻,或伴有头晕、头痛、全身乏力。一般病程短、恢复较快,预后较好,死亡者很少。但严重者会出现吐血、脱水、电解质紊乱、昏迷,以及急性肝、肾衰竭而死亡。

【治疗要点】

治疗包括催吐、洗胃、导泻、高位灌肠以排出毒物;静脉补液以纠正水、电解质紊乱。

【处方】

当误食了毒蘑菇后,应及早治疗,否则会引起严重的后果。治疗中毒患者时应首先考虑帮助患者排出体内毒物,防止毒素继续吸收而加重病情。中毒初期进行排毒对各中毒类型都是必要和有效的。

1. 催吐 可使用物理催吐或药物催吐。如先让患者服用大量温盐水,可用 4‰温盐水 200~300ml 或 1‰硫酸镁 200ml,每次5~10ml,然后可用筷子或指甲不长的手指(最好用布包着指头)(安全的物件)刺激咽部,促使呕吐;或者在医护人员的指导下,用硫酸铜、吐根糖浆、注射盐酸阿扑吗啡等药用催吐。注意孕妇慎用催吐。

2. 洗胃 严重呕吐者不必洗胃,如呕吐次数不多时则不应放弃洗胃。洗胃越早越好,一般在摄入毒物 4~6h 洗胃效果最好。但即使超过 6h,甚至 12~18h 仍可根据毒物的吸收状况进行洗胃。洗胃一般采用微温开水和生理盐水。也可以用高锰酸钾液[1∶(2000~5000)],洗胃后可灌入药用炭为吸附剂,用法是取30~50g 放入 500ml 温开水中调拌成混悬,分多次口服或胃管注入胃内,或用蛋清等以吸附毒物。

3. 导泻 为清除肠道停留的毒物,可用 10‰硫酸镁口服,进行导泻,但有中枢神经系统、呼吸、心脏抑制的患者或肾功能不良者不宜用硫酸镁。使用硫酸镁可形成高镁血症,引起镁中毒。通常以硫酸钠导泻为好。还可以使用甘露醇或山露醇作为导泻剂,特别是灌入药用炭后,更能增加未吸收毒物的排出效果。也有人建议口服蓖麻油 30~60ml 作导泻剂。

4. 灌肠 对未发生腹泻的患者可用盐水或肥皂水高位灌肠。每次 200~300ml,连续 2~3 次。

5. 输液和利尿 早期可采用大量输液,以使毒素从尿中大量排出。输液可用 10‰葡萄糖、生理盐水等,同时应用静脉注射利尿药,一般用呋塞米 20～40mg 或 20％甘露醇 250ml 静脉注射,必要时可多次重复注射。但要注意进出液体平衡,还要注意水、电解质平衡和对低钾患者补充氯化钾。

【注意事项】

对群众进行宣教活动,以提高对毒蕈与食用蕈的辨别能力。加强对食用蕈收购、加工单位的监督检查,以防毒蕈夹杂引起中毒。

二、霉变甘蔗中毒

霉变甘蔗(节菱孢霉菌)中毒,是指食用了霉变的甘蔗引起的急性食物中毒。常发于我国北方地区的初春季节,多因过冬保存不当而发霉。霉变甘蔗质软,瓤部比正常甘蔗色深,呈浅棕红色,闻之有轻度霉变味,食之有霉酸酒糟味。

【诊断要点】

多在食后 15min 至 8h 内发病,亦有长至 48h。

1. 轻度中毒　首先表现为一时性胃肠道功能紊乱(恶心、呕吐、腹痛等,无腹泻),并可出现神经系统症状(头痛、头晕、眼前发黑、复视),轻者很快恢复,较重者胃肠道症状加重,频繁恶心、呕吐,并可发生昏睡。

2. 重度中毒　在上述症状出现后,很快出现抽搐、昏迷。抽搐表现为阵发性痉挛性,每次发作 1～2min,每日可多次发作。抽搐发作后便呈昏迷状态,且眼球向上看,瞳孔散大。尚可发生急性肺水肿和血尿,体温初期正常,3～5d 可升高。一般在 5～10d 疾病开始恢复。可有神经系统后遗症如全身性痉挛性瘫痪、去大脑皮质综合征等。

3. 流行病学特点　霉变甘蔗中毒多发生于我国淮河以北地区,初春季多见,有进食变质甘蔗史。

4. 症状体征　消化系统表现为恶心、呕吐、腹痛、腹泻等;神经系统出现头痛、眼球偏侧凝视、阵发性抽搐、昏迷等。

5. 辅助检查　脑 CT 轻症患者大都正常,重症患者在亚急性可见双侧苍白球、壳核、尾状核、豆状核等部位呈现低密度区,间以片状出血;后期可见弥漫性脑萎缩。脑电图可有广泛的轻、中度异常。显微镜检查吃剩的甘蔗,可见甘蔗细胞内有大量的霉菌菌丝,培养有节菱孢霉菌生长。

【治疗要点】

早期给予催吐、洗胃等治疗,急性期给予消除脑水肿及改善循环治疗。

【处方】

1. 早期中毒　应立即催吐,继之用 0.2% 高锰酸钾溶液洗胃,亦可用药用炭混悬液消化道灌入吸附毒素,硫酸钠或甘露醇导泻,必要时结肠灌洗。

2. 一般治疗　适当补充液体防止脱水,纠正酸中毒及电解质紊乱,并应用抗生素预防继发性感染。重症脑水肿者可应用高压氧疗法提高血氧含量,减轻症状。

3. 对症治疗　急性期消除脑水肿和改善脑循环,静脉给予 20% 甘露醇、呋塞米和 50% 葡萄糖交替使用,控制脑水肿的发展;恢复期可用促进脑细胞代谢及脑细胞活化剂(如胞二磷胆碱、脑活素、细胞色素 C 等)保护脑组织,防止或减少后遗症。惊厥抽搐时,适当给予镇静药如苯巴比妥(鲁米那)、地西泮等,小儿亦可水合氯醛灌肠。

【注意事项】

1. 甘蔗必须成熟后收割,防止因不成熟而易霉变。

2. 甘蔗应随割随卖,尽量不存放。

3. 甘蔗在贮存过程中应通风、防潮,定期进行检查,一旦霉变禁止出售。

4. 加强卫生知识宣传,教育群众不买、不吃霉变甘蔗。

第十节　微生物毒素

肉毒杆菌食物中毒

肉毒杆菌食物中毒,亦称肉毒中毒,是因进食含有肉毒杆菌外毒素的食物而引起的中毒性疾病。临床上以恶心、呕吐及中枢神经系统症状如眼肌及咽肌瘫痪为主要表现。如抢救不及时,病死率较高。

【诊断要点】

潜伏期 12～36h,最短为 2～6h,长者可达 8～10d,中毒剂量越大则潜伏期越短,病情亦愈重。

起病突然,病初可有头痛、头晕、眩晕、乏力、恶心、呕吐(E 型菌恶心呕吐重,A 型菌及 B 型菌较轻);稍后,眼内外肌瘫痪,出现眼部症状,如视物模糊、复视、眼睑下垂、瞳孔散大、对光反射消失、口腔及咽部潮红,伴有咽痛如咽肌瘫痪,则致呼吸困难,肌力低下主要见于颈部及肢体近端,由于颈肌无力,头向前倾或倾向一侧,腱反射可呈对称性减弱。

自主神经末梢先兴奋后抑制,故泪腺、汗腺及涎腺等先分泌增多而后减少,血压先正常而后升高,脉搏先慢后快,常有顽固性便秘、腹胀、尿潴留,病程中神志清楚,感觉正常,不发热,轻者 5～9d 内逐渐恢复,但全身乏力及眼肌瘫痪持续较久。

【治疗要点】

治疗应及早应用抗毒素。

【处方】

1. 抗毒素治疗　多价肉毒素(A、B、E 型)对本病有特效,必须及早应用。

2. 对症治疗　患者应严格卧床休息,并予适当镇静药,以避免瘫痪加重。患者于食后 4h 内可用 5％碳酸氢钠或 1∶4000 高锰酸钾溶液洗胃及灌肠,以破坏胃肠内尚未吸收的毒素。

【注意事项】

严格管理与检查食品,尤应注意罐头食品,火腿,腌腊食品的制作和保存,食品罐头的两端若有膨隆现象,或内容物色香味改变者,应禁止出售和禁止食用,即使煮沸也不宜食用,谷类及豆类亦有被肉毒杆菌污染的可能,因此禁止食用发酵或腐败的食物。在战争情况下,应慎防敌人散布肉毒毒素的气溶胶污染饮水,引起集体中毒。

第十一节　成瘾性化学药

一、急性巴比妥类药物中毒

急性巴比妥类药物中毒系一次过量服用巴比妥类药所致的急性中毒。本类药物包括苯巴比妥、异戊巴比妥、司可巴比妥、硫喷妥钠等,这些药物具有镇静催眠、抗癫痫作用,中毒作用为中枢神经的抑制。

【诊断要点】

1. 病史　有过量服用巴比妥类药物史,或现场有残余药物、药瓶存在。

2. 症状　由于服药量的差异,可有不同程度的表现。开始嗜睡,反应迟钝,言语不清;逐渐出现昏睡、昏迷,四肢肌肉松弛,腱反射减弱或消失;重者呼吸表浅、不规则,尿量减少,血压下降,休克,可因呼吸、循环衰竭死亡;重型中毒者表现瞳孔缩小,临终前可散大。

3. 辅助检查　呕吐物、尿液、血液巴比妥类浓度测定有助于确诊。

【治疗要点】

1. 口服中毒者尽快洗胃,用温开水或盐水洗胃,对服药量大者虽然超过 4～6 小时仍可进行洗胃。洗胃要彻底,药用炭可反复由鼻饲灌入。

2. 立即吸氧,必要时行气管插管或人工呼吸。导泻可用20%甘露醇250～500ml经胃管内注入,禁用硫酸镁,镁离子吸收后能抑制中枢神经系统。

3. 对巴比妥盐类中毒患者抢救重点在于维持呼吸、循环和泌尿系统功能。凡遇有严重中毒者,经简单处理后应及时送往医院实行进一步抢救,如利尿、透析疗法。必要时考虑使用苏醒药或中枢兴奋药等。

4. 轻度中毒:口服2～5倍催眠剂量,患者入睡,但呼之能醒,醒时表现反应迟钝,言语不清,有判断及定向力等轻度意识障碍。

5. 中度中毒:吞服催眠剂量5～10倍时,患者出现沉睡或进入浅昏迷状态,强刺激可唤醒,但不能言语,旋即昏睡,呼吸浅漫,眼球可有震颤。

6. 重度中毒:吞服催眠剂量10～20倍时,患者表现昏迷,反射消失,瞳孔缩小或散大,呼吸浅慢,有时呈现陈-施呼吸,脉搏细速、血压下降,如不及时抢救,最后因呼吸和循环衰竭而死亡。

【处方】

1. 洗胃及导泻 对服药量大而未超过4～6h者应用1:5000高锰酸钾溶液或清水洗胃。洗净后灌入硫酸钠20～30g导泻(忌用硫酸镁,因镁离子吸收而加重中枢神经系统的抑制),也可灌入20%药用炭悬液。

2. 中枢兴奋药应用 对深度昏迷、呼吸浅或不规则,可考虑选用下列药物。

(1)贝美格:50mg稀释于葡萄糖液20ml中3～5min静脉注射,或静脉注射后改200～300mg稀释于5%葡萄糖注射液250ml缓慢静脉滴注,如出现恶心、呕吐、肌肉颤抖等中毒症状需减量或停药。

(2)尼可刹米:0.375～0.75g/h,静脉注射,直至角膜反射与肌肉颤抖出现。

(3)纳洛酮:0.4～0.8mg/5～10min静脉注射,也可2～4mg

加入葡萄糖注射液 500ml 中静脉滴注,直至呼吸或(和)意识状态明显改善。中枢兴奋剂量过大可引起惊厥或出现心律失常,加重呼吸、循环衰竭,凡遇肌张力及反射恢复或出现肌肉震颤等情况均应减量或停药。

3. 利尿药应用　巴比妥钠和苯巴比妥主要从肾排出,在补充血容量后用 20% 甘露醇 250ml 静脉滴注,每 8～12 小时 1 次,对合并颅内高压者尤为适合,亦可间断静注呋塞米 20～40mg,静脉滴注 5% 碳酸氢钠 200ml 碱化尿液,可促进药物排泄。

二、甲氨蝶呤中毒

【诊断要点】

急性:约 30% 病例接受鞘内注射甲氨蝶呤(MTX)后数天内发生头痛、发热、恶心、呕吐、颈项强直及脑脊液内细胞增多,可以在 72h 内缓解。如果症状不缓解,应检查脑脊液的细胞图像以除外白血病脑膜炎或其他形式的无菌性脑膜炎。偶尔在鞘内注射MTX 后,可迅速出现两下肢功能障碍和感觉障碍的脊髓损害表现,脊髓造影通常正常。

慢性:某些急性白血病患者接受预防性头颅部位放射治疗,合并 MTX 鞘内注射、静脉注射或口服治疗,而未接受四氢叶酸治疗的病例中可以出现一种慢性 MTX 脑病。表现为隐袭渐进的痴呆或性格改变,以后出现共济失调、肢体强直、意识改变,偶尔有惊厥发作。病理检查可以看到大脑白质内有散在的多灶性凝固坏死区,伴反应性星形细胞增多症,轴索损害和钙化的细胞残片。CT 扫描可见脑室周围的大脑白质(尤其是额角周围)密度降低和脑内钙化区。

【处方】

甲氨蝶呤中毒的处理应首先终止治疗,给予补液以促进排泄反复腰椎穿刺,并给予对症性药物治疗。

(赵元平)

第20章

神经系统疾病伴发精神障碍

第一节　焦　虑

　　焦虑障碍是一组患病率较高的疾病,对各国卫生保健系统均有显著影响,给患者及其家庭和社会带来沉重的经济负担。焦虑通常指一种情绪反应,是人们面对环境中一些即将来临、可能发生的灾祸或重大生活事件时,机体适应环境变化而产生的一种复合情绪反应。焦虑症状是任何一个人在社会生活中都会表现出来的对现实不适的反应,如紧张、担心、恐惧反应;焦虑障碍是症状严重达到变异水平的焦虑,是一种变态情绪,应按照精神性疾病的(焦虑障碍)分类、诊断标准进行诊断、处理。综合医院内以躯体疾病引发的焦虑较常见,焦虑症状出现的同时,多伴有生理症状(躯体性焦虑),有人称为"器质性焦虑综合征",其诊断必须排除原发性焦虑症,符合焦虑症的症状标准。焦虑综合征是介于焦虑症状与焦虑障碍之间的一组症状,包括情绪体验、自主神经系统及运动行为特征的表现。神经系统疾病伴发的焦虑多属于焦虑综合征。

　　【诊断要点】

　　主要根据病史、家族史、临床表现及体格检查、量表测查和辅助检查诊断。正确的诊断基于对病史、症状、体征的全面掌握,焦虑作为一种复杂的心理过程,包含心理、生理、行为(运动)3个方面的反应。心理症状主要是心理上的体验和感受,觉得自己无能力面对威胁,感到危险马上发生,内心处于警觉状态,或怀疑自己应对行为的有效性,表现担忧、紧张、着急、害怕、烦躁、不祥预感等,心理方面的焦虑症状又称精神性焦虑。躯体症状多系交感神经兴奋的反应性症状,表现多种多样,缺少阳性体征,表现胸闷、气促、憋气、心前区不适、心悸、头晕、失眠、多梦、尿频、出汗等,又称躯体性焦虑。行为表现是心理痛苦、生理反应的外在表现,出现表情紧张、坐立不安、语无伦次、哭泣、注意力不集中、易激惹等,极度焦虑者可出现回避行为。焦虑障碍包括 5 项主要疾病:广泛性焦虑障碍(GAD)、强迫症(OCD)、惊恐障碍(PD)、社交焦虑障碍(SAD)和创伤后应激障碍(PTSD)。常用的焦虑评定量表有焦虑自评量表(SAS)、汉密尔顿焦虑量表(HAMA)、焦虑状态特质问卷(STAI)、贝克焦虑量表(BAI)。

【治疗要点】

焦虑的治疗目标在于提高临床治疗成功率,促进临床症状消失,恢复社会功能,加强长期随访,减低复发率,改善预后。

目前一致推荐的治疗原则:根据不同亚型各临床特点选择用药;合并躯体症状时考虑药物相互作用、耐受性、并发症情况,因人而异个体化合理用药;尽可能单一用药,足量、足疗程,可联用两种不同作用机制的抗焦虑药物,但不主张两种以上药物联用;治疗期间观察药物不良反应及患者病情变化;对于妊娠和哺乳期患者用药,须权衡使用药物对胎儿乃至其出生后的潜在风险及如不接受药物治疗对孕妇的潜在风险。焦虑障碍的治疗应从低剂量开始,一般治疗 1～2 周可根据患者情况增加剂量,为防止焦虑障碍复发,建议焦虑障碍患者应接受长期治疗,疗程为 12～24 个月。长期以来,苯二氮䓬类药物及三环类药物一直是焦虑障碍治疗的主要药物,但因不良反应(如认知损害,精神运动性损害,白天镇静,嗜睡,药物依赖,戒断症状)及症状缓解不稳定,现已不再为临床首选。

目前应用较广泛药物包括:选择性 5-羟色胺再摄取抑制药(SSRI)、5-羟色胺和去甲肾上腺素再摄取抑制药(SNRI)、5-羟色胺受体拮抗药和再摄取抑制药(SARI)等。焦虑是心因性疾病,存在着心身两方面的病理过程,社会心理因素在焦虑障碍的发病中具有重要作用,心理治疗是焦虑治疗的重要组成部分。

【处方】

1. 帕罗西汀　20mg,口服,每日 1 次,每周以 10mg 量递增,每日最大剂量 50mg。

2. 舍曲林　50mg,口服,每日 1~2 次。

3. 西酞普兰　10mg,口服,每日 1 次,最大剂量每日 20mg。

4. 氟西汀　20mg,口服,每日 1 次,最大剂量每日 40mg。

5. 文拉法辛　起始剂量 25mg,口服,每日 2~3 次,视情况逐渐增量至每日 75 ~ 225mg,分 2 ~ 3 次口服,最大剂量为每日 350mg。

6. 度洛西汀　40~60mg,口服,每日 1 次;或 20~30mg,口服,每日 2 次。

7. 瑞波西汀　4mg,口服,每日 2 次,最大剂量每日 12mg。

8. 曲唑酮　起始剂量 50mg,口服,每日 3 次,每 3~4 天可增量 50mg,最大剂量门诊患者每日 400mg,住院患者每日 600mg。

9. 噻奈普汀　12.5mg,口服,每日 1 次,最大剂量每日 100mg。

10. 氟哌噻吨美利曲辛　通常每日 2 片,早、午分次口服,最大剂量每日 4 片,维持量通常每日 1 片。

11. 利培酮　起始剂量 1mg,口服,每日 2 次,前 3 天每日每次增加 1mg,至 3mg,口服,每日 2 次维持。

12. 喹硫平　口服,每日 2 次,前 4d 日总剂量分别为 50mg、100mg、200mg、300mg,其后逐渐增加至每日 400~600mg,根据患者临床反应及耐受情况每日剂量在 150~750mg 调整。

13. 米氮平　15mg,口服,每日 1 次,逐渐加大剂量至疗效最佳。

14. 奥氮平　起始剂量 10mg，口服，每日 1 次。

15. 丁螺环酮　5mg，口服，每日 2～3 次，常用剂量每日 20～40mg。

【注意事项】

焦虑是心因性疾病，社会-心理因素在焦虑障碍的发病中具有重要作用，心理治疗是临床医师通过言语或非言语沟通，建立起良好的医患关系，应用有关心理学和医学的专业知识，引导和帮助患者改变行为习惯、认知应对方式等，是焦虑治疗的重要组成部分。

第二节　抑　郁

目前神经系统疾病的抑郁表现引起了全世界越来越多的关注和重视，它泛指患者在各种神经系统疾病中或疾病后所表现出来的情绪低落、兴趣丧失等情感（心境）障碍，如卒中后抑郁、癫痫后抑郁、帕金森病后抑郁等。由于这类患者原发病的表现较为突出，往往掩盖了抑郁的情绪或症状，导致患者和家属忽略了抑郁的存在，另外即便患者被发现有情绪的改变，也易被误认为是原发疾病所致而未能及时就医。因此，加强对这类疾病的认识，提高识别率和检出率，并给予合适的治疗，将会明显改善原发疾病的转归和预后。抑郁症状与原发疾病的关系有两方面的解释，一是疾病本身症状，有解剖学和生物学损害的基础，是内源性抑郁。二是反应性症状，是个体对疾病打击的精神应激反应，属外源性抑郁。

【诊断要点】

神经系统疾病并发抑郁的临床表现与内源性抑郁或抑郁发作的临床表现基本相同，其区别在于神经系统疾病并发的抑郁有神经系统疾病的发病史和临床表现，如不同程度的意识障碍。认知障碍、肢体运动障碍、感觉障碍、言语障碍等。可在患者患病后的数天、数周至数月内出现。抑郁发作的临床表现包括三部分，即核心症状、心理症状和躯体症状。

核心症状主要包括情绪低落、兴趣缺失及乐趣丧失。上述 3个核心症状是相互联系、互为因果的，可以在一个患者身上同时出现，也可以只表现其中的一种或两种症状。有些患者虽然可以单独参加一些活动，或在家人、朋友的劝说下勉强参加一些活动，但却无法从中获得任何乐趣，从事这些活动的主要目的是为了消磨时间。亦有一些患者不承认自己情绪不好，但对周围事物不感兴趣或丧失乐趣。

心理症状主要包括焦虑、自罪自责、妄想或幻觉、认知症状、自杀观念或行为、自知力和精神运动性迟滞或激越。

躯体症状主要包括睡眠紊乱、精力丧失、食欲紊乱、晨重夜轻、性功能减退及非特异性躯体症状。

神经系统疾病伴发抑郁的典型病例诊断并不困难，患者有原发病的患病史，在患病后数天、数周或数月后出现情绪低落、兴趣缺失或乐趣丧失等症状，再加之一些心理症状或躯体症状即可做出诊断。但值得提出的是相当多的患者不表现出明显的悲伤绝望的情绪，而主诉为多种躯体症状，如易疲劳感、焦虑、紧张性头痛、食欲丧失、睡眠障碍等。在病程中如果这些症状变得越来越明显，就应怀疑有抑郁反应的可能。目前尚无统一的特异性的诊断标准，国内外学者均采用抑郁发作的各种诊断标准、量表和参数。目前国外常用的抑郁发作诊断标准有 ICD-10 和 DSM-4，我国有 CCMD-3。

【治疗要点】

抑郁的治疗应包括心理治疗和药物治疗两方面，这需要心理医生与临床医生相互配合。心理治疗主要是通过解释、鼓励、支持安慰、提高认知功能等方法，涉及内容包括认知行为、人际关系、精神分析和婚姻家庭等方面，这些需要患者家属亲友共同配合来进行。药物治疗又包括两部分,首先应该是对原发疾病如脑血管病、帕金森病、Alzheimer 病或高血压、糖尿病的治疗,同时应针对其抑郁症状进行治疗。传统的抗抑郁药有单胺氧化酶抑制药(MAOIs)和三环类抗抑郁药(TCAs),但这类药物由于毒性反应大,不良反应多,患者常无法耐受,加之其治疗剂量与中毒剂量相近,目前已较少使用。新型抗抑郁药物包括选择性去甲肾上腺素再摄取抑制药(NARIs)、选择性 5-羟色胺再摄取抑制药(SS-RIs)、5-羟色胺、去甲肾上腺素再摄取抑制药(SNRIs)、去甲肾上腺素及特异性 5-羟色胺能抗抑郁药(NSSA)、选择性 5-羟色胺再摄取增强药(SSRAs)。由于神经系统疾病患者尚有原发疾病如脑卒中、癫痫等疾病存在,往往需要同时应用治疗脑卒中、高血压、动脉硬化、癫痫的药物,所以在应用抗抑郁药物治疗时应选择药物之间相互作用小,对细胞色素 P450 酶影响小的药物,在此方面,新型抗抑郁药物较具优势,更适合于神经系统疾病后继发性抑郁的治疗。

【处方】

1. 苯己肼　10～15mg,口服,每日 3 次。

2. 异卡波肼　起始剂量每日 10～30mg,分次口服,逐渐加量至每日 30～60mg。

3. 阿米替林　25mg,口服,每日 2～3 次,最大剂量每日 300mg。

4. 地昔帕明　25mg,口服,每日 3 次,最大剂量每日 300mg。

5. 去甲替林　10mg,口服,每日 3～4 次,可逐渐增量至 25mg,口服,每日 3 次。

6. 米胺色林　起始剂量 30mg,口服,每日 1 次,睡前顿服,有效剂量每日 30～90mg。

7. 氟西汀　20mg,口服,每日 1 次,最大剂量每日 40mg。

8. 帕罗西汀　20mg,口服,每日 1 次,每周以 10mg 量递增,每日最大剂量 50mg。

9. 舍曲林　50mg,口服,每日 1～2 次。

10. 西酞普兰　10mg,口服,每日 1 次,最大剂量每日 20mg。

11. 氟伏沙明　50～100mg,口服,每日 1 次,睡前顿服。

12. 文拉法辛　起始剂量 25mg,口服,每日 2～3 次,视情况逐渐增量至每日 75～225mg,分 2～3 次口服,最大剂量为每日 350mg。

13. 奈法唑酮　起始剂量 50～100mg,口服,每日 2 次,最大剂量 300mg,口服,每日 2 次。

14. 米氮平　15mg,口服,每日 1 次,逐渐加大剂量至疗效最佳。

15. 噻奈普汀　12.5mg,口服,每日 1 次,最大剂量每日 100mg。

【注意事项】

左旋多巴本身有诱发抑郁的可能,在左旋多巴治疗的患者中应禁用单胺氧化酶抑制药治疗抑郁症状。

（王文浩）

第21章

睡眠障碍

第一节 失 眠

睡眠是人生中重要的一部分内容,约30%的时间在睡眠中度过。失眠通常指患者对睡眠时间和(或)质量不满意并影响日间社会功能的一种主观体验。失眠是最为常见的一种睡眠障碍性疾病,是多种躯体、精神和行为疾病所具有的常见临床表现。失眠是现代社会中影响人们身心健康、生活质量和工作效率的首要问题。失眠发生的范围很广,不管男性或者女性,老人或者青年,健康情况如何,均可发生。让每个人能拥有良好的睡眠,是全球的一个重大课题。

【诊断要点】

失眠的临床表现:①入睡时间超过30min;②夜间觉醒次数超过2次或凌晨早醒;③多发噩梦;④24h总睡眠时间<6h;⑤有日间残留效应:次晨感到头晕、精神不振、嗜睡、乏力等。

失眠按病程可分为:①一过性或急性失眠:病程小于4周;②短期或亚急性失眠:病程大于4周小于3~6个月;③长期或慢性失眠:病程大于6个月。明确分类对确定适当的治疗方案意义重大。

CCMD-3失眠的诊断标准:①原发性失眠:几乎以失眠为唯一的症状;具有失眠和极度关注失眠结果的优势观念;对睡眠数

量、质量的不满,引起明显的苦恼或社会功能受损;至少每周发生
3 次,并至少已达 1 个月;排除躯体疾病或精神障碍症状导致的情
况。②继发性失眠:由疼痛、焦虑、抑郁或其他可查证因素引起的
失眠。失眠的客观诊断标准根据多导睡眠图结果来判断:睡眠潜
伏期延长(长于 30min);实际睡眠时间减少(每夜不足 6 h);觉醒
时间增多(每夜超过 30min)。

【治疗要点】

失眠的治疗包括非药物性和药物性治疗,具体治疗取决于其
潜在的病因和其主诉病程的长短,以制订符合每个患者所需要的
非药物性和药物性治疗方案。

非药物性治疗可以帮助撤掉药物或不能撤掉药物时维持药
物在最低剂量,它包括睡眠卫生教育、光照治疗、心理和认知行为
治疗,对某些顽固性失眠者可进行认知行为疗法,如睡眠控制刺
激疗法。

药物性治疗应根据失眠者的病情和病程分类而异。①一过
性失眠:一旦导致失眠的原因消除,症状即可缓解或消失,此种情
况下,无须药物治疗,或者给予小剂量快速排泄的药物一两天,或
已足够。②短期失眠者:早期药物治疗联合认知行为治疗。通过
心理治疗,解除患者紧张情绪,改进个体适应能力,给予患者精神
松弛方面的劝告和训练,指导合理安排睡眠时间,避免白天小睡,
不饮用含咖啡因的饮料和睡前散步或饮用适量的温牛奶。应用
安眠药,先给予最小有效剂量,时间勿超过 3 周;或可间断给药,
如服药一两晚即睡眠很好,以后就可减少用量,或再维持一两天。
③慢性失眠:需经过专门的神经、精神和心理等方面的评估,如有
精神障碍须给予适当的治疗,对药物成瘾者,应进行解毒或康复
治疗,疼痛引起者可服用镇痛药,夜间肌阵挛可应用氯硝西泮或
作用相似的苯二氮䓬类药物加以缓解。药物治疗必须与睡眠卫
生教育、心理治疗等同时进行,并应作为药物治疗的短期试验来
进行。安眠药仅是作为达到这一目的而采取的辅助手段,即打断

失眠的恶性循环,消除对失眠的恐惧和焦虑,减少较多的情绪和生理觉醒。服药 8 周内应及时对患者的状况进行再评估。

　　睡眠控制刺激疗法:①只在有睡意时才上床;②床及卧室只用于睡眠,不能在床上阅读,看电视或工作;③若上床 15～20 min 不能入睡,则应起床去另外的房间,仅在又有睡意时方回到床上;④不论夜间睡多久,清晨应准时起床;⑤白天不打瞌睡,以此提高睡眠效率。

【处方】

1. 三唑仑　0.25～0.5mg,睡前口服。

2. 艾司唑仑　1～2mg,睡前口服。

3. 阿普唑仑　0.4～0.8mg,睡前口服。

4. 地西泮　5～10mg,睡前口服。

5. 硝西泮　5～10mg,睡前口服。

6. 右佐匹克隆　起始剂量 2～3mg,睡前口服。

7. 唑吡坦　5～10mg,睡前口服。

8. 丁螺环酮　5mg,口服,每日 2～3 次,常用剂量每日 20～40mg。

9. 帕罗西汀　20mg,口服,每日 1 次,每周以 10mg 量递增,每日最大剂量 50mg。

10. 舍曲林　50mg,口服,每日 1～2 次。

11. 文拉法辛　起始剂量 25mg,口服,每日 2～3 次,视情况逐渐增量至每日 75～225mg,分 2～3 次口服,最大剂量为每日 350mg。

12. 米氮平　15mg,口服,每日 1 次,逐渐加大剂量至疗效最佳。

13. 多塞平　25mg,口服,每日 2～3 次,最大剂量每日 300mg。

14. 阿米替林　25mg,口服,每日 2～3 次,最大剂量每日 300mg。

15. 地昔帕明　　25mg，口服，每日 3 次，最大剂量每日 300mg。

【注意事项】

现代社会中失眠发病率高，是影响人们身心健康、生活质量和工作效率的首要问题，可导致患者出现焦虑、抑郁，但同时又未能引起人们普遍重视，合理干预以使每个人能拥有良好的睡眠意义重大。

第二节　不安腿综合征

不安腿综合征（RLS）是指小腿深部于休息时出现难以忍受的不适，运动、按摩可暂时缓解的一种综合征。多见于中老年患者，在夜间睡眠时出现双下肢难以名状的虫蠕动感、麻木感、刺痛感、肿胀感等不适，使患者在睡眠中不停地活动下肢或辗转反侧，甚至下床不停地走动，下肢活动后可短暂部分或完全缓解症状，停止活动后症状可再次出现。在觉醒和睡眠的移行过程中，症状最为严重。因此患者入睡困难，并且睡眠中醒转次数增多，严重影响睡眠质量。该病虽然对生命没有危害，但却严重影响患者的生活质量。目前认为不安腿综合征属于中枢神经系统疾病，具体病因尚未完全阐明。主要分为原发性和继发性，原发性不安腿综合征患者往往伴有家族史，继发性不安腿综合征患者可见于缺铁性贫血、孕产妇、肾病后期、风湿性疾病、糖尿病、帕金森病、周围神经病、脊髓病及多发性硬化等。

【诊断要点】

该病临床特点是发生于下肢的一种自发的、难以忍受的痛苦的异常感觉，以膝至踝之间深部最为常见，大腿或上肢偶尔也可以出现，通常为对称性，主要发生在卧床入睡前。患者常主诉在下肢深部有蠕动感、撕裂感、刺痛感、烧灼感、瘙痒感、肿胀感等，患者有一种急迫的强烈要运动的感觉，并导致过度活动。休息时症状出现,活动可以短暂部分或完全缓解症状。正常情况下,夜间卧床时症状变得强烈并且在半夜后达到高峰,患者被迫踢腿、活动关节或者按摩腿部,严重者要起床不停地走路方可得到缓解。这些症状干扰或拖延了睡眠,失眠是其必然的结果,大多数患者伴发有睡眠中周期性肢体动作,可将患者惊醒。

由于夜间睡眠障碍,导致患者严重的日间嗜睡,工作能力下降。不安腿综合征为症状学诊断,其必要的诊断标准必须具备以下 5 项:①活动双下肢的强烈愿望,常伴随着双下肢不适感,或不适感导致了活动欲望;②强烈的活动欲望,以及任何伴随的不适感,出现于休息或不活动时,如患者处于卧位或坐位时,或于休息或不活动时加重;③活动过程中,如走动或伸展腿,强烈的活动欲望和伴随的不适感可得到部分或完全缓解;④强烈的活动欲望和伴随的不适感于傍晚或夜间加重,或仅出现在傍晚或夜间;⑤以上这些临床表现不能单纯由另一个疾病或现象解释,如肌痛、静脉瘀滞、下肢水肿、关节炎、下肢痉挛、体位不适、习惯新拍足。

【治疗要点】

不安腿综合征的治疗应积极寻找可能的相关疾病,进行病因治疗。

不安腿综合征的发病机制可能与多巴胺和铁的代谢有关,故不安腿综合征患者应停用影响多巴胺系统的药物,如钙拮抗药、甲氧氯普胺、氯丙嗪等。首选多巴胺能药物如复方多巴制剂或多巴受体激动药如普拉克索或罗匹尼罗。

另外,抗癫痫药物如加巴喷丁、卡马西平、普瑞巴林等对部分患者有一定疗效,尤其是在多巴胺能药物疗效不佳、无效或者不良反应不能耐受时可以选用或合用。其他药物,如普萘洛尔、巴氯芬、氯硝西泮、唑吡坦对部分患者有一定疗效。对继发性不安腿综合征患者,首先是要治疗原发疾病,随着病因的消除,患者症状可能也会随之消失。如缺铁性贫血患者的铁剂治疗,叶酸缺乏患者的叶酸补充等。

【处方】

1. 美多巴　起始剂量 1/2 片,口服,每日 3 次,以后每周日服量增加 1/2 片,直至疗效满意。

2. 普拉克索　起始剂量 0.125mg,口服,每日 3 次,每 5～7 天倍增 1 次剂量,直至疗效满意。

3. 罗匹尼罗　起始剂量 0.25mg,口服,每日 3 次。

4. 加巴喷丁　起始剂量 300mg,口服,每日 3 次。

5. 卡马西平　起始剂量 0.1g,口服,每日 2 次。

6. 普瑞巴林　起始剂量 75mg,口服,每日 2 次。

7. 普萘洛尔　20mg,口服,每日 3 次,每隔 2 日增加 10～20mg,一般不超过 240～320mg/d。

8. 巴氯芬　起始剂量 5mg,口服,每日 3 次。

9. 氯硝西泮　起始剂量 0.5mg,口服,每日 3 次。

10. 唑吡坦　5～10mg,睡前口服。

【注意事项】

对继发性不安腿综合征患者,首先是要治疗原发疾病。随着病因的消除,患者症状可能也会随之消失。

(王文浩)

第22章

神经系统疾病常见危重症救治

第一节　颅内压增高

　　侧卧位测量成年人平均脑脊液压力超过 1.96kPa（相当 200mmH$_2$O）时，即为颅内压增高。颅内高压综合征（intracranial hypertension syndrome）是由多种原因造成颅内容物的总容积增加，或由先天性畸形造成颅腔容积狭小时，颅内压力增高并超出其代偿范围，继而出现的一种常见的神经系统综合征，又称颅内压增高（increased intracranial pressure）。

　　颅内压增高可引起一系列生理紊乱和病理改变，如不及时诊治，患者往往因脑疝而导致死亡。根据 Monro-Kellie 原理，维持正常颅内压的条件是颅内容物的总体积必须与颅腔容积相适应。如果一种内容物的体积增大或缩减，则会伴随其他两种或其中一种的代偿性缩减或增加。所以，颅内压的生理调节是通过脑脊液、脑血流、脑组织及颅腔的体积相应缩减或增加来实现的。脑脊液对颅内压的调节主要是通过改变脑脊液的吸收和转移实现的；脑血流量的自动调节功能主要是依靠血管阻力和脑灌注压的变化实现的。

　　【诊断要点】

　　颅内高压综合征是一逐渐发展的过程，其临床表现轻重不一。颅内高压综合征的典型表现，包括颅内压增高本身所致的临床表现,以及引起颅内压增高的病因所致的神经系统缺陷。

1. 常见症状与体征

(1)头痛:部位不定,进行性加重。

(2)呕吐:可为喷射性呕吐。

(3)视盘水肿:可伴火焰状出血与渗出。

(4)展神经麻痹伴复视:因展神经在颅底走行最长,高颅压时易受压迫而产生单侧或双侧麻痹及复视,无定位意义。

(5)癫痫样发作:高颅压后期及昏迷时可出现局限性或全身性抽搐。

(6)生命体征变化:①脉搏。急性高颅压时可产生缓脉,颅内压增高越快,缓脉越明显。②呼吸。急性高颅压时,最初呼吸深而慢,至延髓衰竭时,转为呼吸浅、慢而不规则呼吸或叹息样呼吸,最后可突然停止。③血压。高颅压增高越快,反射性地引起血压上升越高,至晚期延髓衰竭时血压下降,出现脑性休克。④意识。因高颅压和脑水肿,使大脑皮质及脑干网状结构缺血、缺氧,可引起不同程度的意识障碍。慢性高颅压可先出现躁动不安,再出现嗜睡至昏迷。高颅压与意识障碍不一定成正比,视部位而定,如丘脑下部肿瘤或脑干挫伤意识障碍可很重,颅内压不一定很高。⑤瞳孔。早期忽大忽小或缩小,如一侧散大,光反应消失说明形成了颞叶钩回疝。

(7)耳鸣、眩晕 高颅压可使迷路、前庭受刺激,以及内耳充血,部分患者可出现耳鸣和眩晕。

主要临床表现为"三主征":头痛,恶心、呕吐,眼底视盘水肿。其他常见表现为意识障碍、视力减退、复视、抽搐及去皮质强直。有些可表现为情绪不稳、易于激怒或哭泣,或情绪淡漠、反应迟钝、动作和思维缓慢等精神症状。

在婴幼儿患者,头痛症状常不明显,常出现头皮静脉怒张、头颅增大、囟门扩大、骨缝分开、前囟张力增高或隆起。头部叩诊呈"破壶音"(MaCewn 征)。

2. 辅助检查

(1)对慢性颅内高压综合征,头颅 X 线片可发现蝶鞍,尤其是鞍背及前、后床突骨质破坏或吸收;颅骨弥漫性稀疏变薄;脑回压迹增多和加深;15 岁以前的儿童可见颅缝增宽和分离,年龄越小越多见。因颅内占位引起者,还可见松果体等正常钙化点移位,病理性钙化,颅骨局部增生或破坏,内耳道及其他脑神经孔的异常变化等。

(2)电子计算机断层扫描(CT)或磁共振成像(MRI):可以发现颅内占位性病变,明确诊断,且这两项检查既安全简便又准确可靠。对于那些具有颅内压增高的客观体征或神经系统检查有阳性发现或临床上高度怀疑颅内压增高的患者,应早期行 CT 或 MRI 检查。

(3)对于颅内压增高的患者,腰椎穿刺有促使脑疝发生的危险,应禁止或慎重做腰穿。必要情况下,应在给予脱水药后进行腰部穿刺密闭测压为妥。腰部穿刺后还应加强脱水和严密观察。

【治疗要点】

1. 病因治疗 就是针对引起颅内压增高的病因进行合理的治疗。对于颅内占位或颅内血肿等应采取手术治疗;有脑积水者可行脑脊液分流术;针对颅内感染或寄生虫给予抗感染或抗寄生虫治疗等。同时注意保持呼吸道通畅,改善脑缺氧及脑代谢障碍,给氧及纠正水、电解质及酸碱平衡紊乱,以打断引起脑水肿的恶性循环。

2. 降低颅内压和抗脑水肿 若药物治疗无效或颅内压增高症状不断恶化,可行脑室穿刺引流术,或施行颞肌下减压术、大骨瓣减压术等。

3. 控制液体入量、防止快速输液 每天液体入量一般限制在 2000ml 左右,应根据患者对脱水药物的反应、尿量多少、中心静脉压及电解质的变化等因素综合考虑液体的入量及输液速度。

4. 监护病情变化 严密观察患者的主诉、意识状态、瞳孔大小及生命体征的变化,有条件者可进行持续颅内压监护。

5. 其他 如冬眠低温治疗,可通过降低脑组织的代谢活动,减少耗氧量,防止脑水肿的发生与发展,起到降低颅内压的作用。但它的效果不明显,目前已少用。

【处方】

降低颅内压常用药物:20%的甘露醇 250ml 快速静脉滴注,每4~6小时1次;呋塞米 20~40mg,每天静脉推注 2~4次,常与甘露醇交替使用;甘果糖(甘油果糖)注射液 250~500ml,每天静脉滴注 2~3次;地塞米松 5~10mg,静脉或肌内注射,每日 2~3次,或氢化可的松 100mg 静脉滴注,每日 1~2次;20%的人血白蛋白 10~20g 或浓缩干血浆等大分子的胶体静脉输入;近期新药七叶皂苷钠具有类固醇激素样作用,适用于颅内压增高不严重者,每次 20~40mg,每日 2~3次。如颅内压增高不严重,也可口服 50%的甘油盐水、氢氯噻嗪(双氢克尿塞)及氨苯蝶啶等。

【注意事项】

饮食宜以清淡为主,多吃蔬果,合理搭配膳食,注意营养充足。忌烟酒忌辛辣。忌油腻忌烟酒。忌吃生冷食物。

第二节 脑 疝

当颅腔内某一分腔有占位性病变时,该分腔的压力比邻近分腔的压力高,脑组织从高压区向低压区移位,从而引起一系列临床综合征,称为脑疝。

【诊断要点】

1. 小脑幕切迹疝

(1)颅内压增高的症状:表现为剧烈头痛及频繁呕吐,其程度较在脑疝前更为加剧,并有烦躁不安。

(2)意识改变:表现为嗜睡,浅昏迷以至昏迷,对外界的刺激反应迟钝或消失。

(3)瞳孔改变：两侧瞳孔不等大，初起时病侧瞳孔略缩小，光反应稍迟钝，以后病侧瞳孔逐渐散大，略不规则，直接及间接光反应消失，但对侧瞳孔仍可正常，这是由于患侧动眼神经受到压迫牵拉之故，此外，患侧还可有眼睑下垂、眼球外斜等，如脑疝继续发展，则可出现双侧瞳孔散大，光反应消失，这是脑干内动眼神经核受压致功能失常所引起。

(4)运动障碍：大多发生于瞳孔散大侧的对侧，表现为肢体的自主活动减少或消失，脑疝的继续发展使症状波及双侧，引起四肢肌力减退或间歇性地出现头颈后仰，四肢挺直，躯背过伸，呈角弓反张状，称为去大脑强直，是脑干严重受损的特征性表现。

(5)生命体征的紊乱：表现为血压、脉搏、呼吸、体温的改变，严重时血压忽高忽低，呼吸忽快忽慢，有时面色潮红，大汗淋漓，有时转为苍白、汗闭，体温可高达 41℃ 以上，也可低至 35℃ 以下而不升，最后呼吸停止，终于血压下降，心脏停搏而死亡。

2. 枕骨大孔疝　患者常只有剧烈头痛，反复呕吐，生命体征紊乱和颈项强直，疼痛，意识改变出现较晚，没有瞳孔的改变而呼吸骤停发生较早。

3. 大脑镰下疝　引起病侧大脑半球内侧面受压部的脑组织软化坏死，出现对侧下肢轻瘫，排尿障碍等症状。

【治疗要点】

脑疝是颅内压增高引起的严重状况，必须做紧急处理。除必要的病史询问与体格检查外，应立即按本章第一节降颅内压治疗由静脉输给高渗降颅内压药物，以暂时缓解病情。然后进行必要的诊断性检查以明确病变的性质及部位，根据具体情况做手术，去除病因。

如病因一时不能明确或虽已查明病因但尚缺乏有效疗法时，则可选择下列姑息性手术来缓解增高的颅内压。①脑室外引流术：可在短期内有效地降低颅内压，暂时缓解病情。对有脑积水的病例效果特别显著。②减压术：小脑幕切迹疝时可做颞肌下减压术,枕骨大孔疝时可做枕下减压术。这种减压术常造成脑组织的大量膨出,对脑的功能损害较大,故非迫不得已不宜采用。③脑脊液分流术:适用于有脑积水的病例,根据具体情况及条件可选用:a.脑室脑池分流术;b.脑室腹腔分流术;c.脑室心房分流术等。④内减压术:在开颅术中遇到脑组织大量膨出,无法关闭脑腔时,不得不做部分脑叶切除以达到减压目的。

1. 对颅内压增高患者,要准备好抢救物品,随时观察意识、瞳孔、血压、呼吸、脉搏等的改变,及时发现脑疝,早期治疗。一旦发生脑疝,立即通知医生,建立静脉通路,同时快速静脉滴注脱水药,如20%甘露醇250~500 ml,并配以激素应用。有时可合用呋塞米以加强脱水作用。遵医嘱迅速细致处理,使脑疝症状能获得缓解。如病变部位和性质已明确,应立即施行手术清除病灶,同时根据医嘱立即备皮、备血,做好药物过敏试验,准备术前和术中用药等。尚未定位者,协助医师立即进行脑血管造影、脑 CT 或MRI 检查,协助诊断。对小脑幕切迹疝,若暂时不能明确诊断或未查明原因且病变不能手术者,可行颞肌下去骨瓣减压术。对枕骨大孔疝,除静脉快速滴注脱水药外,还应立即行额部颅骨钻孔脑室穿刺,缓慢放出脑脊液,行脑室持续引流,待脑疝症状缓解后,可开颅切除病变。

2. 除去引起颅内压增高的附加因素:①迅速清除呕吐物及呼吸道分泌物,保持呼吸道通畅,保证氧气供给,防止窒息及吸入性肺炎等加重缺氧。②做好血压、脉搏、呼吸的监测。血压过高或过低对患者的病情极为不利,故必须保持正常稳定的血压,从而保证颅内血液的灌注。③保持良好的抢救环境,解除紧张,使之配合抢救,同时采取适当的安全措施,以保证抢救措施的落实。④高体温、水电解质紊乱和酸碱平衡失调等因素均可进一步促使颅内压升高,也应给予重视。

3. 对呼吸骤停者,在迅速降颅压的基础上按脑复苏技术进行抢救:①保持呼吸道通畅,给予气管插管,必要时行气管切开;呼吸支持,可行口对口人工呼吸或应用简易呼吸器或人工呼吸器,加压给氧。②循环支持,如心跳停止立即行胸外心脏按压,保持心脏泵血功能。③药物支持,根据医嘱给予呼吸兴奋药、升压药、肾上腺皮质激素等综合对症处理。

4. 昏迷患者要保持呼吸道通畅,及时吸痰。排痰困难者,可行气管切开,防止二氧化碳蓄积而加重颅内压增高。观察电解质平衡的情况,严格记录出入液量。患病 3d 后不能进食者可行鼻饲,并做好胃管的护理,留置胃管后应每日 2 次口腔护理,定时翻身,认真做好各项基础护理,保持床铺平整、干净、柔软,保持局部皮肤干燥,预防褥疮发生。对有脑室穿刺引流的患者,严格按脑室引流护理。大便秘结者,可选用缓泻药疏通,有尿潴留者,留置导尿管,做好尿、便护理。

【注意事项】

1. 患者多体质衰弱,营养状况差,饮食护理极其重要,因而必须给予含有丰富蛋白质及维生素且易消化的流质饮食或半流质饮食;必要时给予静脉输入高营养液,以改善患者的全身营养状况,增强机体抗病能力。

2. 饮食中应有适当蛋白质,常吃些蛋清、瘦肉、鱼类和各种豆类及豆制品,以供给身体所需要的氨基酸。

3. 多食用可增加免疫功能的食物,如蘑菇、木耳、银耳等。

4. 禁忌烟、酒、生蒜、芥菜等辛辣食物。

5. 忌吃生冷食物,因为,过量的冷饮食品进入胃肠后,会突然刺激胃,使血管收缩,血压升高,加重病情。

6. 忌高盐。避免由于钠离子在机体潴留可引起血压升高,进而导致颅内压升高。

第三节　呼吸肌麻痹

膈肌麻痹(diaphragmatic paralysis)系由于一侧或两侧的膈

神经受损,神经冲动传导被阻断而产生的膈肌麻痹,导致膈肌异常上升和运动障碍。

单侧膈肌麻痹者多数无症状,左侧膈肌麻痹因胃底升高可能有嗳气、腹胀、腹痛等消化道症状。双侧完全性膈肌麻痹时,患者表现为严重的呼吸困难,腹部反常呼吸(吸气时腹部凹陷),呼吸费力和辅助呼吸肌动用。通常有发绀等呼吸衰竭的表现。

膈肌麻痹病因广泛,治疗上应该首先争取明确病因,做针对性治疗。牵拉性和炎症性的膈神经麻痹,大部分患者可在 4～7 个月自然恢复。切断性或侵犯性(如恶性肿瘤)膈神经麻痹是永久性损害。单侧膈肌麻痹通常无明显的症状,无须特殊治疗。两侧膈肌麻痹引起严重呼吸困难和呼吸衰竭时,多数需用机械通气辅助呼吸。当无创机械通气不能达到理想的通气效果或有明显肺部感染时,应考虑做气管插管或切开。对于双侧膈神经永久性麻痹的患者,当基础疾病稳定时,可考虑做膈肌折叠术。

【诊断要点】

1. 临床表现　单侧膈肌麻痹者多数无症状,而在胸部 X 线检查时偶然发现膈肌升高和矛盾运动。部分患者主诉剧烈运动时有呼吸困难。左侧膈肌麻痹因胃底升高可能有嗳气、腹胀、腹痛等消化道症状。双侧完全性膈肌麻痹时,患者表现为严重的呼吸困难,腹部反常呼吸(吸气时腹部凹陷)、呼吸费力和辅助呼吸肌动用。通常有发绀等呼吸衰竭的表现。在接受机械通气治疗的患者中,多数造成呼吸机依赖。由于肺膨胀受限和排痰无力,容易有反复肺炎和肺不张。

2. 辅助检查　X 线胸部透视表现单侧膈肌麻痹升高,活动减弱或消失,在吸气时健侧膈肌下降而患侧膈肌上升的矛盾运动,此种现象在用力吸鼻时更为明显。呼吸时可有纵隔摆动,吸气时心脏、纵隔移向健侧,呼气时移向患侧。

可以在颈部胸锁关节上 3～4cm,胸锁乳突肌后缘通过无创性电或磁波刺激膈神经,亦可在颈$_7$脊椎棘突附近用磁波刺激膈神经。同步在肋缘第 6－7 肋间体表记录诱发的动作电位与膈神经传导时间；并通过食管-胃囊管法测定诱发的跨膈肌压，可以确诊膈肌麻痹，还可以判断是完全性或者是不完全性麻痹。

【治疗要点】

膈肌麻痹病因广泛，治疗上应该首先争取明确病因，做针对性治疗。牵拉性和炎症性的膈神经麻痹，大部分患者可在 4～7 个月自然恢复。切断性或侵犯性（如恶性肿瘤）膈神经麻痹是永久性损害。

单侧膈肌麻痹通常无明显的症状，无须特殊治疗。两侧膈肌麻痹引起严重呼吸困难和呼吸衰竭时，多数需用机械通气辅助呼吸。应该首选无创性鼻（面）罩正压机械通气或胸外负压通气。当无创机械通气不能达到理想的通气效果或有明显肺部感染时，应考虑做气管插管或切开。对于双侧膈神经永久性麻痹的患者，当基础疾病稳定时，可考虑做膈肌折叠术。通过缩短膈肌的长度来增加膈肌被动向上牵拉的张力。有报道认为可减轻呼吸困难。

（赵元平）